Weißbuch Allergie in Deutschland

Ludger Klimek (AeDA), Christian Vogelberg (GPA),
Thomas Werfel (DGAKI) (Hrsg.)

Weißbuch Allergie in Deutschland

4., überarbeitete und erweiterte Auflage

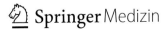

Springer Medizin

Herausgeber:
Prof. Dr. med. Ludger Klimek
Ärzteverband Deutscher Allergologen (AeDA)
Prof. Dr. med. Christian Vogelberg
Gesellschaft für Pädiatrische Allergologie und Umweltmedizin (GPA)
Prof. Dr. med. Thomas Werfel
Deutsche Gesellschaft für Allergologie und klinische Immunologie (DGAKI)

Für die Deutsche AllergieLiga e.V. (DAL)

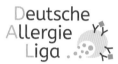

ISBN 978-3-89935-312-9   ISBN 978-3-89935-313-6 (eBook)

Die Deutsche Nationalbibliothek verzeichnet diese Publikation in der Deutschen Nationalbibliografie;
detaillierte bibliografische Daten sind im Internet über http://dnb.d-nb.de abrufbar.

Springer Medizin
© Springer Medizin Verlag GmbH, ein Teil von Springer Nature 2018
4., überarbeitete und erweiterte Auflage

Fotonachweis Umschlag: Vorderseite © kesipun/Fotolia, Sebastian Kaulitzki/stock.adobe.com,
p.wollinga13@home.nl, hsun337/stock.adobe.com, galitskaya/stock.adobe.com, photocrew/Fotolia,
bergamont/Fotolia, Sebastian Schreiter/Springer Medizin Verlag GmbH; Rückseite: Milbe © Sebastian
Kaulitzki/stock.adobe.com, übrige © Dr. Ingrid Weichenmeier, Prof. Dr. Heidrun Behrendt, ZAUM –
Zentrum für Allergie und Umwelt, TU München

Satz: Fotosatz Detzner, Speyer
Druck: Bariet Ten Brink B.V., Meppel/NL

Inhalt

Geleitwort

Allergien können mit Fug und Recht als „Volkskrankheit" bezeichnet werden, nicht nur wegen der immer noch steigenden Häufigkeit allergischer Erkrankungen mit ihrem individuellen Leid für die Betroffenen, sondern auch wegen der immensen Auswirkungen auf die Gesellschaft und der sozioökonomischen Folgekosten. Allergien sind ein echtes Public-Health-Problem!

Seit dem Erscheinen der ersten Auflage des „Weißbuch Allergie in Deutschland" sind knapp 20 Jahre vergangen, seit der letzten (3.) Auflage fast 10 Jahre. Dennoch ist die Situation von Millionen Betroffenen in Deutschland nach wie vor großenteils unbefriedigend.

Einem gewaltigen Erkenntniszuwachs durch experimentelle und translationale Forschung im Bereich der Immunologie und Allergologie, aber auch der betroffenen Disziplinen für Atemwegs-, Haut- und Magen-Darm-Erkrankungen, stehen eklatante Mängel in den Versorgungsstrukturen gegenüber, die dazu führen, dass nach wie vor ein großer Teil der allergischen Patienten in Deutschland keine adäquate Behandlung erfährt. Diese Kluft muss dringend geschlossen werden.

Nach wie vor gibt es über Allergien eine Vielzahl von Fehleinschätzungen, wie:

» „Allergien sind ganz neu im 20. Jahrhundert entstanden"
» „Allergien sind eine Krankheit reicher Leute und Länder"
» „Allergien sind harmlos"
» „Allergien sind Modekrankheiten"
» „Allergien sind Kinderkrankheiten"
» „Allergien bleiben lebenslang bestehen"
» „Allergien sind ansteckend"
» „Allergien sind Vergiftungen durch Umweltschadstoffe"
» „Allergien sind vorwiegend psychischer Natur"
» „Gegen Allergien kann man nichts tun"
» „Allergien sind unheilbar".

Unter Allergie versteht man heute eine spezifische, immunologisch vermittelte krank machende Überempfindlichkeit.

Es fehlt an Wissen über Allergien, besonders in der Bevölkerung und den gesundheitspolitisch relevanten Gremien, aber auch in der Ärzteschaft. Allergien werden nicht genügend ernst genommen, vielfach fehlt das Verständnis für die Betroffenen.

Man kann dies den Ärzten nicht vorwerfen, da im Medizinstudium in Deutschland Allergologie weder als Pflichtfach noch als Prüfungsfach verankert ist. Tausende von Studenten verlassen die Universitäten, ohne sich intensiv mit Allergologie auseinandergesetzt zu haben. An einigen deutschen Universitäten gibt es zwar Allergologie als Schwerpunkt (Comprehensive Allergy Centers, CAC) oder als sogenanntes Wahlpflichtfach, aber nur für eine kleine Anzahl von Studenten. Auch werden einige Krankheiten möglicherweise in dem „Organfach", z. B. Pneumologie oder Dermatologie, mit erwähnt, aber leider oft nicht in der notwendigen Tiefe.

Allergien beginnen oft früh im Leben und können sogar tödlich verlaufen; vor allem aber können sie in ihrer chronischen oder chronisch-rezidivierenden Form die Lebensqualität zerstören und z.b. als häufige Berufserkrankungen wie Berufsasthma die Lebensleistung eines Menschen gewaltig einschränken.

Ca. 25 % der Bevölkerung sind von einer Allergie betroffen, etwa doppelt so viele weisen eine „Sensibilisierung" auf, das heißt, sie besitzen eventuell krank machende Antikörper gegen häufige Umweltfaktoren, die bei möglichem intensiven Kontakt im späteren Leben zum Ausbruch einer Allergie führen können.

Während man noch vor 30 Jahren Allergien als Krankheit von Kindern und Jugendlichen einordnete und ganz selten allergische Erkrankungen bei Menschen über 50 beobachtete – ausgenommen Arzneimittel- und Kontaktallergien –, besteht heute eine Altersverschiebung mit klassischen allergischen Erkrankungen wie Heuschnupfen oder Neurodermitis bei älteren Patienten, auch jenseits des 70. Lebensjahrs.

Allergien sind typische Umweltkrankheiten: Auf dem Boden einer genetisch bedingten individuellen Suszeptibilität (besonders bei Krankheiten aus dem atopischen Formenkreis) kommt es über das Effektor-Organ „Immunsystem" zu einer krank machenden Reaktion gegen Umweltstoffe natürlichen (biogenen) oder menschlichen (anthropogenen) Ursprungs.

Die Ursachen der Allergiezunahme sind nach wie vor nicht abschließend geklärt. Zu der bereits vor 20 Jahren aufgestellten Hygiene"- oder „Urwald"-Hypothese und der „Schadstoff-Hypothese" hat sich seit Neuem die sogenannte „Biodiversitäts-Hypothese" gesellt, die besagt, dass eine gewisse Vielfalt im Kontakt mit Fremdstoffen eher immunologische Toleranz induziert, während eine einseitige Belastung eher Allergien hervorruft. In den Empfehlungen zur Prävention hat in den letzten Jahren ein Paradigmenwechsel stattgefunden, und man geht von den früher sehr stark auf „Vermeidung" ausgerichteten Strategien mehr hin zu Adaptation und Toleranzinduktion.

Die Allergiediagnostik steht nach wie vor im Zentrum des Managements betroffener Patienten. Schwierigkeiten betreffen die Verfügbarkeit von Allergenextrakten zu Hauttestprozeduren, während die molekulare In-vitro-Allergiediagnostik das Verständnis von Kreuzreaktionen und die prognostische Einordnung von leichten oder schweren allergischen Reaktionen erheblich verbessert hat.

Neben der Allergenvermeidung stellt die Allergen(-spezifische) Immuntherapie (ASIT, AIT) nach wie vor die einzige kausale Behandlungsform von Allergien dar. Hier stehen mittlerweile besser standardisierte und gereinigte Allergenextrakte mit eindeutig nachgewiesener Wirksamkeit und Sicherheit zur Verfügung, wozu die „Therapie-Allergene-Verordnung" durch das Paul-Ehrlich-Institut ganz erheblich beigetragen hat. Im Hinblick auf die Applikationsform hat die sublinguale Immuntherapie (SLIT) nun einen eindeutigen Stellenwert auf dem Boden überzeugender placebokontrollierter Studien.

Große Fortschritte in der Therapie haben die sogenannten Biologika gebracht, gentechnisch hergestellte Moleküle, die ganz gezielt Botenstoffe oder Rezeptoren der allergischen Reaktion hemmen. Neben Anti-IgE bei Asthma gibt es nun Anti-interleukin 5 bei eosinophilen Erkrankungen sowie Interleukin-4- bzw. Interleukin-13-hemmende Biologika bei atopischem Ekzem, in naher Zukunft auch bei Asthma. In den kommenden Jahren ist zu erwarten, dass eine Vielzahl neuer Moleküle und Strategien die Therapie allergischer Patienten revolutionieren werden, allerdings wie bei der Schuppenflechte (Psoriasis) zu erheblichen Kosten.

Leider kommen die großen Fortschritte der Allergieforschung nicht bei allen Patienten in Deutschland an und viele sind nicht adäquat versorgt. Forschungsförderung reicht eben nicht aus, sondern neues Wissen muss auch durch Edukationsmaßnahmen verbreitet werden.

Es ist unstrittig, dass zur Behandlung dieser Volkskrankheit Allergiespezialisten notwendig sind. Ein Schritt in die falsche Richtung sind daher eindeutig die jüngsten Beschlüsse des Ärztetages mit einer weiteren Verkürzung der Weiterbildungszeit zum Erwerb der Zusatzbezeichnung „Allergologie" von einmal 2 Jahren auf jetzt 6 Monate! Hier müssen die Versorgungsstrukturen neu überdacht werden. Auch Überlegungen zur Etablierung eines eigenständigen Fachgebietes „Allergologie" dürfen kein Tabu sein.

Was inhaltlich den Allergiespezialisten definiert, ist klinische Erfahrung im Umgang mit den Krankheitsbildern und deren Differenzialdiagnosen, Verständnis des Immunsystems in Gesundheit und Krankheit und Wissen zu relevanten Umweltfaktoren und Exposition. Wer dies beherrscht, kann als Allergiespezialist wirken, unabhängig von irgendwelchen Diplomen.

Die 4. Auflage dieses Weißbuchs wurde in sehr intensiver Vorarbeit von folgenden Fachgesellschaften erstellt:

❱❱ Deutsche Gesellschaft für Allergologie und klinische Immunologie (DGAKI)
❱❱ Ärzteverband Deutscher Allergologen (AeDA) und
❱❱ Gesellschaft für Pädiatrische Allergologie und Umweltmedizin e. V. (GPA)

Über fünfzig Autoren und eine ähnliche Anzahl von Kommentatoren aus den unterschiedlichsten Bereichen der klinischen und theoretischen Fachgebiete haben die Texte geschrieben und überarbeitet. Allen an dieser Stelle ganz herzlichen Dank!

Ich wünsche dem „Weißbuch Allergie in Deutschland" in seiner 4. Auflage eine weite Verbreitung, damit es zu einer Verbesserung des Wissens um Allergien führt, mehr Verständnis für die Patienten weckt und schließlich die Verantwortlichen im Gesundheitswesen in Staat und Gesellschaft wachrüttelt, auf dass sich die Situation der vielen Betroffenen und ihrer Familien entscheidend verbessern möge!

München, im September 2018
Johannes Ring

11

Vorwort zur 4. Auflage

Allergische Erkrankungen betreffen in Deutschland ca. 30 Millionen Menschen und können daher absolut zutreffend als „Volkskrankheiten" bezeichnet werden. Da sie fast immer chronisch oder chronisch rezidivierend verlaufen, schränken sie die Lebensqualität sowie die berufliche und schulische Leistungsfähigkeit der Betroffenen erheblich ein. Somit führen sie zu deutlichen sozialen und sozioökonomischen Belastungen für die Betroffenen, unser Gesundheitssystem und die Volkswirtschaft. Die stetige Zunahme allergischer Erkrankungen wird vielfach als „Epidemie des 21. Jahrhunderts" bezeichnet.

Trotz dieser enormen Bedeutung ist die Allergologie in der deutschen Wissenschafts- und Versorgungslandschaft erheblich unterrepräsentiert. Für andere Volkskrankheiten wurden Disease-Management-Programme (DMP) aufgelegt, was jedoch für die Allergologie bislang nicht gelungen ist. Dabei könnten gerade DMPs als strukturierte Behandlungsprogramme für chronische Erkrankungen über alle Krankheitsstadien hinweg eine sektorenübergreifende Versorgung auf der Basis evidenzbasierter wissenschaftlicher Erkenntnisse gewährleisten und somit die Versorgungsqualität dieser chronisch kranken Patienten erhöhen. Der Gemeinsame Bundesausschuss (G-BA) ist aufgefordert, diesbezüglich tätig zu werden.

Weiterhin fehlen Lehrstühle für Allergologie an den deutschen Universitäten, und allergologische Inhalte sind in den Lehrplänen und Curricula für die Studenten der Humanmedizin nur Randge-

biete. Auch in der Weiterbildungsordnung für Ärzte, die den Zusatztitel Allergologie anstreben, sind die Anforderungen und Qualitätsstandards in Deutschland im Vergleich zum europäischen Ausland, in dem ein eigenständiger Facharzt für Allergologie in vielen Ländern existiert, bereits jetzt niedrig. Sollte die jüngst beschlossene neue Musterweiterbildungsordnung für den Zusatztitel „Allergologie" tatsächlich umgesetzt werden, wäre Deutschland künftig in Bezug auf die Ausbildungsqualität angehender Allergologen Schlusslicht in Europa.

Das vorliegende „Weißbuch Allergie in Deutschland" wurde mit dem Ziel einer besseren Information der Öffentlichkeit über Allergien und die hiermit verbundenen Probleme geschrieben, enthält aber auch konkrete Lösungsvorschläge auf allen Ebenen. Die Herausgeber stehen für die wichtigen allergologischen Organisationen Deutschlands: die Deutsche Gesellschaft für Allergologie und Klinische Immunologie (DGAKI), die Gesellschaft für Pädiatrische Allergologie und Umweltmedizin (GPA) und den Ärzteverband Deutscher Allergologen (ÄDA).

Seit dem Jahr 2000 stellt das Weißbuch Allergie die Versorgungssituation betroffener Patienten und ihrer Familien in Deutschland detailliert für die einzelnen Krankheitsbilder dar und wurde letztmals im Jahre 2010 (3. Auflage) überarbeitet. Leider muss 18 Jahre nach Erscheinen der ersten Auflage des Weißbuchs festgestellt werden, dass sich zwar die allergischen Erkrankungen weiter ausgebreitet haben,

13

mit immer schwereren Erkrankungsformen und komplexeren Krankheitsverläufen, dass Allergien zunehmend auch Kleinkinder und ältere Menschen erfassen, sich aber in der Struktur der Versorgung nichts Wesentliches zugunsten der Betroffenen verändert hat. Im Gegenteil haben jüngste Veränderungen im Gesundheitswesen die Situation dramatisch verschlechtert. Man kann ohne Übertreibung sagen: Mit den derzeitigen Erstattungsmöglichkeiten ist die sachgerechte Versorgung allergiekranker Menschen in Diagnostik und Therapie in Deutschland unmöglich geworden.

Mithilfe der jetzigen 4. Auflage des „Weißbuch Allergie in Deutschland" sollen ärztliche Kolleginnen und Kollegen (u. a. über wissenschaftliche Fachgesellschaften, Berufsverbände, Ärztekammern, Kassenärztliche Vereinigungen), aber auch die Politik, Behörden, Krankenkassen und andere Sozialversicherungsträger besser über die modernen Möglichkeiten, aber auch die Sorgen, Nöte und Restriktionen der Allergologie informiert werden. Die gemeinnützige Deutsche AllergieLiga e.V. will diese Ziele unterstützen.

Eine Vielzahl von Autoren aus verschiedenen Bereichen der klinischen Fachgebiete, der theoretischen Forschung und der Versorgungsstrukturen einschließlich Vertretern der Patientenorganisationen weisen im engen Schulterschluss und mit einer Stimme auf die unverändert bestehenden Probleme hin. Gleichzeitig werden der aktuelle Stand des Wissens und die bereits erzielten Fortschritte dargestellt und konkrete Lösungsvorschläge für viele Probleme angeboten.

Wir hoffen, dass das Weißbuch in seiner 4. Auflage dazu beitragen wird, Verantwortliche in gesundheitspolitischen Entscheidungsgremien wachzurütteln, um die Situation der Betroffenen und ihrer Familien in Deutschland endlich entscheidend zu verbessern.

Wiesbaden, Dresden, Hannover
im September 2018

Ludger Klimek
Christian Vogelberg
Thomas Werfel

jeweils Präsidenten der Gesellschaften:
AeDA, GPA , DGAKI

14

1 Grundlagen und Epidemiologie

1.1 Allergie als Volkskrankheit

Allergien gehören zu den großen gesundheitlichen Herausforderungen unserer Zeit in fast allen Ländern der Welt. Das galt nicht vor 60 Jahren, hier hat sich etwas neu entwickelt [15].

Der Name „Allergie" wurde erstmals zu Beginn des 20. Jahrhundert geprägt, und zwar in der Münchener Medizinischen Wochenschrift vom 24. Juli 1906 [18]; damals versuchte der Wiener Kinderarzt Clemens von Pirquet in der Epoche der bahnbrechenden Fortschritte der Immunologie – geprägt durch die Namen Louis Pasteur, Robert Koch, Paul Ehrlich, Emil von Behring – Ordnung in die beginnende Verwirrung zwischen nutzbringender (protektiver) und schädlicher (krank machender) Immunität zu bringen. Der Begriff „Allergie" (von griechisch allos = anders, ergon = Tätigkeit, Werk) sollte eine „andersartige" Reaktivität beschreiben, wobei in Pirquets Definition auch abgeschwächte Immunreaktionen enthalten waren, ein Aspekt, der heute verloren gegangen ist. Heute verstehen wir unter Allergie eine spezifische, immunologisch vermittelte krank machende Überempfindlichkeit [3].

Lange Zeit blieb der Begriff blass; zu Beginn der zweiten Hälfte des 20. Jahrhunderts war er weitgehend ein Fremdwort, das möglicherweise für einige seltsam veranlagte Individuen galt. In den Schulklassen gab es einige wenige Kinder, die oft als „psychisch auffällig" oder „hysterisch" eingeordnet, aber selten ernst genommen wurden.

Das hat sich geändert. Es steht außer Zweifel, dass die Häufigkeit allergischer Erkrankungen in den meisten Ländern der Welt in den letzten Jahrzehnten dramatisch zugenommen hat, ohne dass die Ursachen hierfür letztendlich geklärt wären (s. Kap. 1.3 und Kap. 2.1). Konservative Schätzungen rechnen mit mindestens 20–30 % Allergikern in der Bevölkerung in Deutschland. Man kann deshalb Allergie mit Fug und Recht als „Volkskrankheit" bezeichnen [13].

Trotzdem werden Allergien leider auch heute noch von vielen nicht persönlich Betroffenen – auch von Ärzten und Gesundheitspolitikern – nicht ernst genommen. Das mag damit zu tun haben, dass allergische Erkrankungen einen wechselhaften Verlauf zeigen und dass bei fehlender Stimulierung durch das Allergen Symptomfreiheit besteht. So wird vergessen, dass bei erneutem Kontakt im späteren Leben sofort wieder eine schwere Krankheit oder lebensbedrohliche Reaktionen auftreten können. Nicht die akut fassbaren Zeichen und Symptome, sondern die dauerhaft fehlgeleitete und krank machende Immunreaktion stellen die Basis der Chronizität von Allergien dar [5, 12].

Zum fehlenden Verständnis trägt auch die Tatsache bei, dass Allergien sich im Laufe der Zeit unterschiedlich intensiv als Krankheit manifestieren und manchmal nur mit milden Symptomen einhergehen. Bis zum Ende des 20. Jahrhunderts galten Allergien als Krankheit der „reichen",

„westlichen" Länder. Das gilt heute nicht mehr: Allergische Erkrankungen von Haut und Atemwegen stellen in fast allen Ländern der Welt, in denen entsprechende Untersuchungen durchgeführt wurden, ein vordringliches Problem in der alltäglichen medizinischen Versorgung dar (s. Kap. 1.3 und Kap. 2.1) [15].

Zur Erklärung der Zunahme der Allergiehäufigkeit werden im Wesentlichen zwei Hypothesen diskutiert, nämlich die fehlende oder mangelhafte Stimulation des Immunsystems in der frühen Kindheit („Hygiene"- oder „Urwald"-Hypothese) [17] sowie der Einfluss anthropogener Schadstoffe, insbesondere feiner partikulärer Luftschadstoffe („Schadstoff-Hypothese") [1, 11]. Auch der Klimawandel mit der globalen Erwärmung kann zur Zunahme von Allergien beitragen [2].

Auch die Tatsache, dass Allergien nicht nur ein Organ betreffen, sondern sich an vielen unterschiedlichen Regionen des menschlichen Körpers manifestieren, trägt zur Verwirrung bei. Allergien sind in gleicher Weise Organ- und Systemerkrankungen, da zum Beispiel einem allergischen Asthma bronchiale als Lungenerkrankung eine krankhaft fehlgeleitete Immunreaktion im Sinne einer Immunglobulin-E-vermittelten Th2-dominierten Immunantwort zugrunde liegt. Das Gleiche gilt für die allergische Rhinokonjunktivitis (Heuschnupfen) und das atopische Ekzem (Neurodermitis, atopische Dermatitis) [14] sowie die häufigen Nahrungsmittelallergien.

Nach der Jahrtausendwende sind auch neue Krankheitsbilder hinzugekommen, die vorher entweder nicht aufgetreten waren oder nicht als solche erkannt wurden; z. B. neue Morphologien und Symptome bei allergischen Hauterkrankungen, insbesondere Arzneimittelallergien, aber auch unterschiedliche „Kinetik", d. h. zeitliche Verläufe von Krankheitsbildern (z. B. Anaphylaxie gegen rotes Fleisch durch IgE-vermittelte Reaktion gegen Alpha-Gal [5], oder neue Ursachen bzw. Auslöser natürlichen oder anthropogenen Ursprungs, z. B. Kontaktallergien gegen Berufsstoffe) (s. Kap. 3.2 und Kap. 3.9). Auch unspezifische Begleitumstände, die die Intensität und das Auftreten allergischer Erkrankungen erheblich beeinflussen können, wie z. B. akute Infekte, psychischer Stress, körperliche Anstrengung, gleichzeitige Einnahme bestimmter Medikamente u.a.m., wurden erst vor Kurzem als „Summation" oder „Augmentation" in ihrer Bedeutung für die Betroffenen erkannt. Sie erklären das Phänomen, dass Menschen einmal einen Allergenkontakt (z. B. einen Insektenstich) nur mit milden Symptomen wie leichtem Juckreiz beantworten, während sie 4 Wochen später in einen schweren anaphylaktischen Schock mit Bewusstlosigkeit verfallen können.

Ferner zeichnen sich Allergien durch starke psychosomatische Wechselwirkungen aus; durch die Krankheit – z. B. den quälenden Juckreiz oder Husten – wird auch das seelische Wohlbefinden beeinträchtigt. Umgekehrt kann sich psychischer Stress stark auf die Auslösung und Unterhaltung einer allergischen Erkrankung auswirken [6, 7, 10].

Ein weiteres neues Phänomen ist die Erkennung von Autoimmunreaktionen, die sich auf der zunächst gegen apathogene Fremdstoffe entstandenen immunologischen Sensibilisierung aufbauen und zur Perpetuierung der Krankheit beitragen können (s. Kap. 1.2 und Kap. 3.7).

Parallel zur allgemeinen Häufigkeitszunahme ist in den vergangenen Jahren auch ein Trend zu immer komplexeren und schwierigeren Krankheitsbildern sowie eine Altersverschiebung mit Auftreten von Allergien auch im höheren Lebensalter zu bemerken. Während früher in Lehrbüchern Allergien bei über 50-Jährigen eigentlich nicht vorkamen, ist dies heute ein alltägliches Problem in der medizinischen Praxis. Es ist zu erwarten, dass mit der demografischen Entwicklung auch Allergien im höheren Lebensalter eine zunehmende Problematik darstellen werden.

Zusätzlich erschwert wird der Umgang mit Allergien dadurch, dass fast alle „allergischen" Erkrankungen auch ohne direkte immunologische Sensibilisierung mit klinisch sehr ähnlichen Symptomen auftreten können; dieses Phänomen wurde mit den Bezeichnungen „intrinsisch", „kryptogen", „pseudoallergisch" oder „Intoleranz" beschrieben und kann zur Verwirrung beitragen (s. Kap. 3.12 und Kap. 3.13). Die Differenzialdiagnosen eindeutiger allergischer Reaktionen gehören zur Domäne des Allergologen und erfordern hohe Expertise. Das Schwierigste in der Diagnostik von Allergien und gleichzeitig die häufigste Fehlerquelle ist die Unterscheidung zwischen „Sensibilisierung" und „Allergie". Aus epidemiologischen Untersuchungen geht hervor, dass ca. 40–50 % der Bevölkerung Immunglobulin-E-Antikörper gegen Allergene in sich tragen, was sich im Hauttest oder im Blut nachweisen lässt, von denen jedoch nur die Hälfte tatsächlich an einer allergischen Erkrankung leiden. Der Nachweis der immunologischen Sensibilisierung ist daher nicht gleichzusetzen mit der Erkrankung [9], sondern es muss die Relevanz der Sensibilisierung für das klinische Zustandsbild nachgewiesen werden, was entweder durch eine eindeutige Anamnese (Vorgeschichte) oder durch kontrollierte Provokationstestung erfolgt (s. Kap. 4.2).

Gerade bei den Differenzialdiagnosen und sogenannten „pseudoallergischen" oder „Intoleranz"-Reaktionen bewegt sich der Allergologe auf dem schmalen Grat zwischen Bagatellisierung und Übertreibung. Es gibt auch in der wissenschaftlichen Medizin so etwas wie Modeströmungen – siehe manche Intoleranzen –, die zu Übertreibungen führen können, insbesondere wenn exakte und objektive diagnostische Möglichkeiten fehlen.

Viele Allergiker leiden nicht nur an *einer* Allergie, sondern gleichzeitig oder im zeitlichen Verlauf des Lebens an mehreren allergischen Erkrankungen; man hat dies als „Etagenwechsel" oder „allergischen Marsch" beschrieben.

Ganz wichtig ist die Feststellung, dass nicht nur Immunglobulin-E-vermittelte Reaktionen Allergien auslösen können, sondern eine Vielzahl spezifischer Immunreaktionen pathogene Bedeutung gewinnen können, die zum Teil noch unvollständig erfasst sind, wie z. B. die Kuhmilchprotein-induzierte hämorrhagische Enterokolitis bei Kleinkindern, die bei negativen IgE-Befunden mit starken Schmerzen und blutigen Durchfällen einhergeht (s. Kap. 3.16). Auch eine der häufigsten allergischen Berufserkrankungen, nämlich das allergische Kontaktekzem, wird nicht durch IgE vermittelt, sondern stellt eine sogenannte zellvermittelte (Typ-IV-)Reaktion dar, wie auch zahlreiche und zum Teil lebensbedrohliche Ausschläge durch Arzneimittel (Arzneimittelexantheme) (s. Kap. 3.8 und Kap. 3.12).

Auch wenn allergische Erkrankungen lebensbedrohlichen Charakter annehmen können, wie z. B. Anaphylaxie, Arzneimittelreaktionen oder schweres Asthma, ist nicht die Mortalität die Dimension, die sozioökonomisches Handeln erzwingt, sondern die mit erheblichem individuellen Leid und Beeinträchtigung der Lebensleistung und Lebensqualität einhergehende Situation mit gleichzeitig enormen Kosten für die Gesellschaft (s. Kap. 1.4).

Zu der individuellen Betroffenheit durch schmerzhafte oder juckende Missempfindungen und Funktionseinschränkungen, wie z. B. Atemnot, Bauchkrämpfe, Kopfschmerz, Bewegungseinschränkung, kommt bei allergischen Hauterkrankungen die äußerliche Entstellung durch entzündliche Hautveränderungen mit Einschränkung der Lebensqualität bis hin zu sozialer Isolation hinzu [6]. Betroffene werden am Führen eines normalen Lebens gehindert. Sie müssen ständig irgendwelche Vorsichtsmaßnahmen beachten, z. B. bestimmte Lebensmittel bei Restaurantbesuch meiden, geeignete Kleidung auswählen und nur bestimmte Kosmetika benutzen, Sanierungsmaßnahmen im Wohnbereich durchführen und erfahren vielfältige Einschränkungen bei Berufswahl oder Freizeitaktivitäten [7]. Studien zur Lebensqualität haben gezeigt, dass Patienten mit atopischem Ekzem (Neurodermitis) eine vergleichbare Einschränkung der Lebensqualität erfahren wie Krebspatienten oder Patienten mit schweren Herz-Kreislauf-Erkrankungen.

Während Allergien im Frühstadium bei adäquater Behandlung reversibel sind und sich vollständig zurückbilden können, kommt es im weiteren Verlauf zur Chronifizierung oder Perpetuierung der entzündlichen Reaktionen mit bleibenden Organschäden.

Bei frühzeitiger Erkennung bieten Allergien – wie wenige andere Erkrankungen – die Chance einer rechtzeitigen und effektiven Prävention nach sachgerechter Allergiediagnostik. Es gibt wenige Gebiete in der Medizin, in denen Diagnostik und Therapie bzw. Prävention so nahe beieinanderliegen wie in der Allergologie (s. Kap. 4.11).

Voraussetzung für erfolgreiche Präventionsprogramme wären allerdings profunde Kenntnisse über Allergien bei den Ärzten der Primärversorgung, den Betroffenen, in gesundheitspolitisch relevanten Gremien und in der Bevölkerung allgemein [16].

Vor einigen Jahren ergab eine Studie der wissenschaftlichen Fachgesellschaften in Deutschland, dass trotz der großen Fortschritte in der experimentellen Allergologie und Immunologie nur ca. 10 % der betroffenen Patienten einer sachgerechten und dauerhaft kurativen Therapie zugeführt wurden [13]. Dies wurde am Beispiel der Insektenstich-Anaphylaxie gezeigt, bei der es innerhalb von Minuten zu potenziell lebensbedrohlichen Allgemeinerscheinungen bis hin zur Bewusstlosigkeit und zum Tod kommen kann. Von 100 derart betroffenen Menschen wurden nur ca. 40 % sachgerecht im Hinblick auf Auslöser und Mechanismus diagnostiziert (z. B. IgE-Reaktion gegen Bienen- oder Wespengift); nur 10 % erhielten letztendlich die einzig verfügbare kausale Therapie, nämlich die allergenspezifische Immuntherapie (ASIT), welche die Allergie bei Insektengift-Anaphylaxie in über 90 % erfolgreich heilen kann. Es bleibt zu vermuten, dass bei anderen allergischen Erkrankungen wie z. B. Asthma, Neurodermitis oder Heuschnupfen, die Bedingungen ähnlich sind.

18

Die Defizite im Verständnis allergischer Erkrankungen beginnen bereits in der Ausbildung der jungen Ärzte während des Medizinstudiums und liegen in der Approbationsordnung für Ärzte. Auch heute können Medizinstudenten in Deutschland Ärzte werden, ohne vertiefte Kenntnisse über allergische Erkrankungen erworben zu haben. An einigen Universitäten wird Allergologie als „Wahlpflichtfach" angeboten, allerdings nur für einen kleinen Prozentsatz von Studierenden; in einigen Organfächern werden möglicherweise allergische Erkrankungen kurz behandelt. Es gibt jedoch keine Notwendigkeit für Studenten, sich Wissen über Allergien anzueignen: Allergie ist weder ein Pflichtfach, noch wird es im Prüfungskatalog obligat abgehandelt. Das ist bei einer Erkrankung, die 20 % der Bevölkerung betrifft, nicht nachvollziehbar!

Die Probleme setzen sich in der Weiterbildung fort. Zwar gibt es die Zusatzbezeichnung „Allergologie", die im Anschluss oder zusätzlich zu einer Facharztweiterbildung an speziell ermächtigten Institutionen erworben werden kann. Eine solch kurze Zeit erscheint aber als nicht genügend, um wirkliche Kenntnisse zu erlangen. Darüber hinaus ist der Erwerb dieser Zusatzbezeichnung wenig attraktiv, da er weder mit einer erweiterten Kompetenz noch spezieller Abrechnungsmöglichkeit einhergeht. Ärzte ohne Zusatzbezeichnung können die gleichen diagnostischen und therapeutischen Maßnahmen durchführen und abrechnen. Die Situation ist im Hinblick auf Kostendämpfung ebenso wie Qualitätssicherung schwer verständlich (s. Kap. 4.16). Konkret schlägt sich die fehlende Beachtung allergischer Erkrankungen in der Gesundheitspolitik in der alltäglichen Behandlung von

allergischen Erkrankungen nieder. Viele Antiallergika werden nicht mehr erstattet, da sie als „Bagatellmedikamente" gelten.

Patienten mit atopischem Ekzem (Neurodermitis) leiden unter einer extrem trockenen Haut, die infolge einer Barrierestörung zu Juckreiz und entzündlichen Hautreaktionen mit Komplikationen führt [14] (s. Kap. 3.7). Die kausale Behandlung besteht in der Zufuhr lipidhaltiger äußerlicher Zubereitungen (Cremes und Salben), die dauerhaft zur Verhinderung neuer Schübe und zur Einsparung von wirkstoffhaltigen antientzündlichen Präparaten (wie z. B. Kortikoiden) eingesetzt werden. Leider werden die sogenannten „Hautpflegeprodukte" – eigentlich „Therapie der gestörten Hautbarrierefunktion" – nur noch bei Kindern unter 12 Jahren von den Kostenträgern erstattet; erwachsene Neurodermitiker sollen diese Basistherapie selbst bezahlen, was vielen Betroffenen einfach nicht möglich ist, insbesondere wenn größere Körperareale, wie bei schwerer Neurodermitis, betroffen sind. Das führt logischerweise zu immer häufigeren Schüben und zur Chronifizierung der Ekzeme mit gewaltigen Folgekosten durch direkte und indirekte Krankheitsaufwendungen. Diese wenigen Beispiele stellen aber nur die Spitze des Eisberges dar, der Millionen von Menschen betrifft [4].

Die Argumentation einer „Deckelung" von Ausgaben mit Einschränkung auf Durchschnittswerte, die sich aus der Vergangenheit berechnen, kann bei Allergien nicht greifen: Bei einer Erkrankung, die in einigen Jahrzehnten Häufigkeitssteigerungen von 100–500 % zeigt, müssen naturgemäß auch die Kosten steigen. Diese Anstiege kann man nicht einfach den behandelnden Ärzten oder den Betroffenen aufbürden!

Die überwiegende Mehrzahl der Allergiker leidet an einem chronischen oder chronisch-rezidivierenden Verlauf. Deshalb müssen langfristig ausgerichtete Konzepte entwickelt werden, um für die Betroffenen eine anhaltende Besserung bzw. Heilung zu erzielen und für die Gesellschaft die Kosten durch schwere und chronische Allergien zu senken.

Forderungen

》 Aufnahme der „Allergologie" als Pflichtfach im Medizinstudium und im Prüfungskatalog

》 Etablierung erfolgreicher Präventionsprogramme durch profunde Kenntnisse bereits in der Primärversorgung

》 Entwicklung langfristig ausgerichteter Versorgungskonzepte für chronisch erkrankte Allergiker

Literatur

1. Behrendt H, Alessandrini F, Buters J, Krämer U, Koren H, Ring J. Environmental pollution and allergy: historical aspects. Chem Immunol Allergy 2014; 100: 268–277.
2. Behrendt H, Ring J. Climate change, environment and allergy. Chem Immunol Allergy 2012; 96: 7–14.
3. Bergmann KC, Ring J (eds). History of allergy. Basel: Karger, 2014.
4. Bieber T, Akdis C, Lauener RP, et al. Global Allergy Forum and 3rd Davos Declaration 2015. Atopic Dermatitis/eczema: challenges and opportunities toward precision medicine. Allergy 2016; 71: 588–592.
5. Biedermann T, Heppt W, Renz H, Röcken M (Hrsg.). Allergologie. 2. Aufl. Berlin, New York: Springer, 2016.
6. Finlay AY, Khan GK. Dermatology Life quality index (DLQI) – a simple practical measure for routine clinical use. Clin Exp Dermatol 1996; 19: 210–216.
7. Gieler U, Ehlers A, Höhler T, Burkard G. Psychosozialer Status von Patienten mit endogenem Ekzem. Cluster Analyse zur Korrelation von psychologischen Faktoren mit somatischen Befunden. Hautarzt 1990; 441: 416–423.
8. Gilles-Stein S, Beck I, Chaker A, et al. Pollen derived low molecular compounds enhance the human allergen specific immune response in vivo. Clin Exp Allergy 2016; 46: 1355–1365.
9. Heinzerling L, Frew A, Bindslev-Jensen C, et al. Standard skin prick testing and sensitization to inhalant allergens across Europe – s survey from the GALEN network. Allergy 2005; 60: 1287–1300.
10. Holm JG, Agner T, Clausen ML, Thomsen SF. Quality of life and disease severity in patients with atopic dermatitis. J Eur Acad Dermatol Venereol 2016; 30: 1760–1767.
11. Krämer U, Schmitz R, Behrendt H, Ring J. What we can learn from German reunification about development of allergies. Clin Exp Allergy 2015; 45: 94–107.
12. Ring J. Allergy in practice. Berlin, New York: Springer, 2005.
13. Ring J, Bachert C, Bauer P, Czech W (Hrsg.). Weißbuch Allergie in Deutschland. 3. Aufl. München: Urban und Vogel, 2010.
14. Ring J. Atopic dermatitis – eczema. Berlin, New York: Springer, 2016.
15. Ring J, Akdis C, Behrendt H, et al. Davos declaration: allergy as a global problem. Allergy 2012; 67: 141–143.
16. Ring J, Akdis C, Lauener RP, et al. Global allergy forum and second Davos declaration 2013. Allergy: Barriers to cure – challenges and actions to be taken. Allergy 2014; 69: 978–982.
17. Von Mutius E. Biodiversity – the new kid on the block? J Allergy Clin Immunol 2018; 141: 1215–1216.
18. Von Pirquet C. Allergie. Münch Med Wochenschr 1906; 53: 758–759.

1.2 Immunologische Grundlagen

Der Begriff „Allergie" ist heute in aller Munde. Er geht Arzt und Patient gleichermaßen leicht über die Lippen. Nicht jede Überempfindlichkeit ist allergischer Natur (Abb. 1). Unter Allergie versteht man heute eine *verstärkte, spezifische Abwehrreaktion gegenüber an sich harmlosen Substanzen im Sinne einer krank machenden Überempfindlichkeit* (Tab. 1). Allergische Erkrankungen können an verschiedenen Organsystemen auftreten.

Die wichtigsten allergischen Erkrankungen umfassen so verschiedene Zustandsbilder wie den saisonalen oder ganzjährigen Schnupfen (allergische Rhinokonjunktivitis), Nesselsucht (Urtikaria), Asthma bron-

chiale, allergische Alveolitis (z. B. Farmer- oder Vogelhalterlunge), Kontaktdermatitis, atopisches Ekzem (Neurodermitis), die lebensbedrohlichen Formen des anaphylaktischen Schocks sowie das bunte Spektrum der Nahrungsmittel- und Arzneimittelallergien (s. Kap. 3.1).

Die Entzündungsreaktion

Bei allergischen Erkrankungen entwickelt sich eine chronische Entzündung an dem jeweils betroffenen Organ. Betroffen sind bei Allergien insbesondere die Grenzflächen unseres Organismus mit seiner Um-

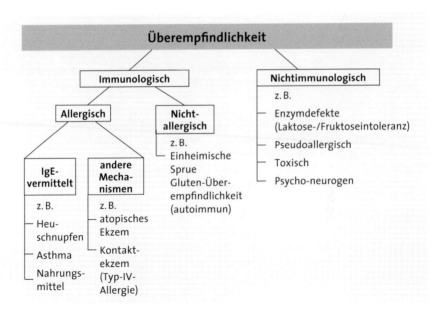

Abb. 1: Differenzierung der klinischen Überempfindlichkeit.

Tab. 1: Definitionen.

Empfindlichkeit	normale Reizbeantwortung
Überempfindlichkeit	eine das normale Maß übersteigende Reizbeantwortung
Allergie	krank machende Überempfindlichkeit aufgrund immunologischer Sensibilisierung
Sensibilisierung	Allergiebereitschaft, d. h. erhöhte Empfindlichkeit nach wiederholtem Kontakt
Anaphylaxie	Maximalvariante einer akuten allergischen Sofortreaktion (meist IgE-vermittelt)
Atopie	familiär auftretende Neigung zur Entwicklung bestimmter Krankheiten (allergisches Asthma bronchiale, allergische Rhinokonjunktivitis, atopisches Ekzem) auf dem Boden einer immunologischen Überempfindlichkeit von Haut und Schleimhäuten gegen Umweltstoffe, assoziiert mit vermehrter IgE-Produktion und/oder veränderter unspezifischer Reaktivität
Pseudoallergie	nichtimmunologische Überempfindlichkeit mit klinischen Symptomen, die allergischen Erkrankungen entsprechen oder ähneln
Toxizität	Giftigkeit einer Substanz
Intoxikation	Reaktion auf die pharmakologische Toxizität
Intoleranz	Überempfindlichkeit im Sinne der pharmakologischen Toxizität
Idiosynkrasie	nichtimmunologische Überempfindlichkeit ohne Bezug zur pharmakologischen Toxizität

welt. Entsprechend manifestieren sich die Erkrankungen an der Haut (Neurodermitis, atopisches Ekzem), der Lunge (Asthma bronchiale [2]), dem oberen Respirationstrakt (Heuschnupfen oder allergische Rhinokonjunktivitis) sowie am Darm (Nahrungsmittelallergie [3]) und dem Mund-Rachen-Raum (orales Allergiesyndrom).

Viele der zellulären und molekularen Mitspieler und Regulatoren dieser Entzündungsreaktion konnten in den letzten Jahrzehnten entschlüsselt werden, sodass heute ein relativ umfassendes Konzept der Zellular- und Molekularpathologie der allergischen Entzündung vorliegt. Während in den 1990er-Jahren der Schwerpunkt der Forschung im Bereich der erworbenen Immunität lag, steht jetzt zunehmend die Ebene der angeborenen Immunantwort im Mittelpunkt des Interesses.

Die erworbene Immunität ist der Teil unseres Abwehrsystems, der hochspezifisch und selektiv, dafür aber sehr effizient die Immunantwort reguliert. Die wesentlichen Mitspieler sind hier die T-Zellen, die auch als Dirigenten der chronischen Entzündungsantwort angesehen werden können, und die B-Zellen, die Antikörper produzieren; bei der allergischen Reaktion sind dies Immunglobulin-E(IgE)-Antikörper. Ein Meilenstein im Verständnis der T-Zell-Funktion bei Allergien war die Entwicklung des sogenannten Th1- (T-Helfer) bzw. Th2-Konzepts. Diesem Konzept liegt die Erkenntnis zugrunde, dass verschiedene T-Zell-Effektorpopulationen mit unterschiedlichen Funktionen im Immunsystem assoziiert werden können. Die Th2-Zellen sind hierbei die entscheidenden Dirigenten der allergischen Entzündungsantwort. Sie steuern die Entwicklung der IgE-Antikörperproduktion von B-Zellen und kontrollieren wichtige Effektorfunktionen von eosinophilen Granulozyten und Mastzellen, die alle bei allergischen Erkrankungen im Rahmen der Entzündungsreaktion vor Ort in erhöhter Zahl und/oder Funktion vorgefunden werden.

Die angeborene Immunität stellt zunächst eine erste „Verteidigungslinie" des Immunsystems dar. Dann setzt es die spezifische, erworbene Immunantwort in Gang und reguliert diese. Auf der zellulären Ebene sind hierbei insbesondere sogenannte antigenpräsentierende Zellen beteiligt, die beim Allergiker Allergene aufnehmen, prozessieren und sie den T-Zellen in geeigneter Form darbieten (Letzteres geschieht insbesondere im Lymphknoten). Eine neue Erkenntnis ist, dass die Zellen des angeborenen Immunsystems eine sehr wichtige Funktion bei der Erkennung des mikrobiellen Milieus einnehmen. Sie entscheiden im Prinzip darüber, ob eine bestimmte Mikrobe (dies können Viren, Bakterien und Parasiten sein) als gefährlich oder harmlos erkannt wird und ob dann eine aggressive Immunantwort in Gang gesetzt werden muss.

In diesem komplexen zellulären und molekularen Geflecht kommt es beim Allergiker zu Fehlentscheidungen. Es ist ebenfalls eine wichtige Erkenntnis der letzten Jahre, dass es tatsächlich eine normale, aktive Immunantwort auf Allergene gibt. Diese Reaktion auf Allergene finden wir beim gesunden Nichtallergiker; sie kann als ein Zustand der klinischen und immunologischen Toleranz bezeichnet werden. Die Ausbildung und Aufrechterhaltung der Toleranz geschieht u. a. durch regulatorische T-Zellen. In diesem Falle kommt es zur richtigen Entscheidung des Immunsystems, nämlich der Erkennung von Allergenen als harmlosen Umweltbestandteilen, gegen die das Abwehrsystem eine Toleranzreaktion ausbildet. Dabei konnte in den letzten Jahren ebenfalls die Erkenntnis gewonnen werden, dass die Entwicklung der Toleranzreaktion eine aktive Leistung des Immunsystems darstellt, die programmiert werden muss. Sowohl die angeborene als auch die erworbene Immunität ist dabei aktiv beteiligt. Dieses ist insgesamt ein lebenslanger Prozess, der früh im Leben beginnt und ständig aufrechterhalten werden muss. Umgekehrt können Fehlentscheidungen auf diesem Wege jederzeit im Leben stattfinden. Daher treffen wir auch immer wieder ältere Patienten an, die zum ersten Mal eine allergische Erkrankung entwickeln.

Wie kommt es zu dieser Fehlregulation?

Eine wichtige Rolle bei der Entwicklung solcher Fehlregulationen und den damit verbundenen Fehlentscheidungen spielen einerseits unsere genetische Ausstattung und andererseits Umweltfaktoren sowie unser Lebensstil [5].

In den letzten Jahren konnten große Fortschritte bei der Entschlüsselung der beteiligten Gene erzielt werden. Es ist heute unumstritten, dass viele Gene bzw. Mutationen in diesen Genen zur Ausprägung der Erkrankung beitragen. Dabei ist es nicht verwunderlich, dass eine ganze Reihe von Schreibfehlern in Genen gefunden wurden, die unmittelbar mit der Regulation der Immunantworten verknüpft sind. Darüber hinaus wurden auch Mutationen in Genen identifiziert, die primär nichts mit immunologischen Reaktionen zu tun haben. Auch unerwartete Gene werden bei diesen systematischen Untersuchungsansätzen zutage gefördert. Beispiele hierfür sind ADAM33 und ORMDL beim Asthma und Mutationen im Filaggrin-Gen, welches beim atopischen Ekzem auf die Regulation der Hautbarriere einen wesentlichen Einfluss hat.

Trotz aller Fortschritte bleibt noch Vieles zu tun: So ist nach wie vor unklar, wie das Zusammenspiel verschiedener Gene miteinander funktioniert und welche Hierarchien die Gene untereinander einnehmen. Ebenso ist häufig unklar, welche funktionellen Konsequenzen solche Schreibfehler im Einzelnen auf zellulärer und molekularer Ebene haben. Es wird also wichtig sein, in den kommenden Jahren hiervon ein systematisches und vertieftes Verständnis zu entwickeln.

An der Ausprägung und Ausbildung einer allergischen Erkrankung auf der Basis einer genetischen Veranlagung hat unsere Umwelt einen ganz maßgeblichen Anteil. Allein durch eine erbliche Disposition kann der dramatische Anstieg allergischer Erkrankungen, den wir seit zwei bis drei Generationen beobachten, nicht erklärt werden, da sich unsere genetische Ausstattung von einer zur anderen Generation nicht so schnell ändert. Folglich steht die Untersuchung von Umwelt- und Lebensstilfaktoren zunehmend im Mittelpunkt des Interesses, um besser zu verstehen, wie es zum Ausbruch allergischer Entzündungserkrankungen überhaupt kommen kann.

In den Forschungsbemühungen der 1980er-Jahre stand dabei die „Schadstoffhypothese" im Mittelpunkt. Eine Reihe solcher Umweltnoxen konnte in der Tat identifiziert werden, welche die generelle Bereitschaft zur Entwicklung einer allergischen Erkrankung befördern. Hierzu zählen Bestandteile im Tabakrauch (Aufnahme durch Aktiv- und Passivrauchen), Dieselrußpartikel und eine relativ erhöhte Ozonkonzentration im Langzeitverlauf. All diese Faktoren fördern unspezifisch die Entwicklung einer Th2-abhängigen Immunantwort und können somit als Umweltadjuvanzien für die Ausprägung einer allergischen Erkrankung verantwortlich sein.

Seit Beginn der 1990er-Jahrere wird intensiv nach Schutzfaktoren gegen die Entwicklung von Allergien geforscht. Dabei hat sich herausgestellt, dass bestimmte Bevölkerungsgruppen vor allergischen Erkrankungen, insbesondere am Respirationstrakt, geschützt sind. Folgende Schutzfaktoren wurden bisher identifiziert:

)) das Aufwachsen auf einem traditionellen Bauernhof

)) die anthroposophische Lebensweise

)) die frühzeitige Unterbringung in Kindertagesstätten

)) das Aufwachsen in der DDR.

Aus diesen Beobachtungen heraus hat sich das Konzept der „Hygiene-Hypothese" entwickelt. In jüngster Zeit häufen sich klinisch-experimentelle Daten, die dieses Konzept auf der naturwissenschaftlichen Ebene bestätigen und zumindest ansatzweise erklären können [1]. Bestimmte Mikroben haben demnach unter bestimmten Expositionsbedingungen eine nachhaltige immunprogrammierende Wirkung. Diese scheint für ein frühkindliches Training in Bezug auf die Verhinderung (chronischer) Entzündungserkrankungen besonders wichtig zu sein. Dieses Konzept findet in Form der Probiotika-Therapie auch schon Eingang in den klinischen Alltag.

Ein weiteres wichtiges Konzept, welches aktuell große Aufmerksamkeit erlangt, ist die sogenannte „Biodiversitäts-Hypothese". Dieses Konzept umfasst eine Vielzahl von Bio-Expositionen über Mikroben, Lebensmittel, Allergene, Pflanzen, Tiere und stützt sich auf die Vielfalt und Vielschichtigkeit dieser Expositionen [4].

Hieraus wird deutlich, dass die Umwelt über die Grenzflächen des Körpers (Haut und Schleimhäute) unseren Organismus und insbesondere unser Immunsystem trainiert. An diesem Training sind neben den Mikroben auch Komponenten der Ernährung beteiligt, zum Beispiel die ungesättigten Fettsäuren.

Allergien als dynamischer Krankheitsprozess

Nachdem in den letzten Jahrzehnten insbesondere die Mechanismen bei bestehender Erkrankung und akuter Verschlechterung untersucht worden sind, richtet sich das Augenmerk nunmehr sowohl auf die Phase der Krankheitsentstehung (Initia-

tion) als auch auf die Frage der Chronifizierung.

Erst durch ein besseres naturwissenschaftliches Verständnis der Mechanismen, die zur Krankheitsentstehung führen, wird es möglich sein, neue und geeignete Präventionsmechanismen zu entwickeln. Diese müssen dann natürlich im Hinblick auf ihren klinischen Nutzen geprüft werden.

Die andere Seite der Dynamik des Krankheitsprozesses stellen die Ereignisse bei der Chronifizierung dar. Wie bei jeder anderen chronischen Entzündung entwickeln sich auch bei Allergien im Rahmen der Perpetuation der Inflammation und im Zuge des Untergangs funktionstüchtigen Gewebes Reparaturprozesse. Die Bemühungen, das zerstörte Gewebe wieder zu reparieren, müssen allerdings bei Allergien als frustran betrachtet werden. Die Reparatur ist im günstigsten Fall unvollständig, im schlechtesten Fall entwickeln sich Vernarbungen durch bindegewebigen Ersatz des funktionstüchtigen Gewebes. Diese Umbauprozesse, die auch als „Remodelling" bezeichnet werden, müssen bis heute als irreversibel bezeichnet werden. Keine der heute verfügbaren Therapien ist in der Lage, diesen einmal eingeschlagenen Prozess wieder umzukehren oder nachhaltig aufzuhalten – auch nicht die topischen Steroide, die als „Goldstandard" der antiinflammatorischen Therapie angesehen werden. Chronische allergische Erkrankungen mit schweren Manifestationen führen zu einer erheblichen Einschränkung der Lebensqualität und verursachen hohe direkte und indirekte Krankheitskosten. Damit leisten sie einen erheblichen Beitrag zu den sozioökonomischen Folgen allergischer Krankheiten, z. B. durch Behandlungskosten und Arbeitsausfälle.

Hieraus wird deutlich, wie wichtig es künftig sein wird, die Dynamik des Krankheitsprozesses in Bezug auf die zugrunde liegenden zellulären und molekularen Mechanismen zu entschlüsseln, um sowohl effektive Präventionsstrategien zu entwickeln als auch Umbau und Remodelling am Erfolgsorgan therapeutisch unter Kontrolle zu bringen.

> Es besteht hoher Forschungsbedarf in der Allergologie, ganz besonders bei der Translation von Erkenntnissen aus der Grundlagenforschung auf den allergiekranken Menschen.

Fazit

Zwischenzeitlich ist die Heterogenität der Entzündungsreaktion bei verschiedenen allergischen Erkrankungen besser verstanden. Dies führt auch zu einem besseren Verständnis des Mechanismus der Entzündungsreaktion. Ferner ist deutlich geworden, dass Gen-Umwelt-Interaktionen ganz maßgeblich zur Ausbildung des klinischen Phänotyps beitragen. Allerdings fehlen immer noch translationale Ansätze, wie diese neuen Erkenntnisse zur einer Prävention, Kausaltherapie und vor allen Dingen zu einer Verhinderung der Chronifizierung eingesetzt und angewandt werden können.

Forderungen

❱❱ Ausbau der klinischen Forschung: Förderung von Studien mit translationalen Ansätzen zu Mechanismen der Entstehung und Chronifizierung der allergischen Entzündung

❱❱ Forschungsförderung auf dem Gebiet der nichtallergischen und nichtimmunologischen Krankheitsbilder mit Überempfindlichkeitsreaktionen

❱❱ Entwicklung und präklinische Validierung von Präventionsansätzen

Literatur

1. Garn H, Bahn S, Baune BT, et al. Current concepts in chronic inflammatory diseases: interactions between microbes, cellular metabolism, and inflammation. J Allergy Clin Immunol 2016; 138: 47–56.
2. Holgate ST, Wenzel S, Postma DS, Weiss ST, Renz H, Sly PD. Asthma. Nat Rev Dis Primers 2015; 1: 15025.
3. Renz H, Allen K, Oettgen H, Sampson H, Lack G, Beyer K, Sicherer S. Food Allergy. Nat Rev Dis Primers 2018; 4: 17098.
4. Renz H, Holt PG, Inouye M, Logan AC, Prescott SL, Sly PD. An exposome perspective: early life events and immune development in a changing world. J Allergy Clin Immunol 2017; 140: 24–40.
5. Renz H, von Mutius E, Brandtzaeg P, Cookson WO, Autenrieth IB, Haller D. Gene-environment interactions in chronic inflammatory disease. Nat Immunol 2011; 12: 273–277.

1.3 Epidemiologie allergischer Erkrankungen: Prävalenzen und Trends in Deutschland

Einleitung

Nach den bekannten säkularen Trends mit deutlicher Zunahme in der zweiten Hälfte des 20. Jahrhunderts sind allergische Erkrankungen in heutigen modernen Gesellschaften zu bedeutenden Public-Health-relevanten Erkrankungen avanciert. Um als adäquate Reaktion bevölkerungsbezogene Maßnahmen zu entwickeln, die darauf abzielen, das Wissen über allergische Erkrankungen zu erweitern, die Prävention zu fördern und Diagnostik und Therapie zu verbessern, sind kontinuierlich generierte epidemiologische Kennzahlen zur Verbreitung von Allergien unerlässlich. In Deutschland hat sich die epidemiologische Allergieforschung Ende der 1960er-Jahre entwickelt. Zahlreiche wissenschaftliche Studien in unterschiedlichen Populationen haben seitdem zum Verständnis von Auftreten und Verteilung sowie Ursachen und assoziierten Risiko- und Schutzfaktoren allergischer Erkrankungen beigetragen. Die Arbeitsgruppe „Epidemiologie allergischer und dermatologischer Erkrankungen" der Deutschen Gesellschaft für Epidemiologie hat 2012 eine Zusammenschau epidemiologischer Studien zu allergischen Erkrankungen in Deutschland als chronologische Übersicht veröffentlicht, um einen Eindruck von deren Beitrag zur Allergieforschung bis Anfang der 2000er-Jahre hierzulande zu vermitteln [8]. Seit der Jahrtausendwende bis heute leistet das bevölkerungsbezogene Gesundheitsmonitoring des Robert Koch-Institutes einen entscheidenden Beitrag zur Gewinnung von Daten zum Allergiegeschehen in Deutschland.

Klassische Erhebungsinstrumente

In epidemiologischen Studien werden zur Erfassung der Häufigkeit allergischer Erkrankungen eine ganze Reihe unterschiedlicher Erhebungsinstrumente eingesetzt. Neben der Abfrage nach dem Auftreten entsprechender, meist ausgewählter Erkrankungen und/oder Erkrankungssymptome werden zum Teil Hauttestungen (Pricktest) sowie Blutuntersuchungen auf spezifische Immunglobulin-E-Antikörper (sIgE) eingesetzt. Im Zuge der Weiterentwicklung von Genetik, Epigenetik und Mikrobiomforschung im Zusammenhang mit Allergien gewinnen Laboruntersuchungen weiterer Humanproben wie Speichel- und Stuhlproben zunehmend an Bedeutung.

In selbstauszufüllenden Fragebögen oder persönlichen Interviews werden z. B. folgende Fragen gestellt: „Hat ein Arzt/eine Ärztin bei Ihnen/bei Ihrem Kind jemals Asthma bronchiale/allergische Rhinitis oder Heuschnupfen/Neurodermitis (atopisches Ekzem) festgestellt?" Da hierbei unklar bleibt, auf welche Weise die ärztliche Feststellung erfolgte, wurden Fragen konzipiert, die die Leitsymptome der einzelnen Krankheiten erfassen. Daraus kann dann auf das Vorliegen der Krankheit geschlossen werden. Beim Asthma lautet diese Frage z. B.: „Hatte Ihr Kind irgendwann einmal pfeifende oder fiepende Geräusche im Brustkorb?", beim Heuschnupfen z. B.:

„Hatte Ihr Kind irgendwann einmal eine laufende/verstopfte/juckende Nase ohne Vorliegen einer Erkältung oder Grippe?" und beim atopischen Ekzem z. B.: „Hatte Ihr Kind irgendwann einmal einen juckenden Hautausschlag, der stärker oder schwächer über mindestens 6 Monate auftrat?" Neben solchen Abfragen zur Abschätzung von Lebenszeitprävalenzen dienen Fragen nach dem Auftreten der Erkrankungen/Symptome in den letzten 12 Monaten zur Abschätzung von 12-Monats-Prävalenzen, um die aktuelle Prävalenz oder Betroffenheit zu beschreiben. Zusätzlich werden oft Fragen zu Versorgung, Behandlung und Therapie gestellt sowie zu Saisonalität und Beeinträchtigungen im Alltag. Außerdem wird zumeist das familiäre Auftreten allergischer Erkrankungen abgefragt. Mittels Pricktest oder einer Blutprobe wird überprüft, ob eine IgE-vermittelte allergische Sensibilisierung vorliegt und/oder es wird die Reaktivität untersucht. Dabei muss beachtet werden, dass eine erhöhte sIgE-Bildung oder eine veränderte unspezifische Reaktivität bei positiven Antworten auf die o. g. Fragen nicht unbedingt gegeben ist.

Die vergleichende Darstellung von Studienergebnissen zur Verbreitung von Allergien ist national und international durch uneinheitliche Erfassungsmethoden und Populationen stark eingeschränkt. Es wurden im In- und Ausland jedoch schon viele Anstrengungen unternommen, um Daten mit einheitlicheren Standards zu erheben und länderübergreifend harmonisierte Erhebungsinstrumente einzusetzen. Ein Beispiel hierfür ist die Entwicklung europäischer Gesundheitskernindikatoren, wie der Selbsteinschätzung, an Asthma zu leiden [5]. Dies sollte fortgeführt werden.

Datengrundlage

Im Vordergrund dieses Kapitels stehen Daten zur deskriptiven Epidemiologie der häufigsten allergischen Erkrankungen in Deutschland. Umfangreiche Übersichten dazu, die den Zeitraum bis etwa zum Jahr 2000 umfassen, liefern der „Gesundheitsbericht für Deutschland" und der „Spezialbericht Allergien" des Statistischen Bundesamtes [34, 35] sowie zwei Berichte der Gesundheitsberichterstattung des Bundes im Robert Koch-Institut: „20 Jahre nach dem Fall der Mauer: Wie hat sich die Gesundheit in Deutschland entwickelt?" und „Gesundheit von Kindern und Jugendlichen" [25, 26] sowie speziell die vorherigen Auflagen dieses Weißbuchs. Nach der Jahrtausendwende wurden im Rahmen des bevölkerungsbezogenen Gesundheitsmonitorings des Robert Koch-Institutes Daten zum Allergiegeschehen bei Kindern und Erwachsenen erhoben, die für Deutschland repräsentative Aussagen hinsichtlich der regionalen Struktur sowie dem Alter, Geschlecht, Bundesland, der Staatsangehörigkeit sowie dem Bildungsstand zulassen. Folgende Befragungs- und Untersuchungssurveys wurden bisher durchgeführt:

- ❱❱ Bundesgesundheitssurvey 1998 (BGS98, 1997–1999)
- ❱❱ Studie zur Gesundheit Erwachsener in Deutschland (DEGS1, 2008–2011)
- ❱❱ Gesundheit in Deutschland aktuell (GEDA, 2009, 2010, 2012, 2014/ 2015)
- ❱❱ Studie zur Gesundheit von Kindern und Jugendlichen in Deutschland (KiGGS-Basiserhebung 2003–2006, KiGGS Welle 1 2009–2012, KiGGS Welle 2 2014–2017)

Ergebnisse

Prävalenzen häufiger allergischer Erkrankungen und Sensibilisierungen bei Kindern und Jugendlichen in Deutschland

Im Kindes- und Jugendalter stellen allergische Erkrankungen das häufigste Gesundheitsproblem dar. Laut der KiGGS-Basiserhebung, an der 17.641 Kinder und Jugendliche im Alter von 0 bis 17 Jahren bzw. deren Eltern teilgenommen haben, wurde bei 4,7 % Asthma bronchiale, bei 10,7 % Heuschnupfen und bei 13,2 % Neurodermitis jemals im Leben ärztlich diagnostiziert. Die Lebenszeitprävalenz für mindestens eine der drei atopischen Erkrankungen, der die individuelle oder familiär auftretende Neigung zur Bildung von IgE-Antikörpern gemein ist, betrug 22,9 %. Die Datenerhebung erfolgte standardisiert im Rahmen eines computergestützten ärztlichen Interviews mit dem begleitenden Elternteil. Daten zum Auftreten eines allergischen Kontaktekzems wurden in der KiGGS-Basiserhebung über einen Elternfragebogen erhoben. Demnach trat bei 9,9 % aller Kinder und Jugendlichen in Deutschland schon einmal ein allergisches Kontaktekzem auf. Bei den 3- bis 17-jährigen Teilnehmenden wurde eine Blutprobe auf spezifische IgE-Antikörper gegen 20 verschiedene Einzelallergene und eine Mischung aus häufigen Inhalationsallergenen (SX1; Phadia, jetzt Thermo Fisher Scientific) untersucht. Über 40 % waren gegen mindestens eines der getesteten Allergene sensibilisiert ($\geq 0,35$ kU/L) [28]. Zu 14 bis 23 % traten Sensibilisierungen gegen Lieschgras- und Roggenpollen, Hausstaubmilben und Birkenpollen auf, zu 5 bis 11 % Sensibilisierungen gegen die meisten der

getesteten Tier- und Nahrungsmittelallergene [31]. In Abbildung 1 sind Lebenszeitprävalenzen von Asthma, Heuschnupfen, Neurodermitis und allergischem Kontaktekzem sowie die Punktprävalenz von allergischen Sensibilisierungen stratifiziert nach Alter und Geschlecht dargestellt. Abbildung 2 zeigt die Prävalenz gegen Einzelallergene nach Geschlecht. Jungen waren von Asthma und Heuschnupfen deutlich häufiger betroffen als Mädchen. Außerdem waren Jungen häufiger als Mädchen allergisch sensibilisiert. In früheren Studien beobachtete Ost-West-Unterschiede [18] in den Prävalenzen zeigten sich in der KiGGS-Basiserhebung, deren Teilnehmende fast alle nach der deutschen Wiedervereinigung im Jahre 1990 geboren wurden, nicht. Demgegenüber konnten einige der bis dahin in der wissenschaftlichen Literatur untersuchten assoziierten Einflussfaktoren bestätigt werden: die genetische Vorbelastung (atopische Erkrankungen der Eltern), ein hoher sozioökonomischer Status bei Neurodermitis, Rauchen der Eltern und (groß)städtisches Leben bei Asthma. Das Aufwachsen in landwirtschaftlich-bäuerlichem Umfeld, ältere Geschwister und eine frühe außerfamiliäre Kinderbetreuung hingegen waren mit einem geringeren Heuschnupfenrisiko assoziiert [30]. In zwei speziellen Studien konnte zuvor eine größere Vielfalt in der Exposition mit mikrobiellen Keimen einen wesentlichen Teil des beobachteten inversen Zusammenhangs zwischen Asthma und Aufwachsen auf einem Bauernhof erklären [3].

Als erste Folgestudie zur KiGGS-Basiserhebung wurde von 2009 bis 2012 die KiGGS Welle 1 als telefonische Befragungsstudie durchgeführt [32]. Ein Teil der Stichprobe von KiGGS Welle 1 be-

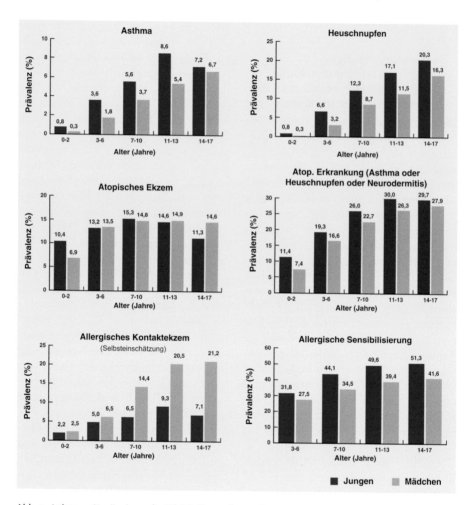

Abb. 1: Lebenszeitprävalenz (in %) häufiger allergischer Erkrankungen (Elternangaben zu ärztlichen Diagnosen) und Punktprävalenz (in %) allergischer Sensibilisierung bei Kindern und Jugendlichen in Deutschland. Ergebnisse der KiGGS-Basiserhebung 2003–2006 [28, 31].

stand aus ehemaligen Teilnehmenden der KiGGS-Basiserhebung, die inzwischen 6 bis 24 Jahre alt waren und als geschlossene Kohorte weitergeführt wurden (1. Follow-up). Insgesamt lagen von 11.992 Teilnehmenden Längsschnittdaten vor. Die kumulative 6-Jahres-Heuschnupfeninzidenz

(berichtete ärztliche Diagnosen) für Kinder und Jugendliche, die in der Basiserhebung zwischen 0 und 17 Jahre alt waren, betrug 8,2 %. Die Asthmainzidenz lag für den 6-Jahreszeitraum bei 3,4 %. Unabhängig von einer genetischen Vorbelastung erhöhte ein früh aufgetretener Heuschnupfen im Alter

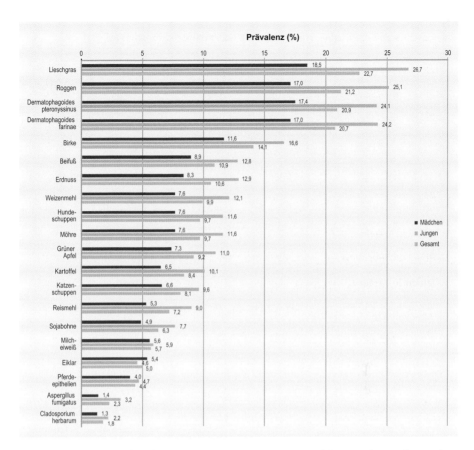

Abb. 2: Punktprävalenz (in %) von Sensibilisierungen gegen Einzelallergene bei Kindern und Jugendlichen in Deutschland. Ergebnisse der KiGGS-Basiserhebung 2003–2006 [31].

von 0 bis 6 Jahren das Risiko für den sogenannten Etagenwechsel zum Asthma um das 3,6-fache bei Jungen bzw. 2,3-fache bei Mädchen. Bei Jungen war das Asthmarisiko auch dann statistisch signifikant erhöht, wenn der Heuschnupfen erstmals im Alter von 7 bis 10 Jahren auftrat (Tab. 1) [29]. Diese Ergebnisse untermauern die Evidenz für den bereits seit langem postulierten Etagenwechsel anhand der größten bundesweiten Kinderkohorte.

Mit der 2017 abgeschlossenen KiGGS Welle 2 kann das Auftreten allergischer Erkrankungen bei Kindern und Jugendlichen in Deutschland im zeitlichen Trend der letzten 10 Jahre abgeschätzt werden. Analog zur KiGGS-Basiserhebung fand die KiGGS Welle 2 erneut als kombinierter Untersuchungs- und Befragungssurvey statt und setzt sich zusammen aus einer neuen bundesweit repräsentativen Querschnittstudie für 0- bis 17-jährige Kinder

31

Tab. 1: Chance (Odds Ratio) für eine inzidente Asthmadiagnose im 1. Follow-up in Abhängigkeit von Heuschnupfen zu Baseline. Ergebnisse der KiGGS-Kohorte 2003–2012 [29].

	Mädchen		Jungen	
	Odds Ratio [95%-Konfidenzintervall] für inzidente Asthmadiagnose im 1. Follow-up	p-Wert	Odds Ratio [95%-Konfidenzintervall] für inzidente Asthmadiagnose im 1. Follow-up	p-Wert
Keine Heuschnupfendiagnose zu Baseline	1,00 (Ref.)		1,00 (Ref.)	
Heuschnupfendiagnose im Alter von **0 bis 6 Jahren** zu Baseline	2,3 [1,1–4,8]	0,0227	3,6 [1,6–7,9]	0,0018
Heuschnupfendiagnose im Alter von **7 bis 10 Jahren** zu Baseline	1,5 [0,6–3,7]	0,4082	3,3 [1,1–9,8]	0,0314
Heuschnupfendiagnose im Alter von **11 bis 17 Jahren** zu Baseline	2,1 [0,7–6,4]	0,1820	1,9 [0,4–8,4]	0,4123
Adjustiert für:				
genetisch nicht prädisponiert	1,00 (Ref.)		1,00 (Ref.)	
genetisch prädisponiert	2,2 [1,4–3,4]	0,0004	2,2 [1,4–3,2]	0,0002
Alter zu Baseline	1,0 [1,0–1,1]	0,5424	0,9 [0,9–0,9]	≤ 0,0001

und Jugendliche in Deutschland (n=15.023) und dem zweiten Follow-up der KiGGS-Kohorte (n=10.853). Basierend auf den Elternangaben zum Auftreten und zur Medikation der Erkrankung in den letzten 12 Monaten bei 3- bis 17-Jährigen zeigt sich, dass im Vergleich zur KiGGS-Basiserhebung die 12-Monats-Prävalenz von ärztlich diagnostiziertem Asthma praktisch unverändert blieb (4,0 % gegenüber 3,7 % vor 10 Jahren). Geschlechtsspezifisch sind vergleichbare Prävalenzen bei Mädchen und leichte, statistisch aber nicht signifikante

Anstiege bei insbesondere 7- bis 13-jährigen Jungen zu beobachten. Die 12-Monats-Prävalenz von ärztlich diagnostiziertem Heuschnupfen bei 3- bis 17-Jährigen beträgt 9,9 % und ist damit im Vergleich zu den Ergebnissen aus der KiGGS-Basiserhebung (9,6 %) nahezu unverändert hoch. Ebenfalls unverändert zu beobachten sind charakteristische Unterschiede nach Geschlecht und Alter, mit höherer Prävalenz bei Jungen als bei Mädchen und einer deutlichen Zunahme der Prävalenz mit zunehmendem Lebensalter bei beiden Geschlechtern (Abb. 3). In absoluten Zahlen ausgedrückt sind in Deutschland aktuell etwa eine halbe Million Kinder und Jugendliche von Asthma und über eine Million von Heuschnupfen betroffen [24, 37].

Neben der zeitlichen Entwicklung auf Bevölkerungsebene durch den Vergleich von Querschnittsdaten (Trend) liefern wiederholte Befragungen und Untersuchungen Ergebnisse zu Entwicklungen auf individueller Ebene (Längsschnitt). Im Rahmen der KiGGS-Kohorte wurde beispielsweise untersucht, in welchem Ausmaß allergische Sensibilisierungen gegen Inhalationsaller-

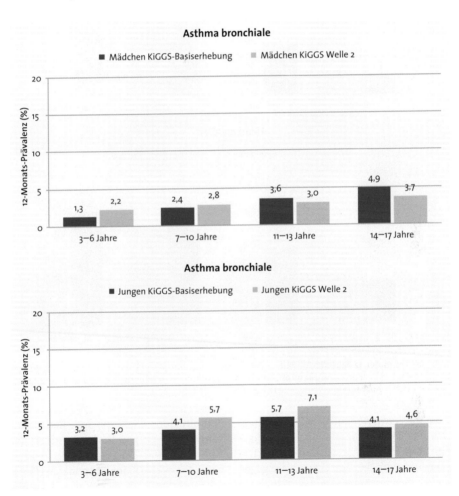

Abb. 3a: Trend der 12-Monats-Prävalenz (in %) von Asthma bronchiale (Elternangaben zu ärztlichen Diagnosen) bei Kindern und Jugendlichen in Deutschland zwischen 2003–2006 und 2014–2017. Ergebnisse der KiGGS Welle 2 2014–2017 [24, 37].

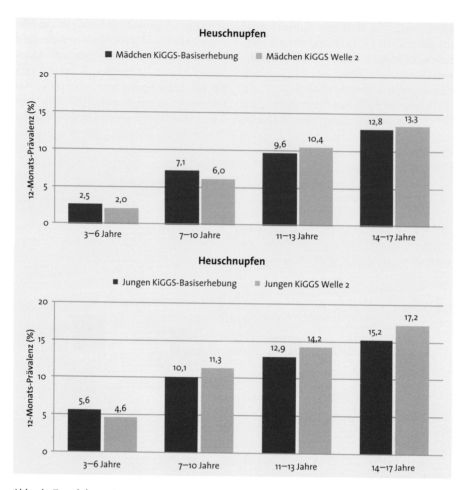

Abb. 3b: Trend der 12-Monats-Prävalenz (in %) von Heuschnupfen (Elternangaben zu ärztlichen Diagnosen) bei Kindern und Jugendlichen in Deutschland zwischen 2003–2006 und 2014–2017. Ergebnisse der KiGGS Welle 2 2014–2017 [24, 37].

gene im Lebensverlauf bestehen bleiben, sich neu entwickeln oder auch zurückgehen. Die Ergebnisse basieren auf Messungen spezifischer IgE-Antikörper gegen die Allergenmischung SX1, einer Mischung aus acht häufigen Inhalationsallergenen von Lieschgras, Roggen, Birke, Beifuß, Katze, Hund, Hausstaubmilbe und dem Schimmelpilz Cladosporium herbarum. Eingeschlossen wurden mehr als 4.000 Mädchen und Jungen, die zu beiden KiGGS-Untersuchungszeitpunkten (Basiserhebung und KiGGS Welle 2) an der Kohortenstudie teilgenommen hatten und zum Zeitpunkt der ersten Messung 3 Jahre und älter waren. Demnach hat jedes 5.

34

Mädchen (21 %) und jeder 3. Junge (29 %) im Verlauf von 10 Lebensjahren die SX1-Sensibilisierung neu entwickelt (kumulative 10-Jahres-Inzidenz). Auf der anderen Seite zeigt sich, dass eine bestehende Sensibilisierung größtenteils persistiert. Nur bei 11 % der Mädchen und 6 % der Jungen war die SX1-Sensibilisierung gut 10 Jahre später nicht mehr nachweisbar (Remission) (Abb. 4) [36].

Zusammenfassung
Allergische Erkrankungen sind im Kindes- und Jugendalter weitverbreitet. Insbesondere für Asthma und Heuschnupfen weisen die Ergebnisse der Trends über die letzten

10 Jahre in Deutschland auf eine Stabilisierung der Krankheitsprävalenz auf hohem Niveau hin. Es gibt damit keinen Grund zur Entwarnung: Aktuell sind etwa eine halbe Million Kinder und Jugendliche von Asthma (4 %) und über 1 Million von Heuschnupfen betroffen (10 %). Bei Jugendlichen ist fast jede(r) Zweite allergisch sensibilisiert. Das Gesundheitssystem und damit in erster Linie die Gesundheitsversorgung wird mit unverändert hohen Betroffenenzahlen konfrontiert. Hier gilt es, Versorgungsstrukturen zu stärken, um möglichst frühzeitig die zur Verfügung stehenden therapeutischen Maßnahmen ergreifen zu können.

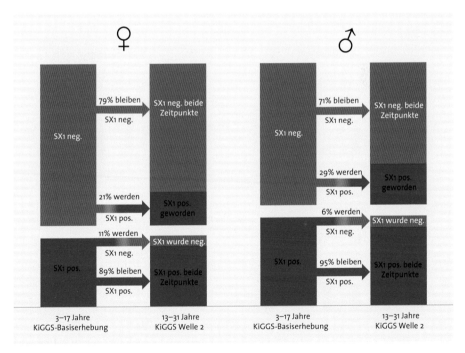

Abb. 4: Sensibilisierung gegen die Allergenmischung SX1 im individuellen 10-Jahres-Lebensverlauf bei Mädchen und Jungen. Ergebnisse der KiGGS-Kohorte 2003–2017 [36].

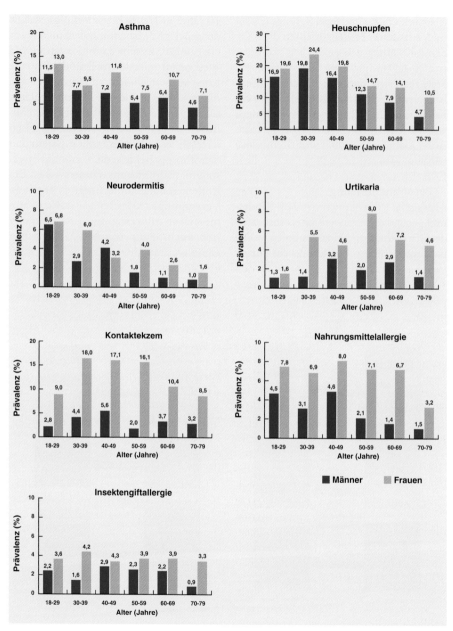

Abb. 5: Lebenszeitprävalenz (in %) allergischer Erkrankungen (berichtete Arztdiagnosen) bei Erwachsenen in Deutschland. Ergebnisse der DEGS1-Studie 2008–2011 (aktualisierte Berechnung von [20]).

Prävalenzen häufiger allergischer Erkrankungen und Sensibilisierungen bei Erwachsenen in Deutschland

Für Erwachsene bildete der Bundesgesundheitssurvey 1998 (BGS98) die Basis für die Etablierung des bundesweiten Monitorings zum Allergiegeschehen. Analog zum BGS98 wurde von 2008 bis 2011 die erste Erhebungswelle der Studie zur Gesundheit Erwachsener in Deutschland (DEGS1) als Befragungs- und Untersuchungssurvey durchgeführt. Die Einwohnermeldeamtsstichprobe für DEGS1 wurde durch Wiederteilnehmende des BGS98 ergänzt. Die Nettostichprobe ermöglicht bevölkerungsbezogene Querschnittanalysen für den Altersbereich von 18 bis 79 Jahren (n=7.988). Die Daten der Wiederteilnehmenden sind für Längsschnittanalysen nutzbar. Wie bei KiGGS wurden in DEGS1 Daten zu ärztlich diagnostizierten allergischen Erkrankungen standardisiert mittels eines computergestützten Interviews durch eine Ärztin/einen Arzt erhoben. Aus den Abfragen sind Lebenszeit- und 12-Monats-Prävalenzen folgender allergischer Erkrankungen ableitbar: Asthma bronchiale, Heuschnupfen, Neurodermitis, Kontaktekzem, Nahrungsmittelallergie, Urtikaria und Insektengiftallergie. In Abbildung 5 sind die Lebenszeitprävalenzen der genannten allergischen Erkrankungen stratifiziert nach Alter und Geschlecht dargestellt [20]. Anders als in [20] erfolgte für das vorliegende Kapitel die Parameterschätzung mit leicht unterschiedlicher Methode. Deshalb weichen einige der hier dargestellten Ergebnisse geringfügig von den bereits publizierten Ergebnissen ab. Heuschnupfen und Asthma bronchiale waren bei Erwachsenen mit einer Lebenszeitprävalenz von 15,6 % bzw. 8,7 % am häufigsten. Die dritthöchste Lebenszeitprävalenz war für das Kontaktekzem zu verzeichnen (8,6 %). Weniger prävalent waren jemals gestellte Arztdiagnosen für Nahrungsmittelallergie (5,0 %), Neurodermitis (3,7 %), Urtikaria (3,6 %) und Insektengiftallergie (3,0 %). Außer von Neurodermitis waren Frauen häufiger von allergischen Erkrankungen betroffen als Männer; besonders deutlich waren die Prävalenzunterschiede beim Kontaktekzem. Höhere Lebenszeitprävalenzen waren auch bei jüngeren Erwachsenen bis 49 Jahre im Vergleich zu älteren zu beobachten; Ost-West-Unterschiede haben sich seit dem Mauerfall [25] weitgehend angeglichen [18].

Im zeitlichen Trend von 1998 bis 2008/11 war bei Erwachsenen in Deutschland ein deutlicher Rückgang der Lebenszeitprävalenz berichteter ärztlicher Diagnosen von Kontaktekzem und Urtikaria zu beobachten. Der Vergleich der entsprechenden Lebenszeitprävalenzen von Heuschnupfen, Neurodermitis und Nahrungsmittelallergien zeigte dagegen eine Stabilisierung an. Für Asthma stieg die Lebenszeitprävalenz von 5,7 % auf 8,7 % sogar noch weiter an [20]. Die Ergebnisse der telefonischen GEDA-Studien bei Erwachsenen bestätigten diese Entwicklung (GEDA 2012: 9,9 %) [27]. In absoluten Zahlen ausgedrückt sind heutzutage ca. 3,2 Millionen der 18- bis 79-jährigen Wohnbevölkerung in Deutschland aktuell von Asthma betroffen. Für Aussagen zum zeitlichen Trend der Heuschnupfenprävalenz, bezogen auf die selbst eingeschätzte Betroffenheit, die üblicherweise mit der Frage „Leiden Sie unter …?" erhoben wird, liegen für Erwachsene in Deutschland Daten aus drei Erhebungen seit 1990/92 vor. Bis

37

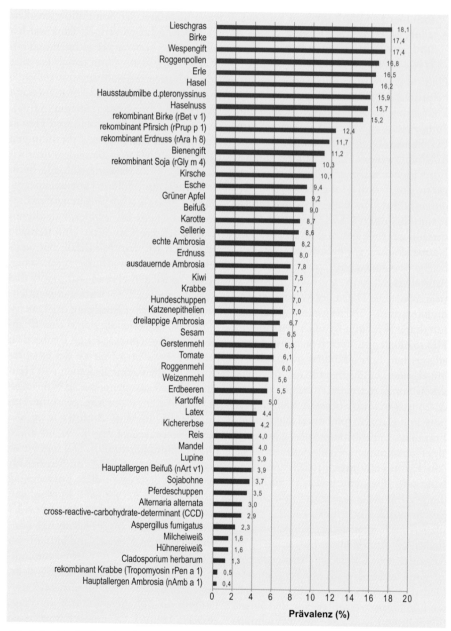

Abb. 6: Punktprävalenz (in %) von Sensibilisierungen gegen Einzelallergene bei Erwachsenen in Deutschland. Ergebnisse der DEGS1-Studie 2008–2011 [10].

2008/11 hat sich die Zahl derer, die angeben, von Heuschnupfen betroffen zu sein, nahezu verdoppelt: auf 20,3 %. Das ergibt ca. 12,3 Millionen Heuschnupfenbetroffene bundesweit [12, 39].

In DEGS 1 wurden bei mehr als 7.000 Teilnehmenden im Alter zwischen 18 und 79 Jahren spezifische IgE-Antikörper gegen 50 Einzelallergene und zwei Mischungen (SX1 und Gräser [GX1]) im Blut bestimmt. Die Punktprävalenz der Sensibilisierung gegen mindestens eines der getesteten Allergene betrug 48,6 %. Ein Drittel (33, 6 %) der Erwachsenen wies eine Sensibilisierung gegen die SX1-Allergenmischung auf, ein Viertel (25,5 %) gegen Nahrungsmittelallergene (wobei lediglich 1,7 % ausschließlich gegen Nahrungsmittelallergene sensibilisiert waren), 22,6 % gegen Insektengifte und jeweils ein Fünftel gegen Gräser- und Baumpollen (19,4 % bzw. 19,0 %). Gegen Hausstaubmilben, Kräuterpollen und Tierepithelien lag bei 15,9 %, 11,2 % bzw. 10,0 % eine Sensibilisierung vor. Eine Sensibilisierung gegen Schimmelpilze und Latex war mit 4,6 % bzw. 4,4 % weniger prävalent [10]. Männer waren häufiger als Frauen und jüngere Personen häufiger als ältere gegen mindestens eines der getesteten Allergene sensibilisiert (Tab. 2). Abbildung 6 zeigt die Prävalenz der Sensibilisierung gegen die 50 getesteten Einzelallergene. Die Spannbreite lag zwischen 18,1 % für Lieschgras und 0,4 % für das Hauptallergen der Ambrosie (nAmb a 1).

Der Anteil der allergisch Sensibilisierten in der deutschen Bevölkerung ist hoch. Der Nachweis einer Sensibilisierung allein hat zwar noch keinen Krankheitswert, die Sensibilisierung ist aber eine notwendige Voraussetzung für die klinische Manifestation einer allergischen Reaktion, auch wenn nicht bei allen Sensibilisierten allergische Symptome auftreten. Im Vergleich zum BGS98 hat die Prävalenz einer Sensibilisierung gegen Inhalationsallergene (SX1) insgesamt von 29,8 % auf 33,6 % zugenommen, wobei nur bei Frauen ein statistisch signifikanter Anstieg zu verzeichnen war [10]. Zu beiden Untersuchungszeitpunkten waren die jüngeren Erwachsenen häufiger sensibilisiert als die älteren.

Um die Frage zu klären, ob es sich hierbei um einen Effekt des Alterns (Verlust der Sensibilisierung mit zunehmendem Lebensalter) oder um einen Geburtskohorteneffekt handelt, wurde für die Sensibilisierung gegen die SX1-Allergenmischung, wie in der KiGGS-Kohorte für Kinder und Jugendliche, die Entwicklung auf individueller Ebene für Erwachsene untersucht. Für fast 3.000 Personen, die sowohl am BGS98 als auch an DEGS1 teilgenommen haben, lagen hierfür Daten vor. Es zeigte sich, dass sich die Häufigkeiten von Neusensibilisierungen gegenüber den Häufigkeiten von Sensibilisierungsverlusten im jeweiligen Gruppenmittel praktisch aufgehoben haben. Dadurch ergaben sich weder innerhalb der einzelnen Geburtskohorten noch insgesamt statistisch signifikante Unterschiede (Tab. 3) [21]. Aus den Ergebnissen kann geschlussfolgert werden, dass die im Vergleich von BGS98 und DEGS1 beobachtete Zunahme in der Prävalenz allergischer Sensibilisierung am ehesten einen Kohorteneffekt darstellt. Vergleichbare Ergebnisse wurden zuvor im Rahmen der europäischen Studie „European Community Respiratory Health Survey", ECRHS I und II, bei jungen Erwachsenen beobachtet [15]. Da Sensibilisierungen weder bei Kindern noch bei Erwachsenen

Tab. 2: Punktprävalenz (in %) von Sensibilisierungen gegen Allergengruppen bei Erwachsenen in Deutschland. Ergebnisse der DEGS1-Studie 2008–2011 [10].

	Ge-schlecht	Altersgruppe					
		18 bis 29 Jahre	30 bis 39 Jahre	40 bis 49 Jahre	50 bis 59 Jahre	60 bis 69 Jahre	70 bis 79 Jahre
		%	%	%	%	%	%
Mindestens eine Sensibilisierung	Frauen	55,0	50,9	46,5	41,8	36,1	39,3
	Männer	55,2	60,3	55,0	46,6	45,5	44,9
Sensibilisierung gegen inhalative Allergene (SX1)	Frauen	45,6	40,9	35,3	26,8	20,9	18,0
	Männer	44,7	45,1	36,7	31,5	25,4	21,3
Sensibilisierung gegen Nahrungs-mittel	Frauen	28,4	28,3	26,3	22,0	17,3	21,1
	Männer	29,8	31,8	30,4	22,6	23,3	20,2
Sensibilisierung gegen Insektengifte	Frauen	18,4	20,2	18,8	16,6	21,3	21,1
	Männer	21,8	25,9	29,5	25,2	24,7	29,0
Sensibilisierung gegen Gräserpollen	Frauen	29,4	24,9	18,1	9,8	10,2	6,6
	Männer	32,8	31,4	23,9	16,2	9,7	12,0
Sensibilisierung gegen Baumpollen	Frauen	24,2	22,7	21,8	16,7	13,6	10,8
	Männer	22,9	24,8	23,9	15,9	13,3	9,7
Sensibilisierung gegen Hausstaub-milben	Frauen	23,4	20,2	14,3	10,0	7,4	5,8
	Männer	26,8	22,2	19,4	13,4	12,5	9,1
Sensibilisierung gegen Kräuterpollen	Frauen	18,4	13,3	10,3	5,5	5,0	5,5
	Männer	17,4	15,4	15,5	7,9	5,8	10,5
Sensibilisierung gegen Tierepithelien	Frauen	14,7	12,5	11,7	7,4	6,3	4,3
	Männer	16,1	14,1	12,4	7,7	3,3	3,7
Sensibilisierung gegen Schimmel-pilze	Frauen	5,4	3,2	3,6	2,1	2,4	2,1
	Männer	8,8	4,7	7,4	5,2	4,8	3,8
Sensibilisierung gegen Latex	Frauen	4,4	6,8	4,0	3,1	2,0	2,8
	Männer	6,6	6,5	6,5	2,5	2,9	4,3

Tab. 3: Änderungen im individuellen SX1-Sensibilisierungsstatus und Nettoeffekte auf Gruppen-ebene zwischen den Erwachsenensurveys BGS98 und DEGS1. Ergebnisse der Längsschnittanalyse [21].

Geburts-kohorte	SX1-positiv (%)	SX1-positiv (%)	Konversion (%)	Reversion (%)	Netto-Änderung (%-Punkte)	Anzahl (n)
	BGS98	DEGS1	(– nach +)	(+ nach –)		
Gesamt	30,75 (28,58–32,92)	31,54 (29,15–33,92)	6,16 (4,92–7,4)	5,38 (4,32–7,4)	0,78 (–0,96–2,53)	2961
<1941	19,78 (15,86–24,18)	20,02 (15,83–24,75)	5,30 (2,95–7,64)	5,06 (3,03–7,64)	0,24 (–2,54–3,02)	697
1941–1950	25,09 (21,12–29,39)	24,83 (20,92–29,07)	5,34 (3,42–7,26)	5,61 (3,34–7,26)	–0,27 (–3,43–2,89)	691
1951–1960	30,79 (26,66–35,16)	31,29 (27,14–35,68)	5,38 (3,17–7,58)	4,87 (3,07–7,58)	0,51 (–2,35–3,37)	720
1961–1970	34,87 (30,3–39,66)	36,00 (30,71–41,55)	6,22 (3,88–8,55)	5,09 (2,99–8,55)	1,12 (–2,11–4,36)	616
1971–1980	47,49 (38,64–56,46)	50,17 (41,07–59,26)	9,47 (3,61–15,32)	6,78 (1,92–15,32)	2,68 (–5,41–10,77)	237

mit dem Alter in einem nennenswerten Ausmaß zu verschwinden scheinen, ergibt sich, dass in den kommenden Jahren und Jahrzehnten mit einer weiteren Zunahme der Prävalenz von Sensibilisierungen und daraus folgenden allergischen Erkrankungen zu rechnen ist, selbst wenn die Prävalenzen bei jeweils Gleichaltrigen über die Zeit nicht mehr ansteigen.

Zusammenfassung

Allergische Erkrankungen stellen auch für Erwachsene eine erhebliche Krankheitsbelastung dar. So ist in Deutschland von über 3 Millionen ärztlich diagnostizierten Asthmaerkrankungen auszugehen. Für Heuschnupfen liegt die Zahl der laut Selbsteinschätzung Betroffenen bei über 12 Millio-

nen (mehr als 20 % der erwachsenen Bevölkerung). Annähernd 50 % der Erwachsenen sind gegen mindestens ein Allergen sensibilisiert; es finden in etwa gleich viele Neusensibilisierungen statt wie mit dem Alter wieder verschwinden, sodass netto keine Abnahme im Altersgang zu beobachten ist. Somit müssen sich die Gesellschaft und das Gesundheitssystem nachhaltig auf hohe Erkrankungs- und Behandlungszahlen einstellen.

Allergien in Deutschland im weltweiten Vergleich

Wie am Anfang des Kapitels erwähnt, ist die vergleichende Darstellung von Studien-

41

ergebnissen zur Verbreitung allergischer Erkrankungen durch den Einsatz verschiedener Erhebungsinstrumente, Populationen und unterschiedlicher Falldefinitionen deutlich eingeschränkt. Dennoch ist die Zusammenstellung der Ergebnisse länderübergreifender epidemiologischer Studien zur Einordnung der in Deutschland ermittelten Verbreitungskennzahlen nützlich und sinnvoll (Tab. 4).

In der „International Study of Asthma and Allergies in Childhood" (ISAAC) wurde bei 6- bis 7-Jährigen und 13- bis 14-Jährigen die weltweite geografische Variation von Asthma-, Heuschnupfen- und Neurodermitissymptomen untersucht. Im Ergebnis zeigten sich große Spannbreiten der 12-Monats-Symptomprävalenzen in verschiedenen Ländern, aber auch zwischen verschiedenen Zentren innerhalb einzelner Länder. Deutschland (Zentren in Greifswald und Münster für Phase I, Dresden und München für Phase II, Münster für Phase III) lag in diesem Vergleich für Asthma im oberen Drittel und für Heuschnupfen und Neurodermitis jeweils im Mittelfeld der untersuchten Länder [1, 13, 19, 42]. Der „European Community Respiratory Health Survey" (ECHRS) untersuchte die geografische Variation des Auftretens von Asthma, Asthma- und Atemwegssymptomen, allergischem Schnupfen, Neurodermitis oder einer anderen Allergie mit Hautsymptomatik sowie der allergischen Sensibilisierung bei jungen Erwachsenen im Alter von 22 bis 44 Jahren. Während die Basisstudie als Querschnittstudie durchgeführt wurde, folgten die Wellen ECHRS II und ECHRS III als Längsschnittstudien bei den gleichen Personen. Der europäische Vergleich im Rahmen von ECRHS I zeigte für Deutschland (Zentren in Erfurt und Hamburg) Prävalenzen im mittleren Bereich. Ähnlich wie bei ISAAC war die geografische Variabilität der beobachteten Krankheits- und Symptomhäufigkeiten groß [2, 11, 14, 16]. In der europäischen Ga^{2}LEN-Studie („Global Allergy and Asthma Network of Excellence") lagen die Prävalenzen für Asthma und allergischen Schnupfen für Deutschland (Zentren in Brandenburg und Duisburg) ebenfalls im Mittelfeld der untersuchten Länder [6, 17].

Für einen regelmäßigen Vergleich verlässlicher Daten zu Gesundheitszustand, -verhalten und -versorgung sowie sozioökonomischen Variablen auf europäischer Ebene wurde der „European Health Interview Survey" (EHIS) entwickelt [4]. Zielgruppe sind Personen im Alter von mindestens 15 Jahren in privaten Haushalten. Während die erste Runde auf freiwilliger Basis stattfand, war die Teilnahme an der zweiten Welle 2014 durch eine EU-Kommissionsvorschrift verpflichtend. Im Unterschied zur ISAAC-, ECHRS- oder GA^{2}LEN-Studie, die auf Untersuchungen einzelner regionaler Zentren basieren, finden die EHIS-Befragungen auf nationaler, bevölkerungsweiter Ebene statt, entweder in Form einer eigenen Erhebung oder im Rahmen einer bereits bestehenden nationalen Erhebung, d. h. einer nationalen Gesundheitsumfrage, Arbeitskräfteerhebung oder sonstiger Haushaltsumfrage. Für Deutschland war die EHIS-Umfrage 2014 in die GEDA-Studie implementiert. Basierend auf der Selbsteinschätzung lag die 12-Monats-Prävalenz von Allergien wie Heuschnupfen, allergischen Reaktionen der Augen oder der Haut, Lebensmittelallergien oder andere Allergien (kein allergisches Asthma) bei 15- bis 79-Jährigen in

Deutschland mit 29,0 % deutlich über dem EU-Durchschnitt von 16,9 %. Die Asthmaprävalenz in Deutschland lag dagegen mit 6,1 % im europäischen Durchschnitt von 5,9 % (Abb. 7).

Der „World Health Survey" (WHS) der WHO von 2002 bis 2003 basiert auf nationalen, bevölkerungsweiten Daten für einen weltweiten Vergleich des Auftretens von Asthma und Asthmasymptomen. Auch dieser weltweite Vergleich zeigte eine breite Variation in den Prävalenzen. Für Asthmasymptome wurde eine 10-fache Spannbreite festgestellt, für Asthma eine 4-fache. Die entsprechenden Prävalenzen für Deutschland lagen im Bereich der im Durchschnitt ermittelten Prävalenzen von 9,2 % bzw. 6,0 % [33, 40]. Die Analyse einer Untergruppe von 18- bis 45-Jährigen ermittelte eine weltweite Prävalenz von durchschnittlich 4,3 % für ärztlich diagnostiziertes Asthma (ohne Berücksichtigung von Behandlung) sowie 8,6 % für Asthmasymptome (jemals Asthmadiagnose, jemals Asthmabehandlung und/oder Behandlung/Medikation in den letzten 2 Wochen und/oder pfeifende oder fiepende Geräusche im Brustkorb in den letzten 12 Monaten) [38]. Die Prävalenzen für Deutschland lagen für beide Variablen über diesem Durchschnitt (7,6 % bzw. 9,3 %).

Nach der „Global Burden of Disease Study" (GBD) 2015 war Asthma die am meisten verbreitete chronische respiratorische Erkrankung mit geschätzt 358 Millionen Betroffenen weltweit [7]. Die Schätzungen der WHO belaufen sich auf 235 Millionen Asthmatiker [41]. Aus den Daten des Gesundheitsmonitorings lässt sich für Deutschland bezogen auf die Bevölkerungsstruktur des Jahres 2010 schätzen, dass ca. 22,6 Millionen Kinder und Erwachsene jemals in ihrem Leben eine ärztliche Allergiediagnose erhalten haben. Allergiediagnose meint hier: mindestens eine atopische Erkrankung bei Kindern und Jugendlichen (Neurodermitis, Heuschnupfen oder Asthma); für Erwachsene mindestens eine atopische Erkrankung (Neurodermitis, Heuschnupfen oder Asthma) oder allergisches Kontaktekzem, Urtikaria, Nahrungsmittelallergie oder Insektengiftallergie.

Ebenso wie die kontinuierliche Fortführung des Gesundheitsmonitorings ist es weiterhin wichtig, die kausalen Beziehungen und Pathomechanismen der allergischen Krankheitsbilder zu erforschen. In diesem Zusammenhang liefern klinisch-therapeutische und Fall-Kontroll-Studien ebenso wie beispielsweise die Kohortenstudien „German Infant Study on the Influence of Nutrition Intervention plus Air pollution and Genetics on Allergy Development" (GINI), „Influence of Life-style factors on Development of the Immune System and Allergies in East and West Germany plus Air Pollution and Genetics on Allergy Development" (LISA) sowie die Multizentrische Allergie Studie (MAS) wertvolle Erkenntnisse [9, 22, 23].

Fazit

❱❱ Allergische Erkrankungen sind im Kindes- und Jugendalter weit verbreitet. Insbesondere für Asthma und Heuschnupfen weisen die Ergebnisse der Trends über die letzten 10 Jahre in Deutschland auf eine Stabilisierung der Krankheitsprävalenz auf hohem Niveau hin. Es gibt damit keinen Grund zur Entwarnung: Aktuell sind über 1 Mil-

43

Tab. 4: Internationale Studien zur Verbreitung allergischer Erkrankungen.

Studie	Zeitraum	Region	Ausgewählte Erhebungsinstrumente	Alter	Ausgewählte Ergebnisse
ISAAC[1] [19]	Phase III: 2000–2003	Welt	In den letzten 12 Monaten:)) pfeifende oder fiepende Geräusche im Brustkorb)) laufende/verstopfte/juckende Nase ohne Vorliegen einer Erkältung oder Grippe)) juckender Hautausschlag	6–7 Jahre, 13–14 Jahre	Prävalenz der Symptome insgesamt: Asthma: 11,5 % (6–7 Jahre); 14,1 % (13–14 Jahre) Heuschnupfen: 8,5 % (6–7 Jahre); 14,6 % (13–14 Jahre) Neurodermitis: 7,9 % (6–7 Jahre); 7,3 % (13–14 Jahre)
WHS[2] [33]	2002–2003	Welt	)) In den letzten 12 Monaten pfeifende oder fiepende Geräusche im Brustkorb oder Asthmaanfälle oder Asthmaanfälle nach körperlicher Aktivität)) Jemals ärztliche Asthmadiagnose oder -behandlung oder -medikation in den letzten 2 Wochen	≥ 18 Jahre	Prävalenz insgesamt: Asthmasymptome: 9,2 % Asthma: 6,0 %
GA[2]LEN[3] [17]	2008–2009	Europa	)) Jemals Asthma + mindestens ein Symptom in den letzten 12 Monaten: pfeifende oder fiepende Geräusche im Brustkorb, Engegefühl in der Brust, Kurzatmigkeit, Hustenanfall)) Allergischer Schnupfen aktuell	15–74 Jahre	Prävalenz insgesamt: Asthma: 8,5 % Allergischer Schnupfen: 30,4 %

Tab. 4: Fortsetzung

Studie	Zeitraum	Region	Ausgewählte Erhebungsinstrumente	Alter	Ausgewählte Ergebnisse
ECHRS[4] [11, 14, 16]	ECHRS I 1991– 1993 ECHRS III 2008– 2013	Europa und Australien	ECHRS I (cross-sectional) ECHRS II und III (longitudinal))) In den letzten 12 Monaten Asthmasymptome)) Asthmamedikation aktuell)) Jemals Asthma)) Jemals ärztlich diagnostiziertes Asthma)) Allergischer Schnupfen aktuell)) Jemals Neurodermitis oder irgendeine Art von Hautallergie Untersuchung einer Unterstichprobe:)) Lungenfunktionstest)) Hautpricktest)) Gesamt-IgE und spezifisches IgE im Blut	20–44 Jahre	ECHRS I Prävalenz insgesamt: Pfeifende Atemgeräusche: 20,7 % Asthma: 4,5 % Allergischer Schnupfen: 20,9 % Mindestens eine allergische Sensibilisierung: 33,1 % ECHRS III Über 20 Jahre Abnahme der Prävalenz pfeifender Atemgeräusche (–2,4 %), Zunahme der Prävalenz von Asthmaanfällen (+0,6 %), Asthmamedikation (+3,6 %) und allergischem Schnupfen (+2,7 %)
EHIS[5] [4]	Welle 2 2014	Europa	In den letzten 12 Monaten:)) Asthma, einschließlich allergisches Asthma)) Allergien, wie Heuschnupfen, allergische Reaktionen der Augen oder der Haut, Lebensmittelallergien oder andere Allergien (ohne allergisches Asthma)	15–79 Jahre	Prävalenz insgesamt: Asthma: 5,9 % Allergien (ohne Asthma): 16,9 %

[1] International Study of Asthma and Allergies in Childhood
[2] World Health Survey
[3] Global Allergy and Asthma Network of Excellence
[4] European Community Respiratory Health Survey
[5] European Health Interview Survey

45

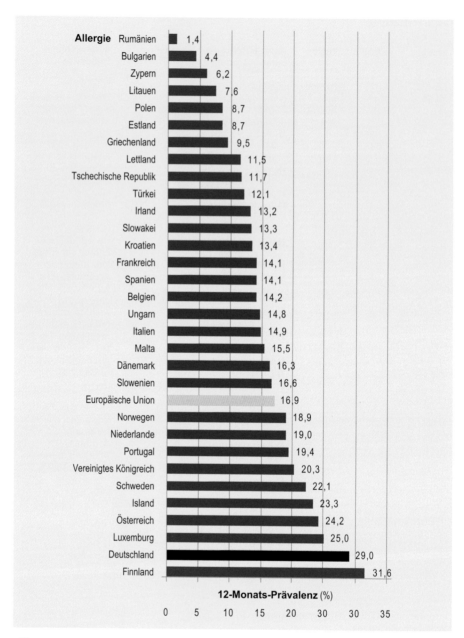

Abb. 7: 12-Monats-Prävalenz (in %) von Allergien und Asthma bei 15- bis 79-Jährigen im europäischen Vergleich. Ergebnisse der EHIS-Studie 2014 [4].

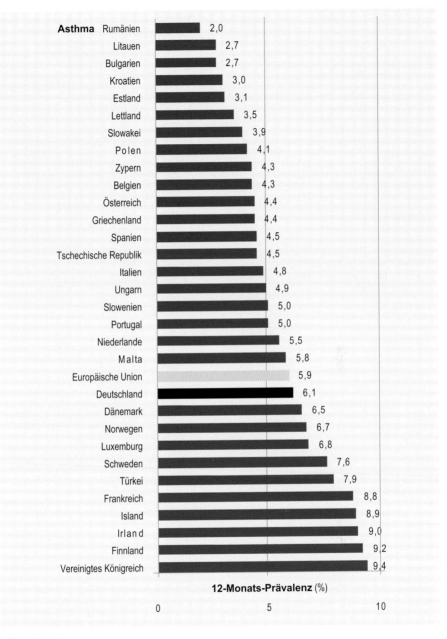

Abb. 7: Fortsetzung

47

lion Kinder und Jugendliche von Heuschnupfen betroffen (10 %) und etwa eine halbe Million von Asthma (4 %).

)) Das Risiko für den sogenannten Etagenwechsel von Heuschnupfen zu Asthma ist unabhängig von einer genetischen Vorbelastung insbesondere dann erhöht, wenn Kinder jung, d. h. im Vor- bis Grundschulalter an Heuschnupfen erkranken.

)) Bei Jugendlichen ist fast jede(r) Zweite allergisch sensibilisiert. Die Sensibilisierung ist notwendig für das Auftreten von Symptomen, auch wenn nicht jede(r) Sensibilisierte diese auch entwickelt. Analysen zu allergischen Sensibilisierungen auf individueller Ebene ergaben, dass jedes fünfte Mädchen (21 %) und jeder dritte Junge (29 %) im Verlauf von 10 Lebensjahren die allergische Sensibilisierung gegen eine Mischung aus 8 häufigen Inhalationsallergenen (SX1) neu entwickelt hat (kumulative 10-Jahres-Inzidenz). Auf der anderen Seite zeigt sich, dass eine bestehende Sensibilisierung größtenteils persistierte. Nur bei 11 % der Mädchen und 6 % der Jungen war die SX1-Sensibilisierung gut 10 Jahre später nicht mehr nachweisbar (Remission).

)) Allergische Erkrankungen stellen auch für Erwachsene eine erhebliche Krankheitsbelastung dar. So ist in Deutschland von über 3 Millionen ärztlich diagnostizierten Asthmaerkrankungen auszugehen. Für Heuschnupfen liegt die Zahl der laut Selbsteinschätzung Betroffenen bei über 12 Millionen (mehr als 20 % der erwachsenen Bevölkerung). Annähernd 50 % der Erwachsenen sind gegen mindestens ein Allergen sensibilisiert; es finden in etwa gleich viele Neusensibi-

lisierungen statt wie mit dem Alter wieder verschwinden, sodass netto keine Abnahme im Altersgang zu beobachten ist.

)) Aus den Daten des Gesundheitsmonitorings des Robert Koch-Instituts lässt sich für Deutschland bezogen auf die Bevölkerungsstruktur des Jahres 2010 schätzen, dass ca. 22,6 Millionen Kinder und Erwachsene jemals in ihrem Leben eine ärztliche Allergiediagnose erhalten haben. Allergiediagnose meint hier: mindestens eine atopische Erkrankung bei Kindern und Jugendlichen (Neurodermitis, Heuschnupfen oder Asthma); für Erwachsene mindestens eine atopische Erkrankung (Neurodermitis, Heuschnupfen oder Asthma) oder allergisches Kontaktekzem, Urtikaria, Nahrungsmittelallergie oder Insektengiftallergie.

)) Im internationalen Vergleich der 12-Monats-Symptomprävalenzen von Asthma, Heuschnupfen und Neurodermitis bei 6- bis 7-Jährigen und 13- bis 14-Jährigen im Rahmen der „International Study of Asthma and Allergies in Childhood" (ISAAC) lag Deutschland für Asthma im oberen Drittel und für Heuschnupfen und Neurodermitis jeweils im Mittelfeld der untersuchten Länder. Prävalenzvergleiche bei Erwachsenen im Rahmen des „European Community Respiratory Health Survey" (ECHRS) und der europäischen Ga^{2}LEN-Studie („Global Allergy and Asthma Network of Excellence") ergaben für Deutschland ebenfalls mittlere Werte.

)) Während ISAAC-, ECHRS- oder GA^{2}LEN-Studie auf Untersuchungen einzelner regionaler Zentren basieren, finden die Befragungen des neu entwickelten „European Health Interview

Survey" (EHIS) auf nationaler, bevölkerungsweiter Ebene statt. Basierend auf der Selbsteinschätzung lag die 12-Monats-Prävalenz von Allergien wie Heuschnupfen, allergischen Reaktionen der Augen oder der Haut, Lebensmittelallergien oder andere Allergien (kein allergisches Asthma) bei 15- bis 79-Jährigen in Deutschland mit 29,0 % deutlich über dem EU-Durchschnitt von 16,9 %. Die Asthmaprävalenz in Deutschland lag dagegen mit 6,1 % im europäischen Durchschnitt von 5,9 %.

Forderungen

>> Um belastbare Daten zur Verbreitung und zur Entwicklung allergischer Erkrankungen zu erhalten, ist ein kontinuierliches, bevölkerungsbezogenes Allergie- und Sensibilisierungsmonitoring notwendig, begleitet von vertiefenden Studien zum besseren Verständnis der Pathomechanismen sowie zur Entwicklung weiterer therapeutischer Optionen.

>> Es müssen alle Möglichkeiten der Aufklärung Betroffener, aber auch der Ärzteschaft ausgeschöpft werden, damit allergische Erkrankungen nicht bagatellisiert, sondern als therapiebedürftige Krankheiten verstanden und leitliniengerecht therapiert werden.

>> Angesichts der hohen Prävalenz allergischer Erkrankungen in allen Altersgruppen ist es notwendig, bestehende Versorgungsstrukturen weiter auszubauen und zu verbessern. Hierzu gehört auch eine ausreichende Vergütung für Diagnostik und Therapie seitens der Leistungserbringer.

Literatur

1. Asher MI, Montefort S, Bjorksten B, et al. Worldwide time trends in the prevalence of symptoms of asthma, allergic rhinoconjunctivitis, and eczema in childhood: ISAAC Phases One and Three repeat multicountry cross-sectional surveys. Lancet 2006; 368: 733–743.
2. Website der ECHRS-Studie. 08. Mai 2018; URL: http://www.ecrhs.org/ [Zugriff am 8.5.2018].
3. Ege MJ, Mayer M, Normand AC, et al. Exposure to environmental microorganisms and childhood asthma. N Engl J Med 2011; 364: 701–709.
4. Websites der EHIS-Studie. 08. Mai 2018; URL: http://ec.europa.eu/eurostat/web/health/overview; Daten: http://appsso.eurostat.ec.europa.eu/nui/show.do?dataset=hlth_ehis_cd1e&lang=en [Zugriff am 8.5.2018].
5. Fehr A, Lange C, Fuchs J, Neuhauser H, Schmitz R. Gesundheitsmonitoring und Gesundheitsindikatoren in Europa. Journal of Health Monitoring 2017; 2: 3–23.
6. Website der GA^{2}LEN-Studie. http://www.ga-2len.net/ [Zugriff am 8.5.2018].
7. GBD 2015 Chronic Respiratory Disease Collaborators. Global, regional, and national deaths, prevalence, disability-adjusted life years, and years lived with disability for chronic obstructive pulmonary disease and asthma, 1990–2015: a systematic analysis for the Global Burden of Disease Study 2015. Lancet Respir Med 2017; 5: 691–706.
8. Genuneit J, Grabenhenrich L, Krämer U, Cramer C, Schlaud M. Epidemiologische Forschung zu allergischen Erkrankungen in Deutschland: eine Chronologie. Allergologie 2012; 35: 3–10.
9. Website der GINI-Studie. https://www.ginistudie.de/ [Zugriff am 8.5.2018].
10. Haftenberger M, Laussmann D, Ellert U, et al. Prävalenz von Sensibilisierungen gegen Inhalations- und Nahrungsmittelallergene: Ergebnisse der Studie zur Gesundheit Erwachsener in Deutschland (DEGS1). Bundesgesundheitsblatt – Gesundheitsforschung – Gesundheitsschutz 2013; 56: 687–697.
11. Heinrich J, Richter K, Frye C, et al. Die Europäische Studie zu Atemwegserkrankungen bei Erwachsenen (ECRHS). Pneumologie 2002; 56: 297–303.
12. Hermann-Kunz E. Heuschnupfenprävalenz in Deutschland. Ost-West-Vergleich und zeitlicher Trend. Gesundheitswesen 1999; 61: S94–S99.
13. Website der ISAAC-Studie. http://isaac.auckland.ac.nz/ [Zugriff am 8.5.2018].

14. Janson C, Anto J, Burney P, et al. The European Community Respiratory Health Survey: what are the main results so far? European Community Respiratory Health Survey II. Eur Respir J 2001; 18: 598–611.

15. Jarvis D, Luczynska C, Chinn S, et al. Change in prevalence of IgE sensitization and mean total IgE with age and cohort. J Allergy Clin Immunol 2005; 116: 675–682.

16. Jarvis D, Newson R, Janson C, Corsico A, Heinrich J, Anto JM, et al. Prevalence of asthma-like symptoms with ageing. Thorax 2018; 73: 37–48.

17. Jarvis D, Newson R, Lotvall J, et al. Asthma in adults and its association with chronic rhinosinusitis: the GA²LEN survey in Europe. Allergy 2012; 67: 91–98.

18. Krämer U, Schmitz R, Ring J, Behrendt H. What can reunification of East and West Germany tell us about the cause of the allergy epidemic? Clin Exp Allergy 2015; 45: 94–107.

19. Lai CK, Beasley R, Crane J, et al. Global variation in the prevalence and severity of asthma symptoms: phase three of the International Study of Asthma and Allergies in Childhood (ISAAC). Thorax 2009; 64: 476–483.

20. Langen U, Schmitz R, Steppuhn H. Häufigkeit allergischer Erkrankungen in Deutschland. Ergebnisse der Studie zur Gesundheit Erwachsener in Deutschland (DEGS1). Bundesgesundheitsblatt – Gesundheitsforschung – Gesundheitsschutz 2013; 56: 698–706.

21. Laussmann D, Steppuhn H, Haftenberger M, et al. Monitoring allergen-spezifischer Sensibilisierungen bei Erwachsenen in Deutschland. In: Hildenbrand S, Rieger MA (Hrsg.). Dokumentation der 55. Jahrestagung der DGAUM (Deutsche Gesellschaft für Arbeitsmedizin und Umweltmedizin e.V.). Tübingen: Institut für Arbeitsmedizin, Sozialmedizin und Versorgungsforschung, Universitätsklinikum Tübingen, 2015: 675.

22. Website der LISA-Studie. https://www.lisastudie.de/ [Zugriff am 8.5.2018].

23. MAS. Website der MAS-Studie. 08. Mai 2018; URL: https://epidemiologie.charite.de/forschung/projektbereich_epidemiologie_und_praevention/mas_studie/ [Zugriff am 8.5.2018].

24. Poethko-Müller C, Thamm R, Thamm M. Heuschnupfen und Asthma bei Kindern und Jugendlichen in Deutschland – Querschnittergebnisse aus KiGGS Welle 2 und Trends. Journal of Health Monitoring 2018; 3: 55–59.

25. Robert Koch-Institut. 20 Jahre nach dem Fall der Mauer: Wie hat sich die Gesundheit in Deutschland entwickelt? Beiträge zur Gesundheitsberichterstattung des Bundes. Berlin: Robert Koch-Institut, 2009.

26. Robert Koch-Institut. Schwerpunktbericht: Gesundheit von Kindern und Jugendlichen. Berlin: Robert Koch-Institut, 2004.

27. Robert Koch-Institut. Daten und Fakten: Ergebnisse der Studie »Gesundheit in Deutschland aktuell 2012«. Beiträge zur Gesundheitsberichterstattung des Bundes. Berlin: Robert Koch-Institut, 2014.

28. Schlaud M, Atzpodien K, Thierfelder W. Allergische Erkrankungen. Ergebnisse aus dem Kinder- und Jugendgesundheitssurvey (KiGGS). Bundesgesundheitsblatt – Gesundheitsforschung – Gesundheitsschutz 2007; 50: 701–710.

29. Schmitz R, Poethko-Müller C, Thamm M. Entwicklung allergischer Erkrankungen bei Kindern und Jugendlichen – Ergebnisse der KiGGS-Kohorte. Allergo J Int 2016; 25: 188.

30. Schmitz R, Atzpodien K, Schlaud M. Prevalence and risk factors of atopic diseases in German children and adolescents. Pediatr Allergy Immunol 2012; 23: 716–723.

31. Schmitz R, Ellert U, Kalcklosch M, Dahm S, Thamm M. Patterns of sensitization to inhalant and food allergens – findings from the German Health Interview and Examination Survey for Children and Adolescents. Int Arch Allergy Immunol 2013; 162: 263–270.

32. Schmitz R, Thamm M, Ellert U, Kalcklosch M, Schlaud M, KiGGS Study Group. Verbreitung häufiger Allergien bei Kindern und Jugendlichen in Deutschland. Ergebnisse der KiGGS-Studie – Erste Folgebefragung (KiGGS Welle 1). Bundesgesundheitsbl Gesundheitsforsch Gesundheitsschutz 2014; 57: 771–778.

33. Sembajwe G, Cifuentes M, Tak SW, Kriebel D, Gore R, Punnett L. National income, self-reported wheezing and asthma diagnosis from the World Health Survey. Eur Respir J 2010; 35: 279–286.

34. Statistisches Bundesamt (Hrsg.). Gesundheitsbericht für Deutschland. Stuttgart: Metzler-Poeschel, 1998.

35. Statistisches Bundesamt (Hrsg.). Spezialbericht Allergien. Stuttgart: Metzler-Poeschel, 2000.

36. Thamm R, Poethko-Müller C, Thamm M. Allergische Sensibilisierungen im Lebensverlauf – Ergebnisse der KiGGS-Kohorte. Journal of Health Monitoring 2018; 3: 71–75.

37. Thamm R, Poethko-Müller C, Hüther A, Thamm M. Allergische Erkrankungen bei Kindern und Jugendlichen in Deutschland – Querschnittergebnisse aus KiGGS Welle 2 und Trends. Journal of Health Monitoring 2018; 3: 3–18.
38. To T, Stanojevic S, Moores G, Gershon AS, Bateman ED, Cruz AA, et al. Global asthma prevalence in adults: findings from the cross-sectional world health survey. BMC Public Health 2012; 12: 204.
39. Trends in der Prävalenz von Asthma bronchiale und allergischer Rhinitis bei Erwachsenen in Deutschland 1997–99 und 2008–11. Fortbildungsveranstaltung für den Öffentlichen Gesundheitsdienst. 08. Mai 2018; URL: http://www.bfr.bund.de/de/praesentationen_zu_den_vortraegen_vom_27__maerz_2015-194044.html [Zugriff am 8.5.2018].
40. Website des Word Health Survey. 08. Mai 2018; URL: http://apps.who.int/healthinfo/systems/surveydata/index.php/catalog/whs [Zugriff am 8.5.2018].
41. WHO Factsheet: Asthma. 08. Mai 2018; URL: http://www.who.int/mediacentre/factsheets/fs307/en/ [Zugriff am 8.5.2018].
42. Worldwide variation in prevalence of symptoms of asthma, allergic rhinoconjunctivitis, and atopic eczema: ISAAC. The International Study of Asthma and Allergies in Childhood (ISAAC) Steering Committee. Lancet 1998; 351: 1225–1232.

1.4 Sozioökonomische Bedeutung allergischer Erkrankungen

Allergische Erkrankungen, insbesondere die Erkrankungen des atopischen Formenkreises, gehören in Deutschland zu den häufigsten Krankheiten überhaupt [4]. Ihre hohe sozioökonomische Bedeutung resultiert jedoch auch aus der individuellen Krankheitslast („disease burden") sowie den direkten und indirekten Kosten. Nachfolgend werden die diesem Befund zugrunde liegenden Fakten für Deutschland systematisch aufbereitet.

Häufigkeit allergischer Erkrankungen

In einer bevölkerungsrepräsentativen Umfrage äußerten 50 % der erwachsenen Deutschen, dass Allergien für sie von persönlicher Bedeutung seien [1]. 33 % der Befragten gaben an, selbst von einer allergischen Erkrankung betroffen zu sein, dies häufiger im mittleren Lebensalter und bei höherem Sozialstatus. Unter den Betroffenen äußerten über 50 %, dass die Allergie für sie von relevanter subjektiver Belastung sei. Diese zunächst nur durch Selbstauskunft erhobenen Daten werden durch systematische Untersuchungen in Betrieben bestätigt, in denen sich ebenfalls ein beträchtliches Aufkommen allergischer Erkrankungen in der Bevölkerung fand. In einer Kohorte von 90.880 Werktätigen fand sich eine Häufigkeit von Typ-1-Sensibilisierung in der Anamnese von 25,2 %, eine allergische Rhinitis von 21,4 %, ein allergisches Asthma von 5,2 % und eine Neurodermitis in der Vorgeschichte von

6,4 %, im letzten Jahr von 2,1 %, als Punktprävalenz von 1,4 % [2]. Aktuelle Kontaktallergien bestanden bei ca. 8 % der Betroffenen.

Auch eine Erhebung des Robert Koch-Instituts weist auf vergleichbare Zahlen hin, etwa eine Lebenszeitprävalenz der Neurodermitis bei Erwachsenen von 3,5 % sowie eine 1-Jahres-Prävalenz von 2,2 %, entsprechend etwa 2 Mio. betroffener Erwachsener in Deutschland [11]. Bei Kindern wurden im RKI-Survey eine Lebenszeitprävalenz von über 10 % und eine 1-Jahres-Prävalenz über alle Altersgruppen von 5 % gefunden, was nochmals ein Aufkommen an etwa 1 Mio. Betroffener bedeutet [13].

Zusammengefasst sind somit in Deutschland aktuell oder zurückliegend mindestens 20 Millionen Menschen von allergischen und/ oder atopischen Erkrankungen betroffen.

Diese Gesamtzahl ist nicht nur mit Blick auf die akut zu versorgenden Personen, sondern auch hinsichtlich der präventiv bedürftigen Betroffenen von hoher ökonomischer Relevanz. Bei diesen stellen die aufgrund der Veranlagung und Vorgeschichte notwendigen präventiven Maßnahmen und der daraus resultierende zusätzliche Leidensdruck einen weiteren Faktor direkter, indirekter und intangibler (= immaterieller, monetär nicht messbarer) Kosten dar.

Auch unter den Berufskrankheiten sind allergische Erkrankungen von großer Bedeutung, insbesondere das chronische Handekzem, aber auch das allergische Asthma (Abb. 1). Die Zahl allein der gemeldeten beruflich bedingten ekzematösen Hautkrankheiten (BK5101) ist von etwa 4.400 jährlich im Jahr 2008 auf inzwischen über 23.033 Fälle im Jahr 2016 gestiegen [8].

Krankheitslast

Die subjektive Krankheitslast durch allergische Krankheiten ist individuell äußerst unterschiedlich. Ein bedeutender Teil der Betroffenen weist jedoch markante Einbußen der Lebensqualität in vielen Bereichen auf. Schwerste Einbußen fanden sich in Studien mit generischen Lebensqualitätsfragebögen (hier: EQ-5D) bei der schweren Neurodermitis, gefolgt vom allergischen Asthma (Abb. 2). Auch Nahrungsmittelunverträglichkeiten und Urtikaria zählen zu den stark belastenden Krankheiten des allergischen und atopischen Formenkreises [3].

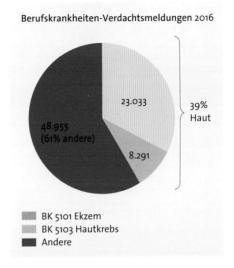

Berufskrankheiten-Verdachtsmeldungen 2016

23.033
39% Haut
48.955 (61% andere)
8.291

■ BK 5101 Ekzem
▨ BK 5103 Hautkrebs
■ Andere

Abb. 1: Gemeldete Fälle bei Verdacht auf Berufskrankheit in Deutschland 2016 (nach[8]).

Aus dem hohen Leidensdruck der Betroffenen mit allergischen Erkrankungen leitet sich eine ebenfalls hohe subjektive

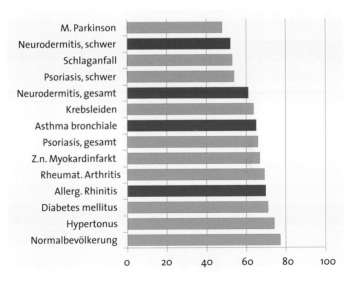

Abb 2: Lebensqualität bei Patienten mit allergischen Erkrankungen im Vergleich zu anderen chronischen Krankheiten sowie der Normalbevölkerung (mod. nach [9]).

M. Parkinson
Neurodermitis, schwer
Schlaganfall
Psoriasis, schwer
Neurodermitis, gesamt
Krebsleiden
Asthma bronchiale
Psoriasis, gesamt
Z.n. Myokardinfarkt
Rheumat. Arthritis
Allerg. Rhinitis
Diabetes mellitus
Hypertonus
Normalbevölkerung

0   20   40   60   80   100

Bedarfslage nach Therapie ab, die als „patient needs" bezeichnet wird. Sowohl bei allergischer Rhinitis [6, 12] als auch bei Neurodermitis [16] und bei allergischen Handekzemen [5] wurde gezeigt, dass Patienten mit diesen Erkrankungen aufgrund ihres Leidensdrucks eine große Breite an therapeutischen Bedarfen aufweisen, die wiederum eine große Breite an Therapiezielen bedingen (Tab. 1 und Tab. 2). Neben den vordergründigen Wünschen nach Verminderung von Symptomen spielen auch der Bedarf nach Wiedergewinnung einer guten Lebensqualität, normalen Aktivitäten in der Freizeit, einer höheren Leistungsfähigkeit im Berufsleben und nicht

Tab. 1: Patientenberichtete therapeutische Bedarfe bei allergischer Rhinitis (mod. und übers. aus [6]).

Therapieziele	Anteil ziemlich/sehr wichtig (% aller Betroffenen)
... länger ohne Beschwerden **draußen sein** zu können	93,2
... keine **laufende oder verstopfte Nase** mehr zu haben	90,4
... von allen Beschwerden **geheilt** zu sein	89,2
... freier **durch die Nase atmen** zu können	88,5
... kein **Jucken** der Augen, der Nase oder des Rachens mehr zu haben	85,4
... keinen **Niesreiz** mehr zu haben	77,7
... eine **einfach anwendbare Behandlung** zu haben	77,5
... **Vertrauen** in die Therapie zu haben	76,7
... keine **brennenden oder wässrigen Augen** mehr zu haben	76,0
... sich weniger **müde oder erschöpft** zu fühlen	75,5
... normalen **Freizeitaktivitäten** nachgehen zu können	69,9
... weniger auf Arzt- und Klinikbesuche angewiesen zu sein	64,1
... besser schlafen zu können	61,8
... weniger Nebenwirkungen zu haben	61,2
... im Alltag leistungsfähiger zu sein	60,2
... weniger eigene Behandlungskosten zu haben	59,2
... sich besser bei der Arbeit konzentrieren zu können	56,9
... weniger Furcht vor einem Fortschreiten der Krankheit zu haben	50,0
... weniger Zeitaufwand mit der täglichen Behandlung zu haben	50,0
... an Lebensfreude zu gewinnen	47,6
... weniger niedergeschlagen zu sein	46,1
... weniger beeinträchtigt zu sein	43,7
... sich mehr zeigen zu mögen	33,3
... in der Partnerschaft weniger belastet zu sein	33,0
... ein normales Sexualleben führen zu können	27,5

Tab. 2: Patientenberichtete therapeutische Bedarfe („patient needs") bei Neurodermitis (n = 1.678) in der nationalen Versorgungsstudie Atopic Health (nach [6]).

Therapieziele	Anteil ziemlich/sehr wichtig (% aller Betroffenen)
... keinen Juckreiz mehr zu empfinden	97,4
... kein Brennen an der Haut mehr zu haben	94,0
... eine schnellere Verbesserung der Haut zu erfahren	92,6
... eine Kontrolle über die Erkrankung zurückzugewinnen	91,2
... Vertrauen in die Therapie zu haben	90,2
... schmerzfrei zu sein	90,0
... eine klare Diagnose un Therapie zu finden	89,6
... von allen Hautveränderungen geheilt zu sein	88,7
... ein normales Alltagsleben führen zu können	86,8
... besser schlafen zu können	83,9
... an Lebensfreude zu gewinnen	82,6
... ein normales Berufsleben führen zu können	81,0
... normalen Freizeitaktivitäten nachgehen zu können	80,1
... im Alltag leistungsfähiger zu sein	80,0
... keine Furcht vor einem Fortschreiten der Krankheit zu haben	78,4
... sich mehr zeigen zu mögen	76,4
... weniger niedergeschlagen zu sein	76,2
... weniger eigene Behandlungskosten zu haben	75,2
... weniger auf Arzt- und Klinikbesuche angewiesen zu sein	74,9
... in der Partnerschaft weniger belastet zu sein	73,6
... weniger Nebenwirkungen zu haben	72,5
... weniger Zeitaufwand mit der täglichen Behandlung zu haben	71,5
... ein normales Sexualleben führen zu können	71,2
... meine Angehörigen und Freunde weniger zu belasten	68,3
... mehr Kontakte mit anderen Menschen haben zu können	66,9

zuletzt einer Verbesserung des psychischen Befindens und der sozialen Beziehungen eine große Rolle.

Ökonomische Bedeutung

US-amerikanische Studien haben gezeigt, dass die allergische Rhinitis zu den teuersten Erkrankungen für die Volkswirtschaft wie auch für das Gesundheitssystem überhaupt gehört [10]. Der Grund ist weniger die hohe Kostenbelastung pro Krankheitsfall, sondern die große Häufigkeit dieser Erkrankung auch in den Vereinigten Staaten.

In analoger Weise lässt sich auch für Deutschland festhalten, dass allergische Rhinitis, allergisches Asthma und Neurodermitis in der Kombination aus ihrer

55

großen Häufigkeit und den relevanten Pro-Kopf-Kosten für das System der gesetzlichen Krankenversicherungen (GKV) sowie für die Patienten selbst eine hohe Kostenlast bedingen. Diese wird bei allergischer Rhinitis auf etwa 600 € pro betroffenen Patienten, entsprechend 1,2 Mrd. € für die direkten Kosten, und 800 €, entsprechend 1,6 Mrd. € für die indirekten Kosten beziffert. Die indirekten Kosten beziehen sich dabei sowohl auf die Abwesenheit vom Arbeitsplatz (absenteism) als auch auf die Produktionsminderung bei Anwesenheit, jedoch Auftreten störender Symptome (presenteism). Zu beachten ist, dass in anderen ökonomischen Ansätzen die temporäre Abwesenheit vom Arbeitsplatz nicht als Kostenfaktor gezählt wird, da im Sinne des Friktions-Kostenansatzes davon ausgegangen wird, dass die Arbeit ohne Produktionsverlust von einer weiteren Person übernommen wird, sofern kein längerfristiger Ausfall vorliegt.

Für die Jahreskosten der Neurodermitis in dermatologischer Behandlung wurden in einer Zwischenauswertung einer noch laufenden aktuellen bundesweiten Studie (AtopicHealth 2) mittlere jährliche Therapiekosten von etwa 2.200 € und mittlere indirekte Kosten von 1.200 € ermittelt, was bei 500.000 entsprechend behandelten Personen ca. 1,7 Mrd. € Gesamtkosten jährlich entspricht, darunter direkte Kosten von 1,1 Mrd. € und indirekte Kosten von 0,6 Mrd. €.

Zusammenfassend ergibt sich eine erhebliche sozioökonomische Bedeutung der häufigen allergischen Erkrankungen, bedingt durch die Kombination aus großer Häufigkeit und relevanten Pro-Kopf-Kosten im direkten und indirekten Kostenbereich.

Zu beachten ist dabei, dass ein bedeutender Teil der Behandlungskosten von den Patienten selbst zu leisten ist, beispielsweise die Selbstzahlung von Antihistaminika und wirkstofffreien topischen Basistherapeutika im Zuge der OTC-Regelung (s. dazu Kap. 4.6). Auch die Präventionsmaßnahmen werden – mit Ausnahme von Hautschutzmaßnahmen am Arbeitsplatz durch Arbeitgeber oder Berufsgenossenschaften – in der Regel von den Patienten selbst getragen.

Sozial schwache Personengruppen sind nicht immer in der Lage, diese Eigenleistungen im notwendigen Umfang zu erbringen. Dies könnte z. B. ein Grund dafür sein, dass Patienten mit einem niedrigen Sozialstatus bei Neurodermitis signifikant weniger häufig regelmäßige Hautpflege betreiben, weniger Patientenschulungen in Anspruch nehmen und zugleich einen höheren mittleren Schweregrad (SCORAD) und eine höhere Einbuße ihrer Lebensqualität (DLQI) aufweisen (Tab. 3).

Tab. 3: Vergleich der Versorgung bei Neurodermitis zwischen Menschen mit einem höheren und einem geringeren Sozialstatus (n = 1.678, Daten der Studie Atopic Health, nach [16]).

	Sozialstatus[1]	
	höher	niedriger
Schweregrad (SCORAD)	35	41[2]
LQ-Einbußen (DLQI)	7,7	8,7[2]
Regelmäßige Hautpflege	89 %	79 %[2]
Immunmodulatoren	mehr	weniger[2]
Patientenschulungen	mehr	weniger[2]

[1] Definition 1: Arbeitslosigkeit; Definition 2: Schulbildung; [2] signifikante Unterschiede.

Qualität der Versorgung

In der bevölkerungsrepräsentativen Umfrage 2016 zeigte sich, dass Menschen mit allergischen Erkrankungen, insbesondere allergischer Rhinitis, nur zu einem kleineren Teil in sachgerechter fachärztlicher Behandlung waren [1]. Dies gilt sogar bei Vorkommen manifester Beschwerden und einem hohen subjektiven Leidensdruck. Offenbar ist der Zugang zur fachärztlich-allergologischen Versorgung nicht hinreichend bekannt oder organisatorisch gebahnt. Hieraus resultieren erhebliche potenzielle sozioökonomische Nachteile, wie sich am Beispiel von Patienten mit allergischer Rhinitis auf der Basis einer Pollenallergie zeigt: Von etwa 15.000 untersuchten Werktätigen wiesen 26,2 % eine klinisch relevante und behandelbare Typ-I-Allergie auf, die mit einer Allergen-Immuntherapie zu versorgen gewesen wäre [18]. Von diesen Personen mit einer klinischen Indikation hatten aber nur 31,7 % eine entsprechende Therapie erhalten. Eine vergleichbare Angabe fand sich auch bei Befragung der Öffentlichkeit in der vorhergehenden Studie [1]. Hier waren nur 29 % der Befragten mit entsprechender Indikation mit einer Allergen-Immuntherapie behandelt worden.

> Zusammengefasst stellt die Unterversorgung im Bereich der Allergen-Immuntherapie ein Beispiel dar, wie sich eine fehlende leitliniengerechte Versorgung in Deutschland auswirkt und welches Potenzial aus ökonomischer Sicht noch für die Kausaltherapie besteht.

Auch bei Neurodermitis fand sich in einer bundesweiten Studie an über 1.500 Personen nur bei einem kleineren Teil eine hinreichende präventive Versorgung der Menschen mit aktuellen Beschwerden [15, 16]. In der therapeutischen Versorgung beobachteten die Autoren hingegen eine überwiegend leitliniengerechte Versorgung in der Akuttherapie unter Einsatz der notwendigen topischen Präparate. Unklar blieb, inwieweit diese auch in hinreichendem Maße von den Patienten eingesetzt wurden. Unterversorgt wurden in dieser Studie eindeutig Patienten mit einer notwendigen Systemtherapie, woraus eine vergleichsweise schlechte Versorgungslage unter Zugrundelegung von Endpunkten wie Lebensqualität (DLQI) und Schweregrad (SCORAD) resultierte. Die ökonomische Relevanz fehlender präventiver Maßnahmen zeigt sich auch bei der geringen Durchsetzung strukturierter Schulungsprogramme bei Neurodermitis, für die sowohl bei Kindern [14] als auch bei Erwachsenen [7] eine hochgradige Evidenz vorliegt.

Aus ökonomischer Sicht ist hier die Diskrepanz zwischen hoher Wirksamkeit bei zugleich vergleichsweise geringen Kosten und dem geringen Einsatz der Schulungsprogramme in der Versorgung von Nachteil.

Zugang zur Versorgung

Eine an der Allgemeinbevölkerung durchgeführte Studie zum Zugang zur Versorgung ergab, dass über 95 % der Befragten mit manifesten allergischen Erkrankungen bereits damit beim Arzt gewesen waren (Abb. 3), davon etwa zur Hälfte beim Hausarzt (45 %) und beim Hautarzt (41 %), gefolgt von HNO- und Lungenfachärzten [1]. Allerdings wurden von den

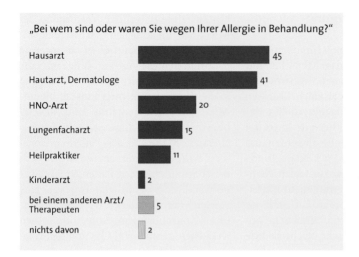

„Bei wem sind oder waren Sie wegen Ihrer Allergie in Behandlung?"

Hausarzt 45

Hautarzt, Dermatologe 41

HNO-Arzt 20

Lungenfacharzt 15

Heilpraktiker 11

Kinderarzt 2

bei einem anderen Arzt/Therapeuten 5

nichts davon 2

Abb. 3: Anteil der Personen mit allergischen Beschwerden in der Normalbevölkerung, die bereits in ärztlicher Behandlung waren [1].

Befragten nur in sehr kleinem Umfang antiallergische Medikamente eingesetzt (6 % dauerhaft, 15 % zeitweise) (Abb. 4). Stattdessen führten 60 % der Befragten eine Selbstbehandlung mit zum Teil zweifelhaften Medikamenten durch. Antiallergische Medikamente wurden nur von einer Minderheit und selten eingesetzt.

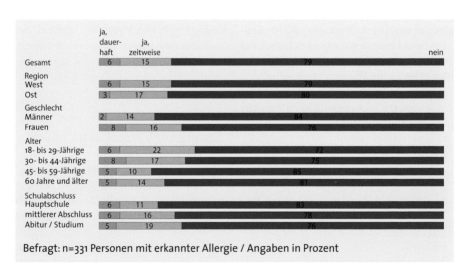

Befragt: n=331 Personen mit erkannter Allergie / Angaben in Prozent

Abb. 4: Anteil der Personen mit allergischen Beschwerden in der Normalbevölkerung, die in den letzten 12 Monaten medikamentös behandelt wurden [1].

Wirtschaftlichkeit der Therapien

Die Wirtschaftlichkeit von Interventionen ergibt sich aus den Nutzen der Maßnahmen in Relation zu den dafür eingesetzten Aufwendungen, insbesondere den Kosten. Wesentliche Themenbereiche der Kosten-Nutzen-Bewertung in der Allergologie sind die Krankheitskosten sowie die Kosten-Effektivität der therapeutischen Maßnahmen und der Prävention. Beispielhaft hat sich in der Kausaltherapie der allergischen Rhinitis gezeigt, dass die qualitätsgesicherte spezifische Immuntherapie anderen Therapieformen in der Wirtschaftlichkeit überlegen ist [17, 19]. Komplexer ist die Situation in der Bewertung präventiver Maßnahmen, weil dort die Nutzen mit einem erheblichen zeitlichen Versatz zu den eingesetzten Kosten und Maßnahmen zu erwarten sind. Angesichts der hohen klinischen Effektivität und der vergleichsweise geringen Kosten primärpräventiver Maßnahmen wie beispielsweise der Patientenedukation bei Neurodermitis und allergischem Asthma bronchiale sind für diese wie auch für weitere evidenzgesicherte Maßnahmen der Prävention günstige Kosten-Nutzen-Relationen zu erwarten. Für die Wirtschaftlichkeitsanalysen gilt es zukünftig jedoch noch systematischere Studiendaten zu generieren und ökonomische Modellierungen zu initiieren.

Das ökonomische Potenzial liegt bei allergischen Erkrankungen ohne Zweifel darin, rechtzeitig eine sachgerechte, an der Kausaltherapie orientierte und mit präventiven Maßnahmen unterlegte Behandlung durchzuführen.

Forderungen

❱❱ Auch aus ökonomischer Sicht muss eine frühzeitige und qualifizierte Abklärung von Personen mit allergieverdächtigen Symptomen in Deutschland erfolgen.

❱❱ Die notwendige leitliniengerechte Versorgung sollte durch allergologisch versierte Ärzte eingeleitet und im Verlauf begleitet werden. Der Zusatzbezeichnung „Allergologie" kommt dabei zur Erkennbarkeit der qualifizierten Fachärzte eine besondere Bedeutung zu.

❱❱ Die leitlinienbasierten symptomatischen und kausalen Therapien der allergischen Erkrankungen müssen häufiger und stringenter eingesetzt werden. Aus gesundheitsökonomischer und medizinischer Sicht ist die sporadische Selbstmedikation keine Alternative zu einer ärztlich geführten systematischen Langzeittherapie der Allergien.

❱❱ Für die qualifizierte Diagnostik und Therapie der allergischen Erkrankungen müssen hinreichende Anreize in der Vergütung gesetzt werden. Die Logik der Honorarsysteme muss dabei den Anforderungen der Leitlinien entsprechen, nicht umgekehrt.

❱❱ Die Eskalation allergischer Erkrankungen durch unzureichende Prävention und verspätete Intervention stellen vermeidbare Kostenfaktoren dar. Aus ökonomischer Sicht müssen die evidenzgesicherten Maßnahmen der Allergieprävention stringenter umgesetzt und durch klinische und Versorgungsforschung flankiert werden.

Literatur

1. Augustin M, Franzke N, Beikert FC, et al. Allergien in Deutschland – Häufigkeit und Wahrnehmung in der Bevölkerung [Allergies in Germany – Prevalence and Perception by the Public]. J Dtsch Dermatol Ges 2013; 11: 514–520.

2. Augustin M, Herberger K, Hintzen S, Heigel H, Franzke N, Schaefer I. Prevalence of skin lesions and need for treatment in a cohort of 90 880 workers. Br J Dermatol 2011; 165: 865–873.

3. Augustin M, Zschocke I, Koch A, Schoepf E, Czech W. Psychisches Befinden und Motivation zu psychosozialen Interventionen bei Patienten mit allergischen Erkrankungen. Hautarzt 1999; 50: 422–427.

4. Bergmann KC, Heinrich J, Niemann H. Aktueller Stand zur Verbreitung von Allergien in Deutschland. Positionspapier der Kommission Umweltmedizin am Robert Koch-Institut. Allergo J Int 2016; 25: 6–10.

5. Blome C, Maares J, Diepgen T, Rustenbach SJ, Augustin M. Measurement of patient-relevant benefits in the treatment of chronic hand eczema – a novel approach. Contact Dermatitis 2009; 61: 39–45.

6. Franzke N, Schaefer I, Jost K, et al. A new instrument for the assessment of patient-defined benefit in the treatment of allergic rhinitis. Allergy 2011; 66: 665–670.

7. Heratizadeh A, Werfel T, Wollenberg A, et al; Arbeitsgemeinschaft Neurodermitisschulung für Erwachsene (ARNE) Study Group. Effects of structured patient education in adults with atopic dermatitis: Multicenter randomized controlled trial. J Allergy Clin Immunol 2017; 140: 845–853.

8. John SM. Hauterkrankungen am Arbeitsplatz: Frühzeitig alle Register ziehen. Dtsch Arztebl 2018; 115: 18.

9. König HH, Bernert S, Angermeyer MC. Health status of the German population: results of a representative survey using the EuroQol questionnaire. Gesundheitswesen 2005; 67: 173–182.

10. Lamb CE, Ratner PH, Johnson CE, et al. Economic impact of workplace productivity losses due to allergic rhinitis compared with select medical conditions in the United States from an employer perspective. Curr Med Res Opin 2006; 22: 1203–1210.

11. Langen U, Schmitz R, Steppuhn H. Prevalence of allergic diseases in Germany: results of the German Health Interview and Examination Survey for Adults (DEGS1). Bundesgesundheitsblatt Gesundheitsforschung Gesundheitsschutz 2013; 56: 698–706.

12. Langenbruch A, Kisch J, Buder V, et al. Patientenseitige Ziele und Erwartungen an die Behandlung der allergischen Rhinokonjunktivitis mit Allergie-Immuntherapie [Patient Needs and Expectations for Treatment of Allergic Rhinoconjunctivitis with Allergy Immunotherapy]. Allergologie 2017; 40: 135–143.

13. Schmitz R, Thamm M, Ellert U, Kalcklösch M, Schlaud M; KiGGS Study Group. Verbreitung häufiger Allergien bei Kindern und Jugendlichen in Deutschland. Ergebnisse der KiGGS-Studie – Erste Folgebefragung (KiGGS Welle 1). Bundesgesundheitsblatt Gesundheitsforschung Gesundheitsschutz 2014; 57: 771–778.

14. Staab D, Diepgen TL, Fartasch M, et al. Age related, structured educational programmes for the management of atopic dermatitis in children and adolescents: multicentre, randomised controlled trial. BMJ 2006; 332: 933–938.

15. Steinke S, Beikert FC, Langenbruch A, et al. Measurement of healthcare quality in atopic dermatitis – development and application of a set of quality indicators. J Eur Acad Dermatol Venereol 2018; [Epub]. DOI: 10.1111/jdv.15074.

16. Steinke S, Langenbruch A, Ständer S, Franzke N, Augustin M. Therapeutic benefits in atopic dermatitis care from the patients' perspective. Results of the German National Health Care Study 'Atopic Health'. Dermatology 2014; 1: 358–364.

17. Verheggen BG, Westerhout KY, Schreder CH, Augustin M. Health economic comparison of slit allergen and scit allergoid immunotherapy in patients with seasonal grass-allergic rhinoconjunctivitis in Germany. Clin Transl Allergy 2015; 5: 1–10.

18. Weberschock T, Schaefer I, Heigel H, Valesky E, Augustin M, Schmitt J. Nutzung der spezifischen Immuntherapie – eine Befragung von 15164 Beschäftigten in Deutschland [Use of Specific Immunotherapy – a Survey of 15 164 Employed Persons in Germany]. J Dtsch Dermatol Ges 2014; 12: 341–346.

19. Westerhout KY, Verheggen BG, Schreder CH, Augustin M. Cost effectiveness analysis of immunotherapy in patients with grass pollen allergic rhinoconjunctivitis in Germany. J Med Econ 2012; 15: 906.

2 Umwelteinflüsse und Allergene

2.1 Allergien und Umwelteinflüsse

Hintergrund

Allergien gehören zu den wenigen Erkrankungen, bei denen die auslösenden Umweltfaktoren (Allergene) als Ursache eindeutig erkannt wurden und häufig bereits biochemisch charakterisiert bzw. kloniert und in rekombinanter Form erhältlich sind (s. Kap. 2.2). Die Exposition gegenüber Allergenen lässt die Allergie nicht nur entstehen, sondern ist auch für die Unterhaltung und den Schweregrad der klinischen Symptomatik verantwortlich. Auch für allergische Erkrankungen gelten Dosis-Wirkungs-Beziehungen als Voraussetzung für die Einschätzung des Effektes von Umweltfaktoren auf die menschliche Gesundheit. Daher stellen Allergien eine Umwelterkrankung par excellence dar, die durch Exposition gegenüber biogenen Aerosolen (Pollen, Schimmelpilzsporen, Milben, u. a.) in einem suszeptiblen oder genetisch prädisponierten Organismus ausgelöst werden. Allergische Erkrankungen gehören zu den Umwelterkrankungen, die durch zahlreiche Faktoren beeinflusst werden. Ein einziger Faktor wie z. B. Luftqualität reicht nicht, um den Anstieg der Allergiehäufigkeit zu erklären (Abb. 1).

Umweltschadstoffe

Allergische Erkrankungen nehmen seit Dekaden stetig zu. Auch nach vielen Jahren der Forschung ist immer noch nicht hinlänglich bekannt, welche Umweltfaktoren für die kontinuierlich ansteigenden allergischen Sensibilisierungen ursächlich verantwortlich sind [25]. Dass es allerdings einen Zusammenhang zum westlichen Lebensstil gibt, scheint klar zu sein. Die Ergebnisse aus den epidemiologischen Ost-West- und Karelia-Studien lieferten die wesentlichen Grundlagen [14, 21]. Verstärkt lassen sich in der Umwelt schädliche Stoffe nachweisen, die das ökologische Gleichgewicht stören und zu einer ernsthaften Gefahr für Menschen, Tiere und Pflanzen werden. In der Folge der Industrialisierung und Globalisierung kommt der Mensch in immer intensiveren Kontakt mit verschiedensten Chemikalien. Derzeit werden weltweit 67 Millionen natürliche und synthetische Stoffe in den Chemical Abstract Services (CAS) der Amerikanischen Chemischen Gesellschaft gelistet. Etwa 80.000 dienen der Herstellung von Basischemikalien. Viele sind darüber hinaus als Bestandteile in gängigen Pflanzenschutzmitteln, Arzneimitteln, Textilien, Kraftfahrzeugen, Kosmetika und Lebensmitteln etc. enthalten. Als Umweltschadstoffe werden Stoffe oder Stoffgemische definiert, die in die belebte und unbelebte Umwelt freigesetzt werden und zu Schäden an Pflanzen, Mensch und Tier führen. In menschlichen Proben können heute schon mehr als 300 Umweltchemikalien oder deren Metaboliten gemessen werden [7a]. Derzeit stehen etwa 22 Umweltchemikalien oder -chemikaliengruppen im Ver-

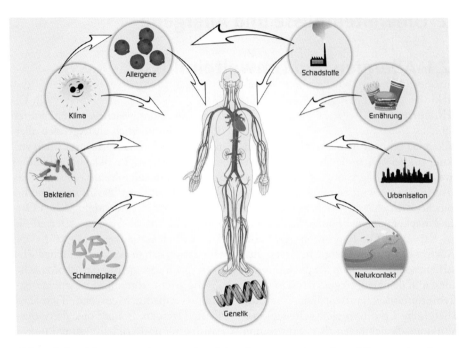

Abb. 1: Einflussfaktoren aus der Umwelt auf die Allergieentstehung (Sensibilisierung) und Symptomatik allergischer Erkrankungen (mod. nach [6]).

dacht, besonders besorgniserregend im Hinblick auf die menschliche Gesundheit zu sein [32, 26]. Ob und inwieweit diese Belastung mit Fremdstoffen (Xenobiotika) in unserer täglichen Umwelt Einfluss auf die Allergieentstehung hat, ist Gegenstand wissenschaftlicher Forschung.

Die Tatsache, dass man zu wenig über die Auswirkungen vieler Chemikalien auf die Umwelt und die menschliche Gesundheit, insbesondere auf die Allergieentstehung, weiß, gibt Anlass zur Sorge und führt auch zur Verunsicherung in der Öffentlichkeit. Will man die gesundheitlichen Auswirkungen von Umweltschadstoffen auf den Menschen beurteilen, sind zwei Punkte besonders zu berücksichtigen: Zum

einen entwickeln sich Schäden, die durch Umweltschadstoffe hervorgerufen werden, schleichend und lassen sich oft erst nach Jahren eindeutig nachweisen. Andererseits wird die Wirkung von Umweltschadstoffen durch die wiederholte Aufnahme kleiner Mengen sowie durch das Zusammenwirken mehrerer Schadstoffe – gleichzeitig oder nacheinander – hervorgerufen [43]. Im Gegensatz zu klassischen „toxischen" Effekten hat man es hier mit niedrig dosierten Schadstoffen und mit kumulativen Schäden zu tun, die Einfluss auf die Allergieentstehung haben. Darüber hinaus spielt auch die individuelle Suszeptibilität für die Expositionswirkung eine entscheidende Rolle. Das Forschungsgebiet der „Allergotoxikologie" befasst sich mit dem Einfluss von Umweltschadstoffen auf Entstehung, Auslösung und Unterhaltung allergischer Reaktionen. Kenntnisse zum Wirkmechanismus allergiefördernder, bekannter Umweltfaktoren von Außen- und Innenraumluft, Definition von Determinanten der allergischen Entzündung sowie das Aufzeigen von Risikofaktoren stellen eine Voraussetzung dar, um Gefährdungen zu beurteilen und um Prävention ableiten zu können.

Luftschadstoffe

Luft ist ein komplexes Aerosol und enthält neben gasförmigen auch immer partikuläre Stoffe (Tab. 1). Für die Wirkung auf den Atemtrakt sind der aerodynamische Durchmesser und die Form des jeweiligen Partikels entscheidend. Entsprechend der Stelle, an der sich die Partikel im Atemtrakt absetzen, wird daher eine Unterscheidung zwischen einatembaren, thorax- und alveolengängigen Partikelfraktionen vorgenommen (Abb. 2a und b).

Nach WHO sollen 44 % aller Asthmaerkrankungen global umweltbedingt und durch geeignete Präventionsmaßnahmen vermeidbar sein [27]. Zum Schutz der menschlichen Gesundheit gilt die Richtlinie 2008/50/EG, in der Grenzwerte für

Stickstoffdioxid, Feinstaub (PM_{10}, $PM_{2,5}$), Schwefeldioxid, Benzol, Kohlenmonoxid und Blei festgelegt wurden. Ein besonderes Problem stellt der Feinstaub dar. Seit dem 1. Januar 2005 gelten europaweit Grenzwerte für die Feinstaubfraktion PM_{10}. Der Tagesgrenzwert beträgt 50 $\mu g/m^3$ und darf nicht häufiger als 35-mal im Jahr überschritten werden. Der zulässige Jahresmittelwert beträgt 40 $\mu g/m^3$. Für die $PM_{2,5}$-Fraktion gilt seit 2008 europaweit ein Zielwert im Jahresmittel von 25 $\mu g/m^3$, der seit dem 1. Januar 2015 verbindlich einzuhalten ist. Ab 01.01.2020 dürfen die $PM_{2,5}$-Jahresmittelwerte 20 $\mu g/m^3$ nicht mehr überschreiten. Neuere Metaanalysen an europäischen Geburtskohorten zur Bedeutung von Verkehrsbelastung für allergische Reaktionen zeigen keine deutlichen Effekte [23, 13, 16]. Eine kanadische Kinderstudie ergab dagegen, dass die PM_{10}-Fraktion des Umweltaerosols zu 11 % an der Asthmainzidenz beiträgt. Demgegenüber war die Feinstaub-$PM_{2,5}$-Exposition mit 1,6 % beteiligt. Unabhängig von der Partikelbelastung betrug der Anteil von Stickstoffdioxid 4 %, derjenige von Passivrauch 2,9 % [34]. Wie schädlich Abgase für die Gesundheit sind, hat die „European Study for Air Pollution Effects"

Tab. 1: Atmosphärisches Aerosol unterschiedlicher Größe [18].

Anthropogen (meistens <10 µm)	Biogen (meistens >10 µm)
❱❱ Gase	*(nm bis mm aerodynamischer Durchmesser)*
SO_2, NO_x, O_3, CO	
VOCs (PAH, Benzol, Aldehyde etc.)	❱❱ Fellhaare, Schuppen, Hautfragmente
❱❱ Partikel	❱❱ Pollen, Pflanzenfragmente, Sporen
groß PM_{10}	❱❱ Bakterien, Algen, Pilze, Viren
fein $PM_{2,5}$	❱❱ Protein„kristalle"
ultrafein (<0,1 µm)	= 25 % des atmosphärischen Aerosols

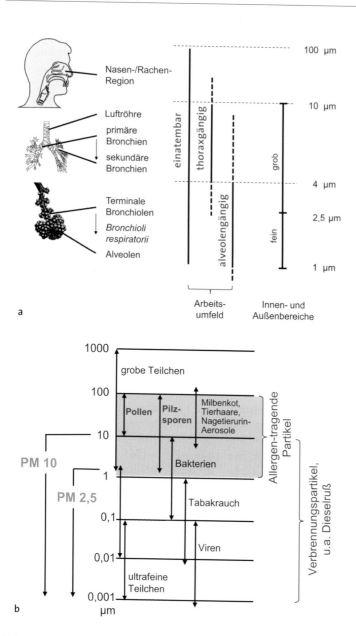

Abb. 2: a: Deposition von Partikeln je nach Durchmesser (für Partikel mit Dichte von 1 g/cm³). Kleinere Partikel dringen tiefer in die Lunge ein und haben je nach Depositionsort eine andere Wirkung; b: Größenverteilung von einigen bekannten luftgetragenen Partikeln (mod. nach [28]).

(ESCAPE) untersucht. Auch hier konnte gezeigt werden, dass sich Feinstaub und Stickoxide negativ auf die Lungenfunktion auswirken und insbesondere Kleinkinder und Menschen mit chronischen Erkrankungen wie Asthma, COPD, Diabetes und Herz-Kreislauf-Erkrankungen besonders zu schützen sind. Auch andere Studien zeigten einen immer noch existierenden Zusammenhang zwischen Luftschadstoffen und Atemwegerkrankungen [4, 29].

Insbesondere Stickstoffdioxid (NO$_2$), das als Oxidationsprodukt aus NO entsteht, welches selber bei Verbrennungsprozessen und hauptsächlich durch Dieselmotoren entsteht, stellt ein Risiko für die Asthmaentwicklung dar. In einer Metaanalyse, in der 41 unterschiedliche, weltweit durchgeführte Studien zur Asthmaentwicklung bewertet wurden, lag das relative Risiko bei 1,48, was einem Anstieg um 48 % entspricht, wenn die mittlere jährliche Belastung mit Stickoxiden über 30 µg/m^3 liegt [20].

Zur Beurteilung von Luftschadstoffen sollten diese nach verschiedenen Kriterien klassifiziert werden (Tab. 2). Luftschadstoffe können entweder im Innenraum oder in der Außenluft vorhanden sein, wobei Überlappungen existieren. Ferner muss zwischen großräumig verbreiteten Luftverunreinigungen und spezifisch regional auftretenden (fixierten) Luftbelastungen unterschieden werden. Letztere werden vorwiegend durch industrielle Quellen emittiert und unterliegen strengen gesetzlichen Bestimmungen, z. B. Asbest, Quecksilber, Arsen oder radioaktive Nuklide, oder durch intensive Landnutzung im landwirtschaftlichen Bereich, z. B. Pestizide. Ihr vermehrtes Auftreten ist als Folge von Altlasten, eines Unfalls oder illegaler Handlung

und als Ausnahmefall zu betrachten. Nach ihrer Entstehung können Luftschadstoffe in „primäre", die direkt in die Atmosphäre emittiert werden, und „sekundäre", die erst in der Luft durch chemische Reaktionen entstehen können, eingeteilt werden. SO$_2$, flüchtige organische Substanzen (Volatile Organic Compounds, VOCs) sowie einige Schwebstaubpartikel werden als primäre Schadstoffe emittiert. Dagegen entstehen sekundäre Luftschadstoffe wie Ozon, NO$_2$ oder sekundäre Partikel (z. B. Ammoniumnitrat oder größere Dieselruß-Partikel) erst in der Atmosphäre durch chemische und physikalische Prozesse. Schließlich kann man aufgrund des Aggregatzustands gasförmige und partikuläre Luftschadstoffe unterscheiden. Luftschadstoffe treten nie isoliert auf, sondern es handelt sich immer um Gemische verschiedener Substanzen. Schwefeldioxid stellt in Deutschland nach Entschwefelung des Dieselkraftstoffes auf unter 0,001 % Schwefel heutzutage kein Problem mehr da.

Wirkungen von Luftschadstoffen auf die allergische Reaktion

Schadstoffwirkungen sind komplex und betreffen nicht nur den Menschen, sondern auch Tiere und Pflanzen. Damit sind auch die natürlichen Allergenträger, z. B. luftgetragene Pollenkörner, betroffen. Die Wechselwirkung zwischen Schadstoffen und Allergenträgern bzw. Allergenen ist vielfältig und nicht monokausal. Bis heute ist daher auch kein einziger Schadstoff mit Umweltrelevanz bekannt, der als Einzelsubstanz beim Menschen die Entstehung von IgE-vermittelten Allergien begünstigen würde. Die im Tierexperiment erzielten Ergebnisse umfassen sämtlich Schadstoffgemische (wie z. B. Dieselruß-Partikel).

Tab. 2: Klassifikation von Luftschadstoffen.

1. Kompartiment
>> Außenluft
>> Innenraum

2. Quellen
>> Fixe Quellen, z. B. Industrieanlagen wie Kohlekraftwerke, Stahlindustrie, Heizungen
>> Mobile Quellen, z. B. Verkehrsbelastung
>> Landwirtschaft

3. Entstehung
>> Primäre Luftschadstoffe (direkt in die Atmosphäre emittiert, wie SO_2, NO, CO, Partikel)
>> Sekundäre Luftschadstoffe (entstehen erst in der Luft durch chemische Prozesse, z. B. Ozon, NO_2, einige Partikel wie die Sekundärpartikel, z. B. NH_4NO_3, Ammoniumnitrat)

4. Aggregatzustand
>> Gasförmige Luftschadstoffe
  z. B. Schwefeldioxid SO_2, Stickstoffoxide NO_x, Ozon O_3
>> Partikulare Luftschadstoffe
  gegliedert nach Größe/Durchmesser:
  • Schwebstaub PM (Particulate Matter) 2,5–10 µm (PM_{10})
  • feine Partikel 0,1–2,5 µm ($PM_{2,5}$)
  • ultrafeine Partikel < 0,1 µm (UFP, meistens Dieselruß)

Bei der Beurteilung von Umwelteffekten auf die Allergieentwicklung sind die verschiedenen Ebenen der Entstehung einer Allergie von der Basis der genetischen Suszeptibilität über die Entwicklung einer allergischen Sensibilisierung, gefolgt von der Überempfindlichkeit von Haut und Schleimhäuten, bis hin zur manifesten allergischen Erkrankung zu unterscheiden [38, 42] (Abb. 1). Luftschadstoffe können auf verschiedenen Ebenen Einfluss auf die Allergieentstehung nehmen. Stoffgemische, die an sich keine allergenen Eigenschaften besitzen, können in der Lage sein, die Entstehung von Allergien in der Phase der Sensibilisierung zu fördern (Adjuvans-Effekte von z. B. Dieselruß-Partikeln), zur Chronifizierung allergischer Erkrankungen beizutragen (Manifestation) oder als irritative Substanzen eine akute Symptomverschlechterung (Exazerbation) hervorzurufen. Zahlreiche Studien belegen, dass Verkehrsbelastung in der Außenluft ein wesentlicher allergiefördernder Faktor ist. Dies hat sich in klinischen Untersuchungen – einschließlich Provokationstests –, in epidemiologischen und in tierexperimentellen Studien gezeigt [9, 30, 31].

Besonders bemerkenswert erscheint, dass die Belastung mit ultrafeinen Partikeln noch nach längeren Zeiträumen (bis zu zwei Wochen) zu einer Verstärkung der allergischen Reaktion im Organismus führen kann [31]. Aktuellere Studien zeigen allerdings eine gering ausgeprägte Effektstärke [16, 20].

Im Innenraum ist Tabakrauch der wichtigste allergiefördernde Faktor, sowohl für Atemwegs- als auch für Hauterkrankungen. Dabei scheint eine deutliche Interaktion zwischen genetischer Suszeptibilität und Schadstoffeinwirkung zu bestehen. So waren die Tabakrauch-Effekte auf Kinder atopischer Eltern [24] weit stärker ausgeprägt als auf Kinder nicht atopischer Eltern. Diese Gen-Umwelt-Interaktionen werden bereits auf der molekularen Ebene (Mutation bestimmter Oberflächenmarker oder Enzyme wie Glutathion-S-Transferase GSH) erforscht. Hinzu kommen die Interaktionen zwischen Schadstoffen und Allergenträgern [33, 11]. Ferner konnte gezeigt werden, dass Pollen neben Allergenen auch hochaktive Lipidmediatoren (pollenassoziierte Lipidmediatoren, PALMs) [35], NAD(P)H-oxidasen [8] und das Nukleosid Adenosin freisetzen, die sowohl entzündungsfördernd als auch immunmodulierend im Sinne einer Verstärkung der Allergieentstehung wirken können [12]. Die modulierenden Wirkungen von Umweltschadstoffen auf den unterschiedlichen Ebenen der Allergieentstehung und -persistenz konnte u. a. für Dieselruß nachgewiesen werden [31]. Eine direkte Einwirkung von Luftschadstoffen auf Pollen, die die Allergenität der Pollen vergrößert, ist beschrieben [11].

Neben den allergieverstärkenden Umweltfaktoren sind auch protektive Umwelteinflüsse bekannt, wie z. B. eine immunstimulierende Aktivierung des angeborenen Immunsystems durch bestimmte Bestandteile von Bakterien und Parasiten. Die sogenannte „Urwald-" oder „Hygiene-Hypothese" erklärt die Zunahme der Allergieprävalenz durch eine Abnahme dieser „normalen" immunstimulierenden Reize, wie sie über frühkindliche Infektionen, Kontakt mit natürlichen Umweltstoffen (wie z. B. Aufwachsen auf dem Bauernhof) wirken [10] (s. Kap. 1.2). Dabei wird vermutet, dass Kontakt zum Umwelt-Mikrobiom einen Einfluss auf immunologische Erkrankungen hat [37]. Eine Abnahme dieser protektiven Faktoren spielt zweifelsohne eine Rolle bei der Allergiezunahme und muss in das Konzept einer ganzheitlichen Betrachtung von Umwelteinflüssen auf die Allergieentstehung integriert werden. Diese Einflussfaktoren sind in Finnland, wo die Allergieprävalenz sehr hoch war, in ein nationales Programm zur Bekämpfung von Allergien effektiv eingesetzt worden [39]. Allerdings besteht weiterhin großer Forschungs- und Handlungsbedarf, sowohl bei der Wirkung von protektiven Faktoren als auch der Reduktion von Luftschadstoffen, da z. B. die Grenzwerte von einigen Luftschadstoffen wie NO_2 in verschiedenen Regionen noch nicht eingehalten werden. Zwar sinken die Werte der Luftqualitätsmarker PM_{10}, $PM_{2.5}$, NO, NO_2 und O_3 europaweit seit Jahren, allerdings mit regionalen Unterschieden, und in einigen Regionen liegen die Werte für z. B. NO_2 immer noch oberhalb des EU-Grenzwertes von 40 µg/m³ (Abb. 3).

Klimawandel und Allergieentstehung

Der durch die Erderwärmung beobachtete Klimawandel betrifft die menschliche Gesundheit [40] auch unter allergologischen Aspekten [2, 22]. Verschiedene Klimawandelfaktoren wie erhöhte CO_2-Konzentrationen (natürlicher Pflanzendünger), höhere Temperaturen und mildere Winter

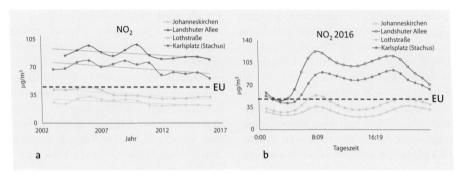

Abb. 3: Messwerte für NO$_2$ in München. a: Jahresmittel der stündlichen Messwerte von vier Mess-
stationen über 14 Jahre; b: gemittelte Stundenwerte im Jahr 2016 (Quelle: Landesamt für Umwelt,
2017).

beeinflusssen, wann und wie viele Pollen freigesetzt werden. Weitere Faktoren wie z. B. Trockenheit, Ozon, UV-Strahlung und anthropogene Luftschadstoffe wirken als zusätzliche Stressfaktoren auf die Pflanzen, die mit Veränderungen in Protein- und Metabolitenprofilen reagieren [19], welche die Allergenität von Pollen beeinflussen. Je nach Region und klimatischen Bedingungen siedeln sich mehr bzw. neue Arten an oder in einigen Fällen werden auch weniger Pollen freigesetzt. Die berichteten Effekte des Klimawandels betreffen bis heute meistens nur die Menge der freigesetzten Pollen und ihre zeitliche Freisetzung, während die Folgen des Klimawandels auf die Allergene aus Pollen, auf ihre adjuvanten Lipidmediatoren PALMs oder auf das Mikrobiom noch weitgehend ungeklärt und in ihrer Bedeutung für Allergiker bisher nicht sicher abschätzbar sind.

Folgen des Klimawandels sind eine
>> Veränderung der Fauna und eine Verschiebung der Vegetationszonen in nördlichere Regionen [15],
>> zunehmende Einwanderung von Neophyten (nicht zur üblichen Vegetation gehörende Pflanzen wie z. B. *Ambrosia artemisiifolia* = ragweed = Traubenkraut) auch in Deutschland [7],
>> Verknüpfung von verlängerter Pollenflugzeit mit erhöhtem Pollenflug [41],
>> Änderung der Allergenität der Pollen (u. a. durch Veränderung der Allergenfreisetzung z. B. von Bet v 1, Phl p 5 etc.) und Modulation des Profils an Begleitsubstanzen aus Pollen (z. B. PALMS, LPS [5, 12]),
>> erhöhte Exposition gegen kleine Pollenfragmente nach Gewitter (zerbrochene Pollen), die tiefer in die Atemwege eindringen und das sogenannte *Thunderstorm asthma* hervorrufen können [3].

Die Einflüsse und Folgen des Klimawandels auf allergische Reaktionen und Allergiker stellen nach wie vor ein hochaktuelles und wichtiges Forschungsgebiet dar. Dass auch Allergiker indirekt über die Modulation von Aeroallergenen in Quantität und Qualität als Folge der Erderwärmung eine betroffene Population darstellen, wurde in

2014 in den Sachstandsbericht des Intergovernmental Panel on Climate Change (IPCC) aufgenommen [17].

Fazit

Allergische Erkrankungen gehören zu den Umwelterkrankungen, die durch Exposition gegenüber biogenen Stoffen ausgelöst und durch zahlreiche Umweltfaktoren beeinflusst werden, wobei ein einzelner Faktor nicht ausreicht, um den Anstieg der Allergiehäufigkeit zu erklären. Es scheint allerdings klar zu sein, dass es neben der individuellen Suszeptibilität einen Zusammenhang zum westlichen Lebensstil mit seinen Einflussgrößen wie Luftverschmutzung, Klimawandel, Ernährung, Bewegungsmangel etc. gibt. Im Gegensatz zu klassischen „toxischen" Effekten hat man es hier mit niedrig dosierten Schadstoffen und mit kumulativen Schäden zu tun, die Einfluss auf die Allergieentstehung haben. Neben der direkten Einflussnahme der Schadstoffe auf den menschlichen Organismus kommt die Interaktion zwischen Schadstoffen und Allergenträgern hinzu, wobei Kombinationseffekte durch synergistische oder potenzielle Schadstoff- und Allergenwirkungen zu berücksichtigen sind. Obwohl es nach wie vor Wissensdefizite insbesondere im Bereich der experimentellen, klinisch angewandten und allergierelevanten Umweltforschung gibt, ist dringender Handlungsbedarf zur Einleitung geeigneter Vorsorgemaßnahmen sowohl für die gegenwärtige als auch für zukünftige Generationen geboten.

Empfehlungen

Für die Erarbeitung eines tragfähigen Risikokonzeptes für Allergien unter Umweltgesichtspunkten muss von zwei grundsätzlich verschiedenen Ansatzpunkten ausgegangen werden:

» der Überempfindlichkeit genetisch vorbelasteter Menschen und den damit assoziierten Formen allergischer Erkrankungen (krankheitsbezogener Ansatz)

» der stoffbezogenen Bewertung in der Abschätzung des Gesundheitsrisikos durch Allergene und adjuvante Faktoren (stoffbezogener Ansatz)

Es ist offensichtlich, dass der moderne westliche Lebensstil überdacht werden muss. Wie die Allergiepräventionsstrategien in Finnland, einem Land mit hoher Allergieprävalenz, zeigen, kann hier erfolgreich gegengesteuert werden [39]. Dabei wird die Änderung von nur einem einzelnen Umwelt- bzw. Lebensstilfaktor nicht ausreichend sein, um eine Allergieprävention zu erreichen (Abb. 1). Welche die wichtigsten Faktoren sind und wie sie miteinander interagieren, sollte verstärkt untersucht werden.

Nach dem Sondergutachten „Umwelt und Gesundheit" des Sachverständigenrates für Umweltfragen (SRU) der Bundesregierung [36] werden Allergiker als „vulnerable Gruppe" definiert, zu deren Schutz der Staat verpflichtet ist, und ein dringender Handlungsbedarf zur Einleitung geeigneter Vorsorgemaßnahmen für die gegenwärtige als auch für zukünftige Generationen wurde festgestellt. Leider sind trotz vereinzelter beachtlicher Anstrengungen der Forschungsförderung in Deutschland noch nicht die adäquaten und nötigen Initiativen in die Wege geleitet worden.

Wenn man bedenkt, dass in Deutschland schon etwa 45 % der Jugendlichen allergisch sensibilisiert sind (Tendenz steigend, etwa die Hälfte davon sind bereits allergiekrank) und einige Länder Sensibilisierungsraten von bis zu 80 % aufweisen [1], so ist zu befürchten, dass Allergien in der Zukunft nicht weniger werden, zumal das „Durchseuchungsplateau" für Deutschland bei Weitem noch nicht erreicht ist.

Defizite

▶▶ Nach wie vor bestehen Defizite in der allergierelevanten Umweltforschung.
▶▶ Kombinationseffekte durch synergistische oder potenzielle Schadstoff- und Allergenwirkungen wurden wenig untersucht.
▶▶ Substanzen im adjuvanten Bereich wurden noch nicht qualitativ, geschweige denn quantitativ identifiziert.
▶▶ Wissenslücken bestehen zu Dosis-Wirkungs-Beziehungen zwischen Allergenexposition und Sensibilisierung bzw. Erkrankung.
▶▶ Es fehlen Methoden zur besseren Einschätzung des allergenen Potenzials neu entwickelter Substanzen (prädiktive Testung), insbesondere für IgE-vermittelte Allergien.
▶▶ Dasselbe gilt für die Identifizierung von Stoffen mit modulierender Wirkung auf die Allergieentstehung, für die auch Wirkungsschwellen ermittelt werden müssten.
▶▶ Es bestehen nach wie vor Lücken in der Deklarationspflicht, nicht nur für Lebensmittel, sondern auch für Gebrauchsgegenstände und Textilien.

Forderungen

▶▶ Für individuelle Patienten muss die Information des Umfelds im Hinblick auf allergische Erkrankungen und das Risiko bestimmter Stoffe verbessert werden.
▶▶ Populationsbezogen kommt dem staatlichen Handeln insbesondere bei der Städteplanung und dem Wohnungsbau sowie bei der Inneneinrichtung Bedeutung zu. Überlegungen zu Begrünung, energiesparender Bauweise, Haustechnik und Innenausstattung sollten auch die Belange der Risikopopulation „Allergiker" berücksichtigen. Politische Entscheidungsfindung sollte hier auf dem Prinzip der Vorsorge fußen, um Gesundheits- und Umweltschäden zu verhüten.
▶▶ Der Kenntnisstand von Ärzten im Hinblick auf die Wirkungen von Umwelteinflüssen auf allergische Reaktionen muss dringend verbessert werden.

Literatur

1. Andiappan AK, Puan KJ, Lee B, Nardin A, Poidinger M, Connolly J, et al. Allergic airway diseases in a tropical urban environment are driven by dominant mono-specific sensitization against house dust mites. Allergy 2014; 69: 501–509.
2. Beggs P. Impacts of climate change on allergens and allergic diseases, Cambridge Press 2016.
3. Beggs PJ. Allergen aerosol from pollen-nucleated precipitation: A novel thunderstorm asthma trigger. Atmos Environ 2017; 152: 455–457.
4. Brunst KJ, Ryan PH, Brokamp C, Bernstein D, Reponen T, Lockey J, et al. Timing and Duration of Traffic-related Air Pollution Exposure and the Risk for Childhood Wheeze and Asthma. Am J Respir Crit Care Med 2015; 192: 421–427.
5. Buters J. Chapter 5. Impacts of Climate Change on Allergenicity. In: BEGGS, P. (ed.) Impacts of climate change on allergens and allergic disease. Cambridge University Press 2016.

6. Buters J. Pollen, Allergene, Schimmelsporen und Bakterien in der Außenluft. Allergologie 2015; 38: 590–596.

7. Buters J, Alberternst B, Nawrath S, Wimmer M, Traidl-Hoffmann C, Starfinger U, et al. Ambrosia artemisiifolia (Traubenkraut) in Deutschland – aktuelles Vorkommen, allergologische Bedeutung und Maßnahmen zur Eingrenzung. Allergo J 2015; 24: 108–120.

7a. CDC Centers for Disease Control and Prevention. https://www.cdc.gov/biomonitoring/environmental_chemicals.html [Zugriff Februar 2018].

8. Dharajiya NG, Bacsi A, Boldogh I, Sur S. Pollen NAD(P)H oxidases and their contribution to allergic inflammation. Immunol Allergy Clin North Am 2007; 27: 45–63.

9. Diaz-Sanchez D, Garcia MP, Wang M, Jyrala M, Saxon A. Nasal challenge with diesel exhaust particles can induce sensitization to a neoallergen in the human mucosa. J Allergy Clin Immunol 1999; 104: 1183–1188.

10. Ege MJ, Mayer M, Normand AC, Genuneit J, Cookson WO, Braun-Fahrlander C, et al. Exposure to environmental microorganisms and childhood asthma. N Engl J Med 2011; 364: 701–709.

11. Frank U, Ernst D. Effects of NO2 and Ozone on Pollen Allergenicity. Frontiers in Plant Science 2016; 7: 91.

12. Gilles S, Fekete A, Zhang X, Beck I, Blume C, Ring J, et al. Pollen metabolome analysis reveals adenosine as a major regulator of dendritic cell-primed T(H) cell responses. J Allergy Clin Immunol 2011; 127: 454–461.

13. Gruzieva O, Gehring U, Aalberse R, Agius R, Beelen R, Behrendt H, et al. Meta-analysis of air pollution exposure association with allergic sensitization in European birth cohorts. J Allergy Clin Immunol 2014; 133: 767–776 e7.

14. Haahtela T, Laatikainen T, Alenius H, Auvinen P, Fyhrquist N, Hanski I, et al. Hunt for the origin of allergy - comparing the Finnish and Russian Karelia. Clin Exp Allergy 2015; 45: 891–901.

15. Hamaoui-Laguel L, Vautard R, Liu L, Solmon F, Viovy N, Thibaudon M, Epstein M. Effects of climate change and seed dispersal on airborne ragweed pollen loads in Europe. Nature climate change, DOI 10-1038/Nclimate2652 2015.

16. Heinrich J, Guo F, Fuertes E. Traffic-Related Air Pollution Exposure and Asthma, Hayfever, and Allergic Sensitisation in Birth Cohorts: A Systematic Review and Meta- Analysis. Geoinfor Geostat 2016; 4: 10.4172/2327-4581.1000153.

17. Ipcc. Human Health: Impacts, Adaptation, and Co-Benefits. In: Fields C, Barros V, Dokken D (eds.) Impacts, adaptation, and vulnerability. Part A: global and sectoral aspects. Cambridge University Press 2014.

18. Jaenicke R. Abundance of cellular material and proteins in the atmosphere. Science 2005; 308: 73.

19. Kanter U, Heller W, Durner J, Winkler JB, Engel M, Behrendt H, et al. Molecular and immunological characterization of ragweed (Ambrosia artemisiifolia L.) pollen after exposure of the plants to elevated ozone over a whole growing season. PLoS One 2013; 8: e61518.

20. Khreis H, Kelly C, Tate J, Parslow R, Lucas K, Nieuwenhuijsen M. Exposure to traffic-related air pollution and risk of development of childhood asthma: A systematic review and meta-analysis. Environ Int 2017; 100: 1–31.

21. Kramer U, Schmitz R, Ring J, Behrendt H. What can reunification of East and West Germany tell us about the cause of the allergy epidemic? Clin Exp Allergy 2015; 45: 94–107.

22. Lake IR, Jones NR, Agnew M, Goodess CM, Giorgi F, Hamaoui-Laguel L, et al. Climate Change and Future Pollen Allergy in Europe. Environ Health Perspect 2017; 125: 385–391.

23. Molter A, Simpson A, Berdel D, Brunekreef B, Custovic A, Cyrys J, et al. A multicentre study of air pollution exposure and childhood asthma prevalence: the ESCAPE project. Eur Respir J 2015; 45: 610–624.

24. Peden DB. The epidemiology and genetics of asthma risk associated with air pollution. J Allergy Clin Immunol 2005; 115: 213–219; quiz 220.

25. Platts-Mills TA. The allergy epidemics: 1870–2010. J Allergy Clin Immunol 2015; 136: 3–13.

26. Prüss-Ustün A, Vickers C, Haefliger P, Bertollini R. Knowns and unknowns on burden of disease due to chemicals: a systematic review. Environ Health 2011; 10: 9.

27. Prüss-Ustün A, Wolf J, Corvalan C, Bos R, Neira M. Preventing disease through healthy environments: A global assessment of the burden of disease from environmental risks. WHO 2016; ISBN 978 92 4 156519 6, 63–68.

28. Raulf M, Buters J, Chapman M, Cecchi L, De Blay F, Doekes G, et al. Monitoring of occupational and environmental aeroallergens – EAACI Position Paper. Concerted action of the EAACI IG Occupational Allergy and Aerobiology & Air Pollution. Allergy 2014; 69: 1280–1299.

29. Rice MB, Rifas-Shiman SL, Litonjua AA, Gillman MW, Liebman N, Kloog I, et al. Lifetime air pollution exposure and asthma in a pediatric birth cohort. J Allergy Clin Immunol 2018; 139: 1932–1933.

30. Saxon A, Diaz-Sanchez D. Air pollution and allergy: you are what you breathe. Nat Immunol 2005; 6: 223–226.

31. Schaumann F, Fromke C, Dijkstra D, Alessandrini F, Windt H, Karg E, et al. Effects of ultrafine particles on the allergic inflammation in the lung of asthmatics: results of a double-blinded randomized cross-over clinical pilot study. Part Fibre Toxicol 2014; 11: 39.

32. Scheringer M, Strempel S, Huraki S, Ng C, Blepp M, Hungerbuhler K. How many persistent organic pollutants should we expect? Atmos Poll Res 2012; 3: 383.

33. Senechal, H., Visez, N., Charpin, D., Shahali, Y., Peltre, G., Biolley, J. P., et al. A Review of the Effects of Major Atmospheric Pollutants on Pollen Grains, Pollen Content, and Allergenicity. ScientificWorld Journal 2015; 940243.

34. Simons E, To T, Dell S. The population attributable fraction of asthma among Canadian children. Can J Public Health 2011; 102: 35–41.

35. Traidl-Hoffmann C, Mariani V, Hochrein H, Karg K, Wagner H, Ring J, et al. Pollen-associated phytoprostanes inhibit dendritic cell interleukin-12 production and augment T helper type 2 cell polarization. J Exp Med 2005; 201: 627–636.

36. Umweltfragen D. R. V. S. F. Sondergutachten Umwelt und Gesundheit., Stuttgart, Metzler-Peschel 1999.

37. Vatanen T, Kostic AD, D'hennezel E, Siljander H, Franzosa EA, Yassour M, et al. Variation in Microbiome LPS Immunogenicity Contributes to Autoimmunity in Humans. Cell 2016; 165: 842–853.

38. Vercelli D. Gene-environment interactions in asthma and allergy: the end of the beginning? Curr Opin Allergy Clin Immunol 2010; 10: 145–148.

39. Von Hertzen L, Beutler B, Bienenstock J, Blaser M, Cani PD, Eriksson J, et al. Helsinki alert of biodiversity and health. Ann Med 2015; 47: 218–225.

40. Watts N, Adger WN, Agnolucci P, Blackstock J, Byass P, Cai W, et al. Health and climate change: policy responses to protect public health. Lancet 2015; 386: 1861–1914.

41. Weber RW. Impact of climate change on aeroallergens. Ann Allergy Asthma Immunol 2012; 108: 294–299.

42. Weidinger S, O'sullivan M, Illig T, Baurecht H, Depner M, Rodriguez E, et al. Filaggrin mutations, atopic eczema, hay fever, and asthma in children. J Allergy Clin Immunol 2008; 121: 1203–1209 e1.

43. Wichmann H, Schlipköter H, Fülgraff G. Handbuch Umweltmedizin, Landberg am Lech, ECO-MED 2010.

2.2 Allergene

Definition

Allergene sind vorwiegend *harmlose Umweltstoffe*, die

)) nach wiederholtem Kontakt vom Immunsystem als *fremd erkannt* werden und

)) bei bestimmten Individuen eine *immunologische Überempfindlichkeit* auslösen.

Während im allgemeinen Sprachgebrauch mit „Allergen" meist die Allergen*quelle* oder der Allergen*träger* – z. B. Pollen, Tiere, Nahrungsmittel oder Gummi – gemeint ist, wird naturwissenschaftlich mit Allergen im engeren Sinne ein *definiertes Molekül* bezeichnet, z. B. ein *Protein* in Pollen, Milben, Säugetieren oder Nahrungsmitteln, bzw. ein *kleines Molekül* bekannter Struktur z. B. in Gummiprodukten. Durch die unterschiedlichen Bezeichnungen kann es zu Missverständnissen kommen.

Abbildung 1 veranschaulicht die Zusammenhänge: Links sind die Allergenquellen dargestellt, in der Mitte die Allergene (Glykoproteine) und rechts die übergeordneten, strukturähnlichen Allergenfamilien. Die Namen der Allergene leiten sich von den biologischen Bezeichnungen der Allergenquellen und der Reihenfolge der Entdeckung ab [25]: Mal d 1 wurde z. B. als erstes Allergen im Apfel (*Malus domesticus*) identifiziert.

Die in Abbildung 1a dargestellten Pflanzenstressproteine sind potenzielle Auslöser z. T. pollenassoziierter Nahrungsmittelallergien, z. B. PR-10 (mit Leitallergen Bet v 1, Majorallergen in Birkenpollen, vorwiegend Nord- und Mitteleuropa), PR-5 (Thaumatin-ähnliche Proteine, eher selten diagnostiziert) oder PR-14 (Lipidtransfer-Proteine mit Leitallergen Pru p 3, Majorallergen im Pfirsich, vor allem in den Mittelmeerländern).

Einteilung

Allergene lassen sich nach bestimmten Kriterien verschiedenen Kategorien zuordnen (Tab. 1). In einigen Kategorien haben die Informationen rasant zugenommen, z. B. bei den Proteinen (s. u.). Eine grundsätzliche Einteilung berücksichtigt den Typ der allergischen Immunreaktion (nach Coombs und Gell), der durch bestimmte Allergene verursacht wird. Bis heute werden grob vier Typen unterschieden (Tab. 2).

Proteine

Vor allem bei den natürlichen Allergenen – meistens sind dies Eiweißstoffe mit Zuckerseitenketten (Glykoproteine) – wurden Fortschritte erzielt, und zwar in Bezug auf ihre Herkunft, Eigenschaften und die Zuordnung zu bestimmten Proteinfamilien (Abb. 1 und Abb. 2, Tab. 3 und Tab. 4) (http://www.meduniwien.ac.at/allfam/).

Die Proteinallergene lösen besonders bei erblich disponierten Personen („Atopiker") durch bestimmte (spezifische) Antikörper der Klasse E (Immunglobulin E, IgE) Allergien vom Soforttyp (Typ-I-Allergie) und damit die häufigsten allergischen Erkrankungen aus (Tab. 2). Hier hat die Forschung viele neue Allergene identifiziert

Abb. 1: Beispiele aus der modernen Allergenkunde (molekulare Allergologie).

Abb. 1a: Apfel, Kiwi und Pfirsich tragen u. a. Pflanzenstress-proteine, sog. „pathogenesis-related-protein (PR)-families", die potenzielle Auslöser z. T. pollenassoziierter Nahrungsmittelaller-gien sind (ohne Anspruch auf Vollständigkeit).

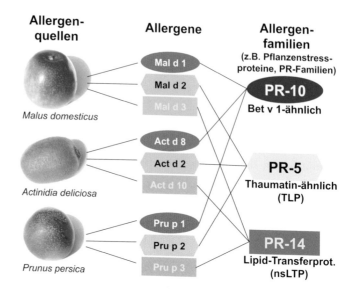

Abb. 1b: Erdnuss (Hülsenfrucht), Haselnuss (Baumnuss) und Sesam (Ölsaat) enthalten große Mengen stabiler Samenspeicherprotei-ne, die sich in 3 Unterfamilien gliedern.

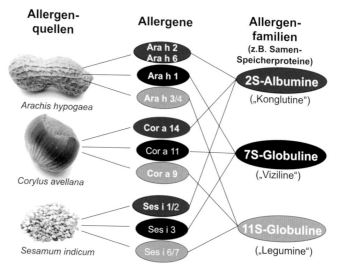

(„molekulare Allergologie", Übersicht zum Thema bei [27, 32]), in frei zugänglichen Datenbanken geordnet, z. B. www.allergen.org, www.allergome.org).

Kleine Moleküle

Kleine Moleküle (diverse Chemikalien, häufig Berufsstoffe, wichtige Vertreter in Tab. 5) verursachen eher Spättyp-Allergien (Typ-IV-Reaktionen). An den Kontakt-

Tab. 1: Kategorien für Allergene.

Kriterium/Kategorie	Beispiele
Immunreaktionstyp	Typ I–IV (s. Tab. 2 u. Kap. 1.2)
allergische Erkrankung	Aeroallergene → allergische Atemwegserkrankungen, Nahrungsmittelallergene → Nahrungsmittelreaktionen, Insektengiftallergene → Insektenstichreaktionen, Typ-III-Aeroallergene → allergische Alveolitis, Kontaktallergene → allergisches Kontaktekzem, Arzneimittel → Medikamentenallergien
Herkunft/Ursprung	tierisch, pflanzlich, mikrobiell (Bakterien, Pilze), chemisch/synthetisch, Berufsstoffe, Arzneimittel
Vorkommen, Exposition und Kontakt	Außenluft, geografische/regionale Verbreitung, Innenräume, z. B. häusliche Umgebung, Arbeitsplatz, Alltagsstoffe, Nahrungsmittel, Insektengifte, Medikamente
physiko-chemische Eigenschaften	Größe, Löslichkeit, Stabilität, Partikelbindung, Anteil an der Allergenquelle u. a.
Allergenfamilie (Proteinfamilie)	verwandte Proteinallergene aufgrund ähnlicher dreidimensionaler Struktur
Molekülfeinstruktur im Vergleich	ähnliche Epitope („Bindungsstellen", „Reaktionspartner mit dem Immunsystem") als Ursache von Kreuzreaktionen auf diverse Proteine/Chemikalien/Medikamente

stellen treten verzögert entzündliche Hautveränderungen auf (allergische Kontaktdermatitis, Kontaktekzem [12]).

Die kleinen Moleküle gelten als „Stiefkinder" der Allergenforschung, deren Drittmittelförderung aufgrund fehlender kommerzieller Interessen weitgehend auf Industriequellen verzichten muss (s. www. ivdk.org/de/). Im Gegenteil, manches Forschungsergebnis wird unbequem, wenn z. B. neue Produkte durch bestimmte Chemikalien zu Allergenquellen werden. Wegen der gesellschaftlichen Bedeutung (Berufsallergien) sollte hier die öffentliche Förderung einspringen und entsprechende Projekte unterstützen.

Medikamente

Ähnlich verhält es sich mit Arzneimittelallergien: Die Erforschung der verantwortlichen Allergene, Pharmaka und ihrer Stoffwechselprodukte (Metaboliten), obwohl im öffentlichen Interesse, kann aufgrund mangelnder (Industrie-)Unterstützung nur durch wissenschaftlichen Enthusiasmus und mithilfe öffentlicher Förderung aufrechterhalten werden. Hier besteht dringender Handlungsbedarf. Zu den häufigen Auslösern einer Arzneimittelallergie [45] existieren bisher keine etablierten Datenbanken.

Tab. 2: Allergene, zugehörige Immunreaktion und allergische Erkrankungen.

Allergen/Auslöser	Immunreaktion (Allergietyp)	Allergische Erkrankungen
pflanzliche/tierische Proteine (Allergenquellen vorwiegend natürlichen Ursprungs: Pollen windbestäubender Pflanzen, Milben, Schimmelpilze, Tierbestandteile, Nahrungsmittel, Insektengifte), selten Kohlenhydrat- oder andere Strukturen (Medikamente, Chemikalien)	Typ I IgE-vermittelt (Soforttyp-Allergie)	allergische Rhinokonjunktivitis („Heuschnupfen"), allergisches Asthma, allergische Urtikaria/Angioödeme (Nesselsucht/Schwellungen), Nahrungsmittelallergien, Anaphylaxie (schwere allergische Allgemeinreaktion) , Medikamentenallergie[1]
Medikamente, Blutgruppen-Antigene	Typ II zytotoxischer Typ	allergisch bedingte hämolytische Anämie, Thrombozytopenie, Agranulozytose (insgesamt selten)
pflanzliche/mikrobielle/tierische Proteine, Kohlenhydratstrukturen und Chemalien (Allergenquellen vorwiegend natürlichen Ursprungs, z. B. Vogelkot, Bakterien, Schimmelpilze in Heu, Luftbefeuchtern, Klimaanlagen u. a.)	Typ III Immunkomplexvermittelt (verzögerte Typ-III-Allergie)	allergische Alveolitis („allergische Lungenentzündung", selten, daher häufig übersehen), Vaskulitis durch Medikamentenallergie[1], allergische bronchopulmonale Aspergillose (ABPA, Typ I u. Typ III)
kleine Moleküle (Chemikalien, „Haptene", Medikamente), nach Bindung an (unbekannte) humane Proteine → "Vollantigene"	Typ IV T-Zell-vermittelt, (Spättyp-Allergie)	allergisches Kontaktekzem (Entzündung der Haut mit Oberhautbeteiligung, häufig berufsbedingt bei vorgeschädigter Hautbarriere), Arzneimittelexantheme durch Medikamentenallergie[1]

[1] Medikamentenallergien können sämtliche Immunreaktionen auslösen (Typ I–IV, auch Kombinationen), siehe Kapitel Medikamentenallergie.

Verfügbarkeit von Testallergenen

Leider stehen viele Allergene nicht als standardisierte Testsubstanzen zur Verfügung, sodass allergische Reaktionen häufig nicht ausreichend diagnostisch abgeklärt werden können. Seitens der Hersteller von Testsubstanzen wurden zudem in den letzten Jahren viele Testallergene vom Markt genommen, was die Situation weiter erschwert (s. dazu Kap. 4.3 und Kap. 4.4).

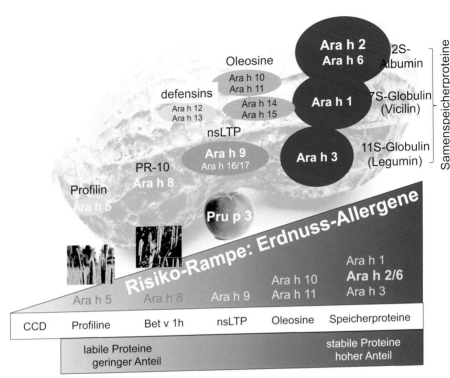

Abb. 2: Bisher identifizierte Erdnussallergene aus verschiedenen Allergenfamilien [27, 34].

Von der Sensibilisierung auf Allergene zur Allergie

Wichtig: Eine Sensibilisierung gegen Allergene (z. B. positives Testresultat) ist nur bei zugehörigen Symptomen bedeutsam (= „klinisch relevante Sensibilisierung" = Allergie) und behandlungsbedürftig. Diese Unterscheidung ist der häufigste Grund für Missverständnisse und Verwechslungen in Medienberichten, z. B. bei Angaben zur Häufigkeit von Sensibilisierungen versus Allergien oder bei der Interpretation von Testresultaten und ihren Konsequenzen.

Einige Faktoren begünstigen wahrscheinlich die Entwicklung einer Allergiebereitschaft (häufig verwendeter Fachbegriff: „Sensibilisierung"):

)) erbliche Anlagen (Genetik): z. B. Prädisposition zur IgE-Produktion und Typ-I-Allergie („Atopie"), individuelle Fähigkeit zum Fremdstoffabbau (Typ-IV-Allergie), Entzündungsbereitschaft der Haut

)) Umweltfaktoren (Organschädigung, Epigenetik): z. B. gestörte Barriere von Schleimhaut oder Haut (z. B. durch Atemwegsinfekt(e) oder Neurodermitis und irritative Kontaktekzeme)

77

Tab. 3: Häufige (Aero-)Allergenquellen mit Protein-Allergenen (Typ-I-Allergene); www.allergen.org, www.allergome.org

Allergenquellen/-träger		Allergene, (Glyko)proteine (Auswahl)	
Pollen	Spezies	Major[1]- bzw. Marker[2]-Allergen	kreuzreaktive[3] (Pan)allergene[4]
Baumpollen	Birke (*Betula verrucosa*)	Bet v 1[1,2]	Profiline[3,4]: z.B. Bet v 2, Phl p 2, Art v 4
	Esche	Ole e 1[2]	
Gräserpollen	z.B. Lieschgras (*Phleum pratense*)	Phl p 1[1,2], Phl p 5[1]	
Kräuterpollen	z.B. Beifuß (*Artemisia vulgaris*)	Art v 1[1,2]	Polcalcine[3,4] (Ca[++]-bindende Proteine): z.B. Bet v 4, Phlp p 7, Art v 5
	z.B. Ambrosia (*Ambrosia artemisiifolia*)	Amb a 1[1,2]	
Schimmelpilze	*Alternaria alternata*	Alt a 1[1,2]	diverse Familien
	Aspergillus fumigatus	Asp f 1[1,2], bei ABPA häufig positiv	
Tiere			
Säugetiere	Katze (*Felis domesticus*)	Fel d 1[1,2]	Serumalbumine[3,4]: z.B. Fel d 2, Can f 3, Equ c 3
	Hund (*Canis familiaris*)	Can f 5[1,2]	
	Pferd (*Equus caballus*)	Equ c 1[1,3]	
Hausstaub-milben	*Dermatophagoides pteronyssinus*, *Dermatophagoides farinae*	Der p 1/Der f 1[1,2] Der p 2/Der f 2[1,2] Der p 23/Der f 23[1,2]	Tropomyosine[3,4] (Muskelproteine): Der p 10, Der f 10
Insektengifte	Biene (*Apis mellifera*)	Api m 1[1,2], Api m 3[1,2], Api m 10[1,2]	CCD Hyaluronidasen[3]: Api m 2, Ves v 2, Dipeptidyl-Pepti-dasen[3]: Api m 5, Ves v 3, Vitellogenine[3]: Api m 12, Ves v 6
	Wespe (*Vespula vulgaris*)	Ves v 1[1,2], Ves v 5[1,2]	

[1] Majorallergene induzieren bei mehr als der Hälfte der gegenüber einer Allergenquelle sensibilisierten Personen spezifisches IgE.

[2] Markerallergene eignen sich dazu, die Sensibilisierung (spezifisches IgE) gegen eine Allergenquelle eindeutig zu bestimmen (höhere Trennschärfe als Allergenextrakte).

[3] Kreuzreaktive Allergene zeigen ähnliche Strukturen, sodass sie von spezifischen IgE-Antikörpern schlecht unterschieden werden können.

[4] Panallergene sind weitverbreitete Proteine, meist mit hoher Kreuzreaktivität.

Abkürzungen: ABPA: alveoläre bronchopulmonale Aspergillose, CCD: „cross-reactive carbohydrate determinants", kreuzreaktive Kohlenhydrat-Seitenketten, Übersicht bei [21]

Tab. 4: Einige Allergenfamilien und Protein-Allergene (Typ-I-Allergene). Umfangreiche Informationen zu Proteinfamilien und Allergenmolekülen in [27, 32]

Proteinfamilie (Superfamilien)	Allergen-Eigenschaften	Bedeutung	Vorkommen	Allergene (Allergenquelle), Beispiele
PR-10 (Mitglied der Bet-v-1-Familie)	wasserlöslich, thermolabil, säurelabil, anfällig gegen Prozessierung (Erhitzen, Oxidation, Druckbehandlung)	Sensibilisierung meist durch Bet v 1, wichtige Atemwegs- und Nahrungsmittelallergene, häufigste Ursache der Baumpollenallergie in Mitteleuropa und der pollenassoziierten Nahrungsmittelallergie („Kreuzallergie") im Erwachsenenalter, meist milde Reaktionen nach Genuss roher Lebensmittel (Mundhöhle)	Baumpollen (wichtige Majorallergene in Birken-/Buchengewächsen), pflanzliche Nahrungsmittel (Kern- u. Steinobst, Nüsse, gewisse Gemüse, Hülsenfrüchte)	Bet v 1 = meist primärer Sensibilisator (Birke), Aln g 1 (Erle), Que a 1 (Eiche); Mal d 1 (Apfel), Cor a 1.01 (Haselnuss), Dau c 1 (Karotte), Gly m 4 (Soja)
Profiline	stark konserviert (in der Evolution kaum verändert), thermolabil, säurelabil	Sensibilisierung durch Phl p 12 (Lieschgras-Profilin), selten durch Bet v 2, als Atemwegs- und Nahrungsmittelallergene selten relevant; allerdings durch große Ähnlichkeit („Kreuzallergie") bei Profilin-Sensibilisierung erschwerte Diagnostik mit Pollen- und pflanzlichen Nahrungsmittelextrakten	weit verbreitet, in sämtlichen Pollen u. vielen pflanzlichen Nahrungsmitteln vertreten (pflanzliches Panallergen), Sensibilisierung bei ca. 10–15% der Pollenallergiker (Minorallergen), meist milde Symptome und selten klinisch relevant (z. B. Allergie auf Melone)	Phl p 12 = meist primärer Sensibilisator (Lieschgraspollen), Bet v 2 (Birkenpollen), Art v 4 (Beifußpollen), Amb a 8 (Ambrosiapollen), Hev b 8 (Latex), Mal d 2 (Apfel), Ara h 5 (Erdnuss), Cuc m 2 (Zuckermelone) u.v.a.

Tab. 4: Fortsetzung

Proteinfamilie (Superfamilien)	Allergen-Eigenschaften	Bedeutung	Vorkommen	Allergene (Allergenquelle), Beispiele
Polcalcine	Ca^{++}-bindende Pollenproteine, wasserlöslich	als Atemwegsallergene wahrscheinlich selten relevant, allerdings durch große Ähnlichkeit („Kreuzallergie") bei Polcalcin-Sensibilisierung erschwerte Diagnostik mit Pollenextrakten	weit verbreitet, in sämtlichen Pollen vertreten (Pollen-Panallergen), Sensibilisierung bei ca. 5 % der Pollenallergiker (Minorallergen), klinische Bedeutung häufig unklar	Phl p 7 = evtl. primärer Sensibilisator (Lieschgraspollen) Bet v 4 (Birke) Art v 5 (Beifuß) Amb a 9, Amb a 10 (Ambrosia)
Lipidtransfer-Proteine (Unterfamilie der Prolamin-Superfamilie)	z. T. thermo- u. säurestabil,	wichtige Nahrungsmittelallergene im Mittelmeerraum, Sensibilisierung evtl. durch Pfirsiche, neben milden Reaktionen (Mundhöhle) auch allergische Allgemeinreaktionen möglich	pflanzliche Nahrungsmittel (Kern- u. Steinobst, Trauben, Beeren, Nüsse, Hülsenfrüchte, Gemüse, u. a. Salat), Pollen (mit unklarer klin. Relevanz)	Pru p 3 (Pfirsich), Mal d 3 (Apfel) Cit s 3 (Orange) Cor a 8 (Haselnuss) Ara h 9 (Erdnuss, Abb. 2)

Tab. 4: Fortsetzung

Proteinfamilie (Superfamilien)	Allergen-Eigenschaften	Bedeutung	Vorkommen	Allergene (Allergenquelle), Beispiele
Speicherproteine a) 2S-Albumine (Mitglied der Prolamin-Superfamilie) b) 7S-Globuline c) 11S-Globuline (b u. c Mitglieder der Cupin-Superfamilie)	meist hoher Anteil in der Allergenquelle, sehr thermo- und säurestabil	„Risikoallergene" (besonders 2S-Albumine): wegen hohen Proteinanteils und ihrer Stabilität häufig bedrohliche Allgemeinreaktionen (Anaphylaxie) auf bereits kleine Mengen, Beginn meist im Säuglings- u. Kleinkindalter, wichtige Verursacher einer primären Nahrungsmittelallergie	Hülsenfrüchte, Baumnüsse, Kapselfrüchte, Ölsaaten	a) Ara h 2, Ara h 6 (Erdnuss, Abb. 2), Gly m 8 (Soja), Cor a 14 (Haselnuss) Ana o 3 (Cashew) Ses i 1 (Sesam) b) Ara h 1 (Erdnuss) Gly m 5 (Soja) c) Ara h 3 (Erdnuss) Cor a 9 (Haselnuss) Ses i 6, Ses i 7 (Sesam)
Oleosine [41] [26]	lipophil, thermo- und säurestabil	wegen Stabilität bedrohliche Reaktionen, Routine-Diagnostik mit herkömmlichen (wässrigen) Extrakten derzeit noch nicht möglich	in der Lipidfraktion der Hülsenfrüchte, Baumnüsse, Ölsaaten	Ara h 10, Ara h 11, Ara h 14, Ara h 15 (Erdnuss, Abb. 2), Cor a 12, Cor a 13 (Haselnuss), Ses i 4, Ses i 5 (Sesam)
Lipokaline	zahlreiche Unterfamilien, wasserlöslich	weite Verbreitung im gesamten Tierreich, wichtige, z.T. kreuzreaktive Säugetier-Allergene	u. a. sämtliche Säugetiere (Groß- u. Kleintiere)	Fel d 4 (Katze) Can f 1, Can f 2, Can f 4, Can f 6 (Hund), Equ c 1, Equ c 2 (Pferd)

Tab. 4: Fortsetzung

Proteinfamilie (Superfamilien)	Allergen-Eigenschaften	Bedeutung	Vorkommen	Allergene (Allergenquelle), Beispiele
Serumalbumine	stark konserviert (in der Evolution kaum verändert), thermolabil	weite Verbreitung im gesamten Tierreich, seltene Ursache für Reaktionen auf rohes, ungegartes Fleisch	Säugetiere (Serum, Haut, Fleisch)	Fel d 2 (Katze), Can f 3 (Hund), Equ c 3 (Pferd)
Parvalbumine	stark konserviert, wasserlöslich, thermo- u. säurestabil	wichtigstes Fischallergen mit hoher Kreuzreaktivität	Muskelprotein in sämtlichen Fischen	Gad c 1 (Dorsch), Cyp c 1 (Karpfen), Onc m 1 (Forelle)
Tropomyosine	stark konserviert, wasserlöslich, thermo- u. säurestabil	wichtigstes Allergen in Krusten-, Schalen- und z.T. Weichtieren mit variabler Kreuzreaktivität	Muskelprotein in sämtlichen Krusten-, Schalen- und Weichtieren, z.T. auch Insekten u. Spinnentieren	Pen a 1 (Nordseegarnele), Hom a 1 (Hummer), Ani s 3 (Heringswurm), Per a 7 (Kakerlake), Der p 10 (Hausstaubmilbe)
Galactose-alpha 1,3-Galactose (alphaGAL)* [23, 24, 53]	Offenbar thermostabil und Verdau-resistent	bedeutsam als Nahrungsmittel- oder Medikamentenallergen, verantwortlich für schwere Reaktionen durch verzögerte Anaphylaxie	auf allen Zellen von Säugetieren, nicht beim Menschen, z. B. tierische Nahrungsmittel, Medikamente	alphaGAL („rotes" Fleisch, Innereien, Gelatine, Medikamente, z. B. Biologikum Cetuximab)

* kein Protein, sondern Zuckerseitenkette, die an vielen tierischen Glykoproteinen vorkommt.
Abkürzungen: PR-10: Pflanzenstressprotein-Familie Nr. 10 („pathogenesis-related-protein-family" 10)

>> berufliche Exposition
Die Forschung hat mittlerweile bei Typ-I-Allergien komplexe Gen-Umwelt-Interaktionen identifiziert. Diese fördern bei fehlgeleiteter immunologischer Auseinandersetzung mit Umweltstoffen (den „potenziellen Allergenen") die Entwicklung einer Allergiebereitschaft.

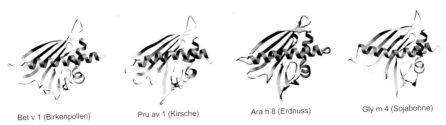

Bet v 1 (Birkenpollen)   Pru av 1 (Kirsche)   Ara h 8 (Erdnuss)   Gly m 4 (Sojabohne)

Abb. 3: Strukturähnliche Allergene der Bet v 1-Familie („Verwandte" des Birkenpollen-Major-Allergens Bet v 1) als Ursache der Kreuzreaktivität [27].

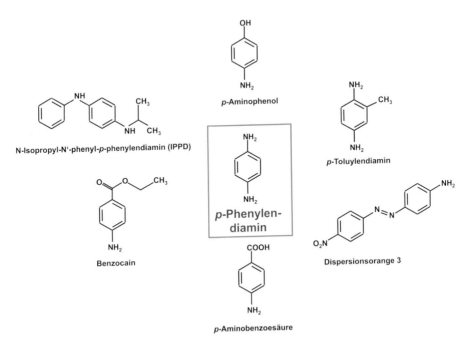

Abb. 4: Kreuzreaktivität strukturähnlicher Kontaktallergene am Beispiel des zur Herstellung von vorwiegend dunklen Farbstoffen verwendeten p-Phenylendiamin und chemisch verwandter Substanzen.

Tab. 5: Häufige Typ-IV-Allergene (= Kontaktallergene), Auslöser von Spättyp-Allergien an der Haut: allergische Kontaktekzeme. Übersicht in [12]

Allergen	Vorkommen	Bedeutung/Anmerkung	Literatur
Metalle			
Nickel	In vielen metallenen Bedarfsgegenständen des täglichen Lebens, u. a.: » Modeschmuck » Verschlüsse (z. B. Reißverschluss, Knöpfe, Gürtelschnalle) » Brillengestelle » Werkzeuge » Münzen » Schlüssel	» Kontaktallergen mit der höchsten Sensibilisierungsrate » höhere Sensibilisierungsrate bei Frauen als bei Männern durch größeren Kontakt zu Modeschmuck » EU-Nickelrichtlinie (94/27/EC) begrenzt die maximal erlaubte Freisetzung von Nickel aus Gegenständen, die in längerem Kontakt mit der Haut sind => Abnahme der Sensibilisierungsrate, aber weiterhin auf hohem Niveau » selten beruflich relevant, sollte im Einzelfall aber überprüft werden	[3, 39]
Kobalt	» Modeschmuck und metallene Gegenstände (s. Nickel) » Metalllegierungen (z. B. Prothesen) » Zement, Mörtel, Beton » Leder » Farbstoffe für Glas-, Porzellan-, Emaille- oder Keramikindustrie	» häufig kombiniertes Vorkommen mit Nickel » höhere Sensibilisierungsrate bei Frauen als bei Männern, wahrscheinlich durch größeren Kontakt zu Modeschmuck » klinische Relevanz der Sensibilisierung häufig unklar	[44, 46]
Kaliumdichromat	» Zement, Mörtel, Beton » Leder (z. B. Schuhe, Handschuhe) » Holzschutzmittel » Metalllegierungen » Galvanisation (Verchromen)	» Chrom(VI)-Verbindungen = Hapten » ehemals hohe Sensibilisierungsrate im Baugewerbe => Abnahme durch Verwendung von chromatarmem Zement (seit 2005 vorgeschrieben durch EU-Richtlinie) » typisches Schuhallergen durch Verwendung in Ledergerbung	[13, 43]

Tab. 5: Fortsetzung

Allergen	Vorkommen	Bedeutung/Anmerkung	Literatur
Konservierungsmittel			
Methylisothiazolinon (MI) und (Chlor-)Methylisothiazolinon (MCI/MI)	» Kosmetika » Reinigungsprodukte » Farben und Lacke » (Nach-)Konservierung von Kühlschmierstoffen » Klebstoffe	» häufig als fixe Kombination (MCI/MI, Kathon CG®) » in den letzten Jahren hohe Sensibilisierungsraten durch weit verbreiteten Einsatz von insbesondere MI » seit 2017 EU-weit in Leave-on-Kosmetika (z. B. Pflegecremes) verboten, weiterhin in Rinse-off-Kosmetika (z. B. Shampoos) und technischen Produkten enthalten => Sensibilisierungsraten zuletzt wieder leicht rückläufig » aerogene (luftgetragene) allergische Kontaktekzeme möglich, z. B. gegenüber Wandfarben » typisches Berufsallergen bei Malern/Lackierern, aber wegen weiter Verbreitung auch in anderen Berufen relevant	[2, 8, 18, 38]
Formaldehyd	Konservierungs- und Desinfektionsmittel » Flächen- oder Instrumentendesinfektionsmittel » Ausgangsstoff für Kunststoffe und Kunstharze » Kosmetika » Gummi- und Lederwaren	» in Deutschland nur noch selten in Kosmetika enthalten, in 1970er-Jahren höhere Sensibilisierungsraten » abnehmende Verwendung als Desinfektionsmittel im Gesundheitswesen » Exposition auch über Formaldehydabspalter (s.u.)	[31, 33, 38]
Formaldehydabspalter z. B. Benzylhemiformal, Methylen-bis (methyloxazolidin), Diazolidinylharnstoff	» Kosmetika » Kühlschmierstoffe » Farben, Lacke » Klebstoffe	» Allergie gegenüber Ausgangssubstanz selbst oder freigesetztes Formaldehyd » bedeutendste berufliche Exposition: Metallbearbeitung	[1, 19, 31, 38]

85

Tab. 5: Fortsetzung

Allergen	Vorkommen	Bedeutung/Anmerkung	Literatur
Parabene	» Kosmetika » Medizinische Salben/Cremes	» trotz weiter Verbreitung geringe Sensibilisierungsrate	[19, 38]
Iodpropinylbutyl-carbamat	» Kosmetika » Kühlschmierstoffe » Reinigungsprodukte » Farben » Holzschutzmittel	» trotz weiter Verbreitung geringe Sensibilisierungsrate (leicht zunehmend)	[19, 36, 38]
Dibromdicyanobutan (Methyldibromogluta-ronitril)	» ehemals in Kosmetika » kaum noch in technischen Produkten	» ehemals Kombination mit Phenoxyethanol (Euxyl K 400®) » überwiegend „historisches" Allergen => wegen hohen Sensibilisierungspotentials mittlerweile kaum noch im Einsatz » EU-weit seit 2008 in Kosmetika verboten	[19, 38]
Duftstoffe			
Duftstoff-Mix Duftstoff-Mix II (Einzelstoffe: z. B. Iso-eugenol, Eugenol, Zimtalkohol, Zimtalde-hyd, Eichenmoos abso-lue, HICC/Lyral®)	» Kosmetika » Reinigungsprodukte » technische Flüssigkeiten (zum Abdecken unange-nehmer Gerüche)	» weite Verbreitung » Duftstoffe zählen zu den häufigsten Auslösern einer Kontaktallergie » 26 häufig eingesetzte Duftstoffe sind EU-weit in Kos-metika deklarationspflichtig » aerogene (luftgetragene) allergische Kontaktekzeme möglich » verursachen auch irritative Hautreaktionen » relevant z. B. in folgenden Berufen: Friseurgewerbe, Altenpflege, Masseure, Reinigungskräfte	[7, 40, 49]

Tab. 5: Fortsetzung

Allergen	Vorkommen	Bedeutung/Anmerkung	Literatur
Gummiinhaltsstoffe			
Thiurame	» Gummiartikel: z. B. Schutzhandschuhe, Kabelisolierungen, Schuhe, Autoreifen » Fungizide » Arzneimittel zur Behandlung von Alkoholabhängigkeit	» Vulkanisationsbeschleuniger in der Herstellung von Gummiprodukten » mittlerweile nur noch selten in Schutzhandschuhen enthalten » Kreuz- oder Kopplungsreaktionen mit Dithiocarbamaten (s.u.) » relevant v. a. in Berufen, in denen Schutzhandschuhe verwendet werden: z. B. Gesundheitsdienst, Reinigungsberufe, Friseure, Baugewerbe, Metallarbeiter	[9, 17, 28, 29, 50]
Mercaptobenzothiazole	» Gummiartikel (s. Thiurame) » Korrosions- und Frostschutzmittel » Fungizide	» Vulkanisationsbeschleuniger in der Herstellung von Gummiprodukten » typisches Schuhallergen » berufliche Relevanz: s. Thiurame	[9, 17]
Dithiocarbamate	» Gummiartikel (s. Thiurame) » Fungizide	» Vulkanisationsbeschleuniger in der Herstellung von Gummiprodukten » wichtigstes Allergen: Zinkdiethyldithiocarbamat » Mittlerweile häufiger in Schutzhandschuhen enthalten als Thiurame » Kreuz- oder Kopplungsreaktion mit Thiuramen (s. o.) » berufliche Relevanz: s. Thiurame	[9, 17, 28, 29]
N-Isopropyl-N'-phenyl-p-phenylendiamin (IPPD)	Alterungsschutzmittel in Gummiprodukten (v. a. in sog. „Schwarzgummi") » Autoreifen » Gummigriffe » Isolierungen, Schläuche, Gummidichtungen » Förderbänder, Gummimatten	» in der Regel nicht in Schutzhandschuhen enthalten » Kreuzreaktion mit PPD möglich (s.u.) » beruflich relevant z. B. bei Elektroinstallateuren, Kfz-Mechanikern	[9]

Tab. 5: Fortsetzung

Allergen	Vorkommen	Bedeutung/Anmerkung	Literatur
Kunstharze/Kleber			
Epoxidharz	» Ausgangsmaterial für Kunststoffe » 2-Komponentenkleber » Oberflächenbeschichtungen » Lacke und Schutzanstriche » Versiegelungen, Fugenfüller » Herstellung elektrischer Isolierungen	» Sensibilisierung durch Mono- und Oligomere => ausgehärtete Epoxidharze unproblematisch » auch andere Bestandteile von Epoxidharzsystemen (Härter, Reaktivverdünner) weisen ein hohes Sensibilisierungspotential auf » aerogene (luftgetragene) allergische Kontaktekzeme möglich => kann bei Sensibilisierten zur Berufsaufgabe führen » zunehmende Sensibilisierungsraten im Baugewerbe (z. B. Fliesenleger, Bodenbeschichter, Maler/Lackierer) und in Herstellung von Kunststoff-Formteilen (z. B. Herstellung von Windkraftanlagen, Bootsbau)	[8, 13, 15, 16]
Acrylate/Methacrylate	» Ausgangsmaterial für Kunststoffe (z. B. Zahnprothesen, Nagelkosmetika) » Klebstoffe » Schraubensicherung » Farben, Lacke	» Sensibilisierung durch Mono- und Oligomere => ausgehärtete Acrylate/Methacrylate unproblematisch » Aushärtung spontan oder durch UV-Strahlung » typisches Berufsallergen für Zahntechniker und Kosmetiker(innen)	[35, 48]
Farbstoffe			
p-Phenylendiamin (PPD)	» Ausgangsstoff für Farbstoffherstellung » oxidative Haarfarben » Textil-, Pelz- und Lederfärbung » fotografischer Entwickler	» Para-Aminoverbindung » Kreuzsensibilisierungen mit u. a. PTD, IPPD, Dispers Orange 3, Benzocain » Verunreinigung in temporären Henna-Tattoos » typisches Berufsallergen im Friseurgewerbe	[10, 37, 47]

Tab. 5: Fortsetzung

Allergen	Vorkommen	Bedeutung/Anmerkung	Literatur
p-Toluylendiamin (PTD)	» Ausgangsstoff für Farbstoffherstellung » oxidative Haarfarben	» Para-Aminoverbindung » in Deutschland mittlerweile häufiger in oxidativen Haarfärbeprodukten enthalten als PPD » Kreuzsensibilisierungen (s. PPD) » typisches Berufsallergen im Friseurgewerbe	[47, 51]
Azofarbstoffe (z. B. Dispers Orange 3)	» Farbstoffe für Textilien/Leder/Pelze	» Para-Aminoverbindungen => Kreuzreaktion mit u. a. PPD oder PTD möglich	[22]
Bleich-/Blondierungsmittel			
Ammoniumpersulfat	» Haarblondierungsmittel » Bleichmittel in Foto-, Druck-, Farbstoffindustrie	» typisches Berufsallergen im Friseurgewerbe » Kann auch Soforttypreaktionen der Haut und Schleimhäute hervorrufen	[5, 47]
Desinfektionsmittel			
Glutaraldehyd	» Flächen- und Instrumentendesinfektionsmittel » Fixiermittel in Histochemie » Gerbstoff in Leder	» kaum noch Verwendung als Desinfektionsmittel, aber häufiger im Einsatz als Formaldehyd » beruflich relevant z. B. in Gesundheitsberufen, bei Reinigungskräften	[30]
Polyvidon-Jod	» Haut-und Wunddesinfektion	» irritatives Potential => häufig falsch positive, irritative Testreaktionen	[4]
Naturstoffe			
Kolophonium	» Wundpflaster » Kleber » Politur, Wachse » Farben, Lacke » Flussmittel beim Weichlöten » Holzprodukte (z. B. Möbel, Papier)	» Harz aus Nadelhölzern, enthält Abietinsäure » aerogene (luftgetragene) allergische Kontaktekzeme möglich » Weiterverarbeitung zu Tallöl, welches u. a. in Kühlschmierstoffen eingesetzt wird » betroffene Berufsgruppen: u.a. Metallbearbeiter, Löter, Holzbearbeiter (Tischler, Zimmerer), Maler, Gärtner, Forstarbeiter	[11]

Tab. 5: Fortsetzung

Allergen	Vorkommen	Bedeutung/Anmerkung	Literatur
Kompositen (Compositae)	Pflanzen aus der Familie der Korbblütler »» Lebensmittel: z. B. Kopfsalat, Endiviensalat, Artischocke »» Blumen, Kräuter: z. B. Ringelblume, Arnika, Kamille, Mutterkraut, Schafgarbe, Dahlie, Sonnenblume »» Naturkosmetika, medizinische Externa (z. B. Massageöl)	»» Hauptallergen: Sesquiterpenlactone »» typisches Berufsallergen für Gärtner, Floristen, Landwirte, Beschäftigte in der Lebensmittelverarbeitung (z. B. Köche) »» aerogene (luftgetragene) allergische Kontaktekzeme möglich	[20]
Perubalsam	»» Extrakte enthalten Duft- und Aromastoffe, die u. a. in Kosmetika, Lebensmitteln und Tabak verwendet werden	»» Naturstoff aus > 200 Verbindungen »» Marker für Duftstoff-Sensibilisierung »» erhöhte Sensibilisierungsraten bei älteren Personen mit chronischen Beingeschwüren oder Stauungsekzemen	[14]
Propolis	»» (Natur-)Kosmetika »» medizinische Externa »» Polituren, Wachse	»» wird von Bienen hergestellt => besteht u. a. aus Bienenwachs »» enthält Pollen, ätherische Öle »» Gruppensensibilisierung mit Kolophonium und Perubalsam	[52]
Terpentin(öl)	»» Verdünner, Lösungsmittel »» Lacke, Farben »» Klebstoffe »» Polituren, Wachse »» Kosmetika: z. B. Teebaumöl, ätherische Öle	»» Harzausflüsse verschiedener Nadelhölzer »» industrielle Verwendung ist in den letzten Jahren stark zurückgegangen »» Assoziation mit Duftstoff-Sensibilisierung durch Vorkommen in ätherischen Ölen	[6]

Tab. 5: Fortsetzung

Allergen	Vorkommen	Bedeutung/Anmerkung	Literatur
Salbengrundlagen			
Wollwachsalkohole	» Kosmetika » medizinische Salben/Cremes » Druckfarben » Polituren » Kühlschmierstoffe	» trotz weiter Verbreitung geringe Sensibilisierungsrate » Sensibilisierungen häufiger bei Patienten mit atopischer Dermatitis, Stauungsekzemen und Beingeschwüren » Amerchol® L101 enthält Wollwachsalkohole	[42]
Cetylstearylalkohol	» Kosmetika » medizinische Salben/Cremes	» Gemisch aus Stearylalkohol und Cetylalkohol: strukturell eng verwandt => meist Sensibilisierung gegenüber beiden Alkoholen » trotz weiter Verbreitung geringe Sensibilisierungsrate	[42]

Konzept der allergischen Kreuzreaktion

Allergenmoleküle und ihre Bindungsstellen (Epitope) sind bei ähnlicher Struktur die Basis immunologischer/klinischer Kreuzreaktionen. Dabei ruft eine primäre allergische Sensibilisierung gegen ein definiertes Molekül/Epitop (Allergen A) sekundär eine (immunologische/klinische) Reaktion auf ein strukturell ähnliches Molekül/Epitop (Allergen B) hervor.

Beispiele:

» Bei Birkenpollenallergie (durch Sensibilisierung gegen Major-Allergen Bet v 1) entstehen häufig immunologische (IgE-vermittelte) und klinische Kreuzreaktionen gegen strukturähnliche PR-10-Proteine (Bet v 1-homologe Proteine; s. Abb. 3), z. B. in anderen Pollen (Hasel, Erle, Eiche, Buche) oder vielen pflanzlichen Nahrungsmitteln (Kern- u. Steinobst, Nüsse, Karotten, Gemüse, Soja; s. Abb. 1a).

» Bei Kontaktallergie gegen das zur Herstellung von vorwiegend dunklen Farbstoffen verwendete p-Phenylendiamin entstehen potenziell immunologische (T-Zell-vermittelte) und klinische Kreuzreaktionen auf andere kleine Moleküle mit ähnlicher Struktur (Abb. 4).

Die Diagnostik mit komplexen Extrakten wird häufig durch Kreuzreaktionen (mit den enthaltenen Allergenen) erschwert (s. Abb 1.). Die diagnostische Trennschärfe und Treffsicherheit lässt sich durch die Anwendung definierter Moleküle für die Testung erhöhen (s. Kap. 4.2).

Wichtig: Allergische Kreuzreaktionen besitzen eine große Bedeutung für das Verständnis von Reaktionen auf Allergene in z. T. völlig andersartigen Allergenquellen (bei Typ-I-Allergie biologische entfernt verwandte Arten, Gattungen oder Familien, bei Typ-IV-Allergie z. B. breite Palette von Alltags- oder Berufsprodukten).

Offene Fragen zur Allergenität

Warum bestimmte Proteine/Moleküle Allergien verursachen, lässt sich nicht pauschal beantworten. Folgende Faktoren spielen wahrscheinlich eine Rolle:

» Allergengröße, Partikelbindung, Löslichkeit (Aeroallergene), Hitze- und Säurestabilität sowie enzymatische Resistenz (Nahrungsmittelallergene), chemische Reaktivität (Kontaktallergene)

» Vorkommen und Allergenkontakt (Exposition, Dauer, Allergenmenge)

» leichter Zugang/Kontakt zum Immunsystem, vor allem den antigenpräsentierenden Zellen (APZ) mit Rezeptoren zur immunologischen Mustererkennung (sog. „Pattern Recognition Receptors")

Nutzen der Allergenforschung

Kenntnisse zu den Allergenen und zugehörige Methoden lassen sich z. B. in den folgenden Bereichen nutzen:

» Allergiediagnostik (neue Reagenzien, neue Tests, neue Labormethoden)

» Untersuchungen zu Verbreitung, Entwicklung und Verlauf allergischer Sensibilisierungen (z. B. in Bevölkerungs-, Kohorten- oder Vergleichsstudien)

» Allergenbestimmungen (qualitativer und quantitativer Allergennachweis, z. B. in Luft, Staub, Nahrungsmitteln, Alltags- und Berufsstoffen)

» Qualitätskontrollen diagnostischer und therapeutischer Allergenpräparate (z. B. Produkte zur allergenspezifischen Immuntherapie, s. Kap. 4.8)

» Grundlagen-, angewandte oder klinische Forschung:

› Allergenforschung im engeren Sinne (Biologie, Aerobiologie, Chemie, Biochemie, Molekularbiologie, Strukturbiologie von Allergenen),

› Namensgebung (www.allergen.org), Einordnung in Allergenfamilien, Bedeutung (Relevanz) der Allergene u.v.a.

› Interaktion mit dem Immunsystem („Warum eigentlich ein Allergen?")

› Erforschung von Sensibilisierungswegen und der Entstehung allergischer Symptome an bestimmten Organen

› Verbesserung der molekularen Diagnostik als zukünftigem Bestandteil einer allergologischen Präzisionsmedizin

› Entwicklung neuer Allergentherapeutika (natürlich oder künstlich hergestellte biomedizinische Produkte)

Wichtige Fragen für die klinische Allergologie

In der klinischen Allergologie werden Allergene auch nach folgenden Kriterien bewertet:

» Auslöser von Allgemeinsymptomen/Lokalsymptomen

» akute / chronische Organreaktionen/Erkrankungen

>> immunologischer Reaktionstyp (Typ I–IV, s. o.)

>> weite / geringe Verbreitung

>> häufige / seltene Sensibilisierung

>> bedrohlich / kaum gefährlich

>> vermeidbar / unvermeidlich

>> Umweltallergen / häusliches Allergen / Berufsallergen

Die Übersicht zu den Allergenen wird durch ihre Vielfalt, ihre variable geografische Verbreitung und international rasch wachsende Detailinformationen erschwert. Die zukünftige Herausforderung besteht darin, die zunehmenden Kenntnisse aus diversen Wissensgebieten zu bündeln, einzuordnen und in Form einer modernen Allergenkunde für die klinische Medizin/ Allergologie zu nutzen und in der Öffentlichkeit – sofern sinnvoll – in verständlicher Form zu verbreiten.

Fazit

>> Die häufigsten allergischen Erkrankungen (allergische Atemwegserkrankungen und Nahrungsmittelallergien durch IgE-Antikörper) beruhen auf Allergenen aus der Natur.

>> Es handelt sich überwiegend um mittlerweile bekannte Eiweißstoffe (Proteine) aus diversen Allergenquellen, z. B. Pollen windbestäubender Pflanzen, Milben(kot), Säugetier(sekret)e, Schimmelpilzsporen, pflanzliche und tierische Nahrungsmittel.

>> Das zunehmende Wissen um die Proteinallergene (www.allergome.org), ihre Verfügbarkeit, strukturbedingte Verwandtschaft und Einteilung in Allergenfamilien wird immer mehr für eine

präzisere IgE-Diagnostik genutzt (sog. „molekulare Allergologie").

>> Seltenere allergische Atemwegserkrankungen (z. B. allergische Lungenentzündung, „Alveolitis") beruhen wahrscheinlich ebenfalls auf Eiweißstoffen und ihren Zuckerseitenketten (Glykoproteine) in Bakterien oder Schimmelpilzen.

>> Verzögert auftretende Allergien an der Haut (allergisches Kontaktekzem, sog. Typ-IV-Allergie) werden überwiegend durch kleine Moleküle (Chemikalien) in Alltags- und Berufsstoffen verursacht.

>> Bekannte Typ-IV-Allergene sind Metallsalze (z. B. Nickelsulfat), Konservierungs-, Duft- und Farbstoffe, Gummiinhaltsstoffe, Bestandteile von Kunstharzen, Klebern, Desinfektionsmitteln, Blondier- und Bleichmitteln sowie besonderen Naturstoffen (z. B. Kolophonium, Perubalsam, Propolis).

>> Arzneimittel und ihre Stoffwechselprodukte (Metaboliten) können ebenfalls vielfältige allergische Reaktionen auslösen.

Handlungsbedarf

Forschung

Proteinallergene (Auslöser der IgE-vermittelten Soforttyp[Typ-I]-Allergien) werden meist global identifiziert, charakterisiert und publiziert. Internationale, frei zugängliche, englischsprachige Allergen-Datenbanken (www.allergen.org; www.allergome.org) enthalten bereits umfangreiche Informationen und Verweise (Links).

Die Erforschung von Kontaktallergenen (Auslöser von Kontaktekzemen durch Typ-IV-Allergie) und ihrer (berufs)dermatologischen Bedeutung sollte besser unterstützt werden. Dies ist besonders wichtig vor dem Hintergrund, dass die Allergenexposition in diesem Bereich einem stetigen Wandel unterliegt und das Spektrum der zur Verfügung stehenden kommerziellen Testallergene nicht ausreicht, um Kontaktekzeme zufriedenstellend abzuklären. Studien zu neuen Kontaktallergenen und Ermittlung adäquater Testmodalitäten (z. B. Testkonzentrationen) werden durch das Arzneimittelgesetz erschwert und bedürfen daher besonderer Förderung. Regelmäßig erfasste und ausgewertete Epikutantest-Resultate durch den Informationsverbund Dermatologischer Kliniken (IVDK) sind wertvolle Monitoring-Instrumente zur Prävention von Kontaktallergien. Hier ist dringend eine bessere öffentliche Unterstützung geboten.

Das Gleiche gilt für allergische Arzneimittelreaktionen. Dringender Forschungsbedarf besteht zu den potenziellen Medikamenten bzw. ihren Metaboliten (Stoffwechselprodukte) als verantwortlichen Allergenen. Eine öffentliche Förderung dieser Forschung ist unbedingt geboten, da sie meistens ohne industrielle Drittmittelförderung auskommen muss.

Detailinformation zu Allergenen

Proteinallergene (Typ-I-Allergene) als Auslöser von Soforttyp-Allergien werden in internationalen Datenbanken gelistet (s. o.).

Bedarf besteht an einer deutschsprachigen Datenbank zu Kontaktallergenen (Typ-IV-Allergene) mit wichtigen Informationen (s. Tab. 5).

Großer Bedarf besteht ebenso an einer umfangreichen Datenbank zu Arzneimitteln als potenziellen Auslösern allergischer Reaktionen und deren diagnostischer Abklärung. Da international ebenfalls keine webbasierte Datenbank existiert, stellt eine mit öffentlichen Mitteln und Forschungsgeldern unterstützte, ggfs. multinational organisierte Datenbank zu den Auslösern von Medikamentenallergien eine wichtige Zukunftsaufgabe dar.

Balancierte Kommunikation zu Allergenen

In den Medien wird das Thema „Allergene" häufig entweder oberflächlich, fehlerhaft und verniedlichend oder reißerisch bzw. ängsteschürend abgehandelt. Allergene und Allergenquellen werden meistens nicht unterschieden. So können die erfreulichen Fortschritte der Allergenforschung (Stichwort „molekulare Allergologie") auch nicht abgebildet werden.

Zukünftig wären mehr seriöse und verständliche Informationen zu den wichtigsten Allergenen wünschenswert. Dies ist eine Herausforderung angesichts der verschiedenen Zielgruppen mit unterschiedlichen Interessen:

》 Betroffene (Allergiker) und ihre Angehörige,
》 Personen mit Risikoberufen,
》 Patienten- und Verbraucherschutzorganisationen,
》 medizinische Berufe (z. B. allergologisch arbeitende Ärzte),
》 verantwortliche Behörden,
》 Krankenversicherungsträger,
》 (politische) Entscheidungsträger im Gesundheitssystem,
》 Industrie,
》 Medien.

Grundsätzlich besteht ein hoher Bedarf an einer besseren Aufklärung zu den Allergenen (z. B. über unabhängige Informationsdienste wie www.allergieinformationsdienst.de). Dabei zählt die Balance zwischen korrekter, verständlicher Information zu den Allergenen und seriöser Risikoeinschätzung, ohne Ängste zu schüren.

Die Übersicht zu den Allergenen wird durch ihre Vielfalt, ihre variable geografische Verbreitung und international rasch wachsende Detailinformationen erschwert. Die zukünftige Herausforderung besteht darin, die zunehmenden Kenntnisse aus diversen Wissensgebieten zu bündeln, einzuordnen und die Öffentlichkeit in verständlicher Form zu informieren.

Forderungen

» Ausgewogene Kommunikation zu Allergenen in den Medien sowie seriöse und verständliche Informationen zu den wichtigsten Allergenen an verschiedene Zielgruppen
» Erforschung des aktuellen Stellenwerts individueller Allergene und deren klinischer Bedeutung, auch im beruflichen Kontext
» Einrichtung von Datenbanken zu Allergenen inkl. Kontaktallergenen und Arzneimittelallergenen in Deutschland

Literatur

1. Aalto-Korte K, Kuuliala O, Suuronen K, Alanko K. Occupational contact allergy to formaldehyde and formaldehyde releasers. Contact Dermatitis 2008; 59: 280–289.
2. Aerts O, Goossens A, Lambert J, Lepoittevin JP. Contact allergy caused by isothiazolinone derivatives: an overview of non-cosmetic and unusual cosmetic sources. Eur J Dermatol 2017; 27: 115–122.
3. Ahlstrom MG, Thyssen JP, Menne T, Johansen JD. Prevalence of nickel allergy in Europe following the EU Nickel Directive – a review. Contact Dermatitis 2017; 77: 193–200.
4. Amschler K, Fuchs T, Geier J, Buhl T. In search of a better patch test concentration for povidone-iodine. Contact Dermatitis 2017; 77: 346–347.
5. Becker D, Geier J, Lessmann H, et al. Bewertung der Auswirkung einer berufsgedingten Sensibilisierung durch Ammoniumpersulfat im Rahmen der Feststellung einer Minderung der Erwerbsfähigkeit gemäß Nr. 5101 der Anlage 1 zur Berufskrankheitenverordnung (BeKV). Dermatol Beruf Umwelt 2010; 58: 185–189.
6. Becker D, Lessmann H, Diepgen TL, et al. Bewertung der Auswirkung einer berufsbedingten Sensibilisierung durch Terpentinöl im Rahmen der Feststellung einer Minderung der Erwerbstätigkeit gemäß der Nr. 5101 der Anlage 1 zur Berufskrankheitenverordnung (BeKV). Dermatol Beruf Umwelt 2010; 58: 135–138.
7. Bennike NH, Zachariae C, Johansen JD. Trends in contact allergy to fragrance mix I in consecutive Danish patients with eczema from 1986 to 2015: a cross-sectional study. Br J Dermatol 2017; 176: 1035–1041.
8. Breuer K, Uter W, Geier J. Epidemiological data on airborne contact dermatitis – results of the IVDK. Contact Dermatitis 2015; 73: 239–247.
9. Diepgen TL, Dickel H, Becker D, et al. Beurteilung der Auswirkung von Allergien bei der Minderung der Erwerbsfähigkeit im Rahmen der BK 5101: Thiurame, Mercaptobenzothiazole, Dithiocarbamate, N-Isopropyl-N'-phenyl-p-phenylendiamin. Dermatol Beruf Umwelt 2008; 56: 11–24.
10. Diepgen TL, Naldi L, Bruze M, et al. Prevalence of contact allergy to p-phenylenediamine in the European general population. J Invest Dermatol 2016; 136: 409–415.
11. Downs AM, Sansom JE. Colophony allergy: a review. Contact Dermatitis 1999; 41: 305–310.
12. Frosch P, Schnuch A, Uter W. Kontakt-Dermatitis. 1. Auflage. München Deisenhofen: Dustri-Verlag, 2014.
13. Geier J, Krautheim A, Uter W, Lessmann H, Schnuch A. Occupational contact allergy in the building trade in Germany: influence of preventive measures and changing exposure. Int Arch Occup Environ Health 2011; 84: 403–411.
14. Geier J, Lessmann H, Becker D, et al. Auswirkung einer berufsbedingten Sensibilisierung gegen Perubalsam bei der BK 5101. Derm Beruf und Umwelt 2008; 56: 158–159.

15. Geier J, Lessmann H, Hillen U, Skudlik C, Jappe U. Sensitization to reactive diluents and hardeners in epoxy resin systems. IVDK data 2002-2011. Part I: reaction frequencies. Contact Dermatitis 2016; 74: 83–93.

16. Geier J, Lessmann H, Hillen U, Skudlik C, Jappe U. Sensitization to reactive diluents and hardeners in epoxy resin systems. IVDK data 2002–2011. Part II: concomitant reactions. Contact Dermatitis 2016; 74: 94–101.

17. Geier J, Lessmann H, Mahler V, et al. Occupational contact allergy caused by rubber gloves – nothing has changed. Contact Dermatitis 2012; 67: 149–156.

18. Geier J, Lessmann H, Schnuch A, Uter W. Recent increase in allergic reactions to methylchloroisothiazolinone/methylisothiazolinone: is methylisothiazolinone the culprit? Contact Dermatitis 2012; 67: 334–341.

19. Gimenez-Arnau AM, Deza G, Bauer A, et al. Contact allergy to preservatives: ESSCA★ results with the baseline series, 2009–2012. J Eur Acad Dermatol Venereol 2017; 31: 664–671.

20. Gordon LA. Compositae dermatitis. Australas J Dermatol 1999; 40: 123–128; quiz 9-30.

21. Homann A, Schramm G, Jappe U. Glycans and glycan-specific IgE in clinical and molecular allergology: sensitization, diagnostics, and clinical symptoms. J Allergy Clin Immunol. 2017; 140: 356–268.

22. Isaksson M, Ale I, Andersen KE, et al. Patch testing to a textile dye mix by the international contact dermatitis research group. Dermatitis 2015; 26: 170–176.

23. Jappe U. Allergie auf Säugetierfleisch. alpha-Gal: Neues Epitop, neue Entität? Hautarzt 2012; 63: 299–306.

24. Jappe U. Verzögerte Anaphylaxie durch versteckte Nahrungsmittelallergene. Allergologie 2014; 37: 265–274.

25. Jappe U. Nomenklatur der Allergene. Hautarzt 2018; 69: 90–91.

26. Jappe U, Schwager C. Relevance of lipophilic allergens in food allergy diagnosis. Curr Allergy Asthma Rep 2017; 17: 61.

27. Kleine-Tebbe J, Jakob T (Hrsg). Molekulare Allergie-Diagnostik. 1. Auflage. Berlin Heidelberg: Springer-Verlag, 2015.

28. Knudsen BB, Larsen E, Egsgaard H, Menne T. Release of thiurams and carbamates from rubber gloves. Contact Dermatitis 1993; 28: 63–69.

29. Knudsen BB, Menne T. Contact allergy and exposure patterns to thiurams and carbamates in consecutive patients. Contact Dermatitis 1996; 35: 97–99.

30. Landeck L, Skudlik C, John SM, et al. Bewertung der Auswirkung einer berufsbedingten Sensibilisierung durch Glutaraldehyd im Rahmen der Feststellung einer Minderung der Erwerbsfähigkeit gemäß der Nr. 5101 der Anlage 1 zur Berufskrankheitenverordnung (BeKV). Dermatol Beruf Umwelt 2011; 59: 36–40.

31. Lundov MD, Johansen JD, Carlsen BC, et al. Formaldehyde exposure and patterns of concomitant contact allergy to formaldehyde and formaldehyde-releasers. Contact Dermatitis 2010; 63: 31–36.

32. Matricardi PM, Kleine-Tebbe J, Hoffmann HJ, et al. EAACI Molecular Allergology User's Guide. Pediatr Allergy Immunol 2016; 27 (Suppl 23): 1–250.

33. Molin S, Bauer A, Schnuch A, Geier J. Occupational contact allergy in nurses: results from the Information Network of Departments of Dermatology 2003-2012. Contact Dermatitis 2015; 72: 164–171.

34. Petersen A, Becker W-M, Jappe U. What makes peanuts so allergenic? J Serb Chem Soc 2013; 78: 321–331.

35. Ramos L, Cabral R, Goncalo M. Allergic contact dermatitis caused by acrylates and methacrylates – a 7-year study. Contact Dermatitis 2014; 71: 102–107.

36. Schnuch A, Geier J, Brasch J, Uter W. The preservative iodopropynyl butylcarbamate: frequency of allergic reactions and diagnostic considerations. Contact Dermatitis 2002; 46: 153–156.

37. Schnuch A, Lessmann H, Frosch PJ, Uter W. para-Phenylenediamine: the profile of an important allergen. Results of the IVDK. Br J Dermatol 2008; 159: 379–386.

38. Schnuch A, Lessmann H, Geier J, Uter W. Contact allergy to preservatives. Analysis of IVDK data 1996-2009. Br J Dermatol 2011; 164: 1316–1325.

39. Schnuch A, Schwitulla J. Decrease in nickel allergy in women after the second EU nickel directive. Contact Dermatitis 2013; 69: 253–256.

40. Schnuch A, Uter W, Geier J, Lessmann H, Frosch PJ. Sensitization to 26 fragrances to be labelled according to current European regulation. Results of the IVDK and review of the literature. Contact Dermatitis 2007; 57: 1–10.

41. Schwager C, Kull S, Behrends J, et al. Peanut oleosins associated with severe peanut allergy-importance of lipophilic allergens for compre-

hensive allergy diagnostics. J Allergy Clin Immunol 2017; 140: 1331–1338 e8.

42. Skudlik C, John SM, Becker D, et al. Begründung für die Beurteilung der Auswirkungen von Allergien gegenüber Wollwachsalkoholen und Cetylstearylalkohol im Rahmen der MdE-Bewertung. Dermatol Beruf Umwelt 2008; 56: 66–69.

43. Thyssen JP, Jensen P, Carlsen BC, et al. The prevalence of chromium allergy in Denmark is currently increasing as a result of leather exposure. Br J Dermatol 2009; 161: 1288–1293.

44. Thyssen JP, Menne T, Liden C, et al. Cobalt release from implants and consumer items and characteristics of cobalt sensitized patients with dermatitis. Contact Dermatitis 2012; 66: 113–122.

45. Trautmann A, Kleine-Tebbe J. Allergologie in Klinik und Praxis. 3., vollständig überarbeitete Auflage. Stuttgart, New York: Georg Thieme Verlag, 2017: 480.

46. Uter W, Gefeller O, Geier J, Schnuch A. Contact sensitization to cobalt – multifactorial analysis of risk factors based on long-term data of the Information Network of Departments of Dermatology. Contact Dermatitis 2014; 71: 326–337.

47. Uter W, Gefeller O, John SM, Schnuch A, Geier J. Contact allergy to ingredients of hair cosmetics – a comparison of female hairdressers and clients

based on IVDK 2007-2012 data. Contact Dermatitis 2014; 71: 13–20.

48. Uter W, Geier J. Contact allergy to acrylates and methacrylates in consumers and nail artists – data of the Information Network of Departments of Dermatology, 2004–2013. Contact Dermatitis 2015; 72: 224–228.

49. Uter W, Geier J, Frosch P, Schnuch A. Contact allergy to fragrances: current patch test results (2005–2008) from the Information Network of Departments of Dermatology. Contact Dermatitis 2010; 63: 254–261.

50. Uter W, Hegewald J, Pfahlberg A, et al. Contact allergy to thiurams: multifactorial analysis of clinical surveillance data collected by the IVDK network. Int Arch Occup Environ Health 2010; 83: 675–681.

51. Vogel TA, Heijnen RW, Coenraads PJ, Schuttelaar MA. Two decades of p-phenylenediamine and toluene-2,5-diamine patch testing – focus on co-sensitizations in the European baseline series and cross-reactions with chemically related substances. Contact Dermatitis 2017; 76: 81–88.

52. Wagner E, Becker D, Dickel H, et al. Bewertung der MdE bei einer Propolisallergie als Folge einer BK 5101. Dermatol Beruf Umwelt 2009; 57: 77–80.

53. Wedi B. Alpha-Gal in Therapeutika : Relevanter als gedacht? Hautarzt 2017; 68: 246–247.

3 Allergische Krankheitsbilder

3.1 Allergische Krankheitsbilder: Einführung

Allergische Krankheiten sind nicht neu. Sie wurden bereits in der antiken medizinischen Literatur (China, Ägypten, Griechenland) beschrieben. Einzelne historische Persönlichkeiten können mit gewisser Berechtigung als „Allergiker" bezeichnet werden, z. B. Pharao Menes (2640 v. Chr.), Kaiser Augustus oder Richard III. von England. Die unbestreitbare Zunahme allergischer Erkrankungen hat jedoch in der zweiten Hälfte des 20. Jahrhunderts eingesetzt (s. a. Kap. 1.3).

Allergien kann man nach verschiedenen Gesichtspunkten gliedern, etwa:

» nach Organen (z. B. Allergien der Nase, des Auges, der Haut etc.),
» nach Symptomen (z. B. Urtikaria = Nesselsucht, Ekzem, Schnupfen, Asthma etc.),
» nach Pathomechanismen (unterschiedliche Reaktionswege des Organismus zum Beschwerdebild, z. B. IgE-Reaktion),
» nach zeitlichem Verlauf (akute und chronische Reaktionen),
» nach der Gefährlichkeit (leicht, chronisch krank machend bis lebensbedrohlich),
» nach Allergenen (z. B. Nahrungsmittelallergie, Tierhaarallergie, Arzneimittelallergie etc.).

All diese streng logisch durchgezogenen Gliederungen führen jedoch notwendigerweise zu Überschneidungen oder Wiederholungen. Der lebende Organismus verhält sich nicht immer nach logischen Gesichtspunkten, noch viel weniger im pathophysiologischen (erkrankten) Zustand.

In der klinischen Allergologie hat sich eine Einteilung allergischer Erkrankungen nach unterschiedlichen Pathomechanismen seit vielen Jahren durchgesetzt. Diese Einteilung wurde von den Engländern *Coombs* und *Gell* erstmals vorgeschlagen, inzwischen erweitert und hat sich in der Praxis in der Bezeichnung von allergischen Reaktionstypen (Tab. 1) durchgesetzt. Die häufigsten allergischen Erkrankungen sind verschiedenen Reaktionstypen zugeordnet, wobei die moderne experimentelle Allergologie zahlreiche Kombinationen und Überschneidungen verschiedener Pathomechanismen bei ein und demselben Krankheitsbild aufgezeigt hat (s. a. Kap. 1.2).

Voraussetzung für die Diagnose einer allergischen Erkrankung ist neben der entsprechenden klinischen Symptomatik und der Vorgeschichte immer der Nachweis einer immunologischen Sensibilisierung, der entweder im Hauttest oder im Reagenzglas (in vitro) durch den Nachweis von spezifischen Antikörpern oder spezifischen Zellen erfolgen kann (s. a. Kap. 4.2). Verwirrenderweise können die für klassische allergische Erkrankungen bekannten Symptome auch durch nicht immunologische Mechanismen ausgelöst werden. Man spricht dann von „Pseudo-Allergie", wobei sich der Begriff „Pseudo" lediglich auf die Nichtnachweisbarkeit von Immunreaktionen beschränkt und keineswegs in den

Geruch von „Einbildung" kommen darf; pseudoallergische Reaktionen können tödlich verlaufen! Häufige Beispiele hierfür sind Überempfindlichkeitsreaktionen gegen Arzneimittel, z. B. örtliche Betäubungsmittel, Röntgenkontrastmittel, Narkosemittel sowie Lebensmittelzusatzstoffe (s. a. Kap. 3.13).

Allergien können in allen Altersstufen auftreten. Bestimmte Arten von Allergien (insbesondere atopisches Ekzem und Asthma bronchiale) zeigen einen bevorzugten Beginn im Kindesalter (s. a. Kap. 3.16).

Hier bieten sich entsprechend auch die besten Ansatzpunkte für eine primäre Prävention, d. h. eine Verhinderung der Allergisierung (s. a. Kap. 4.11).

Allergien können unterschiedlich schwer verlaufen, von milden Beschwerden eines leichten Schnupfens bis hin zu lebensbedrohlichen anaphylaktischen Reaktionen, z. B. durch Insektengift, Latex, Nahrungsmittel, oder Asthma bronchiale. Die Lebensqualität betroffener Patienten ist auch bei scheinbar leichteren Krankheitsformen (z. B. Heuschnupfen) erheblich beeinträch-

Tab. 1: Klassifikation allergischer Reaktionen (nach *Ring*, erweitert nach *Coombs* und *Gell*).

Typ	Pathogenese	Klinische Beispiele
I	IgE	Anaphylaxie allergische Rhinitis allergisches Asthma bronchiale allergische Konjunktivitis allergische Urtikaria allergische Gastroenteritis (atopisches Ekzem?)
II	zytotoxisch	hämolytische Anämie Agranulozytose thrombozytopenische Purpura
III	Immunkomplexe	Serumkrankheit Immunkomplex-Anaphylaxie Vaskulitis Alveolitis Nephritis Arthralgie
IV	zellulär	Kontaktdermatitis (atopisches Ekzem?) Arzneimittel-Exantheme (Purpura pigmentosa) (Id-Reaktionen)
V	granulomatöse Reaktionen	Injektionsgranulome (z. B. Filler)
VI	„stimulierende" („neutralisierende") Überempfindlichkeit	reverse Anaphylaxie chronische Autoimmun-Urtikaria

tigt. Viele allergische Hauterkrankungen gehen mit hohem Leidensdruck infolge des quälenden Juckreizes (z. B. Urtikaria, Neurodermitis) einher und führen zu erheblichen Einschränkungen im Alltagsleben für die Betroffenen und ihre Familien.

Im Folgenden beschränkt sich die Darstellung im Weißbuch auf die häufigsten allergischen Krankheitsbilder, ohne dass deren Vielfalt und der potenziell lebensbedrohliche Charakter auch seltener Erkrankungen im Einzelfall vergessen werden dürfen. Dabei besitzt die Reihenfolge keinen wertenden Charakter bezüglich des Schweregrades oder der individuellen oder sozioökonomischen Bedeutung der einzelnen Krankheitsbilder.

» Von den wissenschaftlichen Gesellschaften erarbeitete Leitlinien zur Diagnostik und Therapie der Patienten sind als Standard anzuerkennen. Die hier formulierten Leistungen und therapeutischen Maßnahmen sind dem Patienten bedarfsorientiert zu gewähren. Zur Qualitätssicherung in der medizinischen Versorgung der Patienten ist auf die Einhaltung der Leitlinien zu achten.

Forderungen

» Schaffung von interdisziplinären Forschungseinrichtungen, die den Anschluss an die internationale Forschung und damit internationale Kooperationen erlauben
» Schaffung von Lehrstühlen für Allergologie mit verschiedenen Organschwerpunkten, die als Keimzentren für eine verbesserte Forschung und Lehre sowie letztendlich Krankenversorgung dienen (vertikale Vernetzung)
» Stärkung der interdisziplinären Zusammenarbeit durch horizontale Vernetzung der Versorgungsstrukturen (zwischen niedergelassenen Ärzten, Schwerpunktzentren und Universitäten)

3.2 Anaphylaxie

Die Anaphylaxie ist die Maximalvariante einer allergischen Soforttypreaktion. Sie ist charakterisiert als ein plötzlich auftretendes und schwer verlaufendes Krankheitsbild nach Kontakt mit einer auslösenden Substanz (z. B. Allergen). Als akute systemische Reaktion kann sie ein oder mehrere Organsysteme erfassen und dementsprechend je nach Schweregrad mit unterschiedlichen Symptomen einhergehen. Die Erscheinungen setzen rasch ein und können sich bis zum anaphylaktischen Schock entwickeln. In seltenen Fällen kann die Reaktion auch zum Tode führen. Bis zu einem Drittel der Betroffenen erleiden wiederholt anaphylaktische Reaktionen. Dieses Risiko ist besonders hoch bei einer Nahrungsmittelallergie. Daraus ergibt sich eine erhebliche Belastung der Betroffenen für den Alltag (Kindergarten, Schule) und die Lebensqualität.

Epidemiologie

Es gibt wenige epidemiologische Studien zur Häufigkeit anaphylaktischer Reaktionen. Die Lebenszeitprävalenz in der Gesamtbevölkerung wird auf 2–5 % geschätzt [11]. Jedoch zeigen aktuelle Zahlen weltweit, dass vor allem die Häufigkeit der nahrungsmittel- und medikamenteninduzierten Anaphylaxie in den letzten Jahren zugenommen hat, obgleich die Mortalität stabil geblieben ist [1, 6, 8, 15].

Die Häufigkeit der Anaphylaxie ist vom Auslöser und der Definition abhängig. Während schwere Anaphylaxien selten sind, treten leichtere Formen (Hautausschlag) häufiger auf. So sind etwa 1–5 % der Bevölkerung von einer Insektengiftanaphylaxie (vor allem Bienen- oder Wespengift) betroffen. Die Häufigkeit einer Anaphylaxie durch Nahrungsmittel wird mit 2–3 % angegeben [16]. Eine Anaphylaxie durch Arzneistoffe kann z. B. durch Gabe von Röntgenkontrastmitteln (1–3 %), nichtsteroidale Antiphlogistika (1 %) oder auch Betalaktamantibiotika wie z. B. Penicillin (1–3 %) auftreten.

Das Anaphylaxie-Register wurde 2006 in Berlin gegründet und erfasst standardisiert Online-Daten von über 100 Zentren vor allem aus Deutschland, aber auch europaweit. Bis 2018 konnten mehr als 11.000 Fälle dort registriert werden. Die häufigsten Auslöser einer Anaphylaxie mit Beteiligung des Respirations- und kardiovaskulären Systems sind bei Kindern Nahrungsmittel und bei Erwachsenen Insektengifte und Arzneimittel (Abb. 1) [17].

Krankheitsbild – klinische Symptomatik

Eine anaphylaktische Reaktion kann ein oder mehrere Organsysteme betreffen. Leitsymptome der Anaphylaxie sind:

)) Haut und/oder hautnahe Schleimhaut (80–90% der Betroffenen [13]: flächenhafte Rötungen (Flush), Juckreiz, Quaddeln, (Urtikaria), umschriebene Schwellungen vor allem im Gesichtsbereich (Angio- bzw. Quincke-Ödem)

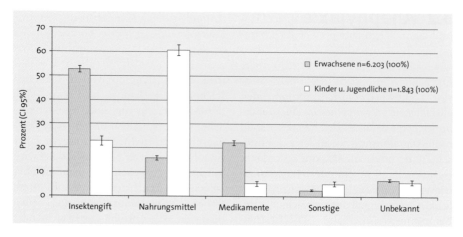

Abb.1: Die häufigsten Auslöser einer Anaphylaxie im Erwachsenen- und Kindesalter (Daten aus dem Anaphylaxie-Register, Stand 03/2017 bezogen auf n = 8.046).

) Magen-Darm-Trakt (20–40% der Betroffenen): Übelkeit, Bauchschmerzen, Erbrechen und Durchfall
) Atemwege (bis zu 70% der Betroffenen): Schnupfen, Heiserkeit, Husten, Atemnot, Obstruktion, Atemstillstand
) Herz-Kreislauf-System (bis zu 60 % der Betroffenen): Pulsbeschleunigung (Tachykardie), Blutdruckabfall (Schwindel, Schwächegefühl), Herzrhythmusstörungen, Kreislaufschock, Kreislaufstillstand

Daten aus dem Anaphylaxie-Register zeigen, dass die Haut und Schleimhäute am häufigsten betroffen sind [17]. Nicht immer treten alle Symptome gleichzeitig auf. Bei sehr schweren Reaktionen können manchmal die Hauterscheinungen sogar fehlen, was die Diagnosestellung einer Anaphylaxie erschwert. Nach ihrer Intensität werden anaphylaktische Reaktionen in verschiedene Schweregrade eingeteilt, die von Hauterscheinungen bis hin zum Herz-Kreislauf- und/oder Atemstillstand reichen

[13]. Bisher gibt es weltweit kein einheitliches klinisches System, um den Schweregrad zu definieren; dies ist Gegenstand aktueller Forschungsarbeiten [16].

Nach schweregradorientierter Therapie – manchmal auch spontan – klingen die Symptome einer Anaphylaxie innerhalb weniger Stunden wieder vollständig ab. Ein Rückfall nach mehreren Stunden ist aber möglich (biphasische Reaktion, die bei 10–20% der Betroffenen auftritt). Ein Atem- und/oder Herzstillstand kann zum Tod des Patienten führen. Auch dauerhafte Organschädigungen – vor allem Hirnfunktionsstörungen – sind möglich. Eine Anaphylaxie während der Schwangerschaft kann zu schwerer Schädigung des ungeborenen Kindes führen.

Auslöser und Mechanismen

Die Anaphylaxie entsteht durch eine Aktivierung von Zellen des Immunsystems. In erster Linie sind dies Mastzellen in der Haut und den Schleimhäuten, aber auch basophile Granulozyten im Blut. Diese Zellen können entweder über IgE-Antikörper oder durch eine direkte Freisetzung von Botenstoffen aktiviert werden. Zuletzt wurden auf Mastzellen G-Proteine (Membranproteine) identifiziert, die für diesen Mechanismus verantwortlich sind [7]. Die Auslöser können über den Magen-Darm-Trakt (oral), durch Injektion (Stich oder Infusion) und auch durch die Haut bzw. hautnahen Schleimhäute in den Organismus gelangen. Bei bestimmten Grunderkrankungen (z. B. der Mastozytose), die mit einer Vermehrung von Mastzellen einhergehen, treten häufiger Anaphylaxien auf [2].

Die häufigsten Auslöser einer Anaphylaxie sind grundsätzlich Nahrungsmittel, Insektengifte und Medikamente [16]. Die Reihung der Häufigkeit der Auslöser ist altersabhängig, regional unterschiedlich und wird auch durch die Art der Erhebung (patientenbezogen oder arztbezogen) bestimmt.

Bei Kindern ist der häufigste Auslöser einer nahrungsmittelabhängigen Anaphylaxie die Erdnuss, gefolgt von Haselnuss, Weizen sowie Hühnerei und Kuhmilch. Bei Erwachsenen sind die häufigsten Nahrungsmittelallergene, die eine schwere allergische Reaktion auslösen, Weizen, Meeresfrüchte, Haselnuss, Soja und Sellerie [4, 16].

Bei den Insektengiften sind Bienen- und Wespengift die häufigsten Auslöser. Bei Erwachsenen kommt die Wespengiftallergie häufiger als die Bienengiftallergie vor, während bei Kindern Bienen- häufiger als Wespengift einen Auslöser darstellt [16].

Für Medikamente rangieren die Betalaktamantibiotika und die nichtsteroidalen Antiphlogistika unter den häufigsten Auslösern einer Anaphylaxie. Aber auch andere Medikamente wie Protoneninhibitoren und nicht zuletzt die spezifische Immuntherapie selbst können schwere allergische Reaktionen auslösen [16].

Grundsätzlich kann jedes Protein pflanzlicher oder tierischer Herkunft eine Anaphylaxie auslösen. Im Anaphylaxie-Register sind Einzelfälle beschrieben, die durch Goji-Beeren, Fenchel, Kardamom oder pflanzlichen Hustensaft ausgelöst wurden [19]. Solche Auslöser können auf seltene und/oder neue Allergene hindeuten.

Wichtig ist die Kenntnis von Risikofaktoren für eine Anaphylaxie einerseits und Augmentations- oder Summationsfaktoren andererseits (Tab. 1). Sie können sowohl das Auftreten einer Anaphylaxie begünstigen als auch den Schweregrad beeinflussen. So kommt es bei gleichzeitiger Einwirkung eines Auslösers zusammen mit Faktoren wie körperlicher Anstrengung, psychischer Belastung, Aufnahme von Alkohol oder bestimmten Medikamenten (z. B. Betablocker, ACE-Hemmer, entzündungshemmende Medikamente) oder dem Vorliegen bestimmter Erkrankungen wie der Mastozytose oder auch der gleichzeitigen Einwirkung mehrerer Allergene zur Anaphylaxie (Summations-Anaphylaxie), während einzelne Auslöser vertragen werden [5]. Die zur Auslösung einer Reaktion erforderlichen Mengen können verschwindend gering sein, z. B. Kontamination eines Trinkglases mit Penicillin, aber es sind manchmal auch sehr große Allergenmengen notwendig, um Reaktionen auszulösen [5].

Daher schließt die Tatsache, dass bestimmte Auslöser manchmal in der Folge vertragen werden, das Auftreten einer anaphylaktischen Reaktion zu einem späteren

103

Tab. 1: Risikofaktoren für schwere Anaphylaxie nach multivariater Analyse (nach [20]).

Parameter	Relative Bedeutung (Konfidenzintervall)	
Alter	5,50	(2,94–8,06)
begleitende Mastozytose	3,96	(2,83–5,10)
Insekten als Auslöser	3,79	(0,91–6,68)
männl. Geschlecht	3,08	(2,48–3,69)
psychologische Belastung	2,87	(2,26–3,48)
Betablocker	2,68	(2,15–3,20)
Medikamente als Auslöser	2,54	(2,02–3,06)
starke körperliche Anstrengung	2,40	(0,74–3,96)
leichte körperliche Anstrengung	2,34	(1,20–3,49)
ACE-Hemmer	2,17	(1,04–2,65)
begleitendes Asthma	2,15	(1,04–2,65)
begleitende atopische Dermatitis	1,71	(1,04–2,38)
mäßige körperliche Anstrengung	1,51	(0,65–2,38)
Nahrungsmittel als Auslöser	1,51	(0,93–2,09)
begleitende Schilddrüsenerkrankung	1,46	(0,10–2,81)

Zeitpunkt nicht aus. Eine sachgerechte Allergiediagnostik ist bei allen Patienten, die ein derartiges Ereignis erlebt haben, zwingend erforderlich [9, 11, 14]. Die Dunkelziffer anaphylaktischer Todesfälle und auch schwerer Reaktionen ist wahrscheinlich höher als vermutet, da es sich bei den Betroffenen häufig um ansonsten gesunde, jüngere Patienten handelt (unklarer Herztod).

Diagnostik und Therapie

Hier muss zwischen der Erkennung der anaphylaktischen Reaktion im Notfall und der daran sich anschließenden Akutbehandlung und dem langfristigen Management der betroffenen Patienten unterschieden werden. Die Betreuung eines Patienten mit einer Anaphylaxie umfasst nach Durchführung der Notfallbehandlung die Abklärung des Auslösers und das Langzeitmanagement

im Alltag. Sämtliche Maßnahmen sind zusammenfassend in der Leitlinie zum Management der Anaphylaxie niedergelegt [11]. Die Akuttherapie muss rasch eingeleitet werden und richtet sich in der Behandlungsintensität nach dem Schweregrad.

Wird die Reaktion überlebt, kommt es rasch und meist ohne bleibende Gesundheitsschäden zum Abklingen der Symptome. Dies täuscht viele Patienten und Ärzte über das fortbestehende Risiko bei künftigen Kontakten mit dem Auslöser hinweg. Andererseits können die Angst vor weiteren Reaktionen und sich daraus entwickelnde Vermeidungsstrategien die Lebensqualität der Patienten stark beeinträchtigen.

Entscheidend für das Patientenmanagement ist die sichere Identifizierung des Auslösers durch eine sorgfältige Allergiediagnostik (Anamnese, Haut- und In-vitro-Test und ggfs. Provokationstest) (Abb. 2). Bei einer Nahrungsmittel- und Arzneimittel-Anaphylaxie sind spezifische Provokationen oft zur sicheren Identifikation des Auslösers notwendig. Dazu werden schrittweise ansteigende Mengen der vermuteten auslösenden Substanz (Nahrungsmittel oder Arzneistoff) zugeführt. Solche Provokationstests erfolgen in Notfallbereitschaft unter stationären Bedingungen, da schwere allergische Reaktionen ausgelöst werden können. Gerade bei Nicht-IgE-vermittelten Reaktionen ist der Provokationstest die einzige Möglichkeit, diagnostisch weiterzukommen. Das Wissen bzgl. der Bedeutung von Augmentationsfaktoren hat dazu geführt, dass diese in den Provokationstestungen zunehmend berücksichtigt werden. Hierdurch kann der Anteil positiver Reaktionen deutlich gesteigert werden. Bei einer Insektengiftanaphylaxie wird kein Provokationstest durchgeführt, da hier eine kontrollierte Dosissteigerung nicht möglich ist. Die Stichprovokation ist ausschließlich der Beurteilung des Therapieeffekts erfolgreich behandelter Patienten in spezialisierten allergologischen Zentren vorbehalten [10].

Die Einführung der molekularen Allergiediagnostik hat auch bei der Diagnostik der Anaphylaxie zu einer verbesserten Sensitivität und Spezifität geführt. Bei bestimmten Auslösern ist es möglich, durch Hinzuziehung der IgE-Reaktivität gegenüber Markerproteinen Aussagen zum Risiko des Schweregrads einer Reaktion zu machen (z. B. Ara h2 bei Erdnuss) [18].

Langfristig muss ein Patient, der eine anaphylaktische Reaktion erlebt hat, den Auslöser meiden. Das ist für viele Patienten beschwerlich, da z. B. Nahrungsmittel versteckt in anderen Lebensmitteln vorkommen können (Kuhmilch in Wurst, Erdnuss in Schokolade, Sulfit in Wein etc.). Auch unbeabsichtigte Kontakte zu Insekten lassen sich nicht immer sicher vermeiden. Deshalb müssen alle Patienten nach einer anaphylaktischen Reaktion eine Notfallmedikation zur Selbstbehandlung erhalten. Kürzlich konnte ein Schulungsprogramm, das interdisziplinär und multizentrisch entwickelt wurde, im Rahmen einer Studie erstmals erfolgreich eingesetzt werden [3]. Die Daten zeigen die Effektivität einer solchen Schulung für betroffene Patienten, sodass diese in die Regelversorgung zum Management dieser chronisch rezidivierenden Erkrankung, wie bei Neurodermitis und Asthma, aufgenommen werden sollte.

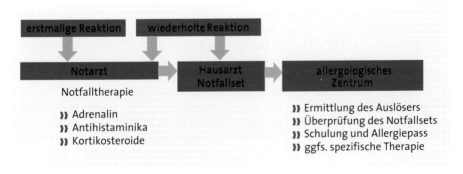

Abb. 2: Stufenkonzept zum Management einer Anaphylaxie.

Für die Insektengift-Anaphylaxie steht mit der allergenspezifischen Immuntherapie eine hochwirksame kausale Behandlungsmethode zur Verfügung. Die Therapie ist bei über 90% der Patienten effektiv, wie anhand kontrollierter Stichprovokationen in Notfallbereitschaft gezeigt werden konnte [10]. Für die anderen Auslöser der Anaphylaxie sind bislang keine Therapiemöglichkeiten zugelassen, obgleich z. B. eine Behandlung mit Anti-IgE in Einzelfallberichten positive Effekte zeigen konnte.

Die Akutbehandlung der Anaphylaxie umfasst allgemeine Maßnahmen (Legen eines intravenösen Zugangs mit Volumenzufuhr, richtige Lagerung etc.) sowie die Gabe von Adrenalin als Erstlinienmedikament und additiv Antihistaminika, Glukokortikoide und bei pulmonaler Symptomatik bronchial-erweiternde Stoffe. Bei Herz- und/oder Atemstillstand ist nur die sachgerechte Reanimation lebensrettend [11].

Patienten die eine anaphylaktische Reaktion erlitten haben, sollten einen bzw. zwei Adrenalinautoinjektoren verordnet bekommen und im Umgang mit Autoinjektoren geschult werden (Abb. 2). Das Adrenalin wird intramuskulär gegeben, um eine rasche Anflutung zu erzielen [12]. Obgleich die nationalen und internationalen Leitlinien bzgl. dieses Vorgehens einheitlich sind [9, 11, 14], zeigen die Daten aus dem Anaphylaxie-Register, dass bisher nur maximal ein Drittel der Patienten mit schweren allergischen Reaktionen diese leitliniengereichte Behandlung erhalten (Abb. 3). Daher sind Schulungsmaßnahmen nicht nur bei Patienten, sondern auch bei Ärzten, die Patienten mit einer Anaphylaxie betreuen, zwingend erforderlich.

Fazit

)) Die Anaphylaxie ist die schwerste Manifestation einer allergischen Soforttypreaktion, tritt selten auf und kann tödlich verlaufen.

)) Die häufigsten Auslöser einer Anaphylaxie sind (altersabhängig) Nahrungsmittel, Insektengift und Medikamente. Leitsymptome der Anaphylaxie betreffen die Haut oder Schleimhaut, den Magen-Darm-Trakt, die Atemwege und/oder das Herz-Kreislauf-System. Durch bestimmte Kofaktoren kann eine Anaphylaxie ausgelöst bzw. verstärkt werden.

)) Patienten, die eine schwere allergische Reaktion erlitten haben, sollen mit einem Notfallset, bestehend aus Adrenalin-Autoinjektor, Antihistaminikum und Kortikosteroid, und einem Allergiepass ausgestattet und geschult werden.

Defizite

Untersuchungen zur Häufigkeit der Anaphylaxie zeigen für die schweren Reaktionen eine geringe Inzidenz in Deutschland von ca. 1%, entsprechend der Daten aus anderen europäischen Ländern, z. B. Großbritannien [15]. Andererseits erreicht nur ein Bruchteil der Patienten die allergologischen Zentren, die eine sachgerechte Diagnostik und Therapie dieser seltenen, aber lebensbedrohlichen Manifestation einer mastzellabhängigen Reaktion beherrschen. Ursachen für diese Defizite sind aufseiten der Patienten mangelnde Aufklärung, aber auch die fehlende Verfügbarkeit der ärztlichen Spezialversorgung. Am Beispiel der spezifischen Immuntherapie, die

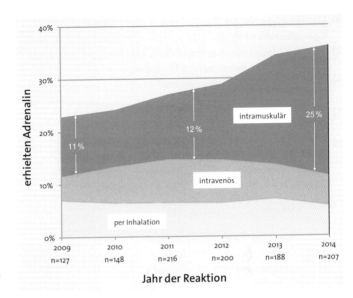

Abb. 3: Verlauf der Häufigkeit der Gabe von Adrenalin bei Anaphylaxie-Patienten (< 18 Jahre) (mod. nach [4]).

bei Patienten mit einer Insektengiftallergie eine hohe Wirksamkeit zeigt, ist diese Unterversorgung gut sichtbar. So werden nur 10 % der Betroffenen mit dieser wirksamen Therapie behandelt. Im Bereich der Nahrungsmittelanaphylaxie gibt es bis heute keine therapeutischen Verfahren im Sinne einer spezifischen Immuntherapie, die zugelassen sind. Jedoch befinden sich vielversprechende Entwicklungen auf dem Weg und stehen möglicherweise, zumindest für Patienten z. B. mit einer Erdnussallergie, in Kürze zur Verfügung. Bis dahin und auch bei zahlreichen anderen Nahrungsmittelallergenen ist die ausreichende Aufklärung der betroffenen Patienten, aber auch ihrer Angehörigen, ein wesentliches Element der Therapie. Hierzu gehören auch Informationen zum Vorkommen von Nahrungsmittelallergenen in verschiedenen Lebensmittelprodukten [18]. Auf das Problem der Allergenkennzeichnung im Zusammenhang mit einer Nahrungsmittel-

allergie wird in dem entsprechenden Kapitel gesondert eingegangen (s. Kap. 4.17).

Die oben bereits erwähnte Unterversorgung von Patienten mit Anaphylaxie in Bezug auf die Akuttherapie muss nicht nur auf der Ebene der Patienten, sondern auch auf der ärztlichen Seite verbessert werden. So müssen aufgrund der derzeitigen Vergütungssysteme der DRGs stationäre Expositionstestungen zur Abklärung einer Anaphylaxie kostendeckend, unter Einsatz einer Ernährungsfachkraft stattfinden. Weitere konkrete Defizite sollen mithilfe öffentlicher Forschungsprojekte aufgegriffen werden. Hierzu gehören im Einzelnen:

)) kontinuierliche Erfassung von Daten zur Epidemiologie der Anaphylaxie unter Berücksichtigung von Risikofaktoren, Altersgruppen, Auslösern, Diagnostik und Therapie

)) verbessertes Verständnis der molekularen Eigenschaften von Allergenen, die häufig eine Anaphylaxie auslösen

107

》 Untersuchungen zu Mechanismen der Toleranzentwicklung

》 Verständnis der Mechanismen der nicht immunologisch vermittelten Reaktion

》 Determinanten des Schweregrads einer anaphylaktischen Reaktion

》 Entwicklung sicherer Testverfahren, um eine Provokation zu ersetzen

》 patientenfreundliche Deklaration von Inhaltsstoffen in Lebensmitteln

Forderungen

》 Erkennen und Kommunikation von Risikofaktoren für die Entwicklung einer Anaphylaxie in der Bevölkerung

》 Langzeitbeobachtungen und Studien zum natürlichen Krankheitsverlauf von Patienten mit Anaphylaxie

》 Kostenübernahme des Schulungsprogramms zum Management der Anaphylaxie (AGATE e. V.)

》 Entwicklung neuer Wirkstoffe zur Akutbehandlung bzw. Applikationsformen, z. B. sublingual statt intramuskulär

》 Verbesserte Nutzung der digitalen Kommunikation für die Betreuung von Anaphylaxiepatienten

》 Ausweitung und spezialisiertes Management der spezifischen Immuntherapie bei Insektengift- und Nahrungsmittelanaphylaxie

》 Integration des Managements der Anaphylaxie in die Weiterbildung von Ärzten und Fachärzten

Literatur

1. Beyer K, Eckermann O, Hompes S, Grabenhenrich L, Worm M. Anaphylaxis in an emergency setting – elicitors, therapy and incidence of severe allergic reactions. Allergy 2012; 67: 1451–1456.
2. Brockow K, Jofer C, Behrendt H, Ring J. Anaphylaxis in patients with mastocytosis: a study on history, clinical features and risk factors in 120 patients. Allergy 2008; 63: 226–232.
3. Brockow K, Schallmayer S, Beyer K, et al. Effects of a structured educational intervention on knowledge and emergency management in patients at risk for anaphylaxis. Allergy 2015; 70: 227–235.
4. Grabenhenrich LB, Dölle S, Moneret-Vautrin A, et al. Anaphylaxis in children and adolescents: The European Anaphylaxis Registry. J Allergy Clin Immunol 2016; 137: 1128–1137.
5. Hompes S, Dölle S, Grünhagen J, Grabenhenrich L, Worm M. Elicitors and cofactors in food-induced anaphylaxis in adults. Clin Transl Allergy 2013; 3: 38.
6. Lee S, Hess EP, Lohse C, Gilani W, Chamberlain AM, Campbell RL. Trends, characteristics, and incidence of anaphylaxis in 2001-2010: A population-based study. J Allergy Clin Immunol 2017; 139(1): 182–188.e2.
7. McNeil BD, Pundir P, Meeker S, et al. Identification of a mast-cell-specific receptor crucial for pseudo-allergic drug reactions. Nature 2015; 519: 237–241.
8. Mullins RJ, Wainstein BK, Barnes EH, Liew WK, Campbell DE. Increases in anaphylaxis fatalities in Australia from 1997 to 2013. Clin Exp Allergy 2016; 46: 1099–1110.
9. Muraro A, Werfel T, Hoffmann-Sommergruber K, et al. EAACI food allergy and anaphylaxis guidelines: diagnosis and management of food allergy. Allergy 2014; 69: 1008–1025.
10. Przybilla B, Ruëff F, Fuchs T, et al. Insektengiftallergie. Allergo J 2004; 13: 186–190.
11. Ring J, Beyer K, Biedermann T, et al. Leitlinie zu Akuttherapie und Management der Anaphylaxie. Allergo J Int 2014; 23: 96.
12. Ring J, Klimek L, Worm M. Adrenalin in der Akutbehandlung der Anaphylaxie. Dtsch Aerztebl 2018 (im Druck).
13. Sampson HA. Update on food allergy. J Allergy Clin Immunol 2004; 113: 805–819.
14. Simons FE. Anaphylaxie: Recent advances in assessment and treatment. J Allergy Clin Immunol 2009; 124: 625–636.

15. Turner PJ, Gowland MH, Sharma V, et al. Increase in anaphylaxis-related hospitalizations but no increase in fatalities: an analysis of United Kingdom national anaphylaxis data, 1992–2012. J Allergy Clin Immunol 2015; 135: 956–963.
16. Worm M, Eckermann O, Dölle S, et al. Auslöser und Therapie der Anaphylaxie. Dtsch Arztebl Int 2014; 111: 367–376.
17. Worm M, Moneret-Vautrin A, Scherer K, et al. First European data from the network of severe allergic reactions (NORA). Allergy 2014; 69: 1397–1404.
18. Worm M, Reese I, Ballmer-Weber B, et al. Leitlinie zum Management IgE-vermittelter Nahrungsmittelallergien. Allergo J Int 2015; 24: 256.
19. Worm M, Sturm G, Kleine-Tebbe J, et al. Aktuelle Entwicklungen rund um die Anaphylaxie. Allergo J Int 2017; 26: 295–300.
20. Worm M, Francuzik W, Renaudin JM, et al. Factors increasing the risk for a severe reaction in anaphylaxis: An analysis of data from The European Anaphylaxis Registry. Allergy 2018; 73: 1322–1330.

3.3 Allergien der oberen Atemwege

3.3.1 Allergische Rhinokonjunktivitis (Heuschnupfen)

Einleitung

Die allergische Rhinitis ist die häufigste Immunkrankheit und eine der häufigsten chronischen Erkrankungen überhaupt – mit weiterhin ansteigender Tendenz. Fast jeder vierte Erwachsene in Deutschland und Europa ist hiervon betroffen. Die Erkrankung beginnt meist in der Kindheit und hat vielfältige Auswirkungen auf die Patienten, beispielsweise auf das Sozialleben, die schulische Leistungsfähigkeit und die Arbeitsproduktivität [4, 12, 14].

Viele andere Erkrankungen können durch die allergische Rhinitis ausgelöst werden bzw. begleiten diese (sogenannte Komorbidität), unter anderem Konjunktivitis (Bindehautentzündung), Asthma bronchiale, Nahrungsmittelallergie, atopisches Ekzem (Neurodermitis), Sinusitis etc. So ist z. B. das Asthmarisiko bei erwachsenen Patienten mit allergischer Rhinitis um den Faktor 3,2 höher als bei Gesunden. Dies kommt unter anderem in der Initiative „Allergic Rhinitis and its Impact on Asthma (ARIA)" der Weltgesundheitsorganisation (WHO) zum Ausdruck [4].

Die durch die allergische Rhinitis und ihre Komorbiditäten hervorgerufenen sozioökonomischen Folgen sind erheblich (s. Kap. 1.4).

Definition

Die allergische Rhinitis wird klinisch definiert als eine symptomatische Erkrankung der Nase, hervorgerufen durch eine IgE-vermittelte Entzündung der Nasenschleimhaut nach Allergenkontakt. Früher konnte sie klinisch unterteilt werden in eine saisonale (nur zu einer bestimmten Saison vorkommende), perenniale (ganzjährige) oder berufsbedingte Form, wobei diese Einteilung nicht durchgehend angewendet werden kann. Heute können auch in Deutschland saisonale Allergene beinahe das ganze Jahr präsent sein. Zudem zeigen perenniale Allergene saisonale Schwankungen ihrer Menge in der Atemluft über das Jahr.

Daher wurde von einer Arbeitsgruppe der Weltgesundheitsorganisation WHO eine Klassifizierung (Tab. 1) vorgeschlagen, die die Dauer der Symptomatik in den Vordergrund stellt. Die Schwere der Symptomatik soll anhand ihrer Ausprägung und anhand der Auswirkungen auf die Lebensqualität der Patienten definiert werden [4].

Symptomatik

Typischerweise beginnt die Pollenallergie mit Beschwerden wie Juckreiz in der Nase und Rötung und Fremdkörpergefühl in den Augen. Je nach Intensität des Pollenflugs beginnt dann oftmals schlagartig das Vollbild der Erkrankung mit weißlichwässrigem Sekretfluss, massivem Juckreiz, anfallsartigen Niesattacken und Nasenatmungsbehinderung sowie Rötung und Juckreiz der Augenbindehäute und Tränenfluss. Gemeinsam mit den Beschwerden tritt oftmals ein allgemeines Krankheitsgefühl mit z. B. Schwäche, Müdigkeit, Schlafstörungen und Abgeschlagenheit auf.

Tab. 1: Klassifizierung der allergischen Rhinitis (mod. nach WHO/ARIA).

Dauer der Symptomatik

intermittierend	persistierend
weniger als 4 Tage pro Woche	mehr als 4 Tage pro Woche
oder weniger als 4 Wochen	und mehr als 4 Wochen

Schwere der Symptomatik

gering	mäßig bis schwer
Symptome sind vorhanden	Symptome sind vorhanden und belastend
Symptome beeinträchtigen die Lebens-	Symptome beeinträchtigen die Lebens-
qualität nicht	qualität[1]

[1] Lebensqualitätsparameter: Schlafqualität, schulische oder berufliche Leistungen, Alltagstätigkeiten, sportliche Aktivitäten

Die pollenbedingte Rhinitis zeichnet sich vor allem durch Niesen, Sekretion und Begleitkonjunktivits aus, während ganzjährige Rhinitiden als wichtigstes Symptom eine verstopfte Nase verursachen. Bei der persistierenden Rhinitis nach neuer Definition sind alle Symptome gleichermaßen stark ausgeprägt.

Heute findet man nur noch bei etwa 20 % der Patienten einen reinen Heuschnupfen (intermittierende Rhinitis), während 40 % eine ganzjährige Symptomatik und weitere 40 % Mischformen aufweisen [1].

Die Stärke der Reaktion der Nasenschleimhaut auf einen Allergenkontakt ist vom Entzündungszustand der Schleimhaut abhängig und variiert über das Jahr [6]. Eine gesteigerte Reaktion aufgrund vorangegangenem wiederholten Kontakt zum Allergen wird als „Priming" bezeichnet [1].

Wichtig ist, dass auch ein nur vorübergehender Allergenkontakt in einer Pollensaison zu einer andauernden Entzündung der Schleimhäute führen kann (persistierende Entzündung). Somit kann der Entzündungszustand in der Nasenschleimhaut unbemerkt bestehen bleiben, auch wenn die Patienten weitgehend symptomfrei sind [1, 5]. Dies wird heute als wichtiger Mechanismus der Ausbildung einer chronischen Schleimhautentzündung angesehen.

Die unspezifische nasale Hyperreaktivität ist ein weiteres Merkmal der allergischen Rhinitis. Sie ist definiert als eine verstärkte Antwort (Niesen, Nasenverstopfung, Naselaufen) auch auf unspezifische Reize (Tabakrauch, Stäube, Geruchsstoffe, Temperaturänderungen und Anstrengung) und bildet sich meist nach länger bestehender Erkrankung aus.

Die Komorbiditäten der allergischen Rhinitis (Tab. 2) sind vielfältig und für die Patienten oftmals sehr belastend. Die durch die allergische Rhinitis bedingten Störungen der Lebensqualität und Leistungsfähigkeit reichen von Schlafstörungen mit Tagesmüdigkeit bis hin zur Verminderung der Lernfähigkeit bei Kindern [1]. Von den Kindern mit saisonaler allergischer Rhinitis leiden 80 % an begleitender Pharyngitis, 70 % an Konjunktivitis, 40 % an Asthma bronchiale und 37 % am atopischen Ekzem

111

Tab. 2: Symptome und Komorbidität der allergischen Rhinitis.

Primäre Symptome	Sekundäre Symptome	Komorbidität
Niesen	Husten	Konjunktivitis
Juckreiz	Halsschmerzen	Sinusitis
Sekretion	Lidödeme	Asthma
Obstruktion	Mundatmung/Dyspnö	atopisches Ekzem
	Schlafstörungen	Nahrungsmittelallergie
	nasale Hyperreaktivität	rezidivierender Paukenerguss
		Gedeihstörung
		eingeschränkte Leistungsfähigkeit

[1]. Insbesondere das Asthma wurde in einigen Studien als wichtige Komorbidität der allergischen Rhinitis erkannt, bei Kindern mit 32 % und bei Erwachsenen mit 16 % [1, 8]. Umgekehrt leiden über 80 % der Asthmatiker auch unter allergischer Rhinitis. Eine chronische Entzündung der Nasennebenhöhlen (Sinusitis) ist mit einer Koinzidenz von 25 % [8] eine weitere wesentliche Erkrankung, die zur Morbidität der Patienten beiträgt und in die Differenzialdiagnose der allergischen Rhinitis einbezogen werden muss. Auch häufige Mittelohrentzündungen bei Kindern oder ein chronischer Paukenerguss sind überzufällig häufig mit einer Allergie verbunden. Zumindest für Kinder besteht zudem ein nachgewiesener Zusammenhang mit Schnarchen und obstruktiver Schlafatmungsstörung [1, 4].

Diagnostik (s. auch Kap. 4.2)

Die Diagnose der allergischen Rhinitis basiert auf einer typischen Krankheitsgeschichte (Anamnese) mit allergischen Symptomen und den Ergebnissen diagnostischer Tests, die am Patienten (in vivo) und in Labortests (in vitro) erfolgen. Die klinische Untersuchung umfasst die innere Nase (Rhinoskopie), die äußere Nase und die Augen sowie die umgebende Hautregion. Standard der nasalen Untersuchung ist heute die Nasenendoskopie mit starren oder flexiblen Endoskopen.

Als Hauttests eignen sich der Prick-Test sowie der Intrakutantest mit kommerziell erhältlichen, standardisierten Allergenextrakten [13]. Bei besonderen anamnestischen Hinweisen werden auch andere Hauttests wie Reibtest, Prick-zu-Prick-Test und Scratch-Test eingesetzt [13]. Im Labor erfolgen der Nachweis von Antikörpern vom Typ IgE und evtl. Funktionstests an Zellen des Immunsystems [10].

Wesentlich ist die Unterscheidung zwischen einer Sensibilisierung im Haut- und Labortest und einer klinisch relevanten Erkrankung. Insbesondere bei ganzjährigen Allergenen kann eine Sensibilisierung ohne klinische Bedeutung vorliegen. Zur Bestätigung der klinischen Bedeutung dient insbesondere der nasale Provokationstest (der Nachweis der Schleimhautreaktion an der Nase nach Allergenkontakt) [11]. Im Einzelfall wird der Test auch eingesetzt, um bei negativem Hauttest bzw. fehlendem Nachweis allergenspezifischer IgE-Antikörper eine Reaktion der Nasenschleimhaut auf ein vermutetes Allergen aufzuzeigen (lokale IgE-Produktion).

Therapie

Die Therapie der allergischen Rhinitis hat die Beseitigung der Symptome, die Aufhebung der Entzündungsreaktion, die Gesundung der Schleimhäute und der Funktionen der Nase und die Normalisierung der Lebensqualität des Patienten zum Ziel. Sie besteht aus Karenzmaßnahmen zur Vermeidung allergischer Auslöser, der Behandlung mit Medikamenten sowie einer spezifischen Immuntherapie (Hyposensibilisierung), in Einzelfällen auch der Beseitigung chronisch gewucherter Schleimhaut. Die vollständige Karenz des auslösenden Allergens stellt die beste Behandlungsform allergischer Erkrankungen dar, ist jedoch für die meisten Allergene, wie z. B. Pollen und Milben, nur eingeschränkt möglich.

Im Bereich der Antihistaminika und topischen Steroide hat es in den vergangenen Jahren erfreuliche Weiterentwicklungen gegeben. Diese sind aber vielfach für die Patienten nicht nutzbar! Antihistaminika der sogenannten 2. Generation haben ältere Antihistaminika abgelöst, da sie Vorteile bieten, z. B. ein vermindertes Risiko an Sedation [3]. Unverständlich ist es, dass rezeptfreie Antihistaminika seit dem 1. Januar 2004 (mit wenigen Ausnahmen) nicht mehr zulasten der gesetzlichen Krankenversicherung (GKV) verordnet werden können. Verschreibungspflichtige Antihistaminika hingegen können grundsätzlich zulasten der GKV verordnet werden, jedoch sind die Hürden so hoch angesetzt, dass der verschreibende Kassenarzt Gefahr läuft, für diese Verordnung persönlich in Regress genommen zu werden.

Eine ähnliche Situation zeichnet sich bei den topischen Glukokortikosteroid-(GKS)-Nasensprays ab, wie im Weiteren dargestellt (s. u.).

Die spezifische Immuntherapie (SIT) ist neben der Allergenkarenz die einzige kausale Therapie allergischer Erkrankungen und sollte möglichst früh im Krankheitsverlauf eingesetzt werden [3, 9]. Ihre Wirksamkeit ist ausreichend belegt (Übersicht in [9]), der Nachweis der Wirksamkeit wird in den aktuellen AWMF-Leitlinien [9] mittels einer halbjährlich aktualisierten Tabelle produktspezifisch dokumentiert. Neben dem therapeutischen Aspekt ist bei der Indikationsstellung auch der präventive Aspekt einer SIT zur Vermeidung von Neusensibilisierungen und der Entwicklung eines Asthma bronchiale und weiterer o. g. Folge- und Begleiterkrankungen der allergischen Rhinitis zu beachten. Die SIT kann auch bei gleichzeitig bestehendem, partiell kontrolliertem Asthma eingesetzt werden und reduziert die nasalen und bronchialen Symptome.

Hinsichtlich der immunologischen Wirkmechanismen, der Standardisierung und Herstellung von Allergenextrakten sowie der praktischen Durchführung der sublingualen Immuntherapie und der Behandlung unerwünschter Wirkungen wird auf das Positionspapier der deutschen allergologischen Gesellschaften [9] sowie auf Kap. 4.8 in diesem Buch verwiesen.

Sonstige Therapieansätze

Humanisierte Anti-IgE-Antikörper wurden in mehreren Studien zur allergischen Rhinitis eingesetzt. Möglicherweise hat diese Therapieform eine additive Wirkung zusammen mit einer Immuntherapie; die mögliche Rolle von Anti-IgE-Antikörpern bei der allergischen Rhinitis muss jedoch weiter untersucht werden [1].

Besondere Aspekte bei Kindern

Die allergische Rhinitis ist vor dem zweiten Lebensjahr selten, nimmt aber an Häufigkeit im Schulalter deutlich zu und ist Teil des sogenannten „allergischen Marsches" während der Kindheit. Allergietests können in jedem Alter durchgeführt werden, müssen aber altersbezogen eingesetzt (z. B. Pricktest) und ausgewertet werden [10, 13].

Die Behandlungsprinzipien sind für Kinder die gleichen wie für Erwachsene. Besondere Sorgfalt muss jedoch auf die Vermeidung von für diese Altersgruppe typischen Nebenwirkungen gelegt werden, die Dosierung der Medikamente muss angepasst werden. Wenige Arzneimittel sind an kleinen Kindern erprobt worden. Hier sollten die gesetzlichen Voraussetzungen für eine Förderung der entsprechenden Forschung geschaffen werden.

Bei Kindern kann die allergische Rhinitis kognitive Funktionen und die schulische Leistungsfähigkeit beeinträchtigen. Eine weitere Beeinträchtigung durch die Einnahme sedierender oraler H_1-Antihistaminika sollte vermieden werden. Intranasale GKS sind auch im Kindesalter eine wirksame Alternative. Aufgrund des möglichen Effekts einiger topischer Steroide bei Langzeittherapie auf das Wachstum ist auf die Anwendung möglichst sicherer Präparate zu achten.

Erfolgs- und Mängelanalyse

Die allergische Rhinitis wird noch weitgehend unterschätzt, unterdiagnostiziert und untertherapiert! Die Therapie der Erkrankung ist trotz nationaler und internationaler Behandlungsrichtlinien zudem überwiegend auf den Kurzzeiterfolg und die Reduktion der Symptomatik ausgerichtet, anstatt den Patienten als chronisch erkrankten atopischen Langzeitpatienten zu sehen. Hier bedarf es dringend einer verbesserten Horizontal- und Vertikalvernetzung der Versorgungsstrukturen zur Anhebung der Versorgungsqualität.

Dieser Mangel findet seine Ursachen in der ungenügenden Ausbildung der Fachärzte und der ungenügenden Definition der in der Weiterbildung zu erwerbenden Kenntnisse (Curriculum). Aber auch die Ausbildung der Medizinstudenten ist ungenügend für eine der häufigsten chronischen Erkrankungen des Menschen überhaupt, da die Allergologie an den Universitäten kaum vertreten ist. Besonders eklatant ist der Mangel in der Forschung: Forschungseinrichtungen, die die allergische Rhinitis interdisziplinär angehen könnten, fehlen vollständig. Erst von entsprechenden Hochschulstrukturen kann mittelfristig ein positiver Einfluss auf die Qualität der Patientenversorgung erwartet werden.

Zudem zwingen Budgetvorgaben zu einem „Quartalsdenken", das dem chronischen Charakter der Erkrankung nicht gerecht werden kann. Dies führt vor allem in der Pharmakotherapie dazu, dass die nach medizinischen und wissenschaftlichen Gesichtspunkten erarbeiteten Behandlungsrichtlinien oft nicht eingehalten werden können. Von den wissenschaftlichen Gesellschaften erarbeitete Leitlinien sollten in der Diagnostik und Therapie der Patienten umgesetzt werden.

Versorgungsrelevante Bewertung von Symptomatika zur Therapie der allergischen Rhinitis

Von den o. g. Symptomatika sind viele Antihistaminika und neuerdings auch zahlreiche nasale GKS nicht verschreibungspflichtig (OTC) und daher gemäß Anlage

I der Arzneimittel-Richtlinien (AMR) zunächst grundsätzlich nicht verordnungsfähig zulasten der GKV.

Obwohl die Anwendung von Antihistaminika und topischen GKS heute international als leitliniengerechter therapeutischer Standard bei intermittierender und persistierender allergischer Rhinitis gilt, sagt dies in Deutschland also nichts aus über die Verordnungs- und Erstattungsfähigkeit dieser Präparategruppen für gesetzlich versicherte Patienten. Die Kosten für nicht verschreibungspflichtige Präparate tragen somit in der Regel die Versicherten selbst.

Ausnahmen gelten für OTC-Präparate, die bei schwerwiegenden Erkrankungen als Standardtherapie eingesetzt werden, sowie bei Kindern bis zum vollendeten 12. Lebensjahr und bei Jugendlichen mit Entwicklungsstörungen bis zum vollendeten 18. Lebensjahr.

Die schwerwiegenden Erkrankungen, bei denen in besonderen Fällen auch nicht rezeptpflichtige Antiallergika auf einem Kassenrezept verordnet werden können, sind nach der OTC-Ausnahmeliste in Anlage I der AMR kürzlich neu geregelt worden und werden in Kap. 4.6 vorgestellt.

Fazit

)) Nasale Glukokortikosteroide, insbesondere in Kombination mit einem topischen Antihistaminikum, stellen zur Zeit die erste Wahl bei der Therapie der allergischen Rhinitis dar.

)) Eine allergenspezifische Immuntherapie sollte bei trotz Antiallergika-Gebrauch symptomatischen Allergikern immer dann erwogen werden, wenn das verursachende Allergen nicht ausreichend gemieden werden kann.

Forderungen

)) Förderung der Forschung zum Verständnis der Chronizität der oberen Atemwegserkrankungen und ihrer sozioökonomischen Auswirkungen

)) Anerkennung von Patienten mit Rhinokonjunktivitis als chronisch erkrankten Langzeitpatienten und Ausrichtung der Therapie weniger an kurzzeitiger Symptomlinderung als vielmehr an einer nachhaltigen Beeinflussung der Langzeitprognose

)) Intensivierung der Forschung zur Prävention, Diagnostik und Therapie der allergischen Rhinokonjunktivitis und ihrer Folgeerkrankungen („Etagenwechsel")

)) Anerkennung von Leitlinien zur Diagnostik und Therapie als Standard zur Qualitätssicherung in der medizinischen Versorgung der Patienten und Schaffung von Versorgungsstrukturen, die eine Einhaltung von Leitlinienempfehlungen ermöglichen

Literatur

1. Bachert C, Borchard U, Wedi B, et al. Leitlinie der DGAI zur allergischen Rhinokonjunktivitis. Allergologie 2003; 26: 147–162.
2. Bachert C, Hörmann K, Mösges R, et al. An update on the diagnosis and treatment of sinusitis and nasal polyposis. Allergy 2003; 58: 176– 191.
3. Bousquet J, Lockey R, Malling H. WHO Position Paper. Allergen Immunotherapy: Therapeutic Vaccines for allergic diseases. Allergy 1998; 53 (Suppl 54): 1–42.
4. Bousquet J, van Cauwenberge P, Khaltaev N, et al. Management of allergic rhinitis and its impact on asthma (ARIA). J Allergy Clin Immunol 2001; 108: S147–334.
5. Ciprandi G, Buscaglia S, Pesce G, et al. Minimal persistent inflammation is present at mucosal level in patients with asymptomatic rhinitis and mite allergy. J Allergy Clin Immunol 1995; 96: 971– 979.

6. Klimek L, Reichenbach M, Mewes T, Mann W. Untersuchungen zur Reproduzierbarkeit und jahreszeitlichen Abhängigkeit von spezifischen intranasalen Provokationstests bei Birkenpollenallergikern. Laryngorhinootologie 1997; 76: 475–479.

7. Klimek L, Spielhaupter M, Hansen I, Wehrmann W, Bachert W. Wirksamkeit und Verträglichkeit moderner Antihistaminika in der Therapie allergischer Erkrankungen nachfolgend auf eine Anwendung generischer Antihistaminika. Allergologie 2008; 31: 41–47.

8. Lack G. Pediatric allergic rhinitis and comorbid disorders. J Allergy Clin Immunol 2001; 108 (1 Suppl): S9–15.

9. Pfaar O, Bachert C, Bufe A, et al. Leitlinie zur (allergen-) spezifischen Immuntherapie bei IgE-vermittelten allergischen Erkrankungen. Allergo J Int 2014; 23: 282.

10. Renz H, Becker WM, Bufe J, et al. In-vitro-Allergiediagnostik. Positionspapier der DGAI. Allergo J 2002; 8: 492–506.

11. Riechelmann H, Bachert C, Goldschmidt O, et al. Durchführung des nasalen Provokationstests bei Erkrankungen der oberen Atemwege – Positionspapier der Deutschen Gesellschaft für Allergologie und klinische Immunologie (Sektion HNO) gemeinsam mit der Arbeitsgemeinschaft Klinische Immunologie, Allergologie und Umweltmedizin der Deutschen Gesellschaft für Hals-Nasen-Ohrenheilkunde, Kopf- und Hals-Chirurgie. Allergo J 2002; 11: 29–36.

12. Ring J. Angewandte Allergologie, 3. Aufl. München: Urban & Vogel, 2004.

13. Ruëff F, Bergmann KC, Brockow K, et al. Hauttests zur Diagnostik von allergischen Soforttyp-Reaktionen. Leitlinie der Deutschen Gesellschaft für Allergologie und klinischen Immunologie (DGAKI). Allergo J 2010; 19: 402–415.

14. Statistisches Bundesamt. Gesundheitsbericht für Deutschland. Spezialbericht Allergien. Stuttgart: Metzler-Poeschel, 2000.

3.3.2 Rhinosinusitis

Allergische und nicht allergische Entzündungen der Nase sind häufig kompliziert durch Erkrankungen der Nasennebenhöhlen, und Nebenhöhlenerkrankungen treten nur selten ohne eine Beteiligung der Nasenschleimhäute auf; wir sprechen daher von einer „Rhinosinusitis" (Entzündung der Nase und der Nasennebenhöhlen) [2, 11]. Die akute, meist nach einer viralen Infektion der Nase durch Rhino- oder Coronaviren sich entwickelnde Rhinosinusitis ist mit einer Inzidenz von ca. 8 Millionen Fällen/Jahr eine sehr häufige Erkrankung in Deutschland. Die chronischen Formen werden jedes Jahr bei etwa 4 % der Bevölkerung diagnostiziert, wobei die Prävalenz bei 12–16 % liegen dürfte; genaue Zahlen aus epidemiologischen Erhebungen liegen hierzu für Deutschland nicht vor.

Bemerkenswert ist, dass die chronische Rhinosinusitis häufig zusammen mit Erkrankungen der unteren Atemwege wie Asthma, chronischer Bronchitis (COPD) oder allergischen Pilzerkrankungen (ABPA) einhergeht und die Entzündung der oberen Atemwege den Schweregrad der Symptome an den unteren Atemwegen stark beeinflusst. Daher ist die Diagnose und Therapie der Rhinosinusitis von großer Bedeutung im Behandlungskonzept des Asthma und der COPD. Dem steht jedoch im Wege, dass die Rhinosinusitis nicht leicht von der Rhinitis zu differenzieren ist, bzw. ohne Computertomografie (CT) und nasale Endoskopie nicht zu diagnostizieren ist; die Rhinosinusitis wird daher häufig nicht erkannt.

Die Pathophysiologie der chronischen Rhinosinusitis (CRS) ist erst teilweise geklärt; die CRS lässt sich grob in eine Form ohne und eine seltenere, aber schwerere Form mit Nasenpolypen einteilen [14], die – anhand von Biomarkern – weiter aufgeteilt werden können.

Im Jahre 2016 mussten in Deutschland folgende operativen Eingriffe aufgrund einer CRS stationär in Kliniken durchgeführt werden [10]:

» OPS 5-221 Operationen an der Kieferhöhle: 29.749

» OPS 5-222 Operation am Siebbein und an der Keilbeinhöhle: 30.476

» OPS 5-223 Operationen an der Stirnhöhle: 7.034

» OPS 5-224 Operationen an mehreren Nasennebenhöhlen: 45.957

» OPS 5-225 Plastische Rekonstruktion der Nasennebenhöhlen: 3.881

» OPS 5-229 Andere Operationen an den Nasennebenhöhlen: 1.650

Die Rhinosinusitis verursacht eine deutliche Einschränkung der Lebensqualität der Betroffenen und beträchtliche direkte und indirekte – bislang nicht bezifferte – Kosten für das Gesundheitssystem, kompliziert durch die Begleiterkrankungen der unteren Atemwege.

Akute Rhinosinusitis (ARS)

Eine unkomplizierte virale Rhinitis führt in den meisten Fällen auch zur Sinusitis, wie computertomografische Studien [8] nachgewiesen haben. Nach der viralen Infektion der Nase folgt häufig eine Entzündung, die zu den typischen Symptomen der „postviralen" Rhinosinusitis Anlass gibt: Nasenverstopfung, Sekretfluss, Sekretdrainage in den Rachen, Gesichts- und Kopfschmerzen, Geruchsverlust, und manchmal Husten, Fieber, und Zahn- und Ohrenschmerzen, begleitet von einem allgemeinen Krankheitsgefühl. Nur selten (< 4 %) wird diese virale Infektionen nach 5–10 Tagen durch Bakterien kompliziert [7]. Die bakterielle Infektion verursacht starke lokalisierte Schmerzen, verstärkt bei Palpation, und kann in seltenen Fällen v. a. bei Kindern zu schweren Komplikationen führen (Augenhöhlenabszess, Hirnhautentzündung oder Hirnabszess), die rasch durch spezialisierte Kliniken behandelt werden müssen!

Eine CT ist nur bei Verdacht auf Komplikationen und evtl. geplanter Operation durchzuführen, die Indikation muss dem Facharzt überlassen werden. Zur Diagnose einer bakteriellen ARS (Eiterfluss aus dem Kieferhöhlenostium) kann eine Nasenendoskopie – nach Abschwellung der Nase – hilfreich sein. Nasenabstriche, selbst aus dem mittleren Nasengang, sind meistens kontaminiert und demzufolge nicht aussagekräftig. Bei Erwachsenen wie auch bei Kindern mit akuter bakterieller ARS handelt es sich vorwiegend um Infektionen durch Streptococcus pneumoniae, Haemophilus influenzae und Moraxella catarrhalis.

In der täglichen Praxis wird die Diagnose einer ARS meist durch den Hausarzt aufgrund der Symptome gestellt. In der Annahme, dass es sich um ein bakteriellen Krankheitsbild handelt, wird leider noch viel zu häufig ein Antibiotikum verschrieben! Neuere Studien zeigen aber, dass eine lokale antientzündliche Behandlung mit topischen Kortikosteroiden überlegen und besser verträglich ist und die Resistenzentwicklung gegen Antibiotika vermindert [9]!

Diese Empfehlungen haben sich auch in den nationalen und internationalen Richtlinien niedergeschlagen [7, 9]. Antibiotika – entsprechend den nationalen Empfehlungen [11] – sind nur bei einem begründeten Verdacht einer bakteriellen Rhinosinusitis bzw. einer Komplikation indiziert. Die Gabe von abschwellenden Nasentropfen (Cave: Rhinitis medikamentosa nach längerem Gebrauch!) und Schmerzstillern kann zur symptomatischen Behandlung erwogen werden. Sekretolytika sind nicht effektiv.

117

Chronische Rhinosinusitis (CRS)

Bei der CRS ohne Polypen geht man davon aus, dass eine Fibrose im Bereich der Schlüsselstelle für Ventilation und Drainage der Nebenhöhlen, dem so genannten ostiomeatalen Komplex, entsteht [13]. Die Rolle der Bakterien bei der Entstehung dieser Form der CRS ist eher fraglich. Eine ganzjährige allergische (und nichtallergische) Rhinitis kann zur Entstehung einer CRS prädisponieren.

Die Symptome sind unspezifisch (Nasenverstopfung und Sekretion in den Rachen) oder lokalisiert (z. B. Stirnkopfschmerzen bei isolierter Stirnhöhlenentzündung). Von einer chronischen Rhinosinusitis spricht man ab einer Dauer der Symptome von 12 Wochen; zu ihrer Diagnose sind eine CT und eine nasale Endoskopie unabdingbar [7, 11]. Wichtig ist, dass die CT erst nach adäquater medizinischer Behandlung (6–8 Wochen topische Kortikosteroide und Antibiotika, v. a. Makrolidantibiotika in niedriger Dosierung wegen ihrer antientzündlichen Effekte) und nicht während eines viralen Infektes erfolgt. Die CT dient der präoperativen Evaluation der beteiligten Nebenhöhlen, dem Ausschluss von Tumoren, Meningozelen oder Mukozelen, und hilft bei der Entschlüsselung anatomischer Anomalien.

Die Differenzialdiagnose der Gesichts- und Kopfschmerzen ist komplex, weshalb neurologische und ophthalmologische Untersuchungen oft indiziert sind. Eine einseitige Nasenobstruktion, möglicherweise mit Schmerzen oder blutigem Sekret, weist evtl. auf eine Tumorerkrankung hin und muss dem Facharzt vorgestellt werden.

Bislang gibt es keine operationssparende Arzneimitteltherapie bei der CRS. Die Operation wird heute endoskopisch endo-nasal ausgeführt, wobei die Erfolgsquote hoch und die Komplikationsrate bei entsprechender Erfahrung des Operateurs niedrig liegt. Von wesentlicher Bedeutung ist die postoperative Nachsorge, die die Behandlung mit topischen Kortikosteroiden und bei Bedarf Antibiotika einschließt. Antimykotika werden nur bei immunreaktiven oder invasiven Formen einer Pilzerkrankung eingesetzt.

Die CRS mit Nasenpolypen stellt eine chronisch-persistierende Entzündung dar, vergleichbar dem nichtallergischen Asthma („Asthma der oberen Atemwege"), und tritt häufig (ca. 40 %) mit diesem zusammen auf [2]. Ein Kennzeichen der beidseitigen Polyposis nasi bei Erwachsenen ist die hohe Zahl von Eosinophilen in der Schleimhaut bei etwa 70–90 % der Patienten. Es hat sich – vergleichbar dem Asthma – erwiesen, dass Interleukin-5 ein Schlüsselzytokin darstellt, das die Eosinophilen aktiviert und deren natürlichen Zelltod verhindert [5, 12]. Die Behandlung der Nasenpolypen mit humanisierten anti-IL-5-Antikörpern kann daher eine therapeutische Option der Zukunft darstellen [3].

Nasenpolypen sind besonders häufig mit dem Keim Staphylococcus aureus kolonisiert, der Enterotoxine (Superantigene) freisetzen und die Entzündung stark anfachen kann [1, 6]. Daraus resultiert eine Amplifikation der Entzündung mit stark erhöhten Konzentrationen von Interleukin-5 und IgE (Werte bis 5.000 kU/L im Gewebe) [6]. Diese Befunde suggerieren, dass die Eradikation von Staphylococcus aureus ein wirksames Mittel zur Therapie der schweren Polyposis bei einer Subgruppe von Patienten darstellen kann.

Die Prävalenz der Nasenpolypen in der allgemeinen Bevölkerung wird auf 2–4 %

geschätzt; Patienten mit Aspirinempfindlichkeit (bis 80 %!) und nichtallergischem Asthma haben wesentlich häufiger Polypen, die Inzidenz ist höher bei Männern als bei Frauen und nimmt nach dem Alter von 40 Jahren erheblich zu. Im Kindesalter sind Nasenpolypen vor allem mit Mukoviszidose assoziiert.

Je nach Umfang der Polypenmassen innerhalb der Nase entwickeln Patienten unterschiedliche Symptome und Beschwerden: dauernder „Schnupfen", Sekretfluss in den Rachen und Verlust des Geruchssinns sind typisch, während Kopfschmerzen selten auftreten. Zur Diagnosestellung werden wiederum die Endoskopie der Nase und die CT benötigt. Da Nasenpolypen Teil einer systemischen Krankheit sein können, sind weitere Untersuchungen notwendig, um ein Asthma, eine Aspirinintoleranz (AERD) oder ein Churg-Strauss-Syndrom auszuschließen. Ebenso ist die Differenzialdiagnose wichtig: Ein Papillom, eine Mykose oder ein Tumor (Biopsie!) kann ähnliche Symptome verursachen. Ein Geruchstest, ein Allergietest und ein Blutbild (Eosinophilie) können weitere Informationen liefern.

Bei Erstdiagnose werden die Patienten mit topischen und evtl. oralen Kortikosteroiden behandelt, evtl. kombiniert mit einem Antibiotikum (v. a. Doxyzyklin). Bei fehlendem Erfolg wird dann die Indikation zur endoskopischen Chirurgie gestellt, der eine postoperative Behandlung mit topischen Kortikosteroiden über Jahre folgen muss. Die Entwicklung neuer Behandlungsstrategien ist aufgrund der Rezidivhäufigkeit dringend erforderlich [4].

Mängel- und Erfolgsanalyse

Es bestehen bis heute keine adäquaten epidemiologischen Untersuchungen zum Auftreten dieser so häufigen und volkswirtschaftlich relevanten Atemwegserkrankungen in Deutschland! Die ARS wird heute noch oft als bakterielle Erkrankung missverstanden und fälschlicherweise mit Antibiotika behandelt; daraus resultieren unnötige bakterielle Resistenzen. Die CRS wird dagegen zu selten diagnostiziert und folglich zu wenig behandelt. Dies hat schwere Konsequenzen für die Lebensqualität der Patienten, insbesondere dann, wenn gleichzeitig ein Asthma oder eine COPD besteht. Nur eine klar strukturierte Überweisungspolitik zum HNO-Facharzt kann dieses Problem beheben. Die gegenwärtigen evidenzbasierten Leitlinien für beide Erkrankungen sind – aufgrund ihrer Frequenz und ihrer sozioökonomischen Konsequenzen wäre das zu fordern – den Allgemeinärzten nicht ausreichend bekannt. Und schließlich wird in Deutschland nur sehr begrenzt Forschung auf diesem Gebiet betrieben, die therapieorientiert ist.

Fazit

▶▶ Die akute Rhinosinusitis ist fast immer viral bedingt; Antibiotika sind nur bei bakterieller Infektion (selten) indiziert.

▶▶ Komplikationen treten nicht oft auf, müssen aber fachärztlich behandelt werden.

▶▶ Die chronische Rhinosinusitis ist mit über 10 % Prävalenz der Bevölkerung häufig und wird in eine Form ohne und eine Form mit Nasenpolypen unterteilt. Patienten mit einem Typ-2-Endotyp haben häufig Asthma. Operationen sind bei Typ-2-Nasenpolypen häufig nicht langfristig erfolgreich. Neue Behandlungsstrategien (Biologika) sind derzeit in der Entwicklung.

Forderungen

» Durchführung epidemiologischer Untersuchungen zur Prävalenz und sozioökonomischen Bedeutung der Rhinosinusitis und Polyposis nasi

» Verbesserung der Diagnostik und Therapie von Patienten mit chronischer Sinusitis und Polyposis nasi

» Aufklärungskampagnen zur Therapie der akuten Rhinosinusitis und der chronischen Rhinosinusitis, insbesondere bei obstruktiven Atemwegserkrankungen

» Entwicklung von Verbund-Forschungsaktivitäten zur Verbesserung der Klassifikation, zur Aufklärung der Pathophysiologie und Identifikation von neuen therapeutischen Ansätzen

Literatur

1. Bachert C, Gevaert P, Holtappels G, et al. Total and specific IgE in nasal polyps is related to local eosinophilic inflammation. J Allergy Clin Immunol 2001; 107: 607–614.
2. Bachert C, Gevaert P, van Cauwenberge P. Nasal polyposis and sinusitis. In: Adkinson NF, Yunginger JW, Busse WW, Bochner B, Holgate S, Simons E (eds). Allergy: Principles and Practice. 7. ed. St. Louis: Mosby, 2009.
3. Bachert C, Mannent L, Naclerio RM, et al. Effect of Subcutaneous Dupilumab on Nasal Polyp Burden in Patients with Chronic Sinusitis and Nasal Polyposis. A Randomized Clinical Trial. JAMA 2016; 315: 469–479.
4. Bachert C, Van Bruaene N, Toskala E, et.al. Important research questions in allergy and related diseases: Chronic rhinosinusitis and nasal polyposis: A GA2LEN paper. Allergy 2009; 64: 520–533.
5. Bachert C, Zhang L, Gevaert P. Current and future treatment options for adult chronic rhinosinusitis: Focus on nasal polyposis. J Allergy Clin Immunol 2015; 136: 1431–1440.
6. Bachert C, Zhang N, Patou J, van Zele T, Gevaert P. Role of staphylococcal superantigens in upper airway disease. Curr Opin Allergy Clin Immunol 2008; 8: 34–38.
7. Fokkens W, Lund V, Bachert C et al. EAACI Position Paper on Rhinosinusitis and Nasal Polyposis: Executive Summary. Allergy 2005; 60: 583–601.
8. Gwaltney JM, Phillips CD, Miller RD, Riker DK. Computed tomographic study of the common cold. N Engl J Med 1994; 330: 25–32.
9. Meltzer EO, Bachert C, Bloom M, Staudinger H. Treating acute rhinosinusitis: comparing the efficacy and safety of mometasone furoate nasal spray, amoxicillin and placebo. J Allergy Clin Immunol 2005; 116: 1289–1295.
10. Statistisches Bundesamt Wiesbaden; Destatis: DRG-Statistik 2016. Operationen und Prozeduren auf Basis der 4-stelligen OPS der vollstationären Patientinnen und Patienten in Krankenhäusern. Destatis 2017
11. Stuck BA, Beule A, Jobst D, et al. S2k-Leitlinie Rhinosinusitis, AWMF-Register-Nr. 017/049 und 053-012. HNO 2018; 66: 38–74.
12. Tomassen P, Vandeplas G, van Zele T, et al. Inflammatory endotypes of chronic rhinosinusitis based on cluster analysis of biomarkers. J Allergy Clin Immunol 2016; 137: 1449–1456.
13. Van Bruaene N, L Derycke, Perez-Novo CA, et al. TGF-beta protein and receptor expression, and intracellular signaling in chronic rhinosinusitis. J Allergy Clin Immunol 2009; 124: 253–259.
14. Van Zele T, Claeys S, Gevaert P, Holtappels G, Van Cauwenberge P, Bachert C. Differentiation of chronic sinus diseases by measurement of inflammatory mediators. Allergy 2006; 61: 1280–1289.

3.4 Allergisches Asthma bronchiale

Definition

Asthma ist eine heterogene, multifaktorielle, meist chronisch-entzündliche Erkrankung der Atemwege, die durch eine bronchiale Hyperreagibilität und/oder eine variable Atemwegsobstruktion charakterisiert ist und sich klinisch durch respiratorische Symptome (Luftnot, Brustenge, Giemen, Husten) wechselnder Intensität und Häufigkeit äußert [1].

Epidemiologie

Asthma ist eine der häufigsten chronischen Erkrankungen, die bei ca. 10% der Kinder und 5% der Erwachsenen in Deutschland auftritt. Im Kindesalter ist es die häufigste chronische Erkrankung überhaupt. Auch bei Erwachsenen ist Asthma eine häufige Ursache von Atembeschwerden.

Asthmaformen

)) *Allergisches (extrinsisches) Asthma:* Im Kindes- und Jugendalter bei der Mehrheit der Patienten, saisonal (Pollenallergie, meist mit Rhinokonjunktivitis) oder perennial.
)) *Nichtallergisches (intrinsisches) Asthma:* Häufig bei Erwachsenen ohne Nachweis einer Sensibilisierung.
)) *Eosinophiles versus nichteosinophiles Asthma:* Sputumeosinophilie >3 % oder Bluteosinophilie meistens über 300/µL bei OCS(orale Kortikosteroide)-naiven Patienten
)) *Cough-variant Asthma („Husten als Asthma-Äquivalent"):* Patienten mit chronischem trockenen Husten, häufig nachts, ohne Atemnot, Giemen und Brummen; gutes Ansprechen auf die Asthmatherapie
)) *Sonstige Asthmaformen:*
1. *Asthma bei Aspirin-Intoleranz* ("Aspirin-exacerbated respiratory disease: AERD")
2. *Anstrengungsinduzierte Bronchokonstriktion:* meist bei Sportlern – als einzige Asthmamanifestation
3. *Asthma unter körperlicher Belastung:* meist bei unkontrolliertem Asthma
4. *Asthma bei älteren Patienten:* häufig fixierte Obstruktion, Beginn häufig in der Jugend, meist Nichtraucher
)) *Schweres Asthma:*
Wenn bei guter Inhalationstechnik, Adhärenz und gesicherter Diagnose die Symptomkontrolle nur unter einer Therapie mit hochdosierten inhalativen Steroiden (ICS) + langwirksamen Beta-2-Mimetika (LABA) ± Tiotropium (LAMA) oder Einsatz von Biologika erreicht bzw. auch hierunter nicht erreicht werden kann

Besonderheiten bei Säuglingen und Kleinkindern: In dieser Altersstufe liegen oft infektbedingte, eventuell rezidivierende obstruktive Ventilationsstörungen vor, die sich im Verlauf der ersten Lebensjahre verlieren können.

121

Diagnostik

Anamnese

)) anfallsartig auftretende Atemnot, häufig auch nachts

)) trockener Husten

)) pfeifendes Atemgeräusch

)) Hinweise auf Atopie in der Eigen- und Familienanamnese

)) Triggerung durch Allergene, virale Infekte, körperliche Belastung, Stress

Klinische Untersuchungsbefunde

)) pfeifendes Atemgeräusch, verlängerte Exspiration; trockener oder obstruktiver Husten

)) im Intervall negativ

Lungenfunktion

)) im symptomfreien Intervall ggf. normal

)) meist (teil-)reversible obstruktive Ventilationsstörung

)) differenzialdiagnostisch andere obstruktive Erkrankungen (z. B. COPD [s. Tab. 1], Mukoviszidose, Sarkoidose, Bronchiektasen, Fremdkörper) ausschließen

Reversibilitätstest bei manifester Obstruktion

Bei Patienten mit nachgewiesener Atemwegsobstruktion sollte zur Bestätigung der Diagnose und zur Einschätzung des Therapieansprechens ein Reversibilitätstest mit kurzwirkenden Beta-2-Sympathomimetika (SABA: short-acting beta-2 agonists) durchgeführt werden. Im Falle eines Nichtansprechens auf SABA kann die Reaktion der FEV1 auf die probatorische Gabe inhalativer Glukokortikoide über mindestens 4 Wochen geprüft werden.

Tab. 1: Abgrenzung Asthma – COPD (Nationale VersorgungsLeitlinie [NVL] Asthma [2]). Die Merkmale sind nur als relative Kriterien anzusehen.

Typische Merkmale	Asthma	COPD
Alter bei Erstdiagnose	variabel, häufig: Kindheit, Jugend	meist 5.–6. Lebensdekade
Tabakrauchen	Risikofaktor	überwiegend Raucher
Atemnot	anfallsartig	bei Belastung
Allergie	häufig	nein
Atemwegsobstruktion	eher variabel	eher persistierend
bronchiale Hyperreagibilität	regelhaft vorhanden	möglich
Verlauf	variabel, episodisch	progredient
Ansprechen auf Kortikosteroide	regelhaft vorhanden	Langzeitansprechen variabel

Reversibilität bei Kindern

)) Normalisierung eines primär konkav deformierten exspiratorischen Schenkels der Fluss-Volumen-Kurve

)) Bei Kleinkindern: Nachweis der Reversibilität ggf. – wenn primär trockene Rasselgeräusche vorlagen – auskultatorisch.

Diagnose des Asthmas vor dem Schulalter

)) ≥ 3 asthmatypische Episoden im letzten Jahr

)) stationärer Aufenthalt wegen Symptomatik einer Atemwegsobstruktion

)) giemende Atemgeräusche/trockener Husten ohne Infekt, insbesondere bei körperlicher Anstrengung

)) Ansprechen der Symptome auf einen Therapieversuch mit Asthmamedikamenten

)) Nachweis einer Sensibilisierung auf Allergene

Stickstoffmonoxid (FeNO)

FeNO ist ein nichtinvasiver Biomarker der Atemwegsentzündung in der Ausatemluft. Bei steroidnaiven Patienten mit Werten unter 25 ppb (Kinder: < 20) ist die Diagnose zu hinterfragen; Werte über 50 ppb (Kinder: > 35) unterstützen die Diagnose.

Bronchiale Hyperreagibilität (BHR)

Sofern die Lungenfunktion nicht eingeschränkt ist, aber die Anamnese für eine Asthmaerkrankung spricht, kann die Diagnose durch den Nachweis einer bronchialen Hyperreagibilität durch Provokationstests mit Pharmaka und anderen, meist physikalischen Stimuli (Methacholin, Histamin, Kaltluft und standardisierte Laufbelastung), mit geringerer Validität auch durch eine erhöhte zirkadiane Variabilität des exspi-ratorischen Spitzenflusses PEF (Peak Expiratory Flow) gesichert werden.

Allergiediagnostik

Allergien stellen die häufigste Ursache des Asthmas im Kindes- und Jugendalter dar und sind auch im Erwachsenenalter häufig. Deshalb sollte in allen Altersgruppen bei allen Asthmapatienten mit positiver Anamnese eine allergologische Stufendiagnostik durchgeführt werden:

1. Allergie-Anamnese: Exposition häuslich und/oder berufsbedingt
2. Hauttest: Ein positiver Pricktest macht das Vorliegen eines Asthmas wahrscheinlicher.
3. Gesamt-IgE und spezifisches IgE (ggf. Major- und Minorallergene), Zahl der eosinophilen Granulozyten im Blut/µl
4. Provokationstestung: nasal oder bronchial (in Einzelfällen)
5. Diagnostische Expositionskarenz: bei Tieren im häuslichen Umfeld oder Berufsallergenen

Differenzialdiagnosen

Zu den zahlreichen Differenzialdiagnosen gehören (in alphabetischer Reihenfolge):

)) bei Symptomen oft seit der Geburt:

) Zystische Fibrose (CF)

) chronische Lungenerkrankungen des ehemaligen Frühgeborenen (bes. bronchopulmonale Dysplasie, BPD)

) primäre ziliäre Dysfunktion (PCD)

) angeborene Lungenfehlbildung

) neuromuskuläre Erkrankungen

) Immundefekte

)) bei akutem Auftreten ohne vorherige Probleme:

) Fremdkörperaspiration

) akuter respiratorischer Infekt (Bronchitis, Bronchiolitis, Bronchopneumonie, protrahierte bakterielle Bronchitis; rezidivierende Aspirationen

》 Bei nächtlichen Symptomen, verstärkter Spuckneigung:
》 Krankheiten im Bereich der oberen Atemwege
》 gastroösophagealer Reflux mit rezidivierenden Aspirationen
》》 Bei anfallsartigem Husten
》 Pertussis/postinfektöse Hyperreagibilität, Dysphagie, Schluckstörung
》》 Bei Kurzatmigkeit mit Schwindel, Kribbelparästhesien
》 dysfunktionale Atmung, z. B. Hyperventilation
》》 Bei Stridor
》 angeborene Fehlbildung der großen Atemwege
》 Laryngitis, Tracheitis
》》 Bei Trommelschlegelfinger
》 CF, Bronchiektasen
》》 Bei Gedeihstörung

》 CF, Immundefekt, pathologischer gastroösophagealer Reflux, interstitielle Lungenerkrankung

Klassifikation des Asthmas

Eine Schweregradeinteilung ist, wenn überhaupt, nur bei der Erstbeurteilung eines Patienten mit Asthma bedingt sinnvoll; die Einteilung der Krankheitsrelevanz orientiert sich vielmehr an dem Grad der Kontrolle (Tab. 2). Der Grad der Asthmakontrolle sollte in regelmäßigen Abständen überprüft werden, um festzustellen, ob die Therapieziele erreicht werden und eine Anpassung der Therapie (Intensivierung/Reduktion) indiziert ist. Es werden drei Grade der Asthmakontrolle definiert:

》》 kontrolliertes Asthma
》》 teilweise kontrolliertes Asthma
》》 unkontrolliertes Asthma

Tab. 2: Grad der Asthmakontrolle.

	Kontrolliertes Asthma bei Kindern	Kontrolliertes Asthma bei Erwachsenen	Teilweise kontrolliertes Asthma	Unkontrolliertes Asthma
			1–2 Kriterien erfüllt	mindestens 3 Kriterien erfüllt
Symptome tagsüber	keine	≤2 x/Woche	>2 x/Woche	
Symptome nachts	keine	keine	jedes Symptom	
Bedarfsmedikation	keine	≤2 x/Woche	>2 x/Woche	
Aktivitätseinschränkung	keine	keine	jede Einschränkung	
FEV$_1$	normal	normal	vermindert	
Exazerbation	keine	keine	mindestens 1 x/Jahr	in der aktuellen Woche

Therapie

Therapieziele des Asthmamanagements

Folgende Therapieziele sind in Abhängigkeit von Alter und Begleiterkrankungen des Patienten anzustreben:

)) *Vermeidung von*
) akuten und chronischen Krankheitserscheinungen (z. B. Symptome, Asthmaanfälle),
) krankheitsbedingter Beeinträchtigung der physischen, psychischen und geistigen Entwicklung,
) krankheitsbedingter Beeinträchtigung der körperlichen und sozialen Aktivitäten im Alltag,
) Komplikationen und Folgeschäden,
) unerwünschten Wirkungen der Therapie.

)) *Normalisierung* bzw. Anstreben der bestmöglichen Lungenfunktion und Reduktion der bronchialen Hyperreagibilität

)) *Verbesserung* der gesundheits- und asthmabezogenen Lebensqualität

)) *Reduktion* der asthmabedingten Letalität

Pharmakotherapie

Das Ziel der Pharmakotherapie besteht in einer Suppression der asthmatischen Entzündung und einer Verminderung der bronchialen Hyperreagibilität und der Atemwegsobstruktion. Die Medikamente werden in Bedarfstherapeutika zur raschen symptomatischen Therapie und in Langzeittherapeutika unterteilt. Die Basis der Behandlung ist antientzündlich. Die dabei wirksamsten Substanzen sind inhalative Steroide.

Die wichtigsten Antiasthmatika sind zur inhalativen Applikation verfügbar. Bei Vorliegen mehrerer Darreichungsformen eines Wirkstoffs sollte die inhalative Applikation bevorzugt werden.

Ein Stufenschema der medikamentösen Langzeittherapie für Erwachsene ist in Abbildung 1, für Kinder in Abbildung 2 dargestellt (aus Leitlinie der Atemwegsliga/DGP).

Allergenspezifische Immuntherapie (AIT)

Die Indikation zur allergenspezifischen Immuntherapie (AIT) bei allergischem Asthma bronchiale wird insgesamt zurückhaltender gestellt als bei der allergischen Rhinokonjunktivitis [3]. Die AIT kann eine ausreichende antiasthmatische/antientzündliche Therapie nicht ersetzen. Nach neueren Erkenntnissen ist der Einsatz bei auf Therapiestufe 1 oder 2 kontrolliertem (teilkontrolliertem) Asthma bronchiale als Therapieoption neben Allergenkarenz und Pharmakotherapie zu empfehlen. Zum Einsatz für die AIT werden insbesondere Präparate empfohlen, die eine Wirksamkeit bei Patienten mit Asthma in klinischen Studien gezeigt haben. Ein unkontrolliertes und schweres Asthma bronchiale stellt eine Kontraindikation für die AIT dar.

Die Diagnostik, Indikationsstellung und Auswahl der Antigene sollte nur von einem allergologisch weitergebildeten bzw. kompetenten Arzt durchgeführt werden. Der Patient sollte über das Risiko einer schweren allergischen Reaktion aufgeklärt werden. Ausrüstung und Arzneimittel zur Therapie anaphylaktischer Reaktionen sollten verfügbar sein und ihr Einsatz sollte regelmäßig geübt werden.

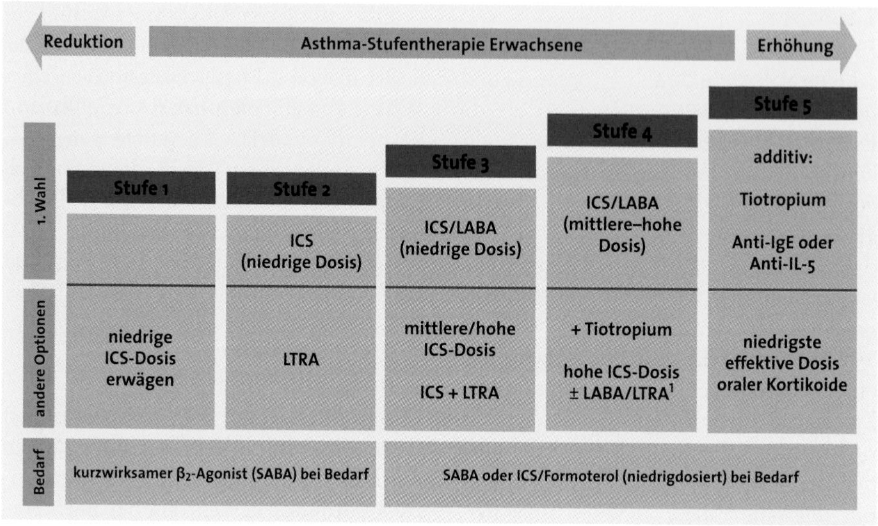

Reduktion ◄ ─── Asthma-Stufentherapie Erwachsene ─── ► Erhöhung

	Stufe 1	Stufe 2	Stufe 3	Stufe 4	Stufe 5
1. Wahl		ICS (niedrige Dosis)	ICS/LABA (niedrige Dosis)	ICS/LABA (mittlere–hohe Dosis)	additiv: Tiotropium Anti-IgE oder Anti-IL-5
andere Optionen	niedrige ICS-Dosis erwägen	LTRA	mittlere/hohe ICS-Dosis / ICS + LTRA	+ Tiotropium / hohe ICS-Dosis ± LABA/LTRA[1]	niedrigste effektive Dosis oraler Kortikoide
Bedarf	kurzwirksamer β$_2$-Agonist (SABA) bei Bedarf	SABA oder ICS/Formoterol (niedrigdosiert) bei Bedarf			

Abb. 1: Stufenschema: Medikamentöse Langzeittherapie des Asthmas bei Erwachsenen (aus [1]). ICS = inhalatives Kortikosteroid, SABA = kurzwirksames Beta-2-Sympathomimetikum, LABA = langwirksames Beta-2-Sympathomimetikum, LTRA = Leukotrienrezeptor-Antagonist.
[1] Montelukast ist nur für leichtes bis mittelschweres Asthma in Deutschland zugelassen.

Reduktion ◄ ─── Asthma-Stufentherapie Kinder und Jugendliche ─── ► Erhöhung

	Stufe 1	Stufe 2	Stufe 3	Stufe 4	Stufe 5
1. Wahl		ICS (niedrige Dosis)		mittlere ICS-Dosis ± LABA ± LTRA[1]	additiv: Anti-IgE
andere Optionen	niedrige ICS-Dosis erwägen	LTRA	ICS (mittlere Dosis)	hohe ICS-Dosis ± LABA ± LTRA[1]	ggf. niedrigste effektive Dosis oraler Kortikoide
Bedarf	kurzwirksamer β$_2$-Agonist (SABA) bei Bedarf	SABA oder ICS/Formoterol (niedrigdosiert)[2] bei Bedarf			

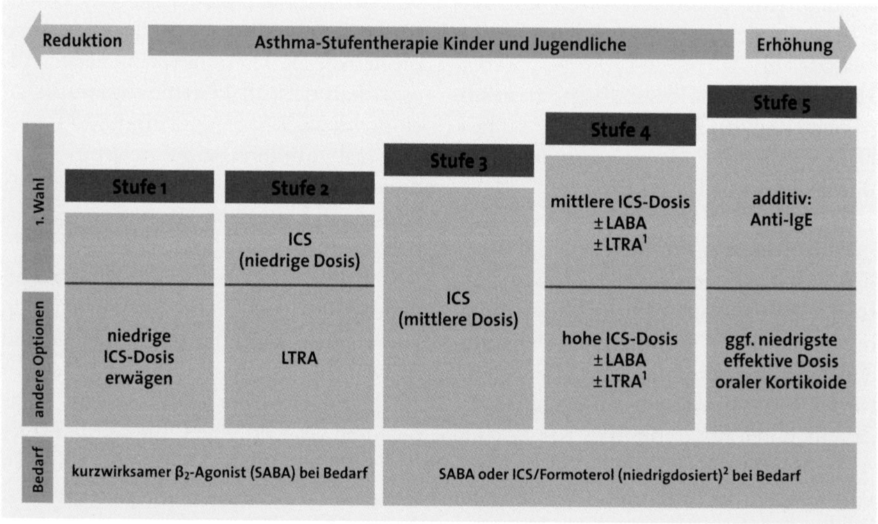

Abb. 2: Stufenschema: Medikamentöse Langzeittherapie des Asthmas bei Kindern und Jugendlichen (aus [1]). Abkürzungen s. Abb. 1.
[1] Montelukast ist nur für leichtes bis mittelschweres Asthma in Deutschland zugelassen.
[2] Bei Jugendlichen > 12 Jahre.

Schweres Asthma

Es gibt keine alleingültige Definition des schweren Asthmas. Mehrere unterschiedliche Ansätze wurden publiziert, um die Patientengruppe „schweres Asthma" zu definieren. Diese Definitionen gehen dabei von unterschiedlichen Ausgangsbedingungen aus. Genaue Prävalenzdaten über die Häufigkeit eines schweren Asthmas sind nicht vorhanden. Häufig wird als eine Schätzung abgegeben, dass ca. 5 % der erwachsenen Patienten mit Asthma unter einem schweren Asthma leiden. Dabei kommt es regelmäßig vor, dass diese Patienten mit systemischen Kortikosteroiden behandelt werden müssen. Diese Behandlung hat langfristig erhebliche Nebenwirkungen und sollte wenn möglich vermieden werden.

Patienten mit Asthma können anhand verschiedener Parameter phänotypisiert werden. Dabei können sowohl klinische als auch immunologische Kriterien verwendet werden. Bei Patienten mit schwerem Asthma ist eine Unterteilung anhand von Allergie und nachweisbarer Entzündungsreaktion sinnvoll, da dieses Implikationen für die Therapie haben kann.

Biologika sind eine therapeutische Option für Patienten mit schwerem Asthma. Adäquate Compliance, optimale Ausschöpfung konservativer therapeutischer Möglichkeiten, Behandlung von Komorbiditäten und Vermeidung von Triggerfaktoren sind Voraussetzung vor dem Beginn des Einsatzes von Biologika.

Eine sorgfältige Phänotypisierung der Patienten ist erforderlich, da die bisher verfügbaren Substanzen nur bei bestimmten Patienten Wirkung zeigen. Zugelassen zur Therapie in Deutschland sind bisher Antikörper gegen IgE (Omalizumab), IL-5 (Mepolizumab, Reslizumab) und IL-5-Rezeptor (Benralizumab).

Nichtmedikamentöse Maßnahmen

Die medikamentöse Therapie des Asthmas soll laut Leitlinien (NVL Asthma) regelmäßig durch nichtmedikamentöse Therapiemaßnahmen ergänzt werden; allerdings ist derzeit eine flächendeckende Möglichkeit einer Patientenversorgung nicht gegeben. Dazu gehören an erster Stelle ein strikter Schutz vor Passivrauchbelastung und ein Verzicht auf aktives Rauchen.

Jede Verordnung einer Inhalationstherapie erfordert die Instruktion des Patienten in die Inhalationstechnik, die regelmäßig wiederholt werden sollte. Bei Wechsel der Inhalationssysteme ist eine erneute Instruktion erforderlich. Dem Alter angepasste Asthmaschulungen sind für jeden Patienten hilfreich, aber leider nicht flächendeckend verfügbar.

Ein aktueller, schriftlich fixierter „Asthmaaktionsplan" mit Dauer- und Notfalltherapie sollte jedem Patienten zur Verfügung stehen.

Auf eine Kontrolle des Körpergewichts und regelmäßige sportliche Aktivität ist zu achten. Eine langfristige Befreiung vom Schulsport sollte unterbleiben.

Rehabilitationsmaßnahmen können sinnvoll sein, um den täglichen Umgang mit der chronischen Erkrankung besser zu bewältigen und wieder körperlich aktiver zu werden.

Maßnahmen zur Asthmaprävention

Effektive und sichere Maßnahmen zur primären und sekundären Prävention von

Asthma werden auch weiterhin ein erklärtes Ziel für die Versorgung und Gegenstand aktueller und künftiger Forschung bleiben. Mögliche Ansätze sind der Verzicht auf jegliche Art des aktiven Rauchens, die strikte Vermeidung von Aktiv-, Passivrauch- und Schimmelpilzbelastung sowie die ausgewogene Ernährung nicht nur im Kindes- und Jugendalter. Die Entbindung mit „Wunschsectio" ist für das Kind mit einem erhöhten Allergie- und Asthmarisiko verbunden und sollte kritisch beurteilt werden.

Für die kausale Behandlung der allergischen Rhinokonjunktivitis bei Gräserpollenallergie mit einer SLIT-Tablette konnte eine Reduktion der Asthmasymptome und des Medikamentenverbrauchs auch 2 Jahre nach Ende einer 3-jährigen Behandlung in einer aktuellen klinischen Studie nachgewiesen werden. Weitere Maßnahmen und ihre Bewertung zur primären Asthmaprävention werden in Kapitel 4.11 beschrieben.

Fazit

Die Prognose des Asthma bronchiale hat sich in den vergangenen 20 Jahren zunehmend verbessert. Die Asthmamortalität in Deutschland ist rückläufig, insbesondere in der Gruppe der Asthmapatienten zwischen dem 1. und 35. Lebensjahr (www.stat-bund.de).

Durch moderne Konzepte des Asthmamanagements, eine Optimierung der inhalativen Therapie und die Entwicklung neuer Antikörper für Patienten mit schwerem Asthma kann ein Großteil der Patienten mit Asthma heute adäquat und erfolgreich behandelt werden. Es bleibt aber ein Teil der Patienten, die trotz einer adäquaten Therapie weiterhin unkontrolliert sind oder für die neue Präparate noch nicht zugelassen sind (Kinder und Jugendliche). Neue medikamentöse Ansätze und therapeutische Konzepte sind für diese Patienten notwendig.

Forderungen

Forschungsbedarf

Epidemiologie

)) Bedeutung genetischer und exogener Faktoren („westlicher Lebensstil", Umweltfaktoren, Allergenexposition, usw.)

)) Prävention des Asthmas, insbesondere bei Patienten mit allergischer Rhinitis

Pathogenese

)) Ursachen der Chronifizierung der Erkrankung

)) Ablauf und Art der pathophysiologischen Prozesse, insbesondere in den initialen Phasen der Erkrankung

)) Auswirkungen der chronischen Entzündung auf Struktur und Funktion der Lunge („Remodelling") sowie den Langzeitverlauf

)) Ursachen und Mechanismen der bronchialen Hyperreagibilität

)) Definition prognostischer Parameter

)) Definition und Mechanismen des schweren Asthmas (www.german-asthma-net.de)

Therapie

)) Verbesserungen der Pharmakotherapie, insbesondere für Patienten ohne allergische oder eosinophile Entzündungsreaktion

❱❱ Evaluation von neuen Molekülen, die früh in die Entzündungskasakde eingreifen

❱❱ Bedeutung der antientzündlichen Behandlung für den Langzeitverlauf des Asthmas

❱❱ Identifizierung und Charakterisierung von therapierefraktären Untergruppen des Asthmas (schweres Asthma) (www.german-asthma-net.de)

❱❱ Bedeutung der Nebenwirkungen einer Langzeittherapie mit Steroiden (Osteoporose, Wachstumsverzögerung usw.)

Aktuelle Forschungsthemen mit Öffentlichkeitsbezug

❱❱ Gleiche Chancen für Asthmakinder in der Schule (Deutsche Atemwegsliga e.V.)

❱❱ Verbesserung der Prognose durch Programme der Basisversorgung:

❱ Asthma und Übergewicht bei Kindern

❱ Bedeutung der Komplementärmedizin bei pädiatrischen allergischen Erkrankungen

❱ Schweres allergisches Asthma (German Asthma Net e.V.)

❱ Maßnahmen zur Verbesserung der Therapietreue

❱ Versorgungsforschung: Leitlinien-Implementierung Asthma

❱ Wirkung milbenpräventiver Maßnahmen

Literatur

1. Buhl R, Bals R, Baur X, et al. Deutsche Gesellschaft für Pneumologie und Beatmungsmedizin e.V., Deutschen Atemwegsliga e.V., unter Beteiligung der Gesellschaft für Pädiatrische Pneumologie e.V. und der Österreichischen Gesellschaft für Pneumologie (Hrsg). S2k-Leitlinie zur Diagnostik und Therapie von Patienten mit Asthma. Pneumologie 2017; 71: 849–919.

2. Bundesärztekammer (BÄK), Kassenärztliche Bundesvereinigung (KBV), Arbeitsgemeinschaft der Wissenschaftlichen Medizinischen Fachgesellschaften (AWMF). Nationale VersorgungsLeitlinie Asthma – Langfassung, 2. Auflage. Version 5. 2009, zuletzt geändert: August 2013. http://www.versorgungsleitlinien.de/themen/asthma

3. Pfaar O, Bachert C, Bufe A, et al. Leitlinie zur (allergen-) spezifischen Immuntherapie bei IgE-vermittelten allergischen Erkrankungen. S2k-Leitlinie der Deutschen Gesellschaft für Allergologie und klinische Immunologie (DGAKI), der Gesellschaft für Pädiatrische Allergologie und Umweltmedizin (GPA), des Ärzteverbandes Deutscher Allergologen (AeDA), der Österreichischen Gesellschaft für Allergologie und Immunologie (ÖGAI), der Schweizerischen Gesellschaft für Allergologie und Immunologie (SGAI), der Deutschen Dermatologischen Gesellschaft (DDG), der Deutschen Gesellschaft für HNO-Heilkunde, Kopf- und Halschirurgie (DGHNO-KHC), der Deutschen Gesellschaft für Kinder- und Jugendmedizin (DGKJ), der Gesellschaft für Pädiatrische Pneumologie (GPP), der Deutschen Gesellschaft für Pneumologie und Beatmungsmedizin (DGP), des Deutschen Berufsverbandes der HNO-Ärzte (BV-HNO), des Berufsverbandes der Kinder- und Jugendärzte (BVKJ), des Bundesverbandes der Pneumologen (BDP) und des Berufsverbandes der Deutschen Dermatologen (BVDD). Allergo J Int 2014; 23: 282–319.

3.5 Berufsasthma

Einführung

Der populationsattributable Anteil beruflicher Faktoren für ein Asthma wird je nach Literaturstelle auf 10–15 % geschätzt, 80–90 % der Fälle sind allergischer Genese [9].

Nur ein geringer Anteil der Asthmaerkrankungen mit Arbeitsplatzbezug erfüllt die Bedingungen für die Anerkennung als Berufskrankheit in Deutschland. Die Zahl der jährlichen Anerkennungen eines allergischen Asthma bronchiale (BK 4301) liegt bei knapp 400, davon sind ca. 60 % durch Mehle und Backzusatzstoffe ausgelöst. Weitere häufige Berufsallergene sind Vorratsmilben, Tierallergene, Schimmelpilze, Pflanzen- und Holzallergene sowie Chemikalien wie Isocyanate und Kolophonium. Das Isocyanat-Asthma wird unter der BK-Nr. 1315 in der Berufskrankheitenliste geführt, jährliche Anerkennungen liegen bei ca. 40. Durch irritativ-toxische Stoffe ausgelöstes Berufsasthma (BK 4302) wird in ca. 200 Fällen pro Jahr anerkannt.

Nach deutschem Berufskrankheitenrecht kann sowohl die Verursachung einer obstruktiven Atemwegserkrankung als auch die richtungsgebende Verschlimmerung einer vorbestehenden schicksalhaften Atemwegserkrankung durch eine berufliche Exposition als Berufsasthma zur Anerkennung kommen. Eine richtungsgebende Verschlimmerung liegt vor, wenn der Krankheitsverlauf der vorbestehenden obstruktiven Atemwegserkrankung durch die berufliche Exposition dauerhaft verschlechtert worden ist.

Eine Berufskrankheitenanzeige bezüglich des Verdachts auf ein Berufsasthma sollte erfolgen, wenn das Krankheitsbild eines Asthmas gesichert ist, eine passende berufliche Exposition vorliegt und durch Anamnese und/oder allergologische Befunde Hinweise auf einen Kausalzusammenhang vorliegen.

Primärprävention des Berufsasthmas

Bei der Berufsberatung Jugendlicher, die einen Beruf mit hoher Allergenexposition wie Bäcker, Gärtner, Tierpfleger etc. wählen möchten, sollten folgende Kriterien berücksichtigt werden [17]:

)) Patienten mit einem Asthma sollte von Tätigkeiten mit Asthmarisiko abgeraten werden.

)) Ein positiver Pricktest sowie das Vorliegen einer bronchialen Hyperreagibilität erhöhen die Wahrscheinlichkeit für das Neuauftreten von Asthma. Der individuelle Vorhersagewert ist jedoch zu gering, um diese als alleiniges Entscheidungskriterium zu verwenden.

)) Patienten mit Risikoprofil sollten in den ersten zwei Tätigkeitsjahren engmaschig untersucht werden.

)) Wer bereits eine Sensibilisierung und spezifische Symptome gegenüber einem für seinen Beruf relevanten Allergen vorweist, sollte diesen Beruf nicht ergreifen.

)) Expositionsreduktion schützt generell!

Risikofaktoren für ein Berufsasthma

Arbeitsplatzbezogene Risikofaktoren

》 Expositionsintensität der sensibilisierend oder irritativ wirkenden Noxen: Daher sind primär Arbeitsschutzmaßnahmen sinnvoll, die die Expositionshöhen minimieren können. Hierzu gehören bei Reinigungspersonal z. B. die Auswahl von nicht atemwegssensibilisierend und -irritativ wirkenden Reinigungsmitteln, die Unterweisung der Mitarbeiter bezüglich der richtigen Verdünnung und der adäquate Einsatz von persönlichem Arbeitsschutz. Technische Schutzmaßnahmen wie individuell abgesaugte Käfige bei der Labortierhaltung können die Tierallergenexposition in der Raumluft deutlich senken [13]. Auch die Verwendung von wenig staubenden Mehlen und Backzusatzstoffen in Granulatform verringert die Exposition. Allerdings gibt es für Allergene gar keine gesundheitsbezogenen Grenzwerte, bei deren Einhaltung eine Typ-I-Sensibilisierung auszuschließen wäre, für einige atemwegsirritative Noxen existieren Arbeitsplatzgrenzwerte (AGW), die für gesunde erwachsene Individuen festgelegt wurden, die aber möglicherweise die individuelle Suszeptibilität, insbesondere bei vorbestehendem Asthma, nicht berücksichtigen [7].

Individuelle Risikofaktoren

》 Arbeitsplatzbezogene Rhinitis: Je nach Literaturstelle haben zwischen 20 % und 78 % der Patienten mit Berufsasthma zuvor bereits eine berufliche Rhinitis gehabt, im Mittel 5–6 Monate vor Beginn der Atemwegssymptome[12, 22],

》 Genetik [18],

》 Atopie (bei Exposition gegenüber hochmolekularen Allergenen). Landwirtschaftliche Tätigkeiten der Mutter während der Schwangerschaft können das Atopierisiko signifikant und anhaltend bis in das Erwachsenenalter senken [5].

Atemwegsallergene

Auf EU-Ebene sind im Anhang VI, Teil 3, Tabellen 3.1 und 3.2 der CLP-Verordnung (Regulation on Classification, Labelling and Packaging of Substances and Mixtures) Stoffe und Tätigkeiten aufgeführt, die mit H334 (früher R42) als sensibilisierend für die Atemwege zu bezeichnen sind.

Auf nationaler Ebene enthält die Technische Regel für Gefahrstoffe (TRGS) 907 ein Verzeichnis von Stoffen und Tätigkeiten, bei denen davon auszugehen ist, dass sie nach gesicherten wissenschaftlichen Erkenntnissen als sensibilisierend einzuordnen sind, die jedoch nicht in dem Anhang VI der Global Harmonized System(GHS)-CLP-Verordnung aufgeführt sind. Atemwegssensibilisierend wirkende Arbeitsstoffe sind auch in der Technischen Regel für biologische Arbeitsstoffe (TRBA)/TRGS 406 zusammengefasst. Weiterhin gibt es den IFA(Institut für Arbeitssicherheit)-Report 1/2016 von der Deutschen Gesetzlichen Unfallversicherung (DGUV) mit der Gefahrstoffliste 2016. Diese ist mit dem Anhang VI abgeglichen, es werden die H-Sätze für die Kennzeichnung verwendet. (Die H-Sätze [Hazard Statements] beschreiben Gefährdungen [engl. hazard], die von den che-

mischen Stoffen oder Zubereitungen ausgehen.)

Die Senatskommission zur Prüfung gesundheitsschädlicher Arbeitsstoffe der
Deutschen Forschungsgemeinschaft stuft
nach definierten wissenschaftlichen Kriterien Einzelsubstanzen und Stoffgemische
als atemwegssensibilisierend (Symbol: Sa)
ein [3].

Die meisten am Arbeitsplatz vorkom-
menden Inhalationsallergene sind jedoch
nicht klassifiziert und nicht als solche gekennzeichnet. Viele sind natürlichen Ursprungs, meist Proteine und biologische

Agenzien. Grundsätzlich können fast alle
ubiquitären Inhalationsallergene zu Berufsallergenen werden. Zusätzlich gibt es auch
Allergene, die nur während Produktions-
prozessen (z. B. Enzyme bei der Waschmit-
telproduktion) und bei speziellen beruflichen Tätigkeiten (z. B. Floristen mit di-
rektem Kontakt zu insektenbestäubten
Blüten) in relevantem Umfang auftreten.

Obwohl mittlerweile mehr als 360 unterschiedliche Berufsallergene identifiziert
wurden, sind Mehle, Isocyanate, Latex,
Persulfate, Aldehyde, Tierallergene, Holz-
staub, Metallsalze und Enzyme für 50–90 %

Tab. 1: Tätigkeiten und Expositionen mit besonderer Gefährdung für die Entstehung einer Berufs-
allergie der Atemwege.

Stoff	Expositionsbeispiele
Tierische und menschliche Materialien	
Haarstaub und Schuppen von Mensch und Tier	Friseurbetrieb, Landwirtschaft, Laboratorium, Veterinärwesen, Tierfarm, Zoologie
Vogelfedern	Zoohandlung, Geflügelfarm, Verarbeitung von Federn
Mäuse-, Rattenurin	Tierpflege, Versuchslaboratorien
Insekten	Biologielabor
Hausstaub- und Vorratsmilben	Landwirtschaft, Futtermittel
Bienenmilben	Imkerei
Fliegen, Küchenschaben, Heuschrecken, Mehlwurm, Mehlmotte, Reismehlkäfer	Forschungslabor, Zuchtbetrieb, Mehlverarbei-tung, Futter- und Nahrungsmittelindustrie
Zuckmücken	Zierfischfutter
Bienengift	Imkerei
Rote Spinnmilben	Obstanbau
Pflanzliche Materialien	
Mehle, Kleien	Bäckerei, Konditorei, Mühle
Getreidestaub	Landwirtschaft, Mühle

Tab. 1: Fortsetzung

Stoff	Expositionsbeispiele
Sträucher- und Blumenpollen	Gärtnerei
Tabakblätter, Tee	Anbau, Verarbeitung
Grüne Kaffeebohne, Kakao-, Rhizinusbohne	Plantagen, Dock- und Lagerarbeit
Henna	Friseurbetrieb
Schimmelpilze	Abfallwirtschaft, Landwirtschaft, Gärtnerei, Klima- und Befeuchtungsanlagen
Ficus	Gärtnerei, Zimmerpflanze, Dekoration
Latex	Pflege- und Gesundheitsberufe, Handschuhe
Holzstäube	Tischlerei, Holzbearbeitung
Biologische Enzyme	
Amylase, Xylanase, Cellulase	„Mehlberufe"
Proteasen u.a. Enzyme	Waschmittelherstellung, Küchenbetriebe
Papain, Subtilisin, Pankreatin, Trypsin	Labore, pharmazeutische Betriebe
Pektinase	Obstverwertung
Niedermolekulare Substanzen	
Isocyanate	Schaumstoffherstellung, Lacke, Klebstoffe, Füll- und Abdichtmassen, Härter
Persulfate	Friseure, Haarbleichmittel
Platinsalze	Edelmetallschneidereien, Katalysatorherstellung
Aldehyde	Desinfektionsmittel
Säureanhydride	Kunststoffe, Kunstharze, Härter, Farbstoffe
Methylmethacrylate	Zahnprothesen, Knochenzement, künstliche Fingernägel, Klebstoffe
Epoxidharze	Abdichtmassen, Kunstharze, Lacke, Klebstoffe
Kolophonium	Löten

aller Berufsallergien der Atemwege verantwortlich [30]. Tabelle 1 führt Berufsallergene und Berufe bzw. Tätigkeiten mit hoher Allergenexposition auf.

Sicherung der Diagnose Asthma

Bei der Anwendung der Standardkriterien „asthmatypische Anamnese" sowie „Nachweis einer reversiblen bronchialen Obstruktion oder einer bronchialen Hyperreagibilität" ist zu berücksichtigen, dass bei fehlender Einwirkung der ursächlichen Noxe die Atemwegsempfindlichkeit auch normal sein kann. Abwesenheit der ursächlichen Noxe ist dabei nicht nur an arbeitsfreien Tagen möglich, sondern kann auch durch das Ausüben unterschiedlicher Tätigkeiten bedingt sein. Eine detaillierte Arbeitsanamnese ist daher unerlässlich, um zu detektieren, welche beruflichen Tätigkeiten zu welchen Expositionen führen können und wann diese Tätigkeiten ausgeübt werden.

Sekundärprävention des Berufsasthmas

Die Früherkennung einer berufsbedingten allergischen Atemwegserkrankung ist entscheidend für den weiteren Krankheitsverlauf. Die Prognose einer berufsbedingten Atemwegserkrankung verschlechtert sich, je länger mit Symptomen unter der ursächlichen Exposition weitergearbeitet wird [28]. Das Risiko einer beruflichen Sensibilisierung ist in den ersten Jahren der zur Exposition führenden Tätigkeit am höchsten [2, 20]. Nach der Verordnung für

arbeitsmedizinische Vorsorge (ArbmedVV) sind bei folgenden beruflichen Expositionen gegenüber atemwegssensibilisierenden Arbeitsstoffen Pflichtvorsorgen zu veranlassen:

)) Tätigkeiten mit Exposition gegenüber Getreide- und Futtermittelstäuben bei Überschreitung einer Luftkonzentration von 4 mg/m^3 einatembarem Staub

)) Tätigkeiten mit Exposition gegenüber Isocyanaten, bei denen ein regelmäßiger Hautkontakt nicht vermieden werden kann oder eine Luftkonzentration von 0,05 mg/m^3 überschritten wird

)) Tätigkeiten mit einer Exposition mit Gesundheitsgefährdung durch Labortierstaub in Tierhaltungsräumen und -anlagen

)) Tätigkeiten mit Benutzung von Naturgummilatex-Handschuhen mit mehr als 30 µg Protein/g im Handschuhmaterial

)) Tätigkeiten mit Exposition gegenüber Mehlstaub bei Überschreitung einer Mehlstaubkonzentration von 4 mg/m^3 Luft

)) Tätigkeiten mit dermaler Gefährdung oder inhalativer Exposition mit Gesundheitsgefährdung, verursacht durch unausgehärtete Epoxidharze

)) Tätigkeiten mit Exposition gegenüber Hartholzstaub und/oder Platinverbindungen, wenn der Arbeitsplatzgrenzwert nicht eingehalten wird, wenn der Gefahrstoff krebserzeugend oder keimzellmutagen ist (Kategorie 1A oder 1B) oder wenn der Gefahrstoff hautresorptiv ist und eine Gesundheitsgefährdung durch Hautkontakt nicht ausgeschlossen werden kann.

Angebotsvorsorgen sind anzubieten bei folgenden beruflichen Expositionen gegenüber atemwegssensibilisierenden Arbeitsstoffen:

» Tätigkeiten mit Exposition gegenüber Hartholzstaub und/oder Platinverbindungen, wenn keine Pflichtvorsorge notwendig ist

» Tätigkeiten mit Exposition gegenüber Getreide- und Futtermittelstäuben bei Überschreitung einer Luftkonzentration von 1 mg/m^3 einatembarem Staub

» Tätigkeiten mit Exposition gegenüber Isocyanaten, bei denen ein Hautkontakt nicht ausgeschlossen werden kann oder eine Luftkonzentration von 0,05 mg/m^3 eingehalten wird

» Tätigkeiten mit Exposition gegenüber Mehlstaub bei Einhaltung einer Mehlstaubkonzentration von 4 mg/m^3 Luft

» Tätigkeiten mit Exposition gegenüber sonstigen atemwegssensibilisierend oder hautsensibilisierend wirkenden Stoffen.

Sicherung des Arbeitsplatzbezugs [14, 16, 29]

Anamnese

Eine ärztliche Vorstellung erfolgt primär aufgrund von intermittierenden Atemwegsbeschwerden, weniger aufgrund pathologischer Spirometrien, die z. B. im Rahmen von betriebsärztlichen Vorsorgen durchgeführt worden sind. Wenngleich die Screening-Frage „Werden die Atemwegsbeschwerden in arbeitsfreien Zeiten besser?" eine gute Orientierung gibt, so ist sie zwar sensitiv, aber nicht spezifisch. Asthmatiker ohne berufsbezogenes Asthma geben gleichfalls eine Besserung am Wochenende (41 %) und im Urlaub (54 %) an.

Eine umfangreiche Evaluation der beruflichen Expositionen, ggf. inklusive Ein-

sicht in die Sicherheitsdatenblätter der verwendeten Stoffe, ist notwendig, um mögliche Ursachen zu detektieren [29]. Neue Allergene, das Auftreten von Noxen bei als harmlos eingeschätzten Tätigkeiten oder auch komplexe Arbeitsbedingungen, die vom Betroffenen nicht detailliert beschrieben werden, können die Evaluation erschweren [23]. Eine Zusammenarbeit mit dem zuständigen Betriebsarzt, der die Arbeitsplätze und deren Expositionen beurteilen kann, ist hilfreich.

Unspezifische bronchiale Provokation

Der Nachweis einer bronchialen Hyperreagibilität hat primär zunächst eine geringe Spezifität von 48–64 % [32] und eine Sensitivität von 84 % für die Diagnose eines Berufsasthmas. Die serielle Messung kann die Spezifität deutlich erhöhen: Eine signifikante Änderung der Atemwegsempfindlichkeit zwischen Messung unter fortbestehender Exposition im Vergleich zu Messung nach 2- bis 3-wöchiger Expositionsfreiheit mit Reduktion der für die Verdopplung des spezifischen Atemwegswiderstands notwendigen kumulierten Methacholindosis (PD100 SRtot) um den Faktor 3, gemessen mit der gleichen Methode, zeigt einen relevanten Einfluss der beruflichen Exposition [15]. Einflussfaktoren wie Atemwegsinfekte und außerberufliche klinisch relevante Typ-I-Sensibilisierungen können allerdings die Aussagekraft begrenzen. Eine negative unspezifische bronchiale Provokation unter Exposition schließt das Vorliegen eines Berufsasthmas weitgehend aus [15]. Dies unterstreicht die Bedeutung einer zeitnahen Diagnostik noch unter der angeschuldigten Exposition.

Peakflow-Messungen am Arbeitsplatz

Hierfür sollte mindestens an 14 Tagen mit der angeschuldigten Exposition und zum Vergleich an 14 Tagen ohne Exposition gemessen werden. An allen Messtagen müssen über den Tagesverlauf verteilt mindestens 5 Dreifachmessungen erfolgen. Parallel muss ein Tagebuch mit Dokumentation der Exposition, Beschwerden und Medikamenteneinnahme geführt werden. Eine Änderung des Peak-Flows um mindestens 20 % wird als signifikant angesehen [14]. Die Methodik ist sehr aufwändig und kann nur bei guter Compliance des Betroffenen angewendet werden. Confounder sind neben nicht ausreichender Mitarbeit wiederum Atemwegsinfekte und außerberufliche klinisch relevante Typ-I-Sensibilisierungen. Die Sensitivität liegt bei 64 %, die Spezifität bei 77 % [21].

Immunologische Untersuchungen

Allergene, die eine Typ-I-Sensibilisierung verursachen, sind entweder hochmolekulare (Glyko-)Proteine pflanzlichen oder tierischen Ursprungs mit einem Molekulargewicht meist über 5000 kD oder niedermolekulare Komponenten mit einem Molekulargewicht bis 1000 kD [8, 27].

Bei beruflicher Exposition gegenüber sensibilisierenden Arbeitsstoffen kann der Nachweis einer Typ-I-Sensibilisierung ein wichtiger Brückenbefund sein. Das Risiko einer Sensibilisierung steigt mit Höhe und Häufigkeit einer Exposition [25, 26], jedoch können Sensibilisierungen auch bei sehr niedrigen Expositionshöhen auftreten, sodass eine Definition von gesundheitsbasierten Grenzwerten für Allergene nicht möglich ist. Zu berücksichtigen sind folgende Punkte:

》 Der Nachweis einer Typ-I-Sensibilisierung besagt nichts über deren klinische Relevanz.
》 Eine standardisierte Methode existiert nur für eine geringe Anzahl von Berufsallergenen.
》 Eine experimentelle Hautpricktestung mit (verdünnten) Nativstoffen birgt die Gefahr einer irritativen Hautreaktion, eine Differenzierung zwischen irritativer und allergischer Hautreaktion ist dann nicht möglich.
》 Immunologisch relevante niedermolekulare chemische Verbindungen wirken oft nicht über die Induktion von spezifischen IgE-Antikörpern.

Aufwändige allergologische Diagnostik bleibt meist einer Begutachtung im Rahmen eines Berufskrankheitenverfahrens vorbehalten. Hier wäre im Einzelfall die Anwendung von In-vitro-Methoden wie Basophilen-Aktivierung oder die gezielte Kopplung von Allergenen zur Entwicklung eines Testkits für die Bestimmung von spezifischen IgE-Antikörpern möglich.

Die hochmolekularen Proteine wirken durch eine IgE-vermittelte immunologische Sofortreaktion Typ I nach Coombs und Gell. Bei Erstkontakt zu einem Allergen werden von B-Lymphozyten spezifische IgE-Antikörper gebildet (Sensibilisierungsphase); sie binden mit einer hohen Affinität an Rezeptoren, die auf den Zelloberflächen von Mastzellen im Gewebe und zirkulierenden basophilen Granulozyten exprimiert werden. Bei erneutem Allergenkontakt werden die Mastzellen und basophilen Granulozyten durch die Bindung des Allergens an die spezifischen IgE-Antikörper auf der Oberfläche aktiviert und intrazelluläre Mediatoren wie Histamin, Leukotriene, Prostaglandine, Kinine sowie

Tryptase sezerniert. Diese verursachen die Sofortsymptome des allergischen Asthma bronchiale mit Bronchokonstriktion und vermehrter Bildung von Bronchialsekret durch eine erhöhte Gefäßpermeabilität. Es wird vermutet, dass die verzögerte Sofortreaktion nach 4 bis 6 Stunden in Zusammenhang mit sekundär gebildeten Mediatoren steht. Treten Sofortreaktion und verspätete Sofortreaktion nacheinander auf, wird auch von einer dualen Reaktion gesprochen. Die Ausschüttung proinflammatorischer Mediatoren wie Prostaglandine und Leukotriene führt zu einer Chemotaxis neutrophiler und eosinophiler Granulozyten, die eine chronische Entzündung der Atemwege aufrechterhalten und die bronchiale Hyperreagibilität verursachen.

Für die meisten niedermolekularen Komponenten sind die immunologischen Wirkmechanismen bislang nicht vollständig charakterisiert [20]. Einige wie z. B. Platinsalze und Säureanhydride binden als Haptene an körpereigene Proteine und werden so zu „Vollallergenen", die eine IgE-Antikörperbildung initiieren.

Biologische Marker

Fraktioniertes exhaliertes Stickstoffmonoxid (FeNO) und die Eosinophilenzahl im induzierten Sputum können Hinweise auf eine eosinophile bronchiale Entzündung geben, insbesondere wenn die FeNO-Konzentrationen ≥ 25 ppb und die Eosinophilen ≥ 1 % betragen. Die Spezifität für die Diagnose eines Asthma bronchiale einer alleinigen FeNO-Messung liegt bei 82 %, die Sensitivität bei 65 %, sodass ein normaler Wert ein Asthma nicht ausschließt, ein erhöhter Wert jedoch ein diagnostischer Baustein ist. Für sich allein genommen weisen beide Methoden eine geringere Sensitivität auf als die Messung der unspezi-

fischen bronchialen Hyperreagibilität [1]. Die Kombination aller drei Methoden kann in Einzelfällen die Diagnostik eines Berufsasthmas unterstützen, wie z. B. bei der aktuellen Kasuistik eines Bäckers, bei dem eine spezifische Expositionstestung nicht möglich war [11].

Spezifische Expositionstestung

Sie gilt als Goldstandard in der Diagnose des Berufsasthmas. Einschränkend ist anzumerken, dass ohne Raumluftmonitoring, welches meist nur bei Isocyanat-Expositionstestungen zum Einsatz kommt, eine Quantifizierung der Expositionshöhe meist nicht möglich ist. Auch können komplexe Mischexpositionen oftmals nicht unter Laborbedingungen nachgestellt werden.

Während bei atemwegsirritativen Noxen ausschließlich eine Sofortreaktion zu erwarten ist und auch bei hochmolekularen Allergenen meist eine sofortige, seltener eine duale Reaktion nach ca. 4 Stunden eintritt, sind bei niedrigmolekularen Allergenen isolierte späte oder auch untypische Reaktionen beschrieben [26]. Daher kann in Einzelfällen durchaus das gesamte von der European Respiratory Society (ERS) vorgeschlagene Expositionsschema über 3 Tage notwendig werden [31]:

1. Tag: Am Nachmittag unspezifische bronchiale Provokation, FeNO, ggf. exhaliertes Sputum

2. Tag: Spezifische Expositionstestung mit langsam steigenden Konzentrationen

3. Tag: Falls 2. Tag negativ: erneute spezifische Expositionstestung, falls auch diese negativ: am Nachmittag erneute unspezifische bronchiale Provokation, FeNO, ggf. exhaliertes Sputum.

137

Falsch negative spezifische Expositionstestungen sind denkbar, wenn die angeschuldigte berufliche Tätigkeit bereits länger nicht mehr ausgeübt wird oder wenn die Auswahl der Exposition in Qualität oder Quantität nicht den Realbedingungen entsprochen hat [24].

Die Ultima Ratio wären Lungenfunktionsmessungen direkt am Arbeitsplatz, aus finanziellen und personellen Gründen sind diese jedoch kaum zu realisieren[19].

Häufige Fehler beim Thema „Berufsasthma"

)) Nicht an arbeitsbedingte Auslöser denken (cave: Verzögerte asthmatische Reaktionen manifestieren sich teilweise erst abends nach Arbeitsende)

)) Hausärztliche Vermutung eines Asthma ohne „Beweissicherung" der Diagnose, d. h. ohne Objektivierung durch qualitätsgesicherte Lungenfunktionsdiagnostik einschließlich Bestimmung der unspezifischen Atemwegsempfindlichkeit

)) Gutgemeinte Atteste, in denen beispielsweise ein Arbeitsplatz ohne inhalative Belastungen gefordert wird, der aber möglicherweise im Betrieb nicht zur Verfügung steht, sodass das Attest eine Kündigung auslöst (was besonders ärgerlich ist, wenn Asthma oder Arbeitsplatzbezug nicht gesichert sind, also ein Berufskrankheitenverfahren ins Leere geht)

)) Versäumen einer ausführlichen fachärztlichen Diagnostik noch zu Zeiten der Arbeit (also bevor die Tätigkeit aufgegeben wurde), sodass Wirkungen von Arbeitseinflüssen im Vergleich zu arbeitsfreien Tagen auf die Lungenfunktion einschließlich Atemwegsempfindlichkeit nicht dokumentiert werden können

)) Fehlende Kommunikation zwischen Hausarzt, Pneumologen und Betriebsarzt (nach entsprechender Schweigepflichtentbindung)

)) Zu spätes Involvieren der Unfallversicherungsträger, die bei drohender Berufskrankheit (also im Vorfeld!) „mit allen geeigneten Mitteln" gezielte Präventionsmaßnahmen organisieren und finanzieren

Wichtig ist die enge Zusammenarbeit von behandelnden Pneumologen und Betriebsärzten. Letztere haben detaillierte Kenntnisse über den Arbeitsplatz und können zur Ursachenfindung und Befundsicherung des berichteten Arbeitsplatzbezugs beitragen.

Tertiärprävention des Berufsasthmas

Nach Diagnose eines Berufsasthmas hat die vollständige Expositionsmeidung einen besseren gesundheitlichen Outcome als eine alleinige Expositionsminderung. Die Prognose eines Berufsasthmas hängt auch von der Dauer der Exposition mit Symptomen vor Tätigkeitsaufgabe ab: je länger die Exposition, desto höher ist die Wahrscheinlichkeit einer persistierenden bronchialen Hyperreagibilität [28]. Es gibt Hinweise, dass der Outcome bei durch niedermolekulare Noxen verursachtem Berufsasthma schlechter ist als bei Asthma durch hochmolekulare Allergene [10].

Die Lebensqualität von Patienten mit Berufsasthma ist im Vergleich zu Patienten mit schicksalhaftem Asthma signifikant schlechter [9]. Zu vermuten sind weitreichendere soziale und finanzielle Auswirkungen durch den oftmals mit einem Berufsasthma einhergehenden Arbeitsplatzverlust. In einem Kollektiv von Holzarbeitern mit und ohne Zedernholz-Asthma konnte darüber hinaus gezeigt werden, dass die Lebensqualität bei den Arbeitern, die aufgrund ihres Berufsasthmas arbeitslos wurden, signifikant geringer ist als bei Arbeitern, die aus anderen Gründen arbeitslos wurden [4].

Fazit

Im Rahmen der Berufsberatung sollte Jugendlichen mit behandlungsbedürftigem allergischem Asthma bronchiale von beruflichen Tätigkeiten mit hoher Allergenexposition abgeraten werden.

Atopiker haben ein höheres Risiko, bei beruflichen Tätigkeiten mit Allergenexposition ein berufliches Asthma bronchiale zu entwickeln; hier sind im Sinne der Früherkennung eine Information der Betroffenen über typische Symptome und regelmäßige arbeitsmedizinische Vorsorgen sinnvoll.

Bei diagnostizierter berufsbedingter Atemwegserkrankung hat eine vollständige Expositionsmeidung den besten Outcome für den weiteren Krankheitsverlauf.

Forderungen

>> Enge Zusammenarbeit von behandelnden Ärzten und Betriebsärzten zur Ursachenfindung und Befundsicherung einer arbeitsplatzassoziierten allergischen Atemwegserkrankung

>> Sicherstellung einer gesetzeskonformen betriebsärztlichen Betreuung aller Betriebe sowie eine adäquate Abrechenbarkeit der ärztlichen Leistungen

>> Schaffung von allergenarmen Arbeitsbedingungen für Asthmatiker

Kap. 3.5 lehnt sich an folgenden Zeitschriftenartikel an: Ochmann U, Nowak D. Berufsbedingtes Asthma – Immer ernst nehmen! Pneumologe 2018; 15: 164–173.

Literatur

1. Beretta C, Rifflart C, Evrard G, Jamart J, Thimpont J, Vandenplas O. Assessment of eosinophilic airway inflammation as a contribution to the diagnosis of occupational asthma. Allergy 2018; 73: 206–213.
2. Botham PA, Lamb CT, Teasdale EL, Bonner SM, Tomenson JA. Allergy to laboratory animals: a follow up study of its incidence and of the influence of atopy and pre-existing sensitisation on its development. Occup Environ Med 1995; 52: 129–133.
3. DFG, Senatskommission zur Prüfung gesundheitsschädlicher Arbeitsstoffe der Deutschen Forschungsgemeinschaft. MAK- und BAT-Werte Liste 2013, Mitteilung 49. Wiley-VCH Verlag: Weinheim 2013.
4. Dimich-Ward H, Taliadouros V, Teschke K, Chow Y, Abboud R, Chan-Yeung M. Quality of life and employment status of workers with Western red cedar asthma. J Occup Environ Med 2007; 49: 1040–1045.
5. House JS, Wyss AB, Hoppin JA, et al. Early-life farm exposures and adult asthma and atopy in the Agricultural Lung Health Study. J Allergy Clin Immunol 2017; 140: 249–256.
6. Hu C, Cruz MJ, Ojanguren I, de Homdedeu M, Gonzalez-Barcala FJ, Munoz X. Specific inhalation challenge: the relationship between response, clinical variables and lung function. Occup Environ Med 2017; 74: 586–591.
7. Johansson MK, Johanson G, Öberg M, Schenk L. Does industry take the susceptible subpopulation of asthmatic individuals into consideration when setting derived no-effect levels? J Appl Toxicol 2016; 36: 1379–1391.
8. Kogevinas M, Zock JP, Jarvis D, et al. Exposure to substances in the workplace and new-onset

asthma: an international prospective population-based study (ECRHS-II). Lancet 2007; 370: 336–341.

9. Lowery EP, Henneberger PK, Rosiello R, Sama SR, Preusse P, Milton DK. Quality of life of adults with workplace exacerbation of asthma. Qual Life Res 2007; 16: 1605–1613.

10. Meca O, Cruz MJ, Sánchez-Ortiz M, González-Barcala FJ, Ojanguren I, Munoz X. Do Low Molecular Weight Agents Cause More Severe Asthma than High Molecular Weight Agents? PLoS One 2016; 11: e0156141.

11. Merget R, Sander I, van Kampen V, et al. Serial measurements of exhaled nitric oxide at work and at home: a new tool for the diagnosis of occupational asthma. Adv Exp Med Biol 2015; 834: 49–52.

12. Moscato G, Siracusa A. Rhinitis guidelines and implications for occupational rhinitis. Curr Opin Allergy Clin Immunol 2009; 9: 110–115.

13. Oppliger A, Barresi F, Maggi M, et al., Association of Endotoxin and Allergens with Respiratory and Skin Symptoms: A Descriptive Study in Laboratory Animal Workers. Ann Work Expo Health 2017; 61: 822–835.

14. Pralong JA, Cartier A. Review of Diagnostic Challenges in Occupational Asthma. Curr Allergy Asthma Rep 2017; 17: 1.

15. Pralong JA, Lemière C, Rochat T, L'Archevêque J, Labrecque M, Cartier A. Predictive value of nonspecific bronchial responsiveness in occupational asthma. J Allergy Clin Immunol 2016; 137: 412–416.

16. Quirce S, Campo P, Domínguez-Ortega J, et al. New developments in work-related asthma. Expert Rev Clin Immunol 2017; 13: 271–281.

17. Radon K, Nowak D, Vogelberg C, Rueff F. Career Advice for Young Allergy Patients. Dtsch Arztebl Int 2016; 113: 519–524.

18. Rava M, Ahmed I, Kogevinas M, et al. Genes Interacting with Occupational Exposures to Low Molecular Weight Agents and Irritants on Adult-Onset Asthma in Three European Studies. Environ Health Perspect 2017; 125: 207–214.

19. Rioux JP, Malo JL, L'Archevêque J, Rabhi K, Labrecque M. Workplace-specific challenges as a contribution to the diagnosis of occupational asthma. Eur Respir J 2008; 32: 997–1003.

20. Rodier F, Gautrin D, Ghezzo H, Malo JL. Incidence of occupational rhinoconjunctivitis and risk factors in animal-health apprentices. J Allergy Clin Immunol 2003; 112: 1105–1111.

21. Sigsgaard T, Heederik D (Eds). Occupational Asthma. Birkhäuser-Verlag: Basel 2010. ISBN 978-3-7643-8555-2.

22. Siracusa A, Desrosiers M, Marabini A. Epidemiology of occupational rhinitis: prevalence, aetiology and determinants. Clin Exp Allergy 2000; 30: 1519–1534.

23. Suojalehto H, Karvala K, Haramo J, Korhonen M, Saarinen M, Lindström I. Medical surveillance for occupational asthma-how are cases detected? Occup Med (Lond) 2017; 67: 159–162.

24. Tarlo SM. The role and interpretation of specific inhalation challenges in the diagnosis of occupational asthma. Can Respir J 2015; 22: 322–323.

25. Tarlo SM, Balmes J, Balkissoon R, et al. Diagnosis and management of work-related asthma: American College Of Chest Physicians Consensus Statement. Chest 2008; 134(3 Suppl): 1S–41S.

26. Tarlo SM, Lemiere C. Occupational asthma. N Engl J Med 2014; 370: 640–649.

27. Tarlo SM, Liss GM. Prevention of occupational asthma – practical implications for occupational physicians. Occup Med (Lond) 2005; 55: 588–594.

28. Tarlo SM, Malo JL; Fourth Jack Pepys Workshop on Asthma in the Workplace Participants. An official American Thoracic Society proceedings: work-related asthma and airway diseases. Presentations and discussion from the Fourth Jack Pepys Workshop on Asthma in the Workplace. Ann Am Thorac Soc 2013; 10: S17–24.

29. Trivedi V, Apala DR, Iyer VN. Occupational asthma: diagnostic challenges and management dilemmas. Curr Opin Pulm Med 2017; 23: 177–183.

30. Vandenplas O. Occupational asthma: etiologies and risk factors. Allergy Asthma Immunol Res 2011; 3: 157–167.

31. Vandenplas O, Suojalehto H, Aasen TB, et al. Specific inhalation challenge in the diagnosis of occupational asthma: consensus statement. Eur Respir J 2014; 43: 1573–1587.

32. Vandenplas O, Suojalehto H, Cullinan P. Diagnosing occupational asthma. Clin Exp Allergy 2017; 47: 6–18.

3.6 Exogen-allergische Alveolitis

Definition

Die exogen-allergische Alveolitis (EAA) ist durch eine immunologisch bedingte Entzündungsreaktion des Lungenparenchyms und der terminalen Bronchiolen charakterisiert. Es handelt sich um eine komplexe Immunkrankheit mit einer Kombination von humoralen (Typ-III) und zellvermittelten (Typ-IV) Reaktionsabläufen. Die Entzündungsreaktion wird durch die wiederholte Inhalation von Antigenen bei zuvor sensibilisierten Personen hervorgerufen. Antigene sind überwiegend organische Substanzen (Bakterien, Pilze, Mykobakterien und Proteine), seltener auch niedermolekulare chemische Stoffe.

Allergene und Allergenquellen

Die häufigsten Krankheitsbilder einer EAA sind die *Vogelhalterlunge*, die *Farmerlunge* und die *Befeuchterlunge*.

Vogelhalterlunge

Die wahrscheinlich häufigste Form einer EAA ist die Vogelhalterlunge bzw. Vogelzüchterlunge. Die Exposition mit Vögeln, meist Wellensittiche, Nymphensittiche oder Tauben, entsteht durch private Haltung, Zucht oder Hobby, z. B. bei Brieftaubenhaltern. Allergenquellen sind die proteinhaltigen Bestandteile der Exkremente und des Serums sowie der Federnstaub. Es besteht eine hohe Kreuzallergenität, sodass bei Patienten mit Vogelhalterlunge häufig Antikörper gegen viele verschiedene Vogelantigene nachgewiesen werden können. Eine Sensibilisierung gegen Schimmelpilze (z. B. Aspergillus fumigatus) und thermophile Aktinomyzeten (z. B. Micropolyspora faeni) kann bei Vogelhaltern durch Kontamination des Vogelstaubs nicht selten nachgewiesen werden [53].

Eine Sonderform der Vogelhalterlunge stellt die Bettfedernalveolitis dar. Hierbei sind Daunenkissen oder -betten gefüllt mit Gänse- oder Entenfedern die Antigenquelle bei den erkrankten Personen [27].

Farmerlunge

Die Farmerlunge ist eine in Europa häufige Form der EAA, ausgelöst durch die wiederholte Exposition mit feuchtem Heu und Stroh und den darin enthaltenen Schimmelpilzen und Bakterien. Letztere sind thermophile Aktinomyzeten (grampositive Bakterien), die bei der Heulagerung durch Feuchtigkeit, Gärungsprozesse und die dadurch entstehende Temperaturerhöhung optimale Wachstumsbedingungen vorfinden. Auch Schimmelpilze wachsen im feuchtwarmen Stallklima besonders gut und geben ihre Sporen ab. Durch die Einbringung von Futtermittel und Einstreu in den Stall und während der Fütterung lösen sich die Pilzsporen und verteilen sich in der Atemluft. Die Konzentration der Schimmelpilzsporen kann im Stall etwa um den Faktor 1.000 höher sein als im Freien oder in Innenräumen [28].

Befeuchterlunge

Nach der Erstbeschreibung der Befeuchterlunge 1959 (damals noch „Befeuchterfieber" genannt) [45] war diese zunächst überwiegend berufsbedingt [4], v. a. in Schreinereien, Buchbindereien und -druckereien, in denen Klimaanlagen installiert waren. Die Inzidenz der Befeuchterlunge im arbeitsmedizinischen Bereich konnte durch entsprechende hygienetechnische Maßnahmen der Unfallversicherungsträger deutlich gesenkt werden. Vor ca. 10 Jahren kam es in Deutschland durch die modeartige Verbreitung von Zimmerspringbrunnen auf Ultraschallbasis im privaten Haushalt zu der Beschreibung einer besonderen Form der Befeuchterlunge, der Zimmerspringbrunnen-Alveolitis [26].

Eine Vielzahl weiterer Antigenquellen sind beschrieben und können dadurch andere Krankheitsbilder der EAA definieren. Die detektivische Anamnese und Diagnostik bei Patienten mit Verdacht auf eine EAA führt immer wieder zur Erkennung weiterer Antigene und Antigenquellen. Tabelle 1 gibt einen Überblick über publizierte Formen einer EAA, die auslösenden Antigene und die entsprechenden Antigenquellen.

Tab. 1: Krankheitsbilder, Allergene und Allergenquellen der EAA (mod. und erw. nach [28]).

Krankheit	Allergen	Allergenquelle
Ahornrindenschälerlunge	*Cryptostroma corticale*	Ahornrinde
Bagassose	*Thermoactinomyces sacchari, Saccharopolyspora rectivirgula*	schimmelige Bagasse (= Rückstand aus Zuckerrohr)
Befeuchterlunge	thermophile Aktinomyzeten, *Aspergillus sp., Penicillium sp., Alternaria tenius, Aureobasidium pullulans*	verunreinigte Luftbefeuchter und Klimaanlagen
Bettfedernalveolitis	Enten- und Gänsefedern	Federbett
Blasinstrumentenlunge	*Candida albicans, Candida famata, Fusarium sp., M. chelonae/abscessus, Ulocladium botrytis, Phoma sp.*	ungereinigtes Mundstück von Blasinstrument
Chemiearbeiterlunge	Anhydride	Plastik- und Farbenproduktion, Epoxidharzherstellung
Dampfbügeleisenalveolitis	*Sphingobacterium spiritivorum*	Dampfbügeleisen
Detergenzien-Alveolitis	*Bacillus subtilis*	medizinische Desinfektion
Esparto-Gras-Alveolitis / Stipatosis	*Aspergillus fumigatus,* thermophile Aktinomyzeten	Verarbeitung von Esparto-Gras

Tab. 1: Fortsetzung

Krankheit	Allergen	Allergenquelle
Farmerlunge bzw. Drescherlunge	thermophile Aktinomyzeten, Aspergillusspecies	schimmeliges Heu und Getreide
Gemüsesortiererlunge	*Penicillium sp.*, *Fusarium solani*	schimmelige Zwiebeln und Kartoffeln
Friseuralveolitis	*Trichosporon cutaneum*, Schellack	Haarinfektion
Hausstaubalveolitis	thermophile Aktinomyzeten, Aspergillus-, Penicillium-species, *Pullularia pullulans*	Hausstaub, Wand-, Blumenerdeschimmel
Hot tub lung	*Mycobacterium avium*-Komplex	Hot tubs (whirlpools)
Holzarbeiterlunge	*Alternaria, Mucor, Penicillium, Rhizopus, Paecilomyces, Thermoactinomyces vulgaris, Aspergillus fumigatus*	schimmeliges Holz
Holzschnitzelalveolitis	thermophile Aktinomyzeten, Aspergillus-, Mucor-, Penicilliumspecies	schimmelige Holzschnitzel
Hühnerzüchterlunge	Hühnerserum, -kot, -federn	Hühnerzucht
Hypophysenschnupferlunge	heterologes Eiweiß	Therapie des Diabetes insipidus mit Hypophysenpulver von Tieren
Isocyanatalveolitis	Isocyanate	Zweikomponentenkleber, -lacke
Lycoperdonosis	*Lycoperdon sp.*	Sporen von Bovisten
Käsewäscherkrankheit	*Penicillium casei*, Käsemilben	Reinigung schimmeligen Käses durch Abreiben
Karminrotalveolitis	Karminrot (aus *Coccus cactus*)	Nahrungsmittelfarbstoff
Korkarbeiterlunge	*Penicillium frequentans*	schimmeliger Kork
Maisstärkelunge	Maisstärke	mit Maisstärke beschichtete Kondome
Malzarbeiterlunge	*Aspergillus clavatus*	verschimmelte Gerste

143

Tab. 1: Fortsetzung

Krankheit	Allergen	Allergenquelle
Metzgerlunge	*Penicillium frequentans*	verschimmelter Wurststaub
Metallarbeiterlunge	*Mycobacterium immunogenum*	Kühlschmierstoffe in der Metallindustrie
Obstbauernlunge	*Penicillium notatum, Aspergillus fumigatus, Botrytis cinerEa*	verschimmelte Obstkühlhäuser
Perlmuttalveolitis	Glykoproteine	Perlmuschelbearbeitung
Pilzarbeiterlunge	thermophile Aktinomyzeten, *Aspergillus fumigatus*	Pilzkompost (feuchtwarm)
Rattenproteinalveolitis	Proteine in Urin und Serum	Tierhandel, Tierlabor
Rinderfutter-EAA	Phytase	Lebensmittelenzym im Rinderfutter
Saunalunge	*Aureobasidium pullulans*	Wasserbehälter in Sauna
Schwimmbadalveolitis	*Mycobacterium-avium-Komplex*	Hallenschwimmbad
Seidenraupenalveolitis	Staub von Seidenraupenlarven	Seidenraupen
Sequoiosis	*Pullularia pullulans*	Mammutbaumsägestaub
Sojabohnenalveolitis	Proteine der Sojabohne	Verarbeitung von Sojabohnen
Sommerhypersensitivitätspneumonitis	*Trichosporon cutaneum*	Hausstaub, Vogelkot
Speisepilzsporenalveolitis	Sporen von *Pleurotus florida, Pleurotus ostreatus, Lentinus edodes*	Austern- und Shii-Take-Pilze
Suberosis	*Penicillium frequentans, A. fumigatus*	schimmeliger Kork
Tabakarbeiterlunge	*Aspergillus sp.*	schimmeliger Tabak
Tiger nut Alveolitis	Staub der Erdmandel	Verarbeitung der Erdmandel
Tierpflegerlunge	*Aspergillus versicolor*	Tierpflege

Tab. 1: Fortsetzung

Krankheit	Allergen	Allergenquelle
Tomatenzüchterlunge	*Penicillium brevicompactum*	welke Tomaten- und Begonienblätter
Torfstecherlunge	*Monocillium sp.*, *Penicillium sp.*	schimmeliger Torf
Vogelhalterlunge	Proteine und Enzyme in Exkrementen und Serum, Federnstaub, *Aspergillus sp.*	Serum, Kotstaub und Federnabrieb von Vögeln, Federbettzeug
Waschmittellunge, Proteaselunge	Enzyme: Subtilisin, Papain, Pankreatin	Waschmittel-, Arzneimittelherstellung
Winzerlunge	*Botrytis cinerEa*	Edelfäule (Beerenauslese)
Wurstarbeiterlunge	*Penicillium casei, P. candidum, P. frequentans*	Verarbeitung von Salamiwürsten
Zimmerspringbrunnen-alveolitis	Bakterien, Schimmelpilze und Hefen im Zimmerspringbrunnenwasser	Zimmerspringbrunnen auf Ultraschallbasis

Epidemiologie

Die Prävalenz der EAA ist von Umweltfaktoren, wie Allergenkonzentration, Häufigkeit und Dauer der Allergenexposition, Allergenlöslichkeit, Partikelgröße, klimatischen Verhältnissen, aber auch von sozialen und kulturellen Bedingungen abhängig. Insbesondere unterschiedliche Diagnosekriterien der EAA müssen bei epidemiologischen Studien beachtet werden. Auch methodische Probleme der Datengewinnung erschweren eine genaue Aussage über die Prävalenz der EAA. Da die klinische Symptomatik der EAA eine Vielzahl von Differenzialdiagnosen zulässt, wird die Prävalenz der EAA bei Fragebogenstudien häufig deutlich überschätzt [6]. In der Allgemeinbevölkerung wurde eine Inzidenz von ca. 1 Neuerkrankung pro 100.000 Einwohner/Jahr nachgewiesen [55].

Die Prävalenz der Farmerlunge wird in der Allgemeinbevölkerung mit 0,01–2 % angegeben [56, 58]. Bei exponierten Landwirten schwanken die Angaben zur Prävalenz zwischen 0,25 und 4,4 % [16, 62], bei Wellensittichhaltern gibt es Prävalenzdaten von 3,4 % [23] und bei Taubenzüchtern sogar bis 21 % [9].

Im Gegensatz zu anderen interstitiellen Lungenerkrankungen tritt die EAA insgesamt seltener bei Rauchern auf [63]. Bei rauchenden Taubenzüchtern findet man signifikant niedrigere spezifische IgG-Antikörperbildung [16].

145

Pathogenese

Die Pathogenese der EAA ist bislang nicht vollständig geklärt. Sie wird als komplexe Immunkrankheit mit einer Kombination von humoralen (Typ-III) und zellvermittelten (Typ-IV) Reaktionsabläufen nach Inhalation von Antigenen mit einer Partikelgröße < 5 µm beschrieben.

Nach initialer Immunkomplexbildung durch spezifische IgG-Antikörper und die inhalierten Antigene kommt es nach zusätzlicher Komplementaktivierung zur Stimulation und Aktivierung von Alveolarmakrophagen. Diese sezernieren verschiedene proinflammatorische Mediatoren (Zytokine, Chemokine) [2].

Primär nach Antigenexposition kommt es in einer frühen Phase durch Interleukin(IL)-8 zu einem Einstrom von Neutrophilen in die terminalen Bronchiolen und die Alveolen. Dementsprechend ist in den ersten 48 Stunden nach Allergenexposition mittels bronchoalveolärer Lavage (BAL) eine neutrophile Alveolitis nachweisbar[50].

In einer späteren Phase kommt es bei fortgesetzter Antigenstimulation durch die zellvermittelte Immunreaktion über aktivierte Alveolarmakrophagen zur Sekretion von IL-12, welches die Differenzierung von $CD4^+$-Th0-Lymphozyten in den Lymphozyten-Phänotyp Th1 fördert (Th1-Immunreaktion). Auch werden durch die aktivierten Alveolarmakrophagen die proinflammatorischen Zytokine IL-1 und Tumornekrosefaktor(TNF)-α sezerniert, die wiederum die Th1-Lymphozyten zur Bildung von Interferon(INF)-γ stimulieren, welches hauptverantwortlich für die Granulombildung im Lungenparenchym ist.

Vor allem die Chemokine IL-8 und MCP-1 („monocyte chemoattractant protein") sind für die dann im Vordergrund stehende lymphozytäre Infiltration mit überwiegend $CD8^+$-Lymphozyten verantwortlich. Dementsprechend ist die EAA durch eine ausgeprägte lymphozytäre Alveolitis in der BAL 48–72 Stunden nach Antigenexposition gekennzeichnet. Das durch aktivierte Alveolarmakrophagen und $CD8^+$-Lymphozyten produzierte MIP-1α („macrophage inflammatory protein") führt zur Differenzierung der Alveolarmakrophagen in Epitheloidzellen und mehrkernigen Riesenzellen und ist somit ebenfalls an der Granulombildung im Lungengewebe beteiligt [19, 34, 35].

Verantwortlich für die mögliche Entwicklung einer chronischen EAA mit progredientem Parenchymumbau bis zur irreversiblen Lungenfibrose scheint bei anhaltender Antigenstimulation die Sekretion von TNF-α und TGF-β („transforming growth factor") durch aktivierte Alveolarmakrophagen zu sein. Auch können die durch Neutrophile produzierten freien Sauerstoffradikale zu einer Schädigung des Lungengewebes beitragen und dadurch die Fibrogenese triggern [59]. Neuere Daten weisen auf einen Th1- zu Th2-Switch in der Immunantwort bei Patienten mit chronischer EAA hin. Eine im Vordergrund stehende Th2-Immunreaktion ist bei der idiopathischen Lungenfibrose (ILF) bereits bekannt [46]. Bei Patienten mit chronischer EAA und histologischem Nachweis eines UIP-Musters („usual interstitial pneumonia"), welches auch bei Patienten mit einer ILF nachgewiesen wird, wurde eine dominierende Th2-Immunreaktion im Lungengewebe gefunden [24]. Diese Th2-Immunreaktion wurde auch durch Lymphozytencharakterisierung in der BAL von Patienten mit chronischer EAA bestätigt [3].

Klinischer Verlauf

Die EAA wurde bislang klinisch in eine *akute, subakute* und *chronische* Verlaufsform eingeteilt [25]. Mittels einer Cluster-Analyse konnten letztlich nur Patienten mit akutem und chronischem klinischen Verlauf gut diskriminiert werden, die Charakterisierung eines *subakuten* Verlaufs war schwierig [30]. Der klinische Verlauf kann von Antigenart, Expositionsintensität, Expositionsdauer und Expositionshäufigkeit abhängen, und es kann zu Überlappungen der klinischen Verläufe kommen [20].

Akute/subakute Verlaufsform

Bei der akuten Verlaufsform kommt es 3–12 Stunden nach einer wiederholten Allergenexposition zu grippeähnlichen Symptomen mit Fieber, Schüttelfrost, Kopf- und Gliederschmerzen, Atemnot mit unproduktivem Husten, Brustenge und Abgeschlagenheit. Bei der klinischen Untersuchung fällt häufig ein inspiratorisches Knisterrasseln über der Lunge auf. Nach Allergenkarenz werden die Patienten innerhalb von 24–48 Stunden auch ohne spezifische Therapie wieder beschwerdefrei. Bei einer rezidivierenden, meist geringeren Allergenexposition kann die Symptomatik mehrere Wochen bis Monate andauern. Klinisch imponieren dann häufig eine zunehmende Atemnot, Husten, Abgeschlagenheit und Inappetenz sowie Gewichtsverlust. Der Übergang in eine chronische Verlaufsform ist möglich [28, 53].

Chronische Verlaufsform

Die chronische Verlaufsform einer EAA ist meist durch eine fortgeschrittene, fibrosierende interstitielle Lungenerkrankung gekennzeichnet [42]. Vor allem bei der chronischen Farmerlunge ist aber auch die Ausbildung eines Lungenemphysems möglich [13, 17]. Die chronische EAA kann einerseits durch eine lang andauernde, kontinuierliche aber geringe Allergenexposition entstehen (chronisch *schleichende* EAA), andererseits aber auch durch rezidivierende, nicht erkannte akute Verläufe einer EAA (chronisch *rezidivierende* EAA) [42]. Bei der chronisch schleichenden EAA steht oftmals klinisch eine zunehmende Belastungsdyspnoe im Vordergrund. Die differenzialdiagnostische Abgrenzung zu anderen chronisch-fibrosierenden Lungenerkrankungen, insbesondere zur idiopathischen Lungenfibrose kann dann sehr schwierig sein [37]. Auch *chronisch-residuelle* Verlaufsformen der EAA sind möglich [18].

Diagnose

Diagnosekriterien

Die Diagnose einer exogen-allergischen Alveolitis wird anhand einer Kombination von Diagnosekriterien gestellt, da kein singulärer diagnostischer Befund die Diagnose einer EAA zweifelsfrei belegt.

In einer Studie wurden einzelne Diagnosekriterien auf deren Vorhersagewertigkeit untersucht. Bei Patienten mit offensichtlicher Antigenexposition (z. B. Landwirten, Vogelhaltern), einer typischen Anamnese mit zeit- und ortsabhängigen Symptomen, dem Nachweis spezifischer IgG-Antikörper

147

und auskultatorischem Nachweis einer Sklerosiphonie (inspiratorischem Knisterrasseln) beträgt die Wahrscheinlichkeit für eine EAA 97 %. Ist eine Antigenexposition nicht offensichtlich, so reduziert sich die Wahrscheinlichkeit auf 62 %, bei Fehlen weiterer Kriterien auf deutlich unter 50 % [31]. In Tabelle 2 werden aktuelle Diagnosekriterien für die akute und chronische EAA dargestellt [47].

Labor

Bei klinischem Verdacht auf eine EAA hat der Nachweis spezifischer IgG-Antikörper einen hohen prädiktiven Vorhersagewert. Der fehlende Nachweis erhöhter spezifischer IgG-Antikörper schließt eine EAA nicht aus, da möglicherweise das auslösende Antigen nicht identifiziert wurde ("seronegative" EAA). Spezifische IgG-Antikörper werden heute meist mittels ELISA-Technik

Tab. 2: Diagnosekriterien der akuten und chronischen EAA (mod. nach [47]) (Abkürzungen: BAL = bronchoalveoläre Lavage; DLCO = Kohlenmonoxid-Diffusionskapazität; HRCT = hochauflösende Computertomografie; PaO2 = Sauerstoff-Partialdruck).

Eine *akute/subakute* EAA kann diagnostiziert werden, wenn folgende Kriterien erfüllt sind:

1. Exposition gegenüber potenzieller Antigenquelle

2. Rezidivierende Symptome 4–8 h nach Exposition

3. Erhöhte spezifische IgG-Antikörper

4. Nachweis einer Sklerophonie (Knisterrasseln) bei der Auskultation der Lunge

5. HRCT-Befund vereinbar mit einer akuten/subakuten EAA

Fehlt eines der oben genannten Kriterien, so kann dieses durch eines der folgenden ersetzt werden:

6. Lymphozytose in der BAL

7. Histopathologischer Befund mit akuter/subakuter EAA zu vereinbaren

8. Positiver inhalativer Expositions- oder Provokationstest bzw. positiver Karenztest

Eine *chronische* EAA kann diagnostiziert werden, wenn mindestens vier Kriterien erfüllt sind:

1. Exposition gegenüber potenzieller Antigenquelle

2. a) Erhöhte spezifische IgG-Antikörper oder

   b) Lymphozytose in der BAL

3. DLCO eingeschränkt und/oder PaO2 in Ruhe und/oder bei Belastung erniedrigt

4. HRCT-Befund vereinbar mit einer chronischen EAA

5. Histopathologischer Befund mit chronischer EAA zu vereinbaren

6. Positiver inhalativer Expositions- oder Provokationstest bzw. positiver Karenztest

bestimmt, die eine wesentlich höhere Sensitivität aufweist als die früher häufig durchgeführte Doppel-Immundiffusion nach Ouchterlony. Allerdings existieren nicht für alle kommerziell erhältlichen Antikörper Normwerte. Bei klinisch unauffälligen Personen mit Antigenexposition zeigt der Nachweis erhöhter spezifischer IgG-Antikörper eine Sensibilisierung aber keine Erkrankung an, ohne dass dies eine prognostische Bedeutung bezüglich der Entstehung einer EAA hätte [15, 25, 53].

Lungenfunktion

Der typische Befund einer akuten EAA ist eine restriktive Ventilationsstörung und als Zeichen der Gasaustauschstörung eine erniedrigte Diffusionskapazität bzw. blutgasanalytisch eine Ruhe- oder Belastungshyp-oxämie. Die Ergospirometrie mit Messung der AaDO$_2$ (Alveolo-arterielle Sauerstoffdruckdifferenz) ist auch bei der EAA die sensitivere Methode zum Nachweis einer Diffusionsstörung. Hierbei findet sich auch eine erhöhte Totraumventilation und eine eingeschränkte Atemreserve als Ausdruck der ventilatorischen Limitation. Zu beachten ist, dass eine unspezifische bronchiale Hyperreagibilität bei bis zu 50 % der Patienten mit akuter EAA festgestellt werden kann und dies nicht zu der Fehldiagnose eines Asthma bronchiale führen darf. Bei der chronischen EAA kann sowohl eine restriktive als auch eine obstruktive Funktionsstörung nachweisbar sein, wobei Letztere hauptsächlich bei Patienten mit Farmerlunge zu dokumentieren ist [28, 51].

Tab. 3: Typische radiologische Befunde im HRCT bei akuter und chronischer EAA (mod. nach [47]).

Akute/subakute EAA:	Chronische EAA:
diffus verteiltes Milchglasmuster	retikuläres Muster ± Traktionsbronchiektasie ± Honigwaben
kleine unscharf begrenzte zentrilobuläre Knötchen von milchglasartiger Dichte (wattebauschartig)	Überlagerung mit Befunden einer akuten/subakuten EAA (Milchglas, zentrilobuläre wattebauschartige Noduli, Mosaikmuster und Airtrapping, ggf. head-cheese-sign)
Mosaikmuster und Airtrapping (Überblähung einzelner Lungenabschnitte), bedingt durch begleitende Bronchiolitis[1]	Lungenemphysem alleine oder in Kombination mit o.g. Befunden einer chronischen EAA[2]
sog. head-cheese-sign, als Kombination von Mosaikmuster und Milchglasmuster	einzelne Lungenzysten möglich
Verteilung oftmals mit Betonung der mittleren und basalen Lungenbereiche mit Aussparung des kostophrenischen Winkels	Verteilung oftmals mit Betonung der mittleren und apikalen Lungenbereiche

[1] Zusätzliche Aufnahmen in Exspiration bringen dieses Phänomen deutlicher zum Vorschein.
[2] Vor allem bei Patienten mit einer chronischen Farmerlunge

Radiologie

Der radiologische Standard bei Verdacht auf eine EAA ist die Durchführung einer Computertomografie des Thorax in hochauflösender Technik (HRCT). Ein unauffälliges HRCT spricht mit großer Wahrscheinlichkeit gegen eine EAA. Typische Befunde einer akuten und chronischen EAA sind in Tabelle 3 aufgelistet. Der gleichzeitige Nachweis von Milchglasmuster, zentrilobulären, wattebauschartigen Knötchen und Airtrapping im HRCT ist im entsprechenden Kontext von Anamnese und Klinik für die Diagnose einer akuten EAA spezifisch. Bei chronischen Verläufen kann die Abgrenzung zu anderen chronisch-fibrosierenden Lungenerkrankungen (z. B. idiopathische Lungenfibrose, IPF oder fibrosierende nichtspezifische interstitielle Pneumonie, NSIP) im HRCT schwierig sein, ggf. können zusätzliche Aufnahmen in Exspiration zum Nachweis eines Airtrappings bzw. eines Mosaikmusters wegweisend sein [22, 33].

Bronchoalveoläre Lavage

Charakteristisch für eine EAA ist eine lymphozytäre Alveolitis in der BAL und gilt als ein sehr sensitiver Parameter. Eine fehlende Lymphozytose macht eine EAA unwahrscheinlich, kann aber bei residuellen oder chronisch weit progredienten (fibrotischen) Verläufen beobachtet werden [12, 44]. Allerdings ist auch bei der akuten EAA innerhalb der ersten 48 Stunden nach Antigenexposition eine neutrophile Alveolitis zu beobachten.

Eine Erhöhung der $CD8^+$-T-Lymphozyten und somit ein erniedrigter $CD4^+/CD8^+$-Quotient (< 1,0) gilt als typischer Befund einer EAA, allerdings kann bei bestimmten Antigenexpositionen und v. a.

auch bei chronischen Verläufen ein erhöhter $CD4^+/CD8^+$-Quotient nachgewiesen werden [1].

Bei asymptomatisch exponierten Personen (z. B. Landwirten) hat der Nachweis einer lymphozytären BAL analog dem Nachweis erhöhter spezifischer IgG-Antikörper keine prognostische Bedeutung und wird als subklinische lymphozytäre Alveolitis bezeichnet [15].

Lungenbiopsie

Bei einer akuten/subakuten EAA ist eine bronchoskopische oder chirurgische Lungenbiopsie in der Regel nicht notwendig, ggf. aber mit folgender histopathologischer Trias charakteristisch [11]:

)) bronchiolozentrische, lymphozytäre entzündliche Infiltration,
)) oftmals uncharakteristische, teils epitheloidzellige, unregelmäßig im Parenchym verteilte, nichtnekrotisierende Granulome,
)) BOOP-Muster (Bronchiolitis obliterans mit organisierender Pneumonie)

Bei der chronischen EAA ist die Bedeutung einer Lungenbiopsie zur differenzialdiagnostischen Abgrenzung gegenüber anderen fibrosierenden Lungenerkrankungen deutlich höher. Es kommt zu einer Zunahme der interstitiellen Fibrosierung, und es können meist nur noch vereinzelt Granulome nachgewiesen werden. Dadurch kann die Zuordnung zu einer EAA bei entsprechendem klinischen Verdacht dann offensichtlich sein. Insbesondere eine bronchiolozentrische Fibrosierung oder eine sogenannte *bridging fibrosis* (kontinuierliche Fibrosierung zwischen zentrilobulärer und perilobulärer Region) sprechen für das Vorhandensein einer EAA [10, 57]. Es kann aber auch das alleinige histopathologische Muster einer

NSIP oder einer UIP nachweisbar sein, sodass die Abgrenzung zu anderen chronisch-fibrosierenden Lungenerkrankung sehr schwer sein kann [43].

Inhalativer Provokationstest und Karenztest

In der klinischen Routine ist nur in seltenen Fällen eine inhalative Provokationstestung notwendig, da meist mittels der zuvor genannten Diagnosekriterien die Diagnose einer EAA eindeutig gestellt werden kann. Der inhalative Provokationstest kann prinzipiell unter drei verschiedenen Bedingungen durchgeführt werden:

» Reexposition unter natürlichen, der Realität entsprechenden Bedingungen (z. B. am Arbeitsplatz)
» realitätsnahe bzw. arbeitsplatzbezogene Provokation in der Klinik (z. B. mit mitgebrachtem Heu des Landwirts)
» Provokation mit Extrakten der verdächtigen Substanzen in der Klinik (z. B. mit *Aspergillus fumigatus*)

Die Sensitivität der Provokationstestung wird mit 73 % und die Spezifität mit 84 % angegeben [39]. Bei akuten/subakuten Verläufen der EAA liegen die meisten Erfahrungen zur Heustaubprovokation vor [61].

Eine inhalative Provokationstestung wird als positiv im Sinne einer EAA gewertet, wenn es zu je zwei signifikanten systemischen und pulmonalen Reaktionen kommt [5, 38]. Prinzipiell ist auch bei einer chronischen EAA eine Provokationstestung möglich und sicher [41, 48]. Aufgrund der Komplexität der Durchführung und Beurteilung sowie des zeitlichen Verlaufes sollte die inhalative Provokationstestung nicht ambulant durchgeführt werden, sondern nur unter stationären Bedingungen in spe-ziellen Kliniken, die über ausreichende Erfahrung verfügen.

Ist das auslösende Antigen oder die Antigenquelle nicht eindeutig bekannt, kann ein Karenztest durchgeführt werden. Nach einer Karenzzeit mit entsprechender Meidung eines möglichen Expositionsortes (z. B. Arbeitsplatz) und damit einhergehender Normalisierung initial pathologischer Parameter kann ein Patient unter kontrollierten Bedingungen und anschließender Dokumentation o.g. systemischer und pulmonaler Parameter wieder dem verdächtigten Umfeld ausgesetzt werden (Karenz-Reexpositionstest). Mit einer überschießenden Reaktion durch einen Booster-Effekt muss allerdings gerechnet werden.

Differenzialdiagnostik

Häufig werden Patienten mit einer EAA initial unter dem Verdacht auf eine Infektion der Atemwege bzw. eines grippalen Infektes behandelt. Wichtig ist die Abgrenzung zu einer toxischen Alveolitis (ODTS = *organic dust toxic syndrome*). Dies ist eine durch Endotoxine aus der Zellwand gramnegativer Bakterien oder durch Mykotoxine hervorgerufene Krankheit ohne Nachweis spezifischer IgG-Antikörper und in der Regel ohne relevante pulmonale Funktionseinschränkungen sowie ohne pathologische Radiologiebefunde. Definiert ist das ODTS als eine nichtinfektiöse, febrile Erkrankung mit Husten, evtl. bronchialer Hyperreagibilität, leichter Atemnot, Kopfschmerzen und allgemeinem Krankheitsgefühl. Das Krankheitsbild eines ODTS wird bei Landwirten *Drescherfieber* und bei Befeuchterexposition *Befeuchterfieber* genannt; es gilt nicht als Berufskrankheit [52].

151

Therapie

Entscheidend sind die zeitgerechte, definitive Diagnosestellung einer EAA und der Nachweis des auslösenden Allergens bzw. zumindest der ursächlichen Allergenquelle, um eine entsprechende Allergenkarenz durchführen zu können. Die Allergenkarenz kann manchmal sehr einfach sein (z. B. Zimmerspringbrunnen, Vogelhaltung, Bettfedern), ist mitunter aber für den Patienten schwer zu realisieren (selbständiger Landwirt, Wohnen im landwirtschaftlichen Milieu oder in alten, schlecht gedämmten Häusern).

Bei akuten/subakuten Verlaufsformen und auch bei chronischen Verläufen mit dominierend inflammatorischen Merkmalen (Milchglasmuster im HRCT, Lymphozytose in der BAL) wird eine Therapie mit Glukokortikosteroiden und ggf. zusätzlich anderen Immunsuppressiva empfohlen. In der Regel wird mit 0,5 mg/kg Körpergewicht oder 40 mg Prednisolonäquivalent täglich begonnen, dann z. B. über 6 Wochen bis 3 Monaten langsam reduziert und beendet. Prinzipiell stellt die Behandlung mit Glukokortikosteroiden aber keinen Ersatz für eine Antigenkarenz dar. Auch kann eine Steroidbehandlung die Entwicklung einer Fibrosierung nicht verhindern. Aktuelle Studien prüfen die Wirksamkeit antifibrotischer Medikamente bei der fibrosierenden chronischen EAA. Bei zunehmender chronisch respiratorischer Insuffizienz kann eine Sauerstofflangzeittherapie indiziert sein, und es muss an die Möglichkeit einer Lungentransplantation gedacht werden[14, 36, 49, 60].

Prävention

Bei besonderen Risikopopulationen (z. B. Landwirte) kann die Veränderung der Arbeitsbedingungen einen primärpräventiven Effekt haben. Neben der gezielten Schulung der Landwirte sind insbesondere zur Verminderung der Allergenexposition die Umstellung von Heu- auf Silagefütterung und der Übergang von Stroheinstreu auf Güllewirtschaft zu nennen. Auch die Trocknung des Futters durch spezielle Lüftungs- und Heizsysteme kann zu einer signifikanten Antigenreduktion im Stall führen. Der sekundärpräventive Einsatz von Atemschutzgeräten ist möglich, ersetzt aber nicht eine vollständige Antigenkarenz. Weitere Präventionsmaßnahmen sind auch bei anderen Formen einer EAA möglich [29].

Besonderheiten der EAA im Kindesalter

Diagnose

Das mittlere Diagnosealter der EAA liegt im Kindesalter bei circa 10 Jahren. Dabei werden auch schwere Verlaufsformen bereits im Kleinkindalter beschrieben. Während die Diagnosezeit in einer deutschen Querschnittstudie zur EAA im Kindesalter ab Vorstellung bei einem Arzt mit 1,3 Monaten relativ kurz erscheint, lagen bei Erstpräsentation im Mittel bereits eine Reduktion der Vitalkapazität auf 39 % und in 13 % auch schon Trommelschlegelfinger vor [21]. Somit ist von einer überwiegend unspezifischen Symptomatik auszugehen, die den Patienten erst spät zum Arzt führt. Hierzu gehören Gewichtsabnahme, ticartiger Husten und Leistungsverweigerung mit emotionaler Labilität, die primär an eine psychosomatische Erkrankung denken lassen. Ebenso leiten grippeähnliche Symptome mit feinblasigen Rasselgeräuschen und diffusen Veränderungen im Röntgenbild eher zu der im Schulalter häufigen atypischen Pneumonie. Entsprechend war bei 70 % der Kinder in dieser Studie bereits diese Diagnose gestellt und eine empirische antibiotische Therapie eingeleitet worden. Die positive Serologie für Mykoplasmen/Chlamydien bei 9/17 Kindern entspricht vermutlich dem altersentsprechenden Durchseuchungsgrad oder einer immunologischen Mitreaktion, da bei allen getesteten Patienten die Polymerase-Kettenreaktion (PCR) in der BAL auf diese Erreger negativ war.

Andererseits kann gerade im jungen Alter die Diagnose EAA leicht mit der angeborenen Immunerkrankung „Septische Granulomatose" bzw. „Chronic Granulomatous Disease (CGD)" verwechselt werden. Antikörper gegen Aspergillus, Granulome in der Lunge und eine Lymphozytose in der BAL sind beiden Krankheiten gemeinsam, auch die initiale Verbesserung der Symptomatik durch Steroide. Allerdings ist bei der CGD durch Steroide der Übergang in eine invasive Aspergillusinfektion der Lunge zu befürchten, sodass diese Differenzialdiagnose ausgeschlossen werden sollte [32].

Therapie und Verlauf

Die meisten Kinder mit EAA werden initial mit systemischen Steroiden behandelt, obwohl dies kritisch diskutiert wird, da dadurch eine Kontrolle über die Allergenkarenz fehle und eine Fibrosierung der Lunge nicht aufgehalten werde [21]. Zurzeit läuft in Deutschland eine Studie bei

Kindern mit EAA, vergleichend mit und ohne Steroidbehandlung (Studienleitung M. Griese, Univ. München). Aufgrund der Vermeidung von Wachstumsstörungen wird im Kindesalter bei chronischer sytemischer Steroidnotwendigkeit die intravenöse Hochdosis-Methylprednisolon-Pulstherapie alle 3–4 Wochen bevorzugt. Eine dänische Studie bei 19 Kindern mit EAA kam zu dem Ergebnis, dass unter dieser Therapie in den meisten Fällen noch eine weitere antiinflammatorische Behandlung notwendig sei. Die Vitalkapazität hatte sich hierunter nur langsam über 4–6 Monate verbessert, den Sollwert aber nicht erreicht [7].

Eine strikte Allergenkarenz trotz intensiver Aufklärung wird leider nicht immer eingehalten [21]. Hierzu mag beitragen, dass die Eltern zum Teil erhebliche Umstellungen und Kosten auf sich nehmen müssen, nicht aber die eigentlichen Patienten sind. So ist immer wieder zu beobachten, dass z. B. Vogelzüchter einige teure Vogelexemplare behalten, weil es „dem Kind ja schon wieder gut gehe". Deuten die Ergebnisse regelmäßiger Kontrollen der Lungenfunktion und ein fehlender Abfall der Antikörpertiter auf eine mangelnde Allergenkarenz hin, ist ein Hausbesuch zu empfehlen.

Besonderheiten der EAA als Berufskrankheit

Die EAA kann Berufskrankheit sein. Die entsprechende Nummer der Liste der Berufskrankheiten in Deutschland ist 4201, im Falle der (seltenen) Isozyanat-Alveolitis 1315. Der begründete Verdacht auf eine Berufskrankheit ist für den Arzt meldepflichtig. Die Meldung geht an den zuständigen Träger der Gesetzlichen Unfallversicherung oder an den Staatlichen Gewerbearzt. Der Patient kann der Meldung nicht widersprechen, die Meldepflicht steht höher als die ärztliche Schweigepflicht.

In Österreich ist die EAA unter der Berufskrankheiten-Listennummer 43 aufgeführt, wobei die Legaldefinition dort lautet: „Exogen-allergische Alveolitis mit objektiv nachweisbarem Funktionsverlust der Lunge, sofern das als ursächlich festgestellte Antigen bei der Erwerbsarbeit von einem objektiv feststellbar bestimmenden Einfluss gewesen ist".

In der Schweiz ist die EAA nach Artikel 9, Absatz 1 des Unfallversicherungsgesetzes von der SUVA (Schweizerische Unfallversicherungsanstalt) anerkennungsfähig.

Im Gegensatz zu den berufsbedingten obstruktiven Atemwegserkrankungen fordert der Gesetzgeber in Deutschland nicht die Aufgabe der schädigenden Tätigkeit (Ausnahme BK 1315, unter die die Isozyanat-Alveolitis zu subsumieren ist). Besteht für Versicherte die konkrete Gefahr, dass eine Berufskrankheit entsteht, wiederauflebt oder sich verschlimmert, haben die Unfallversicherungsträger dieser Gefahr mit allen geeigneten Mitteln entgegenzuwirken (§3 der Berufskrankheitenverordnung, der sogenannte „Präventionsparagraf"). Ist diese konkrete Gefahr nicht zu beseitigen, muss auf die Aufgabe der schädigenden Tätigkeit hingewirkt werden. Der §3 greift besonders dann, wenn die Entstehung einer Berufskrankheit droht und noch kein Leistungsfall vorliegt. Im Abschnitt „Prävention" wurde bereits der Einsatz von Gebläse-unterstützten Atemschutzgeräten genannt. Im Falle einer drohenden Berufskrankheit werden die Kosten

hierfür sowie für die Filter von den Unfallversicherungsträgern übernommen.

Nach dem Denken an berufliche Auslöser ist es wichtig, die Krankheit möglichst frühzeitig zu begutachten. Die Begutachtung wird vor allem dann schwierig, wenn die Verläufe chronisch sind und kein hinweisender Bezug zur Einatmung von Allergenen gefunden wird. Wenn Karenztests (Allergenmeidung über einen längeren Zeitraum) zu keinerlei Änderung des Krankheitsbildes führen, ist eine EAA zwar hiermit nicht ausgeschlossen, aber auch nicht gerade wahrscheinlich. Probleme treten auch dann auf, wenn aufgrund des fortgeschrittenen Krankheitsbildes ein Expositionsversuch unter Laborbedingungen nicht möglich ist. Verwechslungen mit dem ODTS (welches selbst nicht zu Lungenfibrosen führt) kommen vor.

Das Emphysem als Krankheitsfolge der exogen-allergischen Alveolitis wird gutachterlich oftmals unterschätzt.

Bezüglich arbeitsmedizinischer Besonderheiten sei auf die spezialisierte Literatur verwiesen [40, 47, 54].

Fazit

Die exogen-allergische Alveolitis (EAA) ist eine interstitielle Lungenerkrankung, die durch wiederholte Inhalation von in der Regel organischen Stäuben hervorgerufen wird. Häufigste Formen sind die Vogelhalterlunge, die Befeuchterlunge und die Farmerlunge. Die allergische Entzündung erfolgt verzögert über mehrere Stunden und Tage. Bei einer chronischen Verlaufsform wird die Diagnose oft spät gestellt mit z.T. bereits eingetretener Lungenfibrose. Letale Verläufe sind möglich. Bei rezidivierenden Atembeschwerden mit Fieber ist differenzialdiagnostisch auch an eine akute EAA und bei unklaren Lungenfibrosen differenzialdiagnostisch auch an eine chronische EAA zu denken.

Forderungen

>> Die Öffentlichkeit muss besser über das Krankheitsbild und häufige Allergen-Quellen informiert werden.

>> Betreiber gefährdender Arbeitsplätze müssen gezielt informiert werden, einschließlich der Anleitung zu prophylaktischen Maßnahmen sowie regelmäßigen spezifischen Gesundheitsuntersuchungen der Arbeitnehmer.

Literatur

1. Ando M, Konoshi K, Yoneda R, et al. Difference in the phenotypes of broncholaveolar lavage lymphocytes in patients with summer-type hypersensitivity pneumonitis, farmer's lung, ventilation pneumonitis, and bird fancier's lung: report of nationwide epidemiologic study in japan. J Allergy Clin Immunol 1991; 87: 1002–1009.
2. Ando M, Suga M, Kohrogi H. A new look at hypersensitivity pneumonitis. Curr Opin Pulm Med 1999; 5: 299–304.
3. Barrera L, Mendoza F, Zuñiga J, et al. Functional Diversity of T-Cell Subpopulations in Subacute and Chronic Hypersensitivity Pneumonitis. Am J Respir Crit Care Med 2008; 177: 44–55.
4. Bauer KH, Grimm I, Thiel C. „Befeuchterkrankheit": Forderung nach Prävention und nach Anerkennung als Berufskrankheit. Prax Klin Pneumol 1985; 100: 105.
5. Bergmann KC, Kroidl R, Müller-Wening D, et al. Empfehlungen zur inhalativen Provokationstestungen bei exogen-allergischer Alveolitis. Pneumologie 1998; 52: 444–446.
6. Bourke SJ, Dalphin JC, Boyd G, et al. Hypersensitivity pneumonitis: current concepts. Eur Respir J 2001; 18 Suppl: 81s–92s.
7. Buchvald F, Petersen BL, Damgaard K, et al. Frequency, treatment, and functional outcome in children with hypersensitivity pneumonitis. Pediatr Pulmonol 2011; 46: 1098–1107.
8. Carrillo T, Rodriguez de Castro F, Cuevas M, et al. Effect of cigarette smoking on the humoral immune response in pigeon fanciers. Allergy 1991; 46: 241–244.
9. Christensen LT, Duwayne Schmidt C, Robbins L. Pigeon breeders' disease – a prevalance study and review. Clin Allergy 1975; 5: 417–430.
10. Churg A, Muller NL, Flint J, et al. Chronic hypersensitivity pneumonitis. Am J Surg Pathol 2006; 30: 201–208.
11. Coleman A, Colby TV. Histologic diagnosis of extrinsic allergic alveolitis. Am J Surg Pathol 1988; 12: 514–518.
12. Cormier Y, Bélanger J, LeBlanc P, et al. Bronchoalveolar lavage in farmer's lung disease: diagnostic and physiological significance. Br J Ind Med 1986; 43: 401–405.
13. Cormier Y, Brown M, Muller NL, et al. High-resolution computed tomography characteristics in acute farmer's lung and in it's follow up. Eur Respir J 2000; 16: 56–60.
14. Cormier Y, Desmeules M. Treatment of hypersensitivity pneumonitis. Comparison between contact avoidance and corticosteroides. Can Respir J 1994; 1: 223–228.
15. Cormier Y, Letourneau L, Racine G. Significance of precipitins and asymptomatic lymphocytic alveolitis: a 20-yr follow-up. Eur Respir J 2004; 23: 523–525.
16. Delpierre A, Dalphin JC, Pernet D, et al. Epidemiological study of farmer's lung in five districts of the French Doubs province. Thorax 1988; 43: 429–435.
17. Erkinjuntti-Pekkanen R, Rytkonen H, Kokkarinen JI, et al. Long-term risk of emphysema in patients with farmer's lung and matched control farmers. Am J Respir Crit Care Med 1998; 158: 662–665.
18. Fink JN. Epidemiologic aspects of hypersensitivity pneumonitis. Monogr Allergy 1987; 21: 59–69.
19. Girard M, Israel-Assayag E, Cormier Y. Pathogenesis of hypersensitivity pneumonitis. Curr Opin Allergy Clin Immunol 2004; 4: 93–98.
20. Girard M, Lacasse Y, Cormier Y. Hypersensitivity pneumonitis. Allergy 2009; 64: 322–334.
21. Griese M, Haug M, Hartl D, et al. Hypersensitivity pneumonitis: lessons for diagnosis and treatment of a rare entity in children. Orphanet J Rare Dis 2013; 8: 121.

22. Hartman TE. The HRCT features of Extrinsic Allergic Alveolitis. Sem Respir Crit Care Med 2003; 24: 419–425.
23. Hendrick DJ Faux JA, Marshall R. Budgerigar-fancier's lung: the commonest variety of allergic alveolitis in Britain. Br Med J 1978; 2: 81–84.
24. Kishi M, Miyazaki Y, Jinta T, et al. Pathogenesis of cBFL in common with IPF? Correlation of IP-10/TARC ratio with histological patterns. Thorax 2008; 63: 810–816.
25. Koschel D, Lützkendorf L, Wiedemann B, Höffken G. Antigen-specific IgG antibodies in feather duvet lung. Eur J Clin Invest 2010; 40: 797–802.
26. Koschel D, Stark W, Karmann F, et al. Extrinsic allergic alveolitis caused by misting fountains. Respir Med 2005; 99: 943–947.
27. Koschel D, Wittstruck H, Renck T, et al. Presenting features of feather duvet lung. Int Arch Allergy Immunol 2010; 152: 264–270.
28. Koschel D. Exogen-allergische Alveolitis. Pneumologie 2007; 61: 305–322.
29. Koschel D. Prävention der exogen-allergischen Alveolitis. Atemwegs Lungenkrankh 2008; 5: 182–186.
30. Lacasse Y, Selman M, Costabel U, et al. Classification of hypersensitivity pneumonitis. Int Arch Allergy Immunol 2009; 149: 161–166.
31. Lacasse Y, Selman M, Costabel U, et al. Clinical diagnosis of hypersensitivity pneumonitis. Am J Respir Crit Care Med 2003; 168: 952–995.
32. Liu H, Liu J, Li H, et al. Mimicking hypersensitivity pneumonitis as an uncommon initial presentation of chronic granulomatous disease in children. Orphanet J Rare Dis 2017; 12: 169.
33. Lynch DA, Newell JD, Muller NL, et al. Can CT distinguish hypersensitivity pneumonitis from idiopathic pulmonary fibrosis? Am J Roentgenol 1995; 165: 807–811.
34. McSharry C, Anderson K, Bourke SJ, et al. Takes your breath away – the immunology of allergic alveolitis. Clin Exp Immunol 2002; 128: 3–9.
35. Mohr LC. Hypersensitivity pneumonitis. Curr Opin Pulm Med 2004; 10: 401–411.
36. Monkare S. Influence of corticosteroid treatment on the course of farmer's lung. Eur J Respir Dis 1983; 64: 283–293.
37. Morell F, Villar A, Montero MÁ, et al. Chronic hypersensitivity pneumonitis in patients diagnosed with idiopathic pulmonary fibrosis: a prospective case-cohort study. Lancet Respir Med 2013; 1: 685–694.
38. Müller-Wening D. Erfahrungen zur inhalativen Allergenprovokation bei exogen-allergischer Alveolitis. Allergologie 1992; 15: 2–14.
39. Munoz X, Sanchez-Ortiz M, Torres F, et al. Diagnostic yield of specific inhalation challenge in hypersensitivity pneumonitis. Eur Respir J 2014; 44: 1658–1665.
40. Nowak D, Ochmann U. Elsevier Essentials Arbeitsmedizin Essentials. Elsevier: München, 2018.
41. Ohtani Y, Kojima K, Sumi Y, et al. Inhalation provocation tests in chronic bird fancier's lung. Chest 2000; 118: 1382–1389.
42. Ohtani Y, Saiki S, Sumi Y, et al. Clinical features of recurrent and insidious chronic bird fancier's lung. Ann Allergy Asthma Immunol 2003; 90: 604–610.
43. Ohtani Y, Saiki S, Yoshizawa Y, et al. Chronic bird fancier's lung: histopathological and clinical correlation. An application of the 2002 ATS/ERS consensus classification of the idiopathic interstitial pneumonias. Thorax 2005; 60: 665–671.
44. Pardo A, Barrios R, Selman M, et al. Increase of lung neutrophils in hypersensitivity pneumonitis is associated with lung fibrosis. Am J Respir Crit Care Med 2000; 161; 1698–1704.
45. Pestalozzi C. Febrile Gruppenerkrankungen in einer Modellschreinerei durch Inhalation von mit Schimmelpilzen kontaminierten Befeuchterwasser („Befeuchterfieber"). Schweiz Med Wschr 1959; 89: 710–713.
46. Pignatti P, Brunetti G, Moretto D. Role of the Chemokine Receptors CXCR3 and CCR4 in Human Pulmonary Fibrosis. Am J Respir Crit Care Med 2006; 173: 310–317.
47. Quirce S, Vandenplas O, Campo P, et al. Occupational hypersensitivity pneumonitis: an EAACI position paper. Allergy 2016; 71: 765–779.
48. Ramirez-Venegas A, Sansores RH, Selman M, et al. Utility of a provocation test for diagnosis of chronic pigeon breeder's disease. Am J Respir Crit Care Med 1998; 58: 862–869.
49. Salisbury M, Myers J, Belloli E, et al. Diagnosis and treatment of fibrotic hypersensitivity pneumonia. Where we stand and where we need to go. Am J Respir Crit Care Med 2017; 196: 690–699.
50. Schulyer M, Gott K, Cherne A. Mediators of hypersensitivity pneumonitis. Lab Clin Med 2000; 136: 29–38.
51. Schwaiblmair M, Beinert T, Vogelmeier C, et al. Cardiopumonary exercise testing following hay exposure challenge in farmer's lung. Eur Respir J 1997; 10: 2360–2365.

52. Seifert SA, Von Essen S, Jacobitz K, et al. Organic dust toxic syndrome: a review. J Toxicol Clin Toxicol 2003; 41: 185–193.
53. Sennekamp J, ed. Extrinsic Allergic Alveolitis/Hypersensitivity Pneumonitis. München, Orlando: Dustri, 2004.
54. Sennekamp J, Lehmann E, Joest M. Berufsbedingte exogen-allergische Alveolitis. Arbeitsmedizin Sozialmedizin Umweltmedizin 2015; 50: 38–52.
55. Solaymani-Dodaran M, West J, Smith C, Hubbard R. Extrinsic allergic alveolitis: incidence and mortality in the general population. Q J Med 2007; 100: 233–237.
56. Staines FH, Forman JAS. A survey of „Farmer's Lung". J Coll Gen Pract 1961; 4: 351–382.
57. Takemura T, Akashi T, Ohtani Y, Inase N, Yoshizawa Y. Pathology of hypersensitivity pneumonitis. Curr Opin Pulm Med 2008; 14: 440–454.
58. Terho EO, Heinonen OP, Lammi S. Incidence of clinically confirmed farmer's lung disease in Finland and its relation to metreological factors. Eur J Respir Dis Suppl 1987; 152: 47–56.

59. Tremblay G, Thibault S, Cormier Y. Production of H2O2 by alveolar macrophages in experimental allergic alveolitis. Microbiol Immunol 1991; 35: 147–155.
60. Vasakova M, Morrell F, Walsh S, et al. Hypersensitivity pneumonia: Perspectives in Diagnosis and Management. Am J Respir Crit Care Med 2017; 196: 680–689.
61. Vogelmeier C, Baur X, König G, Mauermayer R, Fruhmann G. The hay dust exposure test in the diagnosis of farmer's lung. Prax Klin Pneumol 1988; 42: 749–752.
62. Vohlonen I, Tupi K, Terho EO, et al. Prevalance and incidence of chronic bronchitis and farmer's lung with respect to the geographical location of the farm and to the work of farmers. Eur J Respir Dis Suppl 1987; 152: 37–46.
63. Warren CPW. Extrinsic allergic alveolitis: a disease commoner in non-smokers. Thorax 1977; 32: 567–569.

3.7 Atopisches Ekzem (Atopische Dermatitis/Neurodermitis)

Epidemiologie und klinisches Bild

Das atopische Ekzem (Neurodermitis, endogenes Ekzem, atopische Dermatitis) ist eine chronische oder chronisch-rezidivierende entzündliche Hauterkrankung, die häufig mit einer angeborenen Störung der Hautbarriere assoziiert ist. Die Häufigkeit der Erkrankung hat in den letzten 30 Jahren deutlich zugenommen [12]. Aktuell ist das atopische Ekzem mit einer Lebenszeitprävalenz von 14,3 % bis zum Alter von 17 Jahren die häufigste chronische Erkrankung im Kindes- und Jugendalter [8]. Auch im Erwachsenenalter hat die Krankheit eine große Bedeutung: Die 1-Jahres-Prävalenz wird auf 1–2 % geschätzt [15]. Damit ist das atopische Ekzem einer der häufigsten Gründe, einen Hautarzt oder Kinderarzt aufzusuchen [7].

Die Erkrankung beginnt meist im Kindes- und Jugendalter. Sie manifestiert sich häufig bereits vor dem ersten Geburtstag und mildert sich häufig bis zum Jugendalter ab. Prinzipiell kann das atopische Ekzem aber in jedem Lebensalter auftreten. Charakteristisch ist ein schubweiser Verlauf, bei höherem Schweregrad kommt es zwischen den Schüben jedoch nicht zur Abheilung. Leitsymptome sind der oft quälende Juckreiz und ein trocken-schuppendes Hautbild sowie entzündliche Hautveränderungen in den Schüben. Die beim Säugling bevorzugt befallenen Körperareale sind Gesicht, Stamm und Streckseiten von Armen und Beinen sowie beim größeren Kind die Gelenkbeugen und der Halsbereich. Als lokalisierte Formen können, insbesondere bei Jugendlichen und Erwachsenen, Hand- und Fußekzeme vorkommen. Beim atopischen Ekzem treten in den ersten Lebensjahren oft stark gerötete und nässende Hautzustände auf. Im Verlauf bilden sich zunehmend chronische Entzündungszeichen aus mit Verdickung der betroffenen Hautareale und Vergröberung der Hautfelderung (Lichenifikation). Im Adoleszenten- und Erwachsenenalter ist die sogenannte „Prurigo-Form" durch massiven Juckreiz und immer wieder aufgekratzte Knoten gekennzeichnet.

Komplikationen des atopischen Ekzems sind schwere Schübe mit Entzündung des gesamten Hautorgans (Erythrodermie), bakterielle Superinfektionen sowie ausgeprägte Virusinfektionen durch Herpes simplex (Eczema herpeticatum) oder Coxsackie-Viren (Eczema coxsackium).

Komorbidiät und Lebensqualität

Das atopische Ekzem gehört zu den Erkrankungen des atopischen Formenkreises und weist eine bedeutsame Komorbidität mit Nahrungsmittelallergien, Asthma bronchiale und allergischer Rhinitis auf. Eines von drei Kleinkindern mit atopischem Ekzem entwickelt später ein Asthma bronchiale. Ca. 30 % der Kleinkinder mit mittelschwerem bis schwerem atopischem Ekzem weisen eine Nahrungsmittelallergie auf [12]. Es wird derzeit diskutiert, dass die gestörte Hautbarriere zur

Entwicklung anderer atopischer Krankheiten und Allergien (dem sog. atopischen Marsch, s. u.) führen kann [1]. Patienten mit atopischem Ekzem zeigen oft stark erhöhte Gesamt-IgE-Konzentrationen und entwickeln häufiger Sensibilisierungen gegen Umweltallergene, welche jedoch nicht immer klinisch bedeutsam sind. In den letzten Jahren belegten zahlreiche Studien die Assoziation zwischen atopischem Ekzem und psychosomatischen Erkrankungen, psychischen Auffälligkeiten, emotionalen und Verhaltensstörungen [3]. Ein atopisches Ekzem in den ersten beiden Lebensjahren erhöht das Risiko für psychische oder emotionale Auffälligkeiten im Alter von 10 Jahren deutlich – unabhängig davon, ob die Erkrankung in den Folgejahren noch symptomatisch ist. Auch das Risiko für Aufmerksamkeits-Defizit-Hyperaktivitäts-Störungen ist bei Kindern mit atopischem Ekzem signifikant erhöht [6].

Das atopische Ekzem geht mit einer starken psychosozialen Beeinträchtigung der betroffenen Patienten bzw. der betroffenen Kinder und ihrer Eltern einher. Selbst im Vergleich zu anderen chronischen Erkrankungen mit aus medizinischer Sicht ungünstigerer Prognose, etwa bezüglich der Gefahr schwerer Komplikationen oder des Bedarfs invasiver Therapie, ist die Lebensqualität beim atopischen Ekzem stärker eingeschränkt [2, 15]. Für den hohen Leidensdruck der Erkrankung sind unterschiedliche Faktoren verantwortlich. Eine große Bedeutung haben die mit dem chronischen Juckreiz einhergehende chronische Schlafstörung und Erschöpfung sowie konsekutive Leistungsminderungen und Einschränkungen im sozialen Bereich. Das Stigma durch die äußerlich sichtbaren Hautläsionen, Angst vor einem erneuten Ekzemschub, vor Kontrollverlust, Arbeitsausfall, Krankenhausaufenthalt sowie zahlreiche Einschränkungen im Alltag bezüglich Ernährung, Sport und Sexualität tragen weiterhin zur Belastung der Betroffenen und ihrer Familien bei [17].

Ätiologie und Pathophysiologie

Zentrale Ursache des atopischen Ekzems sind eine Hautbarriere-Störung und immunologische Dysregulation aufgrund einer genetischen Disposition. Die stärkste Assoziation zur Erkrankung zeigt eine „Loss-of-function"-Mutation im Filaggrin-Gen. Filaggrin ist ein wichtiges Strukturprotein der Epidermis und für eine gute Barrierefunktion der Haut von wesentlicher Bedeutung. Es wurden beim atopischen Ekzem aber auch andere genetische Veränderungen beschrieben, die einen Funktionsverlust der Hautbarriere verursachen. Weiterhin sind mit dem atopischen Ekzem Mutationen assoziiert, die eine veränderte Immunreaktion mit verstärkter Entzündungsaktivität der Haut bedingen [14].

Das atopische Ekzem ist durch eine verstärkte Bildung von Immunglobulin E (IgE) gekennzeichnet. IgE-Antikörper sind gegen Umweltallergene gerichtet, am häufigsten gegen Hausstaubmilben, Tierepithelien, Pollen sowie bei Säuglingen und Kleinkindern am häufigsten gegen Nahrungsmittel. Bei einer Untergruppe von bis zu 20 % der Patienten lassen sich keine spezifischen IgE-Antikörper nachweisen (sog. „intrinsische" Form, auch „nicht-atopisches Ekzem"). Etwa 35 % der Kinder mit schwerem atopischem Ekzem weisen klinisch relevante Nahrungsmittelallergien auf, welche häufig über IgE-Antikörper

159

vermittelt werden. Um „echte" Allergien vom asymptomatischen Vorhandensein von IgE-Antikörpern gegen Nahrungsmittel (reine Sensibilisierung) abzugrenzen, bedarf es einer relativ aufwendigen ärztlichen Diagnostik. Häufig wird die Bedeutung von Nahrungsmittelallergenen für die Pathogenese des atopischen Ekzems überschätzt. Dieses gilt nicht nur für die Betroffenen und deren Angehörige, sondern auch für Therapeuten, wenn sie fälschlicherweise Sensibilisierung (d.h. Nachweis von IgE-Antikörpern oder Hauttestreaktionen) mit klinisch relevanter Allergie gleichsetzen. Unnötige „Neurodermitis-Diäten" bergen insbesondere in der Wachstumsphase im Kindesalter ein gesundheitliches Risiko.

Die Haut von Patienten mit atopischem Ekzem ist häufig mit Keimen (Bakterien, Pilzen) besiedelt. Insbesondere Staphylococcus aureus wird auf entzündeter atopischer Haut fast regelmäßig nachgewiesen. Er stört die gesunde Zusammensetzung der Bakterienflora der Haut, was zum Zusammenbruch der Diversität der Hautflora (Mikrobiom) führt. Staphylococcus aureus spielt daher eine wichtige Rolle in der Unterhaltung der chronischen Entzündung beim atopischen Ekzem.

Bei vielen Patienten besteht eine „vegetative Dysregulation" im Sinne einer veränderten Reaktivität von Gefäßen und glatten Muskeln. Es besteht eine deutliche psychosomatische Beeinflussbarkeit des Hautzustands, z. B. durch mentalen und emotionalen Stress.

Diagnostik und Therapie

Die Diagnose des atopischen Ekzems wird durch Anamnese und dermatologische Inspektion gestellt. Kennzeichnend sind die typische Morphologie und Verteilung der Hautveränderungen, der chronische oder chronisch-rezidivierende Verlauf, das Leitsymptom Juckreiz sowie die atopische Disposition beim Patienten und/oder in der Familie. Häufig ist die Komorbidität mit allergischen Sensibilisierungen und Erkrankungen wie Nahrungsmittelallergie, Asthma und allergischer Rhinitis. Diese Komorbidität wird bei Diagnosestellung mit berücksichtigt. Allergische Sensibilisierungen fehlen jedoch bei der intrinsischen Form des atopischen Ekzems.

Die Diagnostik beim atopischen Ekzem dient außerdem der Ermittlung individueller Provokationsfaktoren von Schüben. Zentrale Rolle spielt hierbei die Krankenbeobachtung, gegebenenfalls mit Symptomtagebuch. Bei persistierenden Ekzemen oder anamnestischen Hinweisen auf eine allergische Triggerung sollte auch eine Allergiediagnostik (mit je nach Alter und Anamnese relevanten Allergenen, s. Kap. 2.2 u. Kap. 4.2) durchgeführt werden. Im Säuglings- und Kleinkindalter werden bei klinisch-anamnestischen Hinweisen auf eine Nahrungsmittelallergie diagnostische Diäten und gegebenenfalls orale Provokationstestungen durchgeführt (s. Kap. 3.13, Kap. 4.9 u. Kap. 4.10). Altersabhängig können beim atopischen Ekzem unterschiedliche Provokationsfaktoren bedeutsam sein. Daher sollte die Diagnostik zur Ermittlung individueller Trigger bei Persistenz oder Rezidiv des Ekzems über das Kleinkindalter hinaus wiederholt werden. Bei Auftreten von Komplikationen kann eine mikrobiologische Diagnostik indiziert sein.

Die Therapie des atopischen Ekzems erfolgt nach einem Stufenplan [15, 18], wobei in den aktuellen Leitlinien meist 4

Schweregradstufen unterschieden werden (Abb. 1). Grundlage der Behandlung sind neben der Meidung irritativer oder allergener Provokationsfaktoren Maßnahmen der Basistherapie der gestörten Hautbarrierefunktion (früher oft irreführend als „Hautpflege" bezeichnet). Die Basistherapie umfasst geeignete Hautreinigungsmaßnahmen sowie die Behandlung mit hydra-

tisierenden und rückfettenden Cremes und Salben, welche optimalerweise mindestens zweimal am Tag und in jedem Krankheitsstadium aufgetragen werden sollten. Konterkariert wird diese Empfehlung durch die fehlende Kostenübernahme der wirkstoff- und damit rezeptfreien Basistherapie durch die gesetzlichen Krankenkassen. Lediglich bis zum 12. Geburtstag dürfen apotheken-

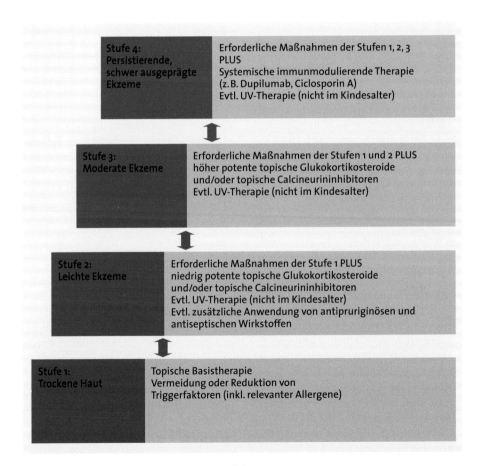

Abb. 1: Stufentherapie des atopische Ekzems.[1] ([1] Die Abbildung ist angelehnt an die AWMF- und EDF-Leitlinien zur Neurodermitis [3, 11] und enthält aus Gründen der Übersichtlichkeit nicht alle Verfahren, die in der Leitlinie diskutiert werden.)

pflichtige Basistherapeutika oder standardisierte Magistralrezepturen (DAC, NRF) auf Kosten der GKV verordnet werden

Akute ekzematöse Hautveränderungen sollten antientzündlich und juckreizstillend behandelt werden. Hierfür stehen neben den topischen Glukokortikosteroiden auch die seit 2002 zugelassenen topischen Calcineurin-Inhibitoren (TCI) Tacrolimus und Pimecrolimus zur Verfügung.

Aufgrund des sehr viel besseren Wirkungs-Nebenwirkungs-Verhältnisses sollten nur noch moderne, meist doppelt veresterte topische Glukokortikosteroide verwendet werden. Grundsätzlich ist die immer noch weitverbreitete „Kortisonangst" in Bezug auf die modernen topischen Glukokortikosteroide nicht mehr gerechtfertigt, denn diese können auch langfristig sicher eingesetzt werden. Allerdings gilt auch hier, dass im Bereich des Gesichts sowie in intertriginösen Bereichen inklusive dem Genital- und Windelbereich Vorsichtsmaßnahmen (begrenzte Dauer, gegebenenfalls Verdünnung) einzuhalten sind; bessere verträglich sind in diesen Bereichen TCI.

Eine Verunsicherung bezüglich des Einsatzes von TCI hatte 2005 einen Warnhinweis der amerikanischen FDA (Food and Drug Administration) hervorgerufen. Die – theoretisch begründete – kritische Bewertung der TCI konnte in einem längeren Beobachtungszeitraum und auch nach Auswertung großer Datenbanken *nicht* bestätigt werden: Es gibt bislang keine sicheren Hinweise, dass es unter Behandlung mit TCI vermehrt zur Entwicklung von Hautkrebs kommt. Leider sind TCI in Europa erst ab dem Alter von 2 Jahren zugelassen. Gerade bei Patienten im 1. und 2. Lebensjahr ist ein Einsatz dieser antientzündlichen

Therapie jedoch nicht selten erforderlich und kann auch in dieser Altersgruppe nach sorgfältiger, individueller Abwägung und ausführlicher Aufklärung der Eltern außerhalb der Zulassung erfolgen.

Von dem bisherigen Konzept der Bedarfstherapie ekzematöser Hautveränderungen im Akutfall ist man in den letzten Jahren zu einer *„proaktiven"* Strategie übergegangen [8, 19]: Hierbei werden Prädilektionsstellen, an denen Ekzeme nie ganz abheilen oder von denen neue Schübe ausgehen, mit antientzündlichen topischen Substanzen (Glukokortikosteroide oder TCI) über längere Zeiträume ein- oder zweimal pro Woche behandelt. Die proaktive Therapie kontrolliert die Entzündungsaktivität gut, reduziert die Anzahl von Ekzemschüben und verbessert die Lebensqualität der Betroffenen.

Auch die UV-Licht-Behandlung, insbesondere als Schmalband-UVB (UVB-311 nm) und mit langwelligen UV-Anteilen (UVA-1) in mittlerer Dosierung (bis 50 J/cm^2), hat sich im Erwachsenenalter in Mitteldosistherapie als effektiv erwiesen. Auch Jugendliche können ausnahmsweise zeitlich befristet behandelt werden. Obwohl das Sicherheitsprofil von UVA-1 im Vergleich zur Photochemotherapie mit Psoralenen und UVA (PUVA) wahrscheinlich besser ist, wird die Behandlung derzeit von den meisten Kassen leider nicht erstattet.

Orale Antihistaminika (H1-Blocker) werden zur Juckreizbehandlung weithin als Tropfen oder Tabletten eingesetzt, obwohl wissenschaftliche Studien keine gute Wirksamkeit bei atopischem Ekzem zeigten. Der Einsatz ist insbesondere im Kleinkindalter und wenn allergische Trigger fehlen, kritisch zu bewerten. Insbesondere der Langzeiteinsatz von älteren, sedierenden Antihistaminika wird bei Kindern nicht mehr empfohlen, da diese Wirkstoffe u. a. die Schlafqualität verändern können.

Etabliert und relativ gut akzeptiert ist der Einsatz hautberuhigender Textilien, die gleichzeitig eine Kratzbarriere bilden (z. B. Neurodermitis-Overalls bei Säuglingen und Kleinkindern). Funktionelle Textilien mit Silber oder anderen antimikrobiellen Stoffen können aufgrund der antimikrobiellen Wirkung teilweise Vorteile bieten. Ihre genaue Bewertung bedarf jedoch weiterer Studien.

Eine äußerliche antimikrobielle Behandlung ist insbesondere im Rahmen akuter Superinfektionen oder Komplikationen, aber auch bei Rezidivneigung infektiöser Ekzeme angezeigt. Dazu sind antiseptische Maßnahmen besser geeignet als topische Antibiotika.

Die Gabe von Pro-, Prä- und Synbiotika zur Prävention bzw. Therapie des atopischen Ekzems ist Gegenstand wissenschaftlicher Untersuchungen (z. B. Lactobacillus). Bisher konnte keine Effektivität für die Therapie eines bereits manifesten atopischen Ekzems gezeigt werden.

In schweren Fällen ist eine systemische antientzündliche Behandlung angezeigt. Zur Kurzzeitanwendung stehen orale Glukokortikosteroide zur Verfügung, die aber aufgrund des Nebenwirkungsrisikos nicht längerfristig (d. h. länger als 3 Wochen am Stück) eingesetzt werden sollten [15, 18]. Hierfür wurden bisher vor allem orale Immunsuppressiva wie Ciclosporin A verwendet, für welche eine Effektivität nachgewiesen ist [5]. Ciclosporin ist allerdings für die Indikation „atopisches Ekzem" erst ab 18 Jahren zugelassen. Als erstes Biologikum zur Behandlung des schweren atopischen Ekzems bei Erwachsenen wurde 2017 in Europa der monoklonale Antikörper Dupilumab zugelassen. Dieser blockiert über eine Hemmung der Botenstoffe Interleukin-4 und Interleukin-13 gezielt die beim atopischen Ekzem überaktive Signalübertragung und wirkt – bei gutem Sicherheitsprofil – effektiv auf Entzündung und Juckreiz [16]. Mehrere Studien untersuchen aktuell die Effektivität anderer „Biologika", sodass für das schwere atopische Ekzem in Zukunft neue, wenn auch kostenintensive Behandlungsmöglichkeiten zur Verfügung stehen könnten [13].

Die allergenspezifische Immuntherapie (ASIT) hat sich in verschiedenen kontrollierten Studien auch beim atopischen Ekzem als effektiv erwiesen, insbesondere wenn eine IgE-vermittelte Allergie gegen Hausstaubmilben vorliegt [11]. Ihr praktischer Stellenwert im Therapiekonzept des atopischen Ekzems ist jedoch noch nicht geklärt, weswegen das atopische Ekzem auch noch keine Standardindikation für eine allergenspezifische Immuntherapie darstellt (s. Kap. 4.8).

Krankheits- bzw. Selbstmanagement und Prävention

Die Vielfalt der Maßnahmen, von den Vermeidungsstrategien über die Basistherapie bis hin zur sachgerechten antientzündlichen Behandlung einschließlich psychosomatischer Beratung, setzt die aktive Mitarbeit des aufgeklärten Patienten (bzw. seiner Eltern) über Monate und Jahre voraus. Die moderne Behandlungsstrategie strebt unter dem Motto „vom Patentenmanagement zum Selbstmanagement" eine verantwortliche Selbstbestimmung („Empowerment") des mündigen und aufgeklärten Patienten (bzw. der Eltern betroffener Kinder) an.

Die Vermittlung dieser Kompetenzen überschreitet allerdings die normalerweise in der Sprechstunde zur Verfügung stehende Behandlungszeit. Deshalb wurde – analog zu Schulungsmaßnahmen bei anderen chronischen Erkrankungen – ausgehend von einer Initiative des Bundesministeriums für Gesundheit (BMG) ein Programm zur „Neurodermitis-Schulung" erarbeitet, das sich in einer kontrollierten prospektiven Studie als wirksam erwiesen hat [10]. In diesem interdisziplinären Schulungsprogramm arbeiten Haut- und Kinderärzte, Psychologen/Psychosomatiker sowie Ernährungsfachkräfte und Pflegekräfte zusammen. Es werden den Eltern bzw. den betroffenen Kindern, Jugendlichen oder Erwachsenen nicht nur ausführliche Informationen zum Krankheitsbild vermittelt, sondern auch die für einen langfristigen Erfolg wichtige Motivation zur Verhaltensänderung („Coping" bei stressinduzierten Juckreizkrisen, autogenes Training, Relaxationstechniken usw.). Die Kosten der standardisierten Schulung der Arbeitsgemeinschaft Neurodermitisschulung (AGNES, www.neurodermitisschulung.de) werden von den meisten Krankenkassen auf Antrag übernommen. Ein auf Erwachsene adaptiertes Schulungsprogramm (ARNE) hat sich kürzlich ebenfalls als hochwirksam erwiesen [4].

Zu den Präventionsstrategien beim atopischen Ekzem gehört insbesondere die Beratung im Hinblick auf geeignete Basistherapeutika und Textilien sowie Reinigungsmittel. Ebenso zu berücksichtigen sind Fragen des privaten und beruflichen Milieus (Wohnraumsanierung, Berufsberatung usw.). Auch die Klimatherapie (Nordsee oder Hochgebirge) hat neben der Allergenkarenz eine länger anhaltende positive Wirkung auf den Krankheitsverlauf (s. Kap. 4.16).

Dass durch die frühzeitige Applikation rückfettender Externa ab Geburt ein angeborener Hautbarrieredefekt so kompensierbar ist, dass es nicht erst zur Manifestation eines atopischen Ekzems kommt, wurde in kleineren Studien gezeigt, die derzeit in größer angelegten Untersuchungen überprüft werden. Auch besteht Hoffnung, durch eine konsequente Basistherapie und antientzündliche Therapie des atopischen Ekzems den „atopischen Marsch", d. h. die Entwicklung anderer atopischer Erkrankungen auf dem Boden der Hautkrankheit (Nahrungsmittelallergie, Asthma, Heuschnupfen), zu stoppen. Die Wirksamkeit dieses Konzepts, geeignete Wirkstoffe und Externa-Grundlagen sowie deren Langzeitsicherheit müssen in weiteren Studien überprüft werden, bevor eine konkrete Empfehlung ausgesprochen werden kann.

Fazit

In Bezug auf das atopische Ekzem sind erfreuliche, große Fortschritte auf dem Gebiet von Ätiologie und Pathophysiologie (besseres Verständnis von Hautbarrierestörungen und Entzündungsmechanismen) sowie der Therapie (erste gezielte biologische Therapien mit Antikörpern, sichere moderne Therapie mit neueren topischen Glukokortikosteroiden oder topischen Calcineurin-Inhibitoren) sichtbar. Dennoch bestehen noch erhebliche Defizite sowohl in der Forschung als auch in der Umsetzung des vorhandenen Wissens in der Patientenversorgung in einer Reihe von Themenfeldern:

» *Tiefere Erforschung der Epidemiologie,* insbesondere zum natürlichen Verlauf, der Prävalenz im Erwachsenenalter in „Real world"-Szenarien (*Registerstudien* wie TREATgermany werden derzeit nicht von öffentlicher Hand gefördert!)

» Identifizierung relevanter *Risikogene,* die für Hautbarriere-Strukturen und für immunologische Moleküle kodieren (Genomics, Proteomics), um Patientenprofile und ein maßgeschneidertes Management zu identifizieren

» Detaillierte Untersuchungen zur gestörten *Hautbarrierefunktion* (z. B. Sphingolipide, Proteine des epidermalen Differenzierungskomplexes, Proteasenaktivität usw.) mit dem Ziel der Entwicklung noch besserer Basistherapeutika

» Studien zu *Entzündungsmechanismen* und *-zellen* in den verschiedenen Krankheitsphasen mit dem Ziel einer maßgeschneiderten, phasenadaptierten Behandlung von Ekzemen

» Evaluation von *Juckreiz* (Definition der relevanten Botenstoffe des Juckreizes bei atopischem Ekzem) mit dem Ziel besserer juckreizstillender Medikamente

» Erfassung der *klinischen Schwere* mit Biomarkern, der Juckreizerfassung und Juckreizmessung

» Evaluation der *psychosomatischen* Beeinflussung (Psycho-Neuro-Allergologie) und Studien zur Psychodynamik der Eltern-Kind-Beziehung bei atopischem Ekzem

» Verbesserte Standardisierung der derzeit üblichen Diagnoseverfahren insbesondere zur individuellen Bedeutung von *Allergenen* bei nachgewiesener Sensibilisierung

» Weiterentwicklung des *Allergiemanagements* bei atopischem Ekzem (gezielte Allergenreduktion; Weiterentwicklung von Hauttestungen (Atopie-Patch-Test); hinreichend gepowerte Studien zur spezifischen Immuntherapie mit Allergenen)

» Forschung zum Verständnis der nichtallergischen *„intrinsischen" Variante* des atopischen Ekzems

» Etablierung von *Betreuungsstrukturen* (Schwerpunktpraxen oder -zentren) für chronisch besonders schwer betroffene Patienten

» Entwicklung neuer Modelle der *evidenzbasierten Berufsberatung*

» Evaluierung *präventiver und therapeutischer Interventionen* einschließlich Rehabilitationsmaßnahmen, insbesondere Evaluierung des präventiven Effekts der Basistherapie bei Neugeborenen und im 1. Lebensjahr

Forderungen

» Es besteht nach wie vor erheblicher *Forschungsbedarf* zu verschiedenen Aspekten dieser sehr häufigen chronischen, hoch belastenden Hauterkrankung mit Notwendigkeit einer entsprechenden Finanzierung.

» Auf dem Boden des vorhandenen Wissens sind erhebliche Defizite bezüglich Vorsorge und Versorgung bei der Umsetzung in die Praxis zu beklagen. Vordringlich ist die Verbesserung des Wissens um die Erkrankung, von der Klinik über die Ätiologie und Pathophysiologie bis hin zur Primär- und Sekundärprävention und Therapie.

» Da viele Kinder betroffen sind, ist ein verstärktes Augenmerk auf kindgerechte Aufklärungsbroschüren nicht nur für Betroffene, sondern auch für Klassenkameraden und Freunde zu richten.

» Ein besonderes Problem stellt die Integration von Patienten mit Migrationshintergrund dar. Hier müssen nicht nur sprachliche Barrieren überwunden werden. Verstärkte *Aufklärung über das Krankheitsbild* ist auch bei Personen des privaten und beruflichen Umfelds der Patienten vonnöten.

» In der Öffentlichkeit ist ein vermehrtes Verständnis für die von dieser Krankheit Betroffenen anzustreben. Dies beinhaltet die Einrichtung von Lehrgängen, möglicherweise Änderungen von Ausbildungsinhalten für Erzieher, Lehrer, Krankengymnasten, Sporttherapeuten usw. Essenziell ist die breitere Vermittlung von Informationen zum Krankheitsbild sowie zur Rolle von Provokationsfaktoren und Allergenen, die im Kontext der entsprechenden Berufsgruppen wichtig sein können.

» *Neurodermitis-Schulungsprogramme* (AGNES; ARNE) müssen flächendeckend angeboten und von allen Kostenträgern übernommen werden.

» In der Betreuung von Patienten mit atopischem Ekzem ist die Infrastruktur zur psychosomatischen Beratung und gegebenenfalls Therapie im interdisziplinären Ansatz zu verbessern.

» Die *Zusammenarbeit zwischen ambulanten und stationären Heil- und Nachsorgemaßnahmen* ist zu verbessern.

» Die *Deklaration von Inhaltsstoffen* in Lebensmitteln, Kosmetika, Arzneimitteln und Gebrauchsgegenständen (z. B. Kleidung) ist kontinuierlich zu verbessern.

» Die allgemeinen *Grundsätze der Arzneimittelgesetzgebung* müssen auch bei sog. unkonventionellen oder komplementärmedizinischen Methoden angewandt werden. Entsprechende Studien zur Wirksamkeit bzw. zur Validität von therapeutischen und diagnostischen Verfahren müssen von den Anbietern durchgeführt und veröffentlicht werden.

» Die Basistherapie muss bei Patienten mit atopischen Ekzem von den Krankenkassen erstattet werden. Es ist aus medizinischer Sicht unverständlich, dass in Deutschland dieses nicht schon längst geschieht. Die Situation ist vergleichbar mit der Erstattung von Insulin für Diabetiker, da die Störung der Hautbarrierefunktion ein wesentliches Charakteristikum des atopischen Ekzems darstellt.

Literatur

1. Amat F, Soria A, Tallon P, et al. New insights into the phenotypes of atopic dermatitis linked with allergies and asthma in children: An overview. Clin Exp Allergy 2018; 48: 919–934
2. Carroll CL, Balkrishnan R, Feldman SR, Fleischer AB Jr, Manuel JC. The burden of atopic dermatitis: impact on the patient, family, and society. Pediatr Dermatol 2005; 22: 192–199.
3. Deckert S, Schmitt J. Nichtallergische Komorbiditäten bei atopischer Dermatitis. Hautarzt 2015; 66: 103–107.
4. Heratizadeh A, Werfel T, Wollenberg A, et al. Effects of structured patient education in adults with atopic dermatitis: Multicenter randomized controlled trial. J Allergy Clin Immunol 2017; 140: 845–853.
5. Roekevisch E, Spuls PI, Kuester D, Limpens J, Schmitt J. Efficacy and safety of systemic treatments for moderate-to-severe atopic dermatitis: a systematic review. J Allergy Clin Immunol 2014; 133: 429–438.

6. Schmitt J, Buske-Kirschbaum A, Roessner V. Is atopic disease a risk factor for attention-deficit/hyperactivity disorder? A systematic review. Allergy 2010; 65: 1506–1524.

7. Schmitt J, Schmitt NM, Kirch W, Meurer M. Outpatient care and medical treatment of children and adults with atopic eczema. J Dtsch Dermatol Ges 2009; 7: 345–351.

8. Schmitt J, von Kobyletzki L, Svensson A, Apfelbacher C. Efficacy and tolerability of proactive treatment with topical corticosteroids and calcineurin inhibitors for atopic eczema: systematic review and meta-analysis of randomized controlled trials. Br J Dermatol 2011; 164: 415–248.

9. Schmitz R, Thamm M, Ellert U, Kalcklosch M, Schlaud M; KiGGS Study Group. Prevalence of common allergies in children and adolescents in Germany: results of the KiGGS study: first follow-up (KiGGS Wave 1). Bundesgesundheitsblatt Gesundheitsforschung Gesundheitsschutz 2014; 57: 771–778.

10. Staab D, Diepgen TL, Fartasch M, et al. Age related, structured educational programmes for the management of atopic dermatitis in children and adolescents: multicentre, randomised controlled trial. BMJ 2006; 332: 933–938.

11. Tam HH, Calderon MA, Manikam L, et al. Specific allergen immunotherapy for the treatment of atopic eczema: a Cochrane systematic review. Allergy 2016; 71: 1345–1356.

12. Weidinger S, Novak N. Atopic dermatitis. Lancet 2016; 387: 1109–1122.

13. Werfel T. Novel systemic drugs in treatment of atopic dermatitis – results from phase II and phase III studies published in 2017/2018. Curr Opin Allergy Clin Immunol 2018; 18: 432–437.

14. Werfel T, Allam JP, Biedermann T, et al. Cellular and molecular immunologic mechanisms in patients with atopic dermatitis. J Allergy Clin Immunol 2016; 138: 336–349.

15. Werfel T, Heratizadeh A, Aberer W, et al. S2k Leitlinie zur Diagnose und Therapie der Neurodermitis. J Dtsch Dermatol Ges 2016; 14: 92–106.

16. Werfel T, Wollenberg A, Pumnea T, Heratizadeh A. Neues in der Systemtherapie der atopischen Dermatitis. Hautarzt 2018; 69: 217–224.

17. Wollenberg A, Barbarot S, Bieber T, et al. Consensus-based European guidelines for treatment of atopic eczema (atopic dermatitis) in adults and children: part I. J Eur Acad Dermatol Venereol 2018; 32: 657–682.

18. Wollenberg A, Barbarot S, Bieber T, et al. Consensus-based European guidelines for treatment of atopic eczema (atopic dermatitis) in adults and children: part II J Eur Acad Dermatol Venereol 2018; 32: 850–878.

19. Wollenberg A, Ehmann LM. Long term treatment concepts and proactive therapy for atopic eczema. Ann Dermatol 2012; 24: 253–260.

3.8 Kontaktekzem (syn. Kontaktdermatitis)

Das Kontaktekzem (syn. Kontaktdermatitis) ist eine nichtinfektiöse Entzündung der Haut und gehört mit seinen Varianten zu den häufigsten und wichtigsten dermatologischen Erkrankungen [14]. Sie entsteht durch äußerlich auf die Haut einwirkende Stoffe.

Die Verbreitung des Kontaktekzems ist von endogenen Faktoren abhängig, wie z. B. Alter, Geschlecht, Hautkonstitution, (atopischer) Disposition. Als exogene Faktoren sind die Allergenexposition und ein die Sensibilisierung förderndes Milieu – wie beispielsweise ein feuchter Arbeitsplatz – verantwortlich. Das Kontaktekzem wird oft übersehen bzw. missinterpretiert.

Die Krankheit findet sich besonders an den Händen und ist dort überwiegend beruflich bedingt. 80 % dieser Krankheiten entfallen auf sieben Berufsgruppen: Friseur-, Metall-, Heil- und Pflege-, Nahrungsmittel-, Bau-, Reinigungs- und Malerberufe [1, 3, 5–7, 9].

Klinische Erscheinungsbilder

Es gibt zwei klinisch wichtige Formen: das *irritativ-toxische* und das *allergische Kontaktekzem*. Beide Formen können akut auftreten oder schon lange Zeit bestehen und somit chronisch sein.

Das *irritativ-toxische Kontaktekzem* entsteht, wenn die Haut einem reizenden Stoff ausgesetzt ist. Sie wird hierbei zunächst rau, trocken und schuppend, im weiteren Verlauf ist sie gerötet und entzündlich verdickt.

Die Erkrankung ist durch schmerzhafte und schlecht heilende Risse (Rhagaden) und durch eine Verdickung der Haut (Hyperkeratose) gekennzeichnet. Betroffen sind besonders die Handinnenflächen, aber auch die Handrücken, häufig zuerst die Fingerzwischenräume [15].

Hiervon zu unterscheiden ist das *allergische Kontaktekzem (syn. allergische Kontaktdermatitis)*, das eine Sensibilisierung gegenüber einem meist niedermolekularen chemischen, zunächst nicht toxischen Stoff voraussetzt. Wiederholter Kontakt führt zu einem klinischen Bild, das nicht immer von einem irritativ-toxischen Ekzem unterschieden werden kann. Es ist zunächst u. a. durch Juckreiz, Knötchen, Bläschen und entzündliche Rötung der Haut am Ort des Allergenkontaktes gekennzeichnet. Im weiteren Verlauf sind schmerzhafte Einrisse und Verdickungen wie bei einem irritativ-toxischen Ekzem möglich.

In vielen Fällen hat das Kontaktekzem einen biphasischen Verlauf, d. h., in der Folge eines meist nicht ausreichend behandelten irritativ-toxischen Ekzems kann ein allergisches Kontaktekzem entstehen.

Ursachen

Um zuverlässig Daten zur Kontaktallergie zu erheben (Tab. 1), gibt es in den deutschsprachigen Ländern ein vergleichsweise gut strukturiertes und funktionierendes Netzwerk zwischen der Deutschen Kontaktallergiegruppe (DKG), einer Arbeitsgruppe der Deutschen Dermatologischen Gesell-

Tab. 1: Die häufigsten Kontaktallergene in den deutschsprachigen Ländern 2013–2015. Zahl der Getesteten pro Jahr: n ~ 12.000), Quoten nach Alter und Geschlecht standardisiert (Stand der Datenbank: 14.10.2016) [4].

Allergen	2015	2014	2013
Nickelsulfat	16,7 %	16.4 %	16,1 %
Duftstoff-Mix I[1]	7,9 %	7,9 %	8,9 %
Kobaltchlorid	5,9 %	5.5 %	5,5 %
Perubalsam	5,9 %	6.6 %	7,4 %
Methylisothiazolinon	5,1%	6,4%	7,0 %
MCI/MI	4,4 %	5,8 %	5,7 %
Kaliumdichromat	4,3 %	3,2 %	3,0 %
Duftstoff-Mix II[2]	4,0 %	4.6 %	5,0 %
Propolis	3,6 %	3,3 %	3,4 %
Kolophonium	3,7 %	3,8 %	3,5 %
Wollwachsalkohole	2,5 %	2.7 %	2,8 %
Thiuram-Mix	2,2 %	2.2 %	2,3 %
Methyldibromoglutaronitril	1,8 %	2,2 %	2,2 %
HICC	1,8 %	1,7 %	2,1 %
Epoxidharz	1,7 %	1,5 %	1,9 %
Formaldehyd	1,3 %	1.4 %	1,4 %
Kompositen-Mix	1,2 %	1.3 %	1,5 %
Terpentin	1,1 %	1,2 %	0,7 %
Paraben-Mix	0,9 %	0,6 %	0,6 %

[1] Der Duftstoff-Mix I enthält Eichenmoos (Evernia prunustra), Isoeugenol, Zimtaldehyd (Cinnamal), Hydroxycitronellal, Zimtalkohol (Cinnamicalcohol), Eugenol, Geraniol, alpha-Amylzimtaldehyd (Amyl Cinnamal).
[2] Der Duftstoff-Mix II enthält HICC, Farnesol, Citral, Coumarin, alpha-Hexylzimtaldehyd.
MCI: Chlormethylisothiazolinon; MI: Methylisothiazolinon; HICC: Hydoxyisohexlylcyclohexencarboxaldehyd (Duftstoff Lyral®)

schaft, und dem Informationsverbund dermatologischer Klinikien (IVDK).

So wurden über viele Jahre differenzierte Untersuchungen durchgeführt, beispielsweise verschiedene Bevölkerungsgruppen miteinander verglichen. Auf diese Weise ließen sich Aussagen machen zur Kontaktallergie bei ländlichen und städtischen Patientinnen und Patienten, zu unterschiedlichen Allergenen bei Frauen und Männern oder bei verschiedenen Berufsgruppen, wie bei Friseuren und Büroarbeitern.

Kontaktallergien, z. B. auf verschiedene Gummiinhaltsstoffe (Thiurame), Konservierungsstoffe (z. B. Chlormethylisothiazolinon/Methylisothiazolinon in Farben) oder Epoxidharze (z. B. in Klebern), haben eine erhebliche psychosoziale und ökonomische Bedeutung. Denn sie können zur Berufsaufgabe führen, was mit Umschulungen, Berentungen oder lang dauernder Arbeitslosigkeit verbunden ist. Um präventiv wirken zu können, sind auf ärztlicher und u. a. auf der Seite der Überwachungsbehörden eingehende Kenntnisse der berufsspezifischen Kontaktallergien von größter Bedeutung.

Wichtigste Ursachen für die seit Jahrzehnten die Hitliste anführende Nickelallergie bei Frauen sind durchstochene Ohrläppchen und nickelhaltiger Modeschmuck sowie das „Body Piercing". Die europaweite Begrenzung der Nickelfreisetzung in Modeschmuck auf 0,5 µg/cm^2/Woche hat nicht zu dem erhofften Rückgang der Nickelallergie geführt, auch wenn die Bedeutung von Nickel in den letzten Jahren zumindest bei jungen Frauen abgenommen hat. Es bleibt aber nach wie vor, wie vor sechzig Jahren, das häufigste Kontaktallergen. Besonders erwähnenswert vor diesem Hintergrund sind die Euro-Münzen, die als Nickellegierungen konzipiert und hergestellt wurden. Nickel wird aus den Münzen bei Hautkontakt freigesetzt und führt über diesen Weg zu einer Sensibilisierung (Allergie).

Neben Nickel zeigen seit Jahrzehnten verschiedene Duftstoffe und Perubalsam (*Myroxylon pereirae*), Chrom (besonders in Leder, aber auch in Zement) sowie die Konservierungsmittel Chlormethylisothiazolinon und Methylisothiazolinon hohe Reaktionsquoten.

Jüngere Patienten reagieren nicht selten auf das besonders in Impfstoffen vorkommende Thiomersal. Ältere Menschen, vor allem solche mit Venenleiden (Varikose) und Beinekzem (Stauungsdermatitis) zeigen häufig Kontaktallergien auf die sehr schwachen Kontaktallergene Propylenglykol, Wollwachsalkohole und auf medizinische Zubereitungen, die z. B. das Antibiotikum Neomycin enthalten.

Diese Zusammenhänge sind seit Jahrzehnten über das Netzwerk zur Prävention und Erfassung allergischer Krankheiten an der Haut in Deutschland, Österreich und der Schweiz zugänglich (IVDK). Nur so ließen sich neuere Allergene (z. B. das Desinfektionsmittel Glutaraldehyd oder der Duftstoff Hydroxyisohexylcyclohexencarboxaldehyd [Lyral®]) erfassen, aber auch weiterhin aktuelle Allergene (z. B. den Farbstoff p-Phenylendiamin in Henna-Tattoos), die bei der Herstellung von Schutzhandschuhen verwendeten Vulkanisationsbeschleuniger der Thiuramgruppe und ebenso die weiter bedeutenden Konservierungsmittel Methylisothiazolinon (MI) und Chlormethylisothiazolinon (MCI).

So konnten auch Allergene, die wieder aktuell sind, etwa aus dem Bereich der „Alternativ-Kosmetik" oder der Alternativ-Medizin (z. B. Propolis oder „Terpene" [Terpentinöl]) ermittelt werden. Die in einer früheren Auflage des Weißbuches Allergie in Deutschland mitgeteilte hohe Zahl kontaktallergischer Patienten (Kinder!) mit Reaktionen auf Bufexamac ist nicht mehr feststellbar, weil das Bundesinstitut für Arzeimittel und Medizinprodukte 2010 sämtliche Zulassungen Bufexamachaltiger Arzneimittel widerrufen hat.

Epidemiologie

Untersuchungen aus Schweden ergaben eine 1-Jahres-Prävalenz des allergischen Kontaktekzems der Hände von etwa 2 % [2]. Für Deutschland ermittelte der Bundesgesundheitssurvey schon im Jahr 2000 bei 7 % ein allergisches Kontaktekzem [8]. Die Quote der Patienten, die an einer klinisch stummen Sensibilisierung leiden, also noch nicht erkrankt sind, ist deutlich höher. Aufgrund von Studien aus Dänemark und extrapolierter Daten des IVDK ist in Deutschland von einer Prävalenz zwischen 15 % und 20 % auszugehen [11, 12]. Die Nickelallergie ist mit etwa 20 % besonders häufig bei jüngeren Frauen anzutreffen [13]. In der Allgemeinbevölkerung ist die Duftstoffallergie weiterhin sehr häufig: 1–2 % sind gegen Duftstoffe sensibilisiert, d. h. bei sehr zurückhaltender Berechnung mindestens eine Million Menschen.

Fazit

Das Ziel des gesundheitlichen Verbraucherschutzes, vor allergenen Produkten zu schützen, ist nicht erreicht. Neue Allergene werden zurzeit nicht erfasst [10]. Es fehlen staatliche Überwachungsstrukturen, mit denen interveniert werden könnte, um allergologisch problematische Stoffe rasch zu erkennen und gegebenenfalls zu verbieten.

Forderungen

❱❱ Eine Kontaktallergie ist vermeidbar. Sie ist keine schicksalhafte Erkrankung. Den kontaktallergischen Patientinnen und Patienten wäre am effektivsten zu helfen, wenn die zum Teil seit mindestens 6 Jahrzehnten führenden Kontaktallergene (z. B. Nickel, bestimmte Riechstoffe, MI/MCI) konsequent verboten würden. Nur dieser einfache Grundsatz ist wirksam. Denn eine Allergie kann sich nicht entwickeln, wenn ein Kontakt mit einem Allergen nicht besteht. Eindrucksvolle Belege für die These lieferten die Aufsichtsbehörden selbst, als sie hochgradig allergene Stoffe verboten haben, wie Bufexamac und Methyldibromoglutaronitril.

❱❱ Staatliche regulatorische Verfahren, durch die eine Konzentration allergener Stoffe (Nickel, bestimmte Riechstoffe) vermindert werden sollen, sind dagegen nicht hilfreich. Anders ist die weiterhin große Zahl kontaktallergischer Reaktionen auf Nickel und Duftstoffe nicht zu erklären.

Siehe auch Kapitel 3.9 „Berufsdermatosen".

Literatur

1. Aberer W, Holub H. Berufsdermatologische Relevanz der Nickelsensibilisierung. Allergologie 1992; 15: 429–432.
2. Agrup G. Hand eczema and other hand dermatoses in South Sweden. Acta Derm Venereol 1969; 49(Suppl 61): 1–91.
3. Brasch J, Geier J, Schnuch A. Differenzierte Kontaktallergenlisten dienen der Qualitätsverbesserung. Hautarzt 1998; 49: 184–191.
4. Dickel H. Kontaktsensibilisierungen im Erwachsenenalter – aktuelle Hits. Allergo J 2017; 26: 16–18.
5. Diepgen TL, Coenraads PJ. The epidemiology of occupational contact dermatitis. Int Arch Occup Environ Health 1999; 72: 496–506.
6. Fischer T. Occupational nickel dermatitis. In: Maibach HI, Menne T (eds). Nickel and the Skin: Immunology and Toxicology. Boca Raton/Florida: CRC Press Inc., 1998: 117–132.
7. Fuchs Th. Gummi und Allergie. München-Deisenhofen: Dustri, 1995.
8. Fuchs Th, Aberer W (Hrsg). Kontaktekzem. 2. Aufl. München-Deisenhofen: Dustri, 2007.
9. Kayser D, Schlede (Hrsg.). Chemikalien und Kontaktallergie – eine bewertende Zusammenstellung. München: Urban & Vogel, 2001.
10. Mahler V, Schnuch A, Bauer A, et al. Eingeschränkte Verfügbarkeit diagnostischer Epikutantest-Allergene gefährdet die Patientenversorgung. J Dtsch Dermatol Ges 2016; 14: 743–745.
11. Schnuch A, Uter W, Geier J, Gefeller O. Epidemiology of contact allergy: an estimation of morbidity employing the clinical epidemiology and drug-utilization research (CE-DUR) approach. Contact Dermatitis 2002; 47: 32–39.
12. Schnuch A, Geier J, Lessmann H, Uter W. Rückgang der Nickel-Kontaktallergie in den letzten Jahren – eine Folge der „Nickel-Verordnung"? Auswertungen der Daten des IVDK der Jahre 1992–2001. Hautarzt 2003; 54: 626–632.
13. Schnuch A, Geier J, Lessmann H, Uter W, Brasch J, Frosch PJ. Kontaktallergene im aktuellen Zeitverlauf. Geschlechts- und altersspezifische Auswertungen der Daten des IVDK der Jahre 1995–2001. Allergo J 2004; 13: 57–69.
14. Schnuch A, Mahler V. Volkskrankheit Kontaktallergie. Hautarzt 2015; 66: 644–645.
15. Schwanitz HJ, Uter W. Interdigital dermatitis: sentinel skin damage in hairdressers. Br J Derm 2000; 142: 1011–1012.

3.9 Berufsdermatosen

Hauterkrankungen durch Beruf und Umwelt haben in den letzten zwei Jahrzehnten stark zugenommen und sind heute von großer sozialmedizinischer, gesundheitspolitischer und ökonomischer Bedeutung. Nicht selten sind junge Menschen betroffen, die am Anfang ihrer beruflichen Karriere stehen. Meist treten irritative und/oder allergische Kontaktreaktionen auf, wobei die Hauterkrankung häufig chronisch wiederkehrend verläuft und unerkannt oft mit einer Berufsaufgabe und hohen Umschulungs- und Rehabilitationskosten verbunden ist. Die Diagnostik und Therapie berufsbedingter Hauterkrankungen kann sehr schwierig sein und erfordert langjährige berufsdermatologische Erfahrung. Die Möglichkeiten der Prävention und Rehabilitation sind in den letzten Jahren wesentlich verbessert worden durch das neue Hautarztverfahren und ergänzende interdisziplinäre ambulante und stationäre Beratungsangebote (sekundäre und tertiäre Individualprävention). Es wäre zu wünschen, dass es zukünftig gelingt, betroffene Patienten früher als bisher den vielfältigen modernen Optionen der berufsdermatologischen Diagnostik, Beratung, Behandlung und Prävention zuzuführen.

Klinische Definition

Berufsdermatosen treten meist als Kontaktekzem an den Händen auf, da hier die stärkste berufliche Exposition gegeben ist. Klinisch können zwei Pathomechanismen zu einem Kontaktekzem führen:

» die direkte Reizung der Haut durch eine Substanz (irritatives Kontaktekzem),

» die auf einer Sensibilisierung beruhende allergische Spätreaktion gegen einen von außen einwirkenden Stoff (allergisches Kontaktekzem).

Arbeitsstoffe können daher ein irritatives und/oder allergisches Kontaktekzem auslösen.

Das klinische Erscheinungsbild kann sehr variabel sein, sodass ein irritatives von einem allergischen Kontaktekzem weder klinisch noch histologisch zu unterscheiden ist. Symptome können Rötung, Schuppung, Bläschen, Papeln (Knötchen), Pusteln, Exsudation und Exkoriationen sein. In chronischen Fällen kann es zu Rhagadenbildung (Einrisse), Lichenifikation und Hyperkeratosen kommen. Meist bestehen Juckreiz und Brennen. Die ersten Erscheinungen treten an den Kontaktstellen auf, wobei die Begrenzung im Gegensatz zum akut-toxischen (z. B. Säureverätzung) Kontaktekzem unscharf ist. Das allergische Kontaktekzem kann sich auf andere Körperstellen ausdehnen, die nicht mit dem Allergen in Kontakt gekommen sind. Oft geht ein irritativer Vorschaden der Entwicklung einer Kontaktallergie voraus; durch die Schwächung der Barrierefunktion und beginnende entzündliche Veränderungen in der Oberhaut ist die Entwicklung einer Kontaktallergie erleichtert („Propfsensibilisierung"). Prävention muss deshalb so früh wie möglich ansetzen, um der Entwicklung von Kontaktsensibilisierungen vorzubeugen. Die wichtigsten Differenzialdiagnosen eines Handekzems sind eine Mykose (Pilzinfektion), Psoriasis palmaris (Schuppenflechte) und Lichen ruber (Knötchenflechte). Bei unklaren Handdermatosen sollte daher eine zusätzliche histologische Diagnostik erfolgen.

Neben den auslösenden Berufsstoffen kommt einer atopischen Veranlagung, insbesondere einer atopischen Hautdiathese (= eine erblich bedingte Minderbelastbarkeit der Haut) eine wichtige Rolle bei der Entstehung einer Berufsdermatose zu. Ein gutes Beispiel für erfolgreiche Allergieprävention in einzelnen Schwerpunktbereichen ist die Naturgummilatex-Allergie, die sich besonders als Kontakturtikaria, Rhinitis und/oder Asthma äußern kann. Sie kann durch bestimmte, in Schutzhandschuhen vorkommende Allergene ausgelöst werden, die durch Handschuhpuder verbreitet werden können [1, 2, 18]. Es ist davon auszugehen, dass Mitte der 1990er-Jahre bis zu 17 % der im Gesundheitsdienst Beschäftigten sensibilisiert waren. Besonders betroffen waren – u. a. wegen der Allergenverwandtschaft von Blütenstäuben, Naturgummilatex und bestimmtem Nahrungsmitteln – Atopiker, d. h. Patienten mit Heuschnupfen, Asthma und/oder Neurodermitis [19]. Inzwischen ist die Neuerkrankungsrate von durch Naturgummilatex ausgelösten Haut- und Atemwegserkrankungen um über 80 % zurückgegangen [1, 2].

Epidemiologie, Sozioökonomie

Berufsbedingte Hauterkrankungen stehen seit vielen Jahren in Deutschland sowie in anderen europäischen Ländern an der Spitze der angezeigten Berufserkrankungen und haben in den letzten beiden Jahrzehnten stark zugenommen. Von den Berufskrankheiten-Verdachtsmeldungen in Deutschland betreffen fast ein Drittel die Haut. 2016 wurden bei den gewerblichen Berufsgenossenschaften und den Unfallversicherungsträgern der öffentlichen Hand 22.574 angezeigte Haut-Verdachtsfälle (BK 5101) registriert. Dies sind 29,7 % der insgesamt 75.491 Meldungen. Die berufliche Verursachung bestätigte sich in 19.108 von 23.423 im Jahr 2016 entschiedenen Hauterkrankungsfällen (81,6 %); nur 478 von diesen 19.108 Betroffenen, bei denen die berufliche Kausalität sich bestätigte, mussten die Tätigkeit aufgeben, was als wegweisender Erfolg der umgesetzten Präventionsmaßnahmen gewertet werden darf [9]. Da berufsbedingte Hauterkrankungen oft hartnäckig sind und längere Arbeitsunfähigkeit verursachen, sind die volkswirtschaftlichen Folgekosten durch Arbeitsausfall und Produktivitätsrückgang in den Betrieben erheblich. Sie werden auf bis zu 1,8 Mrd. €/Jahr geschätzt. Die jährliche Neuerkrankungsrate in westlichen Industriestaaten liegt bei etwa einer Neuerkrankung pro 1.000 Beschäftigte. Dies stellt jedoch nur die Spitze des Eisbergs dar, da die Dunkelziffer sehr viel höher liegen dürfte. Vermutlich wird oft erst bei schweren Fällen, die eine Krankschreibung erforderlich machen, eine arbeitsbezogene Erkrankung angenommen und gemeldet.

Epidemiologische Untersuchungen haben gezeigt, dass die 1-Jahres-Prävalenz des Handekzems zwischen 6 % und 10 % liegt, d. h. dass es etwa 6 Millionen Betroffene in Deutschland gibt [11, 13]. In einigen Berufen mit starker Hautbelastung sind Handekzeme noch viel häufiger. Frauen haben im Vergleich zu Männern eine nahezu doppelt so hohe Handekzemrate,

173

dies wohl in erster Linie durch vermehrte ungeschützte private Hautbelastungen (Feuchtarbeit).

Berufsdermatosen sind oft chronische Erkrankungen. Bei Nachbefragungen 10 Jahre nach erstem Auftreten ergaben sich in unterschiedlichen Studien bei zwischen 30 und 70 % der Betroffenen noch Hinweise auf weiter bestehende Hautveränderungen, die allerdings überwiegend leichter Art waren [3, 8, 30, 33]. Prognostisch ungünstige Faktoren waren dabei initial schwere Handekzeme und das Vorliegen konstitutioneller Faktoren (Atopie). Aufgrund einer in Nordbayern durchgeführten epidemiologischen Untersuchung ist bekannt, dass die Inzidenzrate (IR, definiert als Zahl der gemeldeten Neuerkrankungen in 3 Jahren pro 10.000 Beschäftigte) im Friseurhandwerk mit großem Abstand am höchsten ist (IR = 580), gefolgt von Bäckerhandwerk (IR = 191), Galvanik (IR = 113), Floristik (IR = 103), Konditoreien (IR = 84) und Fliesenlegerei (IR = 74). Basierend auf der Inzidenzrate kann eine Einteilung in besonders hautbelastende Berufe (bei mindestens 20 Neuerkrankungen) und in hautbelastende Berufe (bei 10–19 Neuerkrankungen) vorgenommen werden (Tab. 1). Untersuchungen haben gezeigt, dass in etwa 40 % der Fälle eine atopische Hautdiathese einen wichtigen Kofaktor darstellt [13].

Die große gesundheitsökonomische und sozialmedizinische Bedeutung der Berufsdermatosen wird durch folgende Tatsachen deutlich:

)) Häufig sind sehr lange Behandlungszeiten notwendig.

)) Oft sind junge Menschen betroffen, die erst am Anfang ihrer beruflichen Laufbahn stehen.

Tab. 1: Berufsfelder mit erhöhtem Hauterkrankungsrisiko.

I) Gefährdung der Haut durch Arbeiten im feuchten Milieu (Feuchtarbeit):

Feuchtarbeit liegt vor, falls Tätigkeiten verrichtet werden, bei denen die Beschäftigten

)) einen erheblichen Teil ihrer Arbeitszeit, d. h. regelmäßig täglich mehr als ca. 1/4 der Schichtdauer (ca. 2 Stunden), mit ihren Händen Arbeiten im feuchten Milieu ausführen oder

)) einen entsprechenden Zeitraum feuchtigkeitsdichte Handschuhe tragen oder

)) häufig bzw. intensiv ihre Hände reinigen müssen (d. h. 20-mal als Richtwert, bei entsprechend aggressiven Hautreinigungsmaßnahmen können auch weniger häufige Händereinigungen den gleichen Effekt haben).

II) Besonders hautbelastende Berufsgruppen (sehr problematisch bei atopischem Ekzem):

)) Friseure	)) Zahntechniker
)) Bäcker	)) Fotolaboranten
)) Floristen	)) Köche
)) Konditoren	)) Maler
)) Masseure	)) Lackierer
)) Fliesenleger	)) Gerber
)) Metallschleifer	)) Kranken- und
)) Fräser	Altenpfleger

III) Hautbelastende Berufsgruppen (problematisch bei atopischem Ekzem):

)) Keramik- und Glasmaler

)) Bohrer, Stuckateure

)) Ernährungsberufe mit Feuchtbelastung (Fleischer, Gemüsezubereiter u. ä.)

)) Maurer und Betonbauer

)) Laboranten

)) Drucker

)) Beschäftigte in der Hauswirtschaft, in Reinigungsdiensten und im Gaststättengewerbe

➤➤ Oft ist eine Tätigkeitsaufgabe mit daraus resultierenden hohen Umschulungskosten unvermeidbar, wenn eine gezielte Diagnostik, Therapie und Beratung zu spät einsetzen.

➤➤ Nach krankheitsbedingter Aufgabe des Berufes oder der Ausbildung ist es häufig sehr schwer, wieder den Einstieg ins Berufsleben zu finden. Die realen Vermittlungschancen für Umschüler sind ungünstig. Auch dies unterstreicht die Erfordernis von rechtzeitigen präventiven Maßnahmen. Gesundheitsökonomisch bedeutsam sind hohe Behandlungskosten (oft monatelange Therapie) sowie Umschulungs- und Rehabilitationskosten.

Eine Voll-Umschulung kostet oft mehr als 100.000 €. Zusätzlich entstehen erhebliche indirekte Kosten durch den Produktivitätsverlust. Ein Tag Arbeitsausfall muss für durchschnittliche Betriebe mit etwa 500 € angesetzt werden. Erheblich sind auch die schlecht mit Geld abzuschätzenden intangiblen Kosten, die sich aus dem Verlust an Lebensqualität für die Betroffenen ergeben. Auch dies unterstreicht die Bedeutung von Präventions- und Rehabilitationsmaßnahmen.

Auslöser beruflich bedingter Kontaktallergien

Seit der Überarbeitung der TRGS(„Technische Regel für Gefahrstoffe") 613 und der Verabschiedung der EU-Richtlinie 2003/53/EG dürfen *Zement* und zementhaltige Zubereitungen nicht verwendet oder in Verkehr gebracht werden, wenn ihr Gehalt an löslichem *Chrom(VI)* mehr als 2 ppm der Trockenmasse des Zements be-

trägt. Ein derartig geringer Gehalt kann durch Zugabe von Eisen-II-Sulfat erreicht werden, das Chrom(VI) zum deutlich weniger sensibilisierenden Chrom(III) reduziert.

In Skandinavien konnte durch diese Maßnahme die Inzidenz der Chromatsensibilisierungen erheblich gesenkt werden [4].

In Deutschland läßt sich ein Erfolg der Reduktion des Gehaltes an Chrom(VI) ebenfalls nachweisen. Die Sensibilisierungsraten bei Bauarbeitern sind von 43,1 % in den Jahren 1994–1996 auf 29,0 % in den Jahren 2006–2008 gefallen [26].

Aufgrund der verringerten beruflichen Exposition bedingt heute eine beruflich erworbene Chromatsensibilisierung in den meisten Fällen nur noch eine „geringgradige" Auswirkung der Allergie im Rahmen der MdE(„Minderung der Erwerbsfähigkeit")-Bestimmung für die BK 5101 [27].

Epoxidharz-Systeme (ES) werden aufgrund ihrer besonderen Eigenschaften mit zunehmender Häufigkeit in zahlreichen Industrie- und Handwerkszweigen eingesetzt. Sensibilisierungen gegen die Bestandteile von ES sind häufig, wobei neben dem klassischen allergischen Kontaktekzem durch direkten Hautkontakt auch das aerogene Kontaktekzem von Bedeutung ist. Neben den Harzen selbst sind vor allem die Amin-Härter und die als Reaktiv-Verdünner eingesetzten Glycidylether häufige Allergene [21, 22].

Die Sensibilisierungsraten gegen Epoxidharze haben von 8,4 % in den Jahren von 1994–1996 auf 12,4 % in den Jahren 2006–2008 deutlich zugenommen [26].

Die Arbeit mit *wassergemischten Kühlschmierstoffen* in der Metallindustrie bedeu-

175

tet neben der damit verbundenen Feuchtarbeit auch eine Exposition gegenüber zahlreichen Allergenen wie Bestandteilen der Grundkomponenten, Bioziden, Rostschutzzusätzen, Emulgatoren usw.

Die beiden häufigsten Allergene in diesem Bereich sind:

1. Oxidationsprodukte von Harzsäuren aus destilliertem Tallöl, einem sehr weit verbreitet eingesetzten Grundstoff. Entsprechende Kontaktallergien werden durch den Epikutantest mit Kolophonium bzw. Abietinsäure festgestellt.

2. Monoethanolamin (MEA), eine Rostschutzbase mit emulgierenden Eigenschaften [23, 24].

Die berufsdermatologische Bedeutung von *Nickel* wird möglicherweise überschätzt. Ein großes Problem stellen jedoch Nickelsensibilisierungen in der Galvanik dar [39].

Gummiinhaltsstoffe in Schutzhandschuhen (Thiurame > Dithiocarbamate > Mercaptobenzothiazol-Derivate > Thioharnstoffe) sind nach wie vor häufige Allergene, die bei entsprechender beruflicher Exposition zu einem Handekzem führen [14, 18, 20, 25].

Untersuchungen zur Situation in den medizinischen Berufen zeigen, dass die Sensibilisierungen durch die Desinfektionsmittel Glutaraldehyd und Glyoxal zunehmen, nachdem Formaldehyd durch diese Stoffe ersetzt worden ist. Besorgniserregend ist, dass 23% der untersuchten Zahntechniker auf Methacrylate sensibilisiert sind. Hier sei ausdrücklich darauf hingewiesen, dass nur spezielle chemikalienresistente Schutzhandschuhe einen Schutz vor einer Sensibilisierung bieten. Beim Umgang mit frisch zubereiteten Polymerisaten bieten Nitrilhandschuhe in Kombination mit daruntergezogenen dünnen Folienhandschuhen für wenige Minuten ausreichenden Schutz gegenüber Methylmethacrylat (häufiges Wechseln erforderlich [28]).

Krankenschwestern und -pfleger reagierten auf Thiuram mix (6,7 %), Kaliumdichromat (5,7 %), Chlormethylisothiazolinone/Methylisothiazolinon, Kolophonium, 2-Brom-2-Nitropropan-1,3-diol und Zinkdiethyldithiocarbamat im Vergleich zu Kollegen ohne berufsbedingte Ekzeme. Darüber hinaus spielen Typ-IV-Sensibilisierungen gegen Medikamente, wie z. B. Tetrazepam, die häufig zermörsert werden, eine Rolle [34].

Altenpfleger mit beruflich bedingten Ekzemen reagieren signifikant häufiger auf die Duftstoff- Mixe I und II, Hydroxyisohexyl 3-cyclohexen Carboxaldehyd (HICC), Thiuram mix, Zinkdiethyldithiocarbamat und Mercaptobenzothiazol im Vergleich zu Altenpflegern ohne berufliches Ekzem [35].

Konservierungsmittel und Duftstoffe spielen in Pflegeberufen eine wichtige Rolle bei der Entwicklung von „Pfropfsensibilisierung" auf Inhaltsstoffe von Lokaltherapeutika, Hautschutz- und Pflegeprodukte [16, 17, 40].

Diagnostik, Therapie, Prävention

Dank des Hautarztverfahrens hat jeder bereits bei von einer vermutlich berufsbedingten Hauterkrankung Betroffene die Möglichkeit, sich vom Hautarzt zulasten der gesetzlichen Unfallversicherung gründlich, d. h. auch allergologisch, untersuchen und beraten zu lassen [10, 29, 41]. Mit dem Hautarztverfahren besteht eine im Berufskrankheitenrecht einmalige Möglichkeit, den Patienten nach Kostenübernahme durch den Unfallversicherungsträger mit allen geeigneten Mitteln zu behandeln und gemeinsam mit dem Unfallversicherungsträger dem Entstehen einer Berufskrankheit frühzeitig und effektiv vorzubeugen. Eine Kostenübernahme durch den Unfallversicherungsträger wird in der Regel innerhalb von 4 Wochen erteilt und eröffnet den Patienten umfassende Angebote zur Prävention, einschließlich interdisziplinärer Hautschutzseminare und stationärer Heilmaßnahmen (Stufenverfahren Haut [10, 36]).

Für die Diagnostik und Therapie von Berufsdermatosen ist es entscheidend, den Auslöser (das Irritans und/oder Allergen/e) zu identifizieren. Durch einen Epikutantest mit standardisierten Substanzen wird eine Spättypallergie gegen einen Inhaltsstoff ermittelt. Es ist aber häufig auch die Testung der am Arbeitsplatz vorkommenden Berufsstoffe erforderlich. Die Naturgummimilatex- Allergie ist eine Soforttyp-Allergie und lässt sich im Allgemeinen mit Pricktests und serologischen Untersuchungen erfassen. *Diese Untersuchungen erfordern eine große allergologische Kenntnis und Erfahrung des untersuchenden Arztes.*

Für eine langfristige und wirksame Therapie ist das Meiden des Auslösers, für die akute Therapie des Ekzems eine differenzierte Lokaltherapie notwendig. Diese sollte vom allergologisch erfahrenen Dermatologen durchgeführt werden. Das Management des chronischen Handekzems wird ausführlich in der aktuellen Leitlinie beschrieben [15]; auf die DDG-Leitlinie „Kontaktekzem" wird verwiesen [7]. Eine Naturgummimilatex-Allergie erfordert einen Wechsel auf Handschuhe aus synthetischem Material [1, 2, 18, 32].

Aufgrund der sozioökonomischen Konsequenzen und der ungünstigen Prognose eines fortgeschrittenen Berufsekzems kommt der Prävention eine große Bedeutung zu. Maßnahmen zur Vermeidung von Hautschäden müssen immer der Einzelsituation angepasst werden, wobei die Reihenfolge der Schutzmaßnahmen zu beachten ist (Tab. 2).

Tab. 2: Grundsätze der Prävention: Reihenfolge der Schutzmaßnahmen.

1. Ersatz hautgefährdender Arbeitsstoffe:
   )) Irritanzien, z. B. durch weniger irritierende Kühlschmierstoffe
   )) Allergene, z. B. durch mildalkalische oder neutrale Dauerwellen und durch synthetische Schutzhandschuhe

2. Technische Maßnahmen:
   )) z. B. gekapselte Maschinen, Verwendung von Putzautomaten

3. Organisatorische Maßnahmen:
   )) ständiger Wechsel zwischen Nass- und Trockenarbeit
   )) längere Pufferzeiten zum Abtrocknen von Werkstücken

4. Persönliche Schutzausrüstung:
   )) Handschuhe und spezieller Hautschutz (Hautschutzsalben vor der Arbeit
   )) adäquate Hautreinigung und Hautpflegemaßnahmen zur Regeneration nach der Arbeit)

5. Geeigneter Personenkreis:
   )) Jugendarbeitsschutzgesetzuntersuchungen
   )) Untersuchungen nach der Gefahrstoffverordnung vom 1. Januar 2005 (danach arbeitsmedizinische Pflichtuntersuchungen bei ≥ 4 Std. Feuchtarbeit/Handschuhtragen)

Eine sorgfältige Analyse der Hautbelastung am Arbeitsplatz ist die Voraussetzung für die richtige Auswahl von Hautschutzmaßnahmen. Hier müssen Betriebsarzt und Sicherheitsfachkraft mit einbezogen werden.

Durch sinnvoll aufeinander abgestimmte, gestufte interdisziplinäre Präventionsmaßnahmen in enger Verzahnung mit der ambulanten Versorgung durch den betreuenden Hautarzt vor Ort kann heute auch bei chronischen Berufsdermatosen in den meisten Fällen der Beruf weiter ausgeübt werden. Für Betroffene mit leichteren Berufsdermatosen stehen ambulante interdisziplinäre (dermatologisch/gesundheitspädagogisch) Beratungsangebote zur Verfügung ("sekundäre Individualprävention [SIP]" [42, 43]).

Für Betroffene mit schweren Berufsdermatosen wird eine teilstationäre Maßnahme mit anschließender engmaschiger ambulanter Weiterbetreuung durch den Hautarzt vor Ort angeboten ("tertiäre Individualprävention [TIP]" nach dem Osnabrücker Modell [29, 36, 37, 38]).

Die Daten zeigen, dass über 75 % der schwer Erkrankten, die in der Vergangenheit überwiegend den Arbeitsplatz verloren hätten, durch die Maßnahme im Beruf verbleiben konnten [6]. Das Hautarztverfahren wird ständig weiterentwickelt und optimiert [31].

Um die Bevölkerung auf die verbesserten Möglichkeiten, die es in der dermatologischen Prävention gibt, aufmerksam zu machen, haben die gesetzliche Unfall- und Krankenversicherung die "Präventionskampagne Haut 2007–2008" ins Leben gerufen. Sie wirbt für einen bewussteren Umgang mit dem größten Organ des Menschen ("Deine Haut – Die wichtigsten 2 m²

Deines Lebens"). Es handelt sich um das erste trägerübergreifende präventivmedizinische Großprojekt in der deutschen Sozialversicherung [29, 36]. Diese Initiative unterstreicht, welches Potenzial man Präventionsmaßnahmen bei Hautkrankheiten und Allergien für die Gesundheitsförderung in Deutschland beimisst. Die Aktion wird derzeit erfolgreich auf europäischer Ebene weitergeführt.

Erfolgs- und Mängelanalyse

In den letzten Jahren wurden verschiedene gesetzliche Vorschriften erarbeitet, die zum Ziel haben, der Entstehung von berufsbedingten Hauterkrankungen frühzeitig entgegenzuwirken. Diese Vorschriften sind inzwischen im Gefahrstoffrecht verankert. Erwähnt werden sollen hier insbesondere die Technischen Regeln für Gefahrstoffe (TRGS) für das *Friseurhandwerk* (TRGS 530) und die jüngere zusammenfassende TRGS 401: *Gefährdung durch Hautkontakt – Ermittlung, Beurteilung, Maßnahmen* (6/2008; zuletzt berichtigt Gemeinsames Ministerialblatt [GMBl] 2011). Die TRGS 530 Friseurhandwerk hat mit dazu beigetragen, dass inzwischen die Häufigkeit von Hauterkrankungen im Friseurhandwerk erheblich reduziert werden konnte. In anderen Branchen steigen jedoch die Inzidenzen von berufsbedingten Hauterkrankungen nach wie vor. Gerade bei der Kostenexplosion und dem Personalmangel im Gesundheitswesen kommt der *Prävention* hier eine sehr wichtige Rolle zu [35]. Das Konzept von Vorsorgeuntersuchungen ist verbessert worden. Berufseingangsberatungen sind aber immer noch nicht für Berufe mit hoher Hautbelastung rechtsverbindlich vorgeschrieben. Ferner fehlt ein epidemiologisch aussagefähiges trägerübergreifendes (gewerbliche Berufsgenossenschaften, öffentliche UV-Träger, landwirtschaftliche Berufsgenossenschaften) Berufskrankheitsregister, aus dem gefährdete Berufsgruppen noch besser erkannt, Trends abgeleitet und gezielte Präventionsmaßnahmen eingeleitet werden könnten.

Da die Prognose fortgeschrittener Hauterkrankungen häufig schlecht ist, kommt der Früherkennung und Frühtherapie eine besonders wichtige Rolle zu. Bei Hautkrankungen erweist sich derzeit wie bei keiner anderen beruflichen Erkrankung der Erfolg von Präventionsmaßnahmen, wenn die Erkrankung früh erkannt wird und dann gezielt Maßnahmen ergriffen werden. Weiterhin ist bei berufsbedingten Hauterkrankungen eine gute Zusammenarbeit von Dermatologen und Betriebsärzten wichtig; viele Betroffene arbeiten allerdings in Kleinbetrieben, in denen die betriebsärztliche Versorgung vielfach unzureichend ist.

Des Weiteren fehlen Untersuchungen zur Identifizierung von beruflich relevanten Allergenen sowie zur irritativen und allergenen Potenz von Arbeitsstoffen. Da auch bei Allergenen sowohl für die Sensibilisierung als auch für die Auslösung eines Kontaktekzems bei bereits sensibilisierten Personen eine Dosis-Wirkungs-Beziehung besteht, muss ein Grenzwertkonzept für Arbeitsstoffe erarbeitet werden.

Der Einsatz und die Beurteilung der Effektivität von Hautschutzmaßnahmen stellt sich als verbesserungsfähig dar; jüngere Multicenterstudien der Deutschen gesetzlichen Unfallversicherung (DGUV) zum Hautschutz und zur Reinigung hatten das Ziel, verbindliche, wissenschaftlich begründete Standards für die Objektivierung der Wirksamkeit von Hautschutzprodukten voranzutreiben und für die Industrie verbindlich zu machen. Dieses Ziel ist aber noch nicht erreicht.

Medizinisch-berufliche Rehabilitationsverfahren [29] werden häufig zu spät eingeleitet.

Trotz der großen klinischen, sozialmedizinischen und gesundheitspolitischen Bedeutung berufsbedingter Hauterkrankungen gibt es kaum bevölkerungsbezogene Untersuchungen. Die meisten Studien beziehen sich auf Klinikpatienten oder Gutachtenfälle, sodass aufgrund selektionsbedingter Verzerrungen nur eingeschränkte epidemiologische Aussagen möglich sind. Die zur Verfügung stehenden amtlichen Statistiken sind aus berufsdermatologischer Sicht mit Mängeln behaftet.

Im Bereich der Entschädigung, Begutachtung und Bemessung der Minderung der Erwerbsfähigkeit (MdE) sind bereits etablierte Standards weiter verbessert sowie wissenschaftlich begründete Aussagen zur Verbreitung von Allergenen erarbeitet worden (Bamberger Empfehlung der Arbeitsgemeinschaft für Berufs- und Umweltdermatologie [ABD] in Zusammenarbeit mit der DGUV und Empfehlungen der ABD-Arbeitsgruppe *Verbreitung der Allergene* [5, 12, 14]).

Fazit

Berufsbedingte Handekzeme treten vor allem bei Friseuren, im Nahrungsmittelsektor, in Serviceberufen, in der Metallindustrie, im Gesundheitswesen, in Bauberufen und bei Floristen auf.

Die Bedeutung der Chromatsensibilisierung in Bauberufen hat abgenommen, jedoch sind die Raten der Epoxidharzsensibilisierungen deutlich angestiegen.

Hauptallergene in Pflege- und Serviceberufen sind Gummichemikalien und Desinfektionsmittelinhaltsstoffe sowie Duft- und Konservierungsstoffe.

Auslöser allergischer Kontaktekzeme bei Metallarbeitern sind Oxidationsprodukte von Harzsäuren aus destilliertem Tallöl und Additiva wie Biozide, Emulgatoren und Rostschutzzusätze in Kühlschmiermitteln. Aufgrund der sozioökonomischen Konsequenzen und der ungünstigen Prognose eines fortgeschrittenen Berufsekzems kommt der Prävention eine große Bedeutung zu.

Das Hautarztverfahren bietet Dermatologen eine im Berufskrankheitenrecht einmalige Möglichkeit, durch die Meldung einer berufsbedingten Hauterkrankung mittels Hautarztbericht den Patienten nach Kostenübernahme durch den Unfallversicherungsträger mit allen geeigneten Mitteln zu behandeln und damit dem Entstehen einer Berufskrankheit schnell und effektiv vorzubeugen.

Forderungen und Vorschläge

>> Studien zu Berufsekzemen müssen verstärkt durchgeführt werden. Dies betrifft sowohl deskriptive (Inzidenz und Prävalenz) und analytische Studien (Risikofaktoren) als auch Interventionsstudien (Beurteilung der Effektivität von Präventionsmaßnahmen).

>> Der Wirksamkeitsnachweis von Hautschutzmaßnahmen ist zu verbessern (In-vivo-Untersuchungen, Interventionsstudien).

>> Studien zur Gefährdungsbeurteilung von allergenen und irritativen Arbeitsstoffen sind notwendig. Eine bessere Gefährdungsbeurteilung ("Risk Assessment") und ein Grenzwertkonzept sind zu entwickeln.

>> Durch eine vollständige Deklarationspflicht von möglichen Allergenen kann die Diagnostik und Therapie (Allergenvermeidung) erheblich verbessert werden.

>> Die in den letzten Jahren erarbeiteten berufsdermatologisch relevanten Vorschriften (TRGSen) müssen umgesetzt und weiter vertieft werden. Studien zur Evaluation sind notwendig.

>> Vorsorgeuntersuchungen bzw. Berufseingangsberatungen sollten in den besonders hautgefährdenden Berufen verbindlich vorgeschrieben werden.

>> Durch Anwendung eines adäquaten Hautschutzes, rechtzeitige Einleitung einer dermatologischen Beratung und Therapie, bessere Aufklärung sowie aktive Mitarbeit der Betroffenen könnte der Verbleib im Beruf in den meisten Fällen erreicht werden. Zukünftig muss es gelingen, betroffene Patienten früher als bisher den vielfältigen modernen Optionen der berufsdermatologischen Prävention zuzuführen.

>> Verbesserte Gefährdungsanalysen in Hautrisikoberufen (gerade in Kleinbetrieben) und Untersuchungen nach der Gefahrstoffverordnung vom 1. Januar 2005 bzw. der TRGS 410 könnten dazu beitragen. Die Gefahrstoffverordnung fordert Pflichtuntersuchungen bei ≥4 Stunden Feuchtarbeit/Handschuhtragen.

Literatur

1. Allmers H, Schmengler J, Skudlik C. Primary prevention of natural rubber latex allergy in the German health care system through education and intervention. J Allergy Clin Immunol 2002; 110: 318–323.
2. Allmers H, Schmengler J, John SM. Decreasing incidence of occupational contact urticaria caused by natural rubber latex allergy in German healthcare workers. J Allergy Clin Immunol 2004; 114: 347–351.
3. Apfelbacher CJ, Radulescu M, Diepgen TL, Funke U. Occurrence and prognosis of hand eczema in the car industry: results from the PACO follow-up study (PACO II). Contact Dermatitis 2008; 58: 322–329.
4. Avnstorp C. Cement eczema – an epidemiological intervention study. Acta Derm Venereol (Stockh) 1992; Suppl. 179: 1–22.
5. Diepgen TL, Krohn S, Bauer A, et al. Empfehlung zur Begutachtung von arbeitsbedingten Hauterkrankungen und Hautkrebserkrankungen - Bamberger Empfehlung. Dermatol Beruf Umwelt 2016; 64: 89–136.
6. Brans R, Skudlik C, Weisshaar E, et al. Multicentre cohort study "Rehabilitation of Occupational Skin Diseases – Optimization and Quality Assurance of Inpatient Management (ROQ)": results from a 3-year follow-up. Contact Dermatitis 2016; 75: 205–212.
7. Brasch J, Becker D, Aberer W, et al. Leitlinie Kontaktekzem. Allergo J Int 2014; 23: 126–138.
8. Cvetkovski RS, Rothman KJ, Olsen J, et al. Relation between diagnoses on severity, sick leave and loss of job among patients with occupational hand eczema. Br J Dermatol 2005; 152: 93–98.
9. DGUV. Geschäfts- und Rechnungsergebnisse der gewerblichen Berufsgenossenschaften und Unfallversicherungsträger der öffentlichen Hand 2016. URL: http://www.dguv.de/de/zahlen-fakten/bk-geschehen/index.jsp [Zugriff am 29.3.2018].
10. DGUV. Verfahrensbeschreibung Hautarztverfahren . URL: www.dguv.de/medien/inhalt/versicherung [Zugriff am 30.3.2018].
11. Diepgen TL, Schmidt A. Werden Inzidenz und Prävalenz berufsbedingter Hauterkrankungen unterschätzt? Arbeitsmed Sozialmed Umweltmed 2002; 37: 477–480.
12. Diepgen TL, Dickel H, Becker D, et al. Evidenzbasierte Beurteilung der Auswirkung von Typ-IV-Allergien bei der Minderung der Erwerbsfähigkeit. Hautarzt 2005; 56: 207–223.
13. Diepgen TL, Schmidt A, Bernhard-Klimt C, et al. Epidemiologie von Berufsdermatosen. In: Szliska S, Brandenburg S, John SM (Hrsg). Berufsdermatologie. Deisenhofen: Dustri, 2006: 45–67.
14. Diepgen TL, Dickel H, Becker D, et al. Beurteilung der Auswirkung von Allergien bei der Minderung der Erwerbsfähigkeit im Rahmen der BK 5101: Thiurame, Mercaptobenzothiazole, Dithiocarbamate, N-Isopropyl-N-phenyl-p-phenylendiamin. Dermatologie Beruf und Umwelt/ Occup Environ Dermatol 2008; 56: 11–24.
15. Diepgen TL, Andersen KE, Chosidow O, et al. Guidelines for diagnosis, prevention and treatment of hand eczema. J Dtsch Dermatol Ges 2015; 13: e1–22.
16. Frosch PJ, Johansen JD, Menné T, et al. Further important sensitizers in patients sensitive to fragrances. Reactivity to 14 frequently used chemicals. Contact Dermatitis 2002; 47: 78–85.
17. Frosch PJ, Johansen JD, Menné T, et al. Further important sensitizers in patients sensitive to fragrances. Reactivity to essential oils. Contact Dermatitis 2002; 47: 279–287.
18. Fuchs Th. Gummi und Allergie. Deisenhofen: Dustri; 1995.
19. Fuchs Th, Spitzauer S, Vente C, et al. Natural latex, grass pollen, and weed pollen share IgE epitopes. J Allergy Clin Immunol 1997; 100: 356–364.
20. Fuchs Th, Aberer W (Hrsg). Kontaktekzem. 2. Auflage. Deisenhofen: Dustri; 2007.
21. Geier J, Uter W, Lessmann H, et al. Kontaktallergien gegen Epoxidharze – ein unterdiagnostiziertes Problem. Allergo J 2003; 12: 323–328.
22. Geier J, Lessmann H, Hillen U, et al. An attempt to improve diagnostics of contact allergy due to epoxy resin systems. First results of the multicentre study EPOX 2002. Contact Dermatitis 2004; 51: 263–272.
23. Geier J, Lessmann H, Dickel H, et al. Patch test results with the metalworking fluid series of the German Contact Dermatitis Research Group (DKG). Contact Dermatitis 2004; 51: 118–130.
24. Geier J, Lessmann H, Schnuch A, Uter W, et al. Contact sensitizations in metalworkers with occupational dermatitis exposed to water-based metalworking fluids. Results of the research project „FaSt". Int Arch Occup Environ Health 2004; 77: 543–551.

181

25. Geier J, Lessmann H, Uter W, Schnuch A. Occupational rubber glove allergy: results of the Information Network of Departments of Dermatology (IVDK), 1995 to 2001. Contact Dermatitis 2003; 48: 39–44.
26. Geier J, Krautheim A, Uter W, Lessmann H, Schnuch A. Occupational contact allergy in the building trade in Germany: influence of preventive measures and changing exposure. Int Arch Occup Environ Health 2011; 84: 403–411.
27. Geier J, Lessmann, H, Bauer A, et al. Auswirkungen einer arbeitsbedingten Kontaktallergie gegen Chrom(VI)-Verbinidungen bei der BK 5101. Dermatologie in Beruf und Umwelt 2016; 64: 175–182.
28. Grunenberg B. Arbeitsschutz konkret. Hauterkrankungen der Zahntechniker – Möglichkeiten der Prävention. Berufsgenossenschaft Elektro Textil Feinmechanik (BGETF), 2008. http://etf. bgetem.de/htdocs/r30/vc_shop/bilder/firma53/mb_031_a05-2010.pdf [Zugriff am 14.9.2018].
29. John SM, Skudlik C. Neue Versorgungsformen in der Dermatologie: Vernetzte stationär-ambulante Prävention von schweren Berufsdermatosen. Eckpunkte für eine funktionierende integrierte Versorgung in Klinik und Praxis. Gesundheitswesen 2006; 68: 769–774.
30. Khrenova L, John SM, Pfahlberg A, Gefeller O, Uter W. Die Entwicklung des Hautzustands innerhalb der ersten 8-10 Berufsjahre als Friseur – Ergebnisse einer Nachbefragung von Teilnehmern der „POSH-Studie". Dermatol Beruf Umwelt/Occup Environ Dermatol 2006; 54: 25–33.
31. Krohn S, Bauer A, Brandenburg S, Palfner S, Römer W, Skudlik C. Update Hautarztbericht. Dermatologie in Beruf und Umwelt 2017; 65: 86–95.
32. Mahler V, Fischer T, Fuchs T, et al. Prevention of latex allergy by selection of low-allergen gloves. Clin Exp Allergy 2000; 30: 509–520.
33. Meding B, Lantto R, Lindahl G, Wrangsjo K, Bengtsson B. Occupational skin disease in Sweden – a 12-year follow-up. Contact Dermatitis 2005; 53: 308–313.
34. Molin S, Bauer A, Schnuch A, Geier J. Occupational contact allergy in nurses: results from the Information Network of Departments of Dermatology 2003-2012. Contact Dermatitis 2015; 72: 164–171.
35. Schubert S, Bauer A, Molin S, Skudlik C, Geier J. Occupational contact sensitization in female geriatric nurses: Data of the Information Network of Departments of Dermatology (IVDK) 2005-2014. J Eur Acad Dermatol Venereol 2017; 31: 469–476.
36. Skudlik C, John SM. Stufenverfahren Haut. Praktische Umsetzung aus dermatologischer Sicht. Trauma Berufskrankh 2007; 9: 296–300.
37. Skudlik C, Wulfhorst B, Gediga G, et al. Tertiary individual prevention of occupational skin diseases – a decade's experience with recalcitrant occupational dermatitis. Int Arch Occup Environ Health 2008; 81: 1045–1058.
38. Skudlik C, Weisshaar E, Scheidt R, et al. First Results from the Multicentre Study "Rehabilitation of Occupational Skin Diseases – Optimisation and Quality Assurance of Inpatient Management (ROQ)". Contact Dermatitis 2012; 66: 140–147.
39. Tanko Z, Diepgen TL, Weisshaar E. Nickelallergie als Berufskrankheit? Diskussion der beruflichen Relevanz einer Typ-IV-Sensibilisierung auf Nickel-II-Sulfat anhand von Fallbeispielen. J Dtsch Dermatol Ges 2008; 6: 346–349.
40. Uter W, Geier J, Lessmann H, Schnuch A. Inhaltsstoffe von Hautschutz- und Pflegemitteln aus allergologischer Sicht. Analyse von IVDK–Daten und Literaturübersicht. Dermatol Beruf Umwelt 2005; 53: 172–182.
41. Voß H, Gediga G, Gediga K, et al. Sekundärprävention von Berufsdermatosen: erste systematische Evaluation des Hautarztverfahrens und des Stufenverfahrens Haut. J Dtsch Dermatol Ges 2013; 11: 662–672.
42. Weisshaar E, Radulescu M, Soder S, et al. Secondary individual prevention of occupational skin diseases in health care workers, cleaners and kitchen employees: aims, experiences and descriptive results. Int Arch Occup Environ Health 2007; 80: 477–484.
43. Wilke A, Gediga G, Schlesinger T, John SM, Wulfhorst B. Sustainability of interdisciplinary secondary prevention in patients with occupational hand eczema: a 5-year follow-up survey. Contact Dermatitis 2012; 67: 208–216.

3.10 Fotoallergische Reaktionen

Bei den fotoallergischen Reaktionen kommt es zur Entwicklung von Hautkrankheiten unter Einfluss von ultravioletten (UV) und sichtbaren Strahlen des Sonnenlichts. Dazu gehören das fotoallergische Kontaktekzem, die systemische fotoallergische Reaktion und die persistierende Lichtreaktion. Die Ursache liegt in einer Sensibilisierung von Immunzellen gegen ein durch Lichteinwirkung neu entstandenes „Fotoallergen" [5, 7, 8].

Abgrenzung zu anderen lichtbedingten Erkrankungen

Nicht verwechselt werden dürfen fotoallergische Reaktionen mit den im Volksmund häufig unter dem Begriff „Sonnenallergien" zusammengefassten Krankheiten wie z. B. polymorphe Lichtdermatose (PLD), Mallorca-Akne und Lichturtikaria, bei denen entgegen dem Namen keine auslösenden Allergene identifiziert werden können [1, 5]. Auch für die Lichturtikaria, bei der es sich um eine Sonderform der Nesselsucht handelt (s. auch Kap. 3.11), konnte bisher nur ein Fotallergen vermutet, jedoch nicht identifiziert werden [5]. Abzugrenzen sind ebenso die fototoxischen Reaktionen, bei denen es nach Hautkontakt mit bestimmten Stoffen und nachfolgender Sonnenexposition ohne Beteiligung des Immunsystems zu sonnenbrandähnlichen Hautreaktionen kommt (z. B. nach fototoxisch wirksamen Arzneimitteln [1] oder bei der Wiesengräser-Dermatitis). Auch zahlreiche andere Erkrankungen wie

z. B. Autoimmunerkrankungen können unter Lichteinwirkung verschlechtert werden. Daneben kann Sonnenlicht bei allen Menschen in Abhängigkeit von Dosis und Veranlagung (Hauttyp) akut oder chronisch schädigen (z. B. Sonnenbrand oder Hautkrebsentstehung) (Tab. 1) [5, 7].

Tab. 1: Beispiele für lichtbedingte Erkrankungen.

Photoallergische Reaktionen
-)) fotoallergisches Kontaktekzem
-)) systemische fotoallergische Reaktion
-)) persistierende Lichtreaktion

Phototoxische Reaktionen, z. B.
-)) Berloque-Dermatitis
-)) Wiesengräser-Dermatitis
-)) bestimmte Arzneistoffe

Endogene Lichtüberempfindlichkeit verschiedener Ursache, z. B.
-)) polymorphe Lichtdermatose („Lichtallergie")
-)) Mallorca-Akne
-)) Lichturtikaria

Durch Sonnenlicht verschlechterte endogene Erkrankungen, z. B.
-)) Stoffwechselerkrankungen, z. B. Porphyrie
-)) Autoimmunerkrankungen, z. B. Lupus erythematodes

Physikalische Schäden durch Sonnenlicht, z. B.
-)) Sonnenbrand
-)) lichtbedingte Hautalterung
-)) Hautkrebsentstehung

Mechanismus

Zur Auslösung einer fotoallergischen Reaktion ist die Kombination von mindestens zwei Faktoren erforderlich: der Einwirkung von Sonnenlicht sowie eines von außen zugeführten Fotoallergens, welches erst unter Einwirkung von Sonnenlicht sein allergieauslösendes Potenzial entwickelt. Das Fotoallergen kann von außen in Kontakt mit der Haut kommen (z. B. Kosmetika) oder auch eingenommen werden (z. B. Arzneimittel) (Tab. 2) [5, 7, 8]. Da langwelliges UVA-Licht, welches Glas durchdringt, eine besondere Bedeutung für die Auslösung der Reaktion besitzt, können fotoallergische Reaktionen auch durch Fensterscheiben oder bei Besuch eines Solariums ausgelöst werden.

Klinische Erscheinungen der photoallergischen Reaktionen

Das *fotoallergische Kontaktekzem* zeigt sich an dem Sonnenlicht ausgesetzten Stellen des Körpers in Form einer Ekzemreaktion mit meist starkem Juckreiz. Als Sonderform der Kontaktallergie setzt es zusätzlich zum Allergenkontakt eine UV-Bestrahlung an dieser Stelle voraus. Typisch ist ein verzögerter, Crescendo-artiger Verlauf, meist beginnend mit einer Rötung und Infiltrat bis zur Ausbildung von Bläschen und Blasen [7]. Gerade bei lichtempfindlichen Patienten häufig empfohlene Sonnenschutzmittel mit chemischen UV-Filtern und UV-Filter-haltige Kosmetika sind neben Duftstoffen derzeit die häufigste Ursache für fotoallergische Reaktionen [5, 7].

Bei der *systemischen fotoallergischen Reaktion* handelt es sich um eine Reaktion

Tab. 2: Wichtige Fotoallergene nach Auftragen auf die Haut (A) oder systemischer (S) Gabe [5, 6, 13].

UV-Filtersubstanzen
- ›› Paraaminobenzoesäure und -ester (A)
- ›› Benzophenone (A)
- ›› Benzoylmethane (A)
- ›› Zimtsäureester (A)

Desinfektionsmittel
- ›› Halogenierte Salizylanilide (A)
- ›› Hexachlorphen (A)
- ›› Bithionol (A)
- ›› Fenticlor, Tetrachlorosalicylanilid (A)

Duftstoffe
- ›› 6-Methylcoumarin (A)
- ›› Ambrett Moschus (A)
- ›› Duftstoff-Mix (A)

Schwefelhaltige Präparate
- ›› Hydrochorothiazid (S)
- ›› Sulfonylharnstoffe (S)
- ›› Sulfonamide (S)

Nichtsteroidale Antiphlogistika (NSAID)
- ›› Proprionsäure (-derivate): Benzophenon (A), (Dex-)Ketoprofen (A), Tiaprofensäure (A)
- ›› Oxicame: Piroxicam (A,S), Meloxicam (A)
- ›› Celecoxib (S)

Phenothiazine
- ›› Chlorpromazin (S)
- ›› Promethazin (S)

Diverse
- ›› Aciclovir (A)
- ›› Amantadin (S)
- ›› Chinidin (S)
- ›› Dapson (S)

nach Einnahme eines Fotoallergens (z. B. orale, intravenöse oder intramuskuläre Gabe bestimmter Arzneimittel) und nachfolgender Sonnenlichtexposition. Sie entsteht durch eine Wechselwirkung zwischen Arzneimittel oder dessen Stoffwechselprodukten mit UV-Strahlen [4]. Bevorzugte Lokalisation sind lichtexponierte Hautareale, allerdings können auch Streureaktionen auf bedeckte Hautareale vorkommen. In wenigen Fällen kann in Form einer *persistierenden Lichtreaktion* nach einer akuten photoallergischen Reaktion die Neigung zur Ekzembildung unter UV-Einfluss chronisch bestehen bleiben. Diese kann z. B. durch Ambrette Moschus, Phenothiazine und eventuell UV-Filtersubstanzen ausgelöst werden [5, 7, 8].

Diagnostik

Den entscheidenden Hinweis gibt die Verteilung der Hautveränderungen in lichtexponierten Arealen sowie eine Anamnese mit Sonnenexposition (bzw. Solariumsbesuch). Eine Lichtempfindlichkeitstestung umfasst die Bestimmung einer minimalen Bestrahlungsdosis, die zur Entwicklung einer Hautrötung führt (MED-minimale Erythemdosis). Zur Identifizierung eines verantwortlichen Fotoallergens dient der *Fotopatch-Test*, auch belichteter Epikutantest genannt, insbesondere bei Verdacht auf ein fotoallergisches Kontaktekzem [1–8]. Es werden hierbei zwei Proben der verdächtigen Substanzen auf die Rückenhaut aufgebracht und nach 24 Stunden nur eine der Proben mit UVA-Licht bestrahlt. Die zur Testung empfohlenen Substanzen können den Veröffentlichungen der jeweiligen Fachgesellschaften entnommen werden [2,

3]. Nach weiteren 24, 48 und 72 Stunden werden beide Testreihen abgelesen und verglichen. Dieser Test gilt als positiv, wenn sich bei bestimmten Stoffen nur in dem UVA-bestrahlten, nicht aber in dem lichtgeschützten Areal eine kleine Ekzemreaktion zeigt. Für Substanzen, die aufgrund unzureichender Penetration die Barriere des Stratum corneum nicht überwinden können, wurden der Fotoprick- oder -scratchtest sowie die belichtete Intrakutantestung entwickelt [5, 7]. Bei Verdacht auf eine systemische fotoallergische Reaktion müssen eventuell Lichttestungen mit der systemischen Exposition verdächtiger Substanzen kombiniert werden. Diese anspruchsvolle Diagnostik fotoallergischer Reaktionen sollte nur durch ausreichend allergologisch und fotodermatologisch geschultes medizinisches Personal durchgeführt werden. Gegebenenfalls sind zur Abgrenzung von nichtallergischen Fotodermatosen (v. a. Autoimmundermatosen) weitere Labor- (z. B. Autoantikörper, Porphyrine) und Gewebeuntersuchungen notwendig.

Therapie und Prävention

)) Meidung des Fotoallergens. Deshalb sind eine exakte und fachkundige Diagnostik und die Ausstellung eines Allergiepasses entscheidend.

)) Auswahl eines geeigneten Lichtschutzes, v. a. bei unbekanntem Fotoallergen. Verwendung von Breitband-Lichtschutzmitteln mit einer ausreichenden Wirkung im UVB- und UVA-Bereich. Bei Sensibilisierung gegen UV-Filter, Bevorzugung physikalischer Filtersubstanzen (anorganische Mikropigmente wie z. B. Zinkoxid und Titandioxid).

185

)) Verminderung der Sonnenexposition. Verzicht auf Sonnenbaden und Schutz durch geeignete Kleidung sowie Augenschutz durch geeignete Sonnenbrillen.

)) Gute Aufklärung und Beratung des Patienten schon bei Verordnung potenziell fotosensibilisierender Arzneimittel und Externa.

)) Die medikamentöse Akuttherapie entspricht der entzündungshemmenden, juckreizstillenden Therapie anderer allergischer Erkrankungen.

Epidemiologie

Fotoallergische Reaktionen sind im Vergleich zu fototoxischen Reaktionen relativ selten, wobei dem fotoallergischen Kontaktekzem die größte Bedeutung zukommt. Etwa 1–2 % aller Kontaktallergien der Haut sollen durch fotoallergische Mechanismen hervorgerufen werden [5]. Eine multizentrische europäische Studie konnte zeigen, dass bei den mittels Fotopatchtest untersuchten Patienten am häufigsten topische nichtsteroidale Antiphlogistika (Ketoprofen und Etofenamat) zu fotoallergischen Reaktionen führten. Bei den ebenfalls häufig als Fotoallergen wirksamen Lichtschutzmitteln riefen Octocrylen, Benzophenon-3 und Butyl-Methosydibenzoylmethan die meisten positiven Reaktionen im Fotopatchtest hervor [3].

Fazit

Das fotoallergische Ekzem muss von anderen lichtbedingten Erkrankungen abgegrenzt werden. Zur Identifikation eines Fotoallergens wird der Fotopatchtest eingesetzt. Am häufigsten werden nichtsteroidale Antiphlogistika und Lichtschutzmittel als Fotoallergene identifiziert. Therapeutisch sollten eine Meidung des Fotoallergens und Lichtschutz erfolgen.

Erfolgs- und Mängelanalyse

Die deutschsprachige Arbeitsgemeinschaft (AG) Fotopatchtest hatte seit 1984 Leitlinien der Deutschen Dermatologischen Gesellschaft (DDG) zum Lichtschutz sowie zu fototoxischen und fotoallergischen Reaktionen erstellt und auch bei der Erarbeitung internationaler Konsenspapiere zur Vereinheitlichung des Fotopatchtests mitgewirkt [2]. Seit 2017 hat die AG Fotopatchtest der Deutschen Kontaktallergiegruppe (DKG) der DDG diese Aufgaben übernommen und plant eine Aktualisierung der – mittlerweile abgelaufenen – nationalen Leitlinien. Verbesserungsbedarf besteht weiter in den Bereichen Epidemiologie, Pathophysiologie und prädisponierende Faktoren.

Forderungen

)) Die anspruchsvolle Diagnostik bei Patienten mit lichtprovozierten Erkrankungen sollte nur von medizinischem Personal mit ausreichenden allergologischen und fotodermatologischen Spezialkenntnissen durchgeführt werden.

)) Die fortlaufende Weiterentwicklung nationaler Standards hinsichtlich der Vereinheitlichung der Testsubstanzen, der Testprozedur sowie der Anpassung an neue Entwicklungen ist erforderlich.

❱❱ Sinnvoll wäre ein zentrales Meldesystem zur Erfassung der Prävalenz von Fotoallergien und den auslösenden Fotoallergenen. Dadurch wäre mit einer erhöhten Sicherheit durch Ersatz oder Verbot von häufig zu Fotoallergien führender Substanzen in den entsprechenden Präparaten zu rechnen.

❱❱ Screening-Untersuchungen sollten auch auf mögliche fotosensibilisierende Eigenschaften bei der Entwicklung neuer Pharmaka oder Kosmetika (inklusive Lichtschutzmittel) durchgeführt werden.

❱❱ Zu diesem Zweck besteht Bedarf an der Entwicklung von Forschungsmodellen und prädiktiven Tests zum systematischen Screenen neuer Medikamente auf fototoxisches und fotoallergisches Potenzial.

❱❱ Die Deklaration potenziell fotosensibilisierender Inhaltsstoffe in Arzneimitteln, Lebensmitteln und Kosmetika sollte verbessert werden.

❱❱ Eine präventive Aufklärung und Schulung von Patienten über adäquaten Sonnenschutz bei Verordnung fotosensibilisierender Medikamente ist indiziert.

Literatur

1. Glatz M, Hofbauer GF. Phototoxic and photoallergic cutaneous drug reactions. Chem Immunol Allergy 2012; 97: 167–179.
2. Gonçalo M, Ferguson J, Bonevalle A, et al. Photopatch testing: recommendations for a European photopatch test baseline series. Contact Dermatitis 2013; 68: 239–243.
3. Kerr AC. European Multicentre Photopatch Test Study (EMCPPTS) Taskforce. A European multicentre photopatch test study. Br J Dermatol 2012; 166: 1002–1009.
4. Khandpur S, Porter RM, Boulton SJ, Anstey A. Drug-induced photosensitivity:new insights into pathomechanisms and clinical variation through basic and applied science. Br J Dermatol 2017; 176: 902–909.
5. Lehmann P, Schwarz T. Photodermatosen: Diagnostik und Therapie. Dtsch Arztebl Int 2011; 108: 135–141.
6. Monteiro AF, Rato M, Martins C. Drug-induced photosensitivity: Photoallergic and phototoxic reactions. Clin Dermatol 2016; 34: 571–581.
7. Neumann NJ, Schauder S. Phototoxic and photoallergic reactions. Hautarzt 2013; 64: 354–362.
8. Wilm A, Berneburg M. Photoallergie. J Dtsch Dermatol Ges 2015; 13: 7–12.

3.11 Urtikaria (Nesselsucht)

Die Urtikaria ist eine häufige Erkrankung: Die Wahrscheinlichkeit, mindestens einmal im Leben von einer Episode betroffen zu sein, beträgt ca. 20 %. Die Einschränkung der Lebensqualität und Arbeitsfähigkeit ist zum Teil erheblich.

Definition

Der Begriff Urtikaria ist von der lateinischen Beschreibung für Brennnessel „Urtica urens" abgeleitet, deutsche Bezeichnungen sind Nesselfieber und Nesselsucht. Die Erkrankung ist durch Quaddeln (Urticae) an einzelnen Körperteilen oder am ganzen Körper gekennzeichnet. Dies sind flüchtige, meist nur für wenige Stunden bestehende, oberflächliche Schwellungen der Haut, die stark jucken. Zusätzlich (bei wenigen Patienten auch isoliert) können tiefer gelegene ausgedehntere Schwellungen, sogenannte Angioödeme, auftreten.

Auslöser und Formen

Urtikaria ist ein Oberbegriff. Es gibt eine große Anzahl verschiedener Urtikariaformen, deren Pathomechanismen unterschiedlich sind. Tabelle 1 zeigt eine grobe Einteilung der Urtikaria in spontane (akute, chronische) und induzierbare Formen [12, 21].

Akute spontane Urtikaria
Die akute spontane Urtikaria hält per definitionem maximal 6 Wochen an. International wird die Lebenszeit-Neuerkrankungsrate auf bis zu 23 % geschätzt [11]. Im Rahmen einer Untersuchung in einer dermatologischen Praxis südlich von Berlin zeigte sich eine jährliche Neuerkrankungsrate von 0,15 % in einem Jahr [4]. Da die akute spontane Urtikaria in allen Lebensaltern vorkommen kann, entspricht dies einer Lebenszeit-Neuerkrankungsrate von etwa 12 %. Es liegt jedoch eine hohe Dunkelziffer vor, sodass die Rate wahrscheinlich auch in Deutschland bei 20 % liegt. Betroffen sind zu 60 % Frauen, häufig im mittleren bis jüngeren Erwachsenenalter (Mittelwert 31 Jahre). In den meisten Fällen ist die Erkrankungsdauer auf 3–7 Tage limitiert.

Auslöser sind in erster Linie Infekte der oberen Luftwege, gefolgt von Überempfindlichkeitsreaktionen auf Medikamente [11, 21]. Lebensmittel spielen mit nur ca. 1 % der Auslöser eine untergeordnete Rolle, werden aber von Patienten in über 60 % der Fälle als Auslöser vermutet [20].

Chronische spontane Urtikaria
Die chronische spontane Urtikaria ist charakterisiert durch ein spontanes Auftreten von Quaddeln und/oder Angioödemen für einen Zeitraum von mindestens 6 Wochen. Epidemiologische Querschnittsuntersuchungen fehlen, Schätzungen gehen von einer Prävalenz in der Allgemeinbevölkerung von ca. 0,05 % bis zu 2 % aus. Die chronische spontane Urtikaria im Kindesalter ist seltener [11]. Die durchschnittliche Erkrankungsdauer beträgt 3–5 Jahre [3].

Tab. 1. Einteilung der chronischen Urtikaria (mod. nach [21]).

Chronische Urtikaria		
Chronische *spontane* Urtikaria (CSU)	**Chronische *induzierbare* Urtikaria**	
	Form	**Auslöser**
spontanes Auftreten von Urticae, Angioödem oder beidem für > 6 Wochen aufgrund bekannter[1] oder unbekannter Faktoren	symptomatischer Dermographismus[2]	mechanische Scherkräfte (Quaddeln treten nach 1–5 min auf)
	Kälteurtikaria[3]	kalte Luft/Wasser/Wind
	verzögerte Druckurtikaria[4]	Vertikaldruck (Quaddeln treten mit einer Latenz von 3–8 h auf)
	Lichturtikaria	UV- oder sichtbares Licht
	Wärmeurtikaria[5]	lokale Wärme
	vibratorisches Angioödem	vibrierende Kräfte, z. B. Pressluft-hammer
	cholinergische Urtikaria	Erhöhung Körpertemperatur, z. B. durch Anstrengung
	Kontakturtikaria	direkter Kontakt mit irritativ toxischen Substanzen oder Typ-I-Allergenen
	aquagene Urtikaria	Wasserkontakt unabhängig von der Temperatur

[1] z. B. Autoreaktivität wie durch mastzellaktivierende Autoantikörper; [2] auch Urticaria factitia oder dermografische Urtikaria genannt; [3] auch Kältekontakturtikaria genannt; [4] auch Druckurtikaria genannt; [5] auch Wärmekontakturtikaria genannt

Die Auslöser der chronischen spontanen Urtikaria sind in erster Linie chronisch persistierende Infekte (z. B. Helicobacter-assoziierte Gastritis) [12, 15], pseudoallergische Reaktionen auf Nahrungsmittel [19] und/oder autoreaktive Mechanismen [6]. Eine Infekttriggerung ist nicht nur mit Helicobacter pylori, sondern auch durch Streptokokken, Staphylokokken oder Yersinien möglich [13, 14, 16]. Etwa ein Drittel der Patienten gibt eine Exazerbation der Urtikaria durch Schmerzmittel wie Acetylsalicylsäure (ASS) an, die bei der individuellen Krankheitsanamnese berücksichtigt werden müssen. Bei Patienten, deren chronischer spontaner Urtikaria eine Intoleranz zugrunde liegt, lösen Nahrungsmittelzusatzstoffe sowie einige in Obst und Gemüsesorten vorkommende natürliche Lebensmittelinhaltsstoffe (s. Tab. 3 in Kap. 3.13) eine Urtikaria aus.

Bei einer Untergruppe von Patienten mit chronischer spontaner Urtikaria kommt es zur Ausbildung von zirkulierenden mastzellaktivierenden Signalen, die per Intrakutantest mit Eigenserum (autologer Serumtest) nachgewiesen werden können (autoreaktive chronische spontane Urtikaria) [4]. Einige dieser Patienten zeigen eine Autoantikörperbildung gegenüber dem hochaffinen IgE-Rezeptor bzw. gegen IgE selbst [1, 4, 21], die Rolle dieser Autoantikörper ist noch nicht eindeutig geklärt. Bei autoreaktiver Urtikaria finden sich weiterhin häufiger Schilddrüsenautoantikörper. Bei Kindern sind die Auslöser vergleichbar [11, 21].

Chronische induzierbare Urtikaria

Auslöser der chronischen induzierbaren Urtikariaformen sind u. a. exogene physikalische Faktoren [5] wie z. B. mechanische (z. B. Druck) oder thermische Faktoren (z. B. Kälte) oder elektromagnetische Wellen (z. B. UV-Strahlung). Häufig sind Patienten im jüngeren bis mittleren Erwachsenenalter betroffen. Die Erkrankungsdauer beträgt im Durchschnitt 4–7 Jahre.

Die häufigste chronische induzierbare Urtikariaform ist der urtikarielle Dermografismus (Urticaria factitia) mit einer Prävalenz von 2–5 % in der Bevölkerung [9]. Dabei führen Scherkräfte nach wenigen Minuten zur Quaddelbildung. Scherkräfte entstehen zum Beispiel durch das Scheuern eines Trageriemens oder beim Arbeiten mit Werkzeugen wie Schraubenziehern. Es fehlen exakte Zahlen zur Epidemiologie. Die Schätzung der Prävalenz geht von 1,5 bis 5 % der deutschen Bevölkerung aus, wobei die individuelle Ausprägung sehr unterschiedlich ist. Bei stark betroffenen Personen führt schon die geringe mechanische Reibung durch eng anliegende Kleidung zur Quaddelbildung.

Die cholinergische Urtikaria ist die häufigste chronische induzierbare Urtikariaform im jungen Erwachsenenalter (16–35 Jahre) mit 11,2 %. In der Altersgruppe von 26–28 Jahren ist durchschnittlich jeder 5. betroffen [18]. Die Erkrankungsdauer liegt im Mittel bei 6 Jahren. Männer und Frauen sind gleich häufig betroffen.

Das typische Bild sind stecknadelkopfgroße Quaddeln, ausgelöst durch einen schnellen Anstieg der Körperkerntemperatur, z. B. durch Sport, passive Wärme oder Aufregung. 62 % der Patienten geben den Erkrankungsgrad als leicht an. Es treten jedoch auch schwere Verläufe mit Beschwerden wie Erbrechen, Kopfschmerzen und Kreislaufkollaps auf.

Lebensqualität

Bei der Urtikaria handelt es sich um eine häufige Erkrankung. Die genannten epidemiologischen Zahlen sind aufgrund fehlender Querschnittsuntersuchungen in Deutschland nur Anhaltswerte. Es muss von einer höheren Dunkelziffer ausgegangen werden. Sowohl die chronische spontane Urtikaria als auch die chronischen induzierbaren Urtikariaformen können aufgrund ihres längeren Verlaufes zu deutlichen Einschränkungen bei Lebensqualität und Berufsfähigkeit führen. Die Einschränkung der Lebensqualität entspricht der von Neurodermitispatienten und ist stärker als die von Patienten mit Psoriasis [10]. Bei allen Formen sind die Verläufe jedoch individuell sehr unterschiedlich ausgeprägt. In handwerklichen Berufen führen insbesondere die Urticaria factitia und die verzögerte

Druckurtikaria zu Problemen. Bei Berufstätigen, die auch im Winter draußen arbeiten müssen, wirkt sich die Kälteurtikaria sehr einschränkend aus.

Zur Beurteilung der Einschränkung der Lebensqualität werden gezielt für die Urtikaria und das Angioödem entwickelte Instrumente (Chronic Urticaria Quality of Life Questionnaire – CU-Q2oL, Angioedema quality of life questionnaire – AEQoL) eingesetzt [17, 21]. Als einfaches Instrument zur retrospektiven Beurteilung der Krankheitsaktivität der letzten 4 Wochen hat sich der Urticaria Control Test (UCT) etabliert, während prospektiv die aktuelle Aktivität gut mit dem Urticaria Activity Score (UAS) erfasst werden kann [17, 21].

Diagnostik und Therapie

Diagnostik und Therapie verlangen ein qualifiziertes und differenziertes Eingehen auf die komplexen, individuell unterschiedlichen Auslösefaktoren und zugrunde liegenden Krankheitsmechanismen. Neben der differenzierten Austestung verschiedener physikalischer Faktoren und der Abklärung möglicherweise zugrunde liegender infektiöser Prozesse richtet sich das Augenmerk auch auf eine allergologische Diagnostik [21]. Allergische Reaktionen auf Nahrungsmittel können mittels Haut- und In-vitro-Tests erfasst werden. In den meisten Fällen ist bei Urtikaria jedoch die Hauttestfähigkeit eingeschränkt und damit die Testung im Blut unerlässlich. Erschwerend kommt hinzu, dass bei der Vielfältigkeit der Ernährung oft eine größere Zahl von Untersuchungen nötig ist.

Die pseudoallergische Reaktion stellt eine Herausforderung an die Diagnostik dar, da bisher weder brauchbare Bluttests noch Hauttests entwickelt werden konnten. Die einzig sichere Möglichkeit der Diagnosestellung sind Eliminationsdiäten mit anschließender Provokationstestung. Für die Patienten ist das Einhalten einer Eliminationsdiät sehr schwierig, da die Deklarationspflicht hinsichtlich der Zusatzstoffe in Deutschland sehr lückenhaft ist. So müssen z. B. Zusatzstoffe in Ausgangsprodukten, die im Endprodukt nicht mehr in technisch relevanter Konzentration vorhanden sind, nicht deklariert werden. Dies ist ein Umstand, der Betroffene in eine durchaus bedrohliche Situation führen kann.

Eine nebenwirkungsarme Therapie ist mit modernen nichtsedierenden Antihistaminika möglich, sodass die Arbeitsfähigkeit in den meisten Fällen erhalten bleiben kann. Diese müssen jedoch in vielen Fällen deutlich höher dosiert werden, als es in der Medikamentenzulassung vorgesehen ist [12, 21]. Dies liegt daran, dass die Zulassungsverfahren meist auf andere allergische Erkrankungen, wie z. B. allergische Rhinitis, abgestimmt worden sind. In der aktuellen Leitlinie wird eine bis zu 4-fache Erhöhung empfohlen. Bei Nichtansprechen auf H1-Antihistaminika ist im dritten Schritt der Leitlinie die zusätzliche Gabe des Anti-IgE-Antikörpers Omalizumab für die chronische spontane Urtikaria bei den meisten Patienten wirksam und seit 2014 ab dem 12. Lebensjahr zugelassen [7, 21]. Omalizumab wird in der Regel 4-wöchentlich mit 2 Fertigspritzen à 150 mg subkutan gegeben. Omalizumab ist auch wirksam bei den chronischen induzierbaren Urtika-

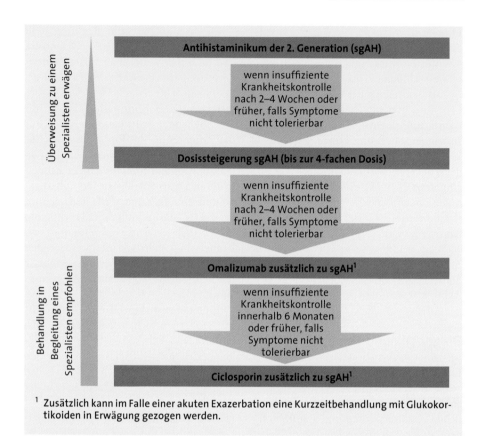

Abb. 1: Behandlungsalgorithmus der chronischen Urtikaria (mod. nach [21]).

riaformen, hier jedoch „off-label" [8, 21]. Patienten, bei denen auch Omalizumab nicht anspricht, wird im vierten Schritt die Gabe des Immunsuppressivums Ciclosporin A in Kombination mit Antihistaminika empfohlen. Durch diese leitliniengerechte Therapie lässt sich derzeit die mit Nebenwirkungen behaftete Kortison-Dauertherapie in fast allen Fällen vermeiden [21] (Abb. 1).

Fazit

» Die Urtikaria ist eine häufige Erkrankung.

» Symptome: stark juckende Quaddeln und/oder Angioödeme

» Akute Urtikaria ist von chronischer Urtikaria abzugrenzen.

» Chronische spontane und chronische induzierbare Urtikaria bestehen oft über viele Jahre und schränken die Lebensqualität stark ein.

>> Die empfohlene Diagnostik und Identifikation von Triggerfaktoren ist zeit- und kostenintensiv und wird ambulant nicht adäquat vergütet.

>> Die meisten Patienten benötigen eine leitliniengerechte Off-label-Dosierung von H1-Antihistaminika, die mit erhöhtem ärztlichen Dokumentationsaufwand und Regressängsten verbunden ist.

>> Auch eine leitliniengerechte Therapie führt nicht bei allen Betroffenen zur Beschwerdefreiheit, sodass neue Therapieansätze zu entwickeln sind.

Mängelanalyse, Forderungen

Gesundheitspolitische Probleme hinsichtlich der Therapie der Urtikaria bestehen vor allem zu drei Punkten:

>> Mangelnder Informationsstand vieler Nicht-Fachärzte [2].

>> Die erforderliche umfassende Diagnostik wird z. B. bei chronischer spontaner Urtikaria aufgrund enger Budgetgrenzen häufig nicht durchgeführt.

>> Bei vielen Ärzten herrscht Unsicherheit darüber, ob die Therapie mit höher als in der Zulassung dosierten Antihistaminika vorgesehen möglicherweise zu Regressansprüchen führt. Hierbei wirkt erschwerend, dass Antihistaminika zwar zur Behandlung der Urtikaria zulasten der GKV rezeptierbar sind, jedoch von Prüfausschüssen oft pauschal in Prüfverfahren aufgenommen werden. Hierdurch steigt der administrative Aufwand der Ärzte unnötig.

In einer Untersuchung waren aufgrund von Beschwerden einer cholinergischen Urtikaria 8 von 55 betroffene Personen beim Hausarzt vorstellig geworden [18]. In drei Fällen sagte der Hausarzt, dass eine Therapie der Erkrankung nicht möglich sei, in weiteren drei Fällen verordnete er ein unwirksames Externum, in einem Fall verschrieb er ein Kortisonpräparat, und nur in einem Fall empfahl er die Einnahme von Antihistaminika entsprechend der bestehenden Literaturempfehlung.

Diese Ergebnisse ebenso wie Untersuchungen aus Amerika zeigen recht deutlich, dass bei der Komplexität des Krankheitsbildes Urtikaria sowohl die Diagnostik als auch die Therapie primär durch dermatologisch-allergologisch ausgerichtete Fachärzte erfolgen sollte. Die Vielschichtigkeit möglicher Auslöser erfordert eine umfassende Diagnostik, die außerhalb enger Budgetgrenzen auch im niedergelassenen Bereich ermöglicht werden sollte, um stationäre Aufnahmen zu vermeiden.

Literatur

1. Greaves MW, O'Donnell BF. Not all chronic urticaria is "idiopathic"! Exp Dermatol 1998; 7: 11–13.
2. Henderson RL, Fleischer AB, Feldman SR. Allergists and dermatologists have far more expertise in caring for patients with urticaria than other specialists. J Am Acad Dermatol 2000; 43: 1084–1091.
3. Henz BM, Zuberbier T, Grabbe J (Hrsg). Urtikaria. Berlin, Heidelberg, New York: Springer, 1996.
4. Kolkhir P, Church MK, Weller K, Metz M, Schmetzer O, Maurer M. Autoimmune chronic spontaneous urticaria: What we know and what we do not know. J Allergy Clin Immunol 2017; 139: 1772–1781.
5. Magerl M, Altrichter S, Borzova E, et al. The definition, diagnostic testing, and management of chronic inducible urticarias – The EAACI/GA(2) LEN/EDF/UNEV consensus recommendations 2016 update and revision. Allergy 2016; 71: 780–802.

6. Maurer M, Metz M, Margerl M, Siebenhaar F, Staubach P. Autoreaktive Urtikaria und Autoimmunurtikaria. Hautarzt 2004; 55: 350–356.

7. Maurer M, Rosen K, Hsieh HJ, et al. Omalizumab for the treatment of chronic idiopathic or spontaneous urticaria. N Engl J Med 2013; 368: 924–935.

8. Maurer M, Metz M, Brehler R, et al. Omalizumab treatment in patients with chronic inducible urticaria: A systematic review of published evidence. J Allergy Clin Immunol 2018; 141: 638–649.

9. Schoepke N, A. Młynek A, Weller K, Church MK, Maurer M. Symptomatic dermographism: an inadequately described disease. J Eur Acad Dermatol Venereol 2015; 29: 708–712.

10. O'Donnell BF, Lawlor F, Simpson J, Morgan M, Greaves MW. The impact of chronic urticaria on the quality of life. Brit J Dermatol 1997; 136: 197.

11. Pite H, Wedi B, Borrego LM, et al. Management of childhood urticaria: current knowledge and practical recommendations. Acta Derm Venereol 2013: 93: 500–508.

12. Wedi, B. Urtikaria und Angioödem. In: Braun-Falco's Dermatologie, Venerologie und Allergologie. Berlin, Heidelberg: Springer, 2017: 1–27.

13. Wedi B, Liekenbröcker T, Kapp A. Infektassoziation und Serumaktivität bei der chronischen Urtikaria – Ausdruck molekularer Mimikry. Allergologie 2001; 24: 480–490.

14. Wedi B, Kapp A. Helicobacter pylori infection in skin diseases: a critical appraisal. Am J Clin Dermatol 2002; 3: 273–282.

15. Wedi B, Raap U, Kapp A. Chronic urticaria and infections. Curr Opin Allergy Clin Immunol 2004; 4: 387–396.

16. Wedi B, Wagner S, Werfel T, Manns MP, Kapp A. Prevalence of Helicobacter pylori associated gastritis in chronic urticaria. Int Arch Allergy Immunol 1998; 116: 288–294.

17. Weller K, Peveling-Oberhag A, Altrichter S, et al. Instrumente zur Erfassung von Krankheitsaktivität, Krankheitskontrolle und Lebensqualitätsbeeinträchtigung bei Patienten mit chronischer Urtikaria und Angioödemen. Allergologie 2016: 39: 6–15.

18. Zuberbier T, Althaus C, Chantraine-Hess S, Czarnetzki BM. Prevalence of cholinergic urticaria in young adults. J Am Acad Dermatol 1994; 31: 978–981.

19. Zuberbier T, Chantraine-Hess S, Hartmann K, Czarnetzki BM. Pseudoallergen-free diet in the treatment of chronic urticaria – a prospective study. Acta Derm Venerol (Stockh.) 1995; 18: 547–551.

20. Zuberbier T, Ifflländer J, Semmler C, Henz BM. Acute Urticaria: clinical aspects and therapeutic responsiveness. Acta Derm Venerol (Stockh.) 1996; 76: 295–297.

21. Zuberbier T, et al. The EAACI/GA²LEN/EDF/WAO Guideline for the Definition, Classification, Diagnosis and Management of Urticaria. The 2017 Revision and Update. Allergy 2018; 73: 1393–1414.

3.12 Arzneimittelüberempfindlichkeiten

Definition

Arzneimittelunverträglichkeiten sind krankmachende, unerwünschte Reaktionen auf Arzneistoffe in Dosierungen, die üblicherweise zur Prophylaxe oder Therapie einer Erkrankung eingesetzt werden [3, 6]. Sie stellen ein wichtiges medizinisches Problem dar. Führt ein Arzneimittel zum Auftreten von Krankheitserscheinungen, so wird dies allgemein als Unverträglichkeit bezeichnet. Etwa 80 % dieser Reaktionen sind vorhersehbare Reaktionen, die auf die normale pharmakologische Toxizität der Substanzen zurückgeführt und in der epidemiologischen Literatur auch als „Typ-A-Reaktionen" bezeichnet werden [3].

Davon abzugrenzen ist die individuelle Überempfindlichkeit gegenüber Arzneistoffen („Typ-B-Reaktionen") als eine nicht vorhersehbare, das normale Maß überschreitende Reaktivität, die nur bei besonders disponierten Personen auftritt. Diese Reaktionen sind seltener, aber auch zumeist schwerer und für viele tödlich verlaufende

Reaktionen verantwortlich. Hier lassen sich drei Formen unterscheiden, und zwar die Intoleranz, die Idiosynkrasie und die Allergie (Tab. 1). Arzneimittelüberempfindlichkeiten können nicht nur durch Arzneistoffe, sondern auch durch Hilfsstoffe ausgelöst werden.

Epidemiologie

Es gibt wenig exakte epidemiologische Studien zur Häufigkeit von Arzneimittelüberempfindlichkeiten [7]. Abgesehen von dem RegiSCAR-Projekt, welches sehr schwere Arzneimittelreaktionen der Haut erfasst, und wenigen nationalen Registern, fehlen gute epidemiologische Studien. Die meisten Studien beziehen sich auf Unverträglichkeitsreaktionen im Allgemeinen. Arzneimittelunverträglichkeiten treten bei 10–20 % hospitalisierter Patienten auf und betreffen mehr als 7 % der Bevölkerung [9]. Etwa 3–6 % der Klinikaufnahmen erfolgen wegen Arzneimittelnebenwirkungen

Tab. 1: Klassifikation der Arzneimittelüberempfindlichkeit.

Intoleranz	Typische Symptome der pharmakologischen Wirkung entwickeln sich bereits bei niedrigen Dosen, die üblicherweise toleriert werden; eine immunologische (allergische) Reaktion ist nicht nachweisbar.
Idiosynkrasie	Die Symptome unterscheiden sich von der pharmakologischen Substanzwirkung, ein immunologischer (allergischer) Reaktionsmechanismus ist aber nicht nachweisbar. Im Falle von Reaktionen mit den Symptomen einer Allergie sprach man früher auch von „Pseudoallergie".
Allergie	Beruht die Überempfindlichkeit auf einer immunologischen Reaktion, wird der Begriff „Allergie" verwendet.

195

[9]. Die Zahl tödlicher Arzneimittelunverträglichkeiten wurde in den USA auf mehr als 100.000 Patienten pro Jahr geschätzt, womit diese Reaktionen zwischen den viert- und sechsthäufigsten Todesursachen rangieren.

Krankheitsbild – klinische Symptomatik

Das klinische Spektrum von Arzneimittelreaktionen ist außerordentlich vielfältig [14]. Die Haut ist bei Arzneimittelüberempfindlichkeiten das am häufigsten betroffene Organ. Die durch Arzneistoffe ausgelösten Hautveränderungen können viele andere Dermatosen imitieren.

Die Mehrzahl der Arzneimittelreaktionen sind urtikarielle oder anaphylaktische Sofortreaktionen oder exanthematische Spätreaktionen [7]. Bei Sofortreaktionen, wie Urtikaria oder Angioödem (in Deutschland als milde Form der Anaphylaxie aufgefasst), beträgt die Latenzzeit zwischen Einnahme des Arzneimittels und Auftreten von Quaddeln bzw. tiefen kutanen Schwellungen zumeist nur wenige Minuten bis zu einer Stunde, wobei aber der Krankheitsschub länger andauern kann.

Nicht selten kommt es auch zu lebensbedrohlichen schweren anaphylaktischen Reaktionen auf Arzneimittel. Diese sind insbesondere auf penicillinartige Arzneimittel (Betalaktamantibiotika), Schmerzmittel (Analgetika) und im Rahmen operativer Eingriffe gefürchtet [14]. Neben einer häufigen Beteiligung der Haut mit Urtikaria oder Angioödem treten bei dieser schweren, lebensbedrohlichen Allgemeinreaktion auch Symptome an Respirationstrakt (z. B. Larynxödem, Asthma), Herz-

Kreislauf- (z. B. Schock) und/oder Gastrointestinaltrakt auf. Da die Anaphylaxie die schwerste lebensbedrohliche allergische Sofortreaktion darstellt, ist dieser Manifestation ein eigenes Kapitel gewidmet (s. Kap. 3.2).

Die häufigsten Arzneimittelreaktionen an der Haut sind makulopapulöse Exantheme (Tab. 2). Diese treten typischerweise etwa 10 Tage nach Therapiebeginn auf, in Einzelfällen aber auch erst nach einigen Wochen oder wenige Tage nach Absetzen des Arzneimittels. Insbesondere, aber nicht ausschließlich bei Kindern, sollten arzneimittelbedingte von infektiösen Exanthemen durch ihr Auftreten in bestimmten Altersgruppen und Erfassung des Kontakts zu erkrankten Personen sowie anhand von Begleitsymptomen und serologischer oder kultureller Diagnostik abgegrenzt werden.

Arzneimittelreaktionen können sich auch als pustulöse (z. B. akute generalisierte exanthematische Pustulose, „AGEP"), lichenoide, psoriasiforme, akneiforme und hämorrhagische Exantheme sowie als Erythrodermie oder phototoxische Reaktion manifestieren (Tab. 2).

Es kann eine Beteiligung innerer Organe, wie z. B. bei anaphylaktischer Reaktion oder Vasculitis allergica, bestehen. Reaktionen an inneren Organen ohne Beteiligung der Haut sind möglich, z. B. arzneimittelbedingtes Fieber, Hepatitis (Leberentzündung), Nephritis (Nierenentzündung), Pulmonitis (Lungenentzündung), neurologische (nervale) Reaktionen sowie die korpuskulären Elemente des Blutes betreffende zytotoxische Reaktionen (z. B. Thrombozytopenie, Leukopenie).

Seltene, aber zum Teil lebensbedrohliche Arzneimittelunverträglichkeiten sind

Tab. 2: Arzneimittelexantheme und häufige Auslöser.

Morphologie	Auslöser (Beispiele)
makulöse/makulopapulöse Exantheme	Penicilline, Sulfonamide, Allopurinol, Antiepileptika
urtikarielle Exantheme	Penicilline, Schmerzmittel
akute generalisierte exanthematische Pustulose	Aminopenicillin, andere Antibiotika
Stevens-Johnson-Syndrom/toxische epidermale Nekrolyse	Allopurinol, Sulfonamide, aromatische Antiepileptika
Drug reaction with eosinophilia and systemic symptoms	Carbamazepin, Phenytoin, Dapson, Allopurinol, Sulfonamide
Purpura/hämorrhargische Exantheme	Penicilline, Schmerzmittel, Allopurinol, Phenytoin, Thiazide
fixe Arzneimittelexantheme	Tetrazykline, Sulfonamide, Schmerzmittel
lichenoide Exantheme	Thiazide, Captopril, Gold, Betablocker
psoriasiforme Exantheme	Gold, Lithium, Betablocker, Kalziumantagonisten
akneiforme Exantheme	Steroidhormone, Halogene, Lithium
nodöse Erytheme	Ovulationshemmer, Halogene, Sulfonamide
exfoliative Dermatitis /Erythrodermie	Allopurinol, Antiepileptika, Antimalariamittel
phototoxische/-allergische Reaktion	Tetrazykline, Gyrasehemmer, Furosemid

das Stevens-Johnson-Syndrom, die toxische epidermale Nekrolyse und das DRESS-Syndrom („drug reaction with eosinophilia and systemic symptoms") [13]. Beim Stevens-Johnson-Syndrom und der toxischen epidermalen Nekrolyse handelt es sich um Krankheitsbilder mit Rötungen und Blasenbildung an Haut und Schleimhäuten, die sich lediglich in ihrem Schweregrad unterscheiden. Neben der hohen Mortalität von 9 % bis 45 % im Erwachsenenalter sind auch Spätfolgen von medizinischer und sozioökonomischer Bedeutung. Beim Hypersensitivitäts- oder DRESS-Syndrom bestehen neben Exanthemen systemische Manifestationen mit Fieber, Lymphknotenvergrößerung, Beteiligung innerer Organe und Blutbildveränderungen [13].

Die sichere Zuordnung einer Reaktionsform zu einem bestimmten Arzneistoff ist anhand des klinischen Bildes nicht möglich [6]. Jedoch gibt es typische Auslöser für bestimmte Formen von Arzneimittelexanthemen, sodass eine Risikoabschätzung des wahrscheinlichsten Auslösers bei Einnahme verschiedener Arzneimittel häufig möglich ist (Tab. 2).

Auslöser und Mechanismen

Arzneistoffe können alle Typen allergischer Reaktionen nach der Klassifikation von Coombs und Gell auslösen [17]. Die meisten Arzneimittel sind niedermolekulare Substanzen und können entweder nach Metabolisierung und/oder Bindung an ein größeres Trägermolekül (Hapten-/Prohapten-Konzept) an den MHC-Komplex („major histocompatibility complex") von antigenpräsentierenden Zellen gebunden und dadurch spezifischen Immunzellen (T-Lymphozyten) präsentiert werden. Daneben gibt es jedoch auch Hinweise für pharmakologische Interaktionen von Arzneimitteln mit Immunrezeptoren ohne kovalente Bindung und ohne Prozessierung durch antigenpräsentierende Zellen (PI-Konzept [„pharmaceutical interaction with immune receptors"]) [17, 15]. Für das antivirale Arzneimittel Abacavir wurde nachgewiesen, dass durch seine spezielle Bindung in der peptidbindenden Region des Histokompatibilitätskomplexes sogar die Substratspezifität der Peptidliganden verändert und damit Autoreaktivität entstehen kann.

Bei der IgE-vermittelten Arzneimittelallergie sind Reaktionen auf Betalaktamantibiotika am besten untersucht. Spezifische IgE-Antikörper gegen Arzneimittel entstehen durch Aktivierung und Zusammenspiel zwischen B- und T-Lymphozyten und binden nach ihrer Entstehung an Auslöserzellen wie Mastzellen und basophile Granulozyten [17]. Bei erneutem Kontakt kann das Arzneimittel IgE-Antikörper auf den Auslöserzellen verbinden und diese damit zu einer sofortigen Ausschüttung von Botenstoffen (z. B. Histamin) veranlassen, welche die Symptome und Krankheitserscheinungen (Anaphylaxie) des Patienten hervorrufen. Die Mehrzahl allergischer Patienten weist spezifisches IgE gegen Strukturen der Betalaktam-Seitenketten auf und zeigt eine Kreuzreaktion auf verschiedene Betalaktame mit ähnlichen Seitenketten, nur selten mit der zentralen Ringstruktur [16]. Auch eine Kreuzreaktion zwischen Penicillinen und Cephalosporinen erklärt man heute in der Mehrzahl der Fälle mit einer Sensibilisierung gegenüber ähnlichen Seitenkettenstrukturen.

Die Mechanismen von nicht immunologisch ausgelösten anaphylaktischen Reaktionen (früher: „Pseudo-Allergie") sind noch weitgehend unerforscht. Die Auslösersysteme, z. B. Freisetzung gefäßaktiver Botenstoffe, sind weitgehend identisch mit denen allergischer Reaktionen. Bei Überempfindlichkeitsreaktionen auf Acetylsalicylsäure (ASS) wird eine durch Zyklooxygenasehemmung bedingte Reduktion protektiver Prostaglandine bzw. eine Vermehrung von Lipoxygenase-Stoffwechselprodukten als pathogenetisch bedeutsam angenommen.

Ausgelöst werden Arzneimittelexantheme durch eine Aktivierung von allergenspezifischen T-Lymphozyten. Diese können Zellbotenstoffe (Zytokine, Chemokine) produzieren, die andere Entzündungszellen herbeilocken und aktivieren und dadurch Entzündungen hervorrufen [17].

Typische Auslöser von Arzneimittelüberempfindlichkeiten sind in Tabelle 3 aufgelistet [14]. Bei manchen Arzneimitteln wird im Rahmen der Testung häufiger ein allergischer Mechanismus nachgewiesen als bei anderen, wobei eine Einteilung in „Allergene" und „Auslöser nichtallergischer Reaktionen" (Tab. 3) tendenziell zu sehen ist; z. B. sind durch die Auslöser nichtall-

Tab. 3: Wichtige Arzneimittelallergene und Auslöser nichtallergischer Reaktionen.

Allergene (Beispiele)	Auslöser nichtallergischer Reaktionen (Beispiele)
Penicilline	Lokalanästhetika
Cephalosporine	Sulfonamide u.a. Nicht-Betalaktamantibiotika
topische Antibiotika (Kontaktallergie)	Nicht-Pyrazolon-Analgetika und Antiphlogistika
Insuline	Röntgenkontrastmittel
Heparine	ACE-Hemmer
Pyrazolone	Gammaglobuline und Fremdseren
Muskelrelaxantien	Antiepileptika
Röntgenkontrastmittel	intravenöse Narkosemittel
	Opiate
	kolloidale Volumenersatzmittel

ergischer Reaktionen in Einzelfällen auch allergische Reaktionen möglich. Penicillin- und andere Betalaktamantibiotika-Allergien können sich mit allen bekannten Reaktionstypen manifestieren, wobei Aminopenicillin-assoziierte makulopapulöse Exantheme und anaphylaktische Reaktionen auf Cefuroxim am häufigsten sind. Sofortreaktionen auf nichtsteroidale Antiphlogistika (NSAID), beispielsweise Acetylsalicylsäure (ASS), sind ebenfalls nicht selten und manifestieren sich oft als Urtikaria, Asthmaanfall oder Anaphylaxie. Die Heparinallergie tritt zumeist bei subkutaner Injektion in Form von ekzematösen Plaques an der Einstichstelle auf und entspricht einer allergischen Spättypreaktion. Sowohl anaphylaktische Reaktionen (innerhalb einer Stunde) als auch makulopapulöse Exantheme nach mehreren Stunden bis Tagen treten in jeweils etwa 2–3 % nach Gabe von Röntgenkontrastmittel auf, bei denen teilweise ein allergischer Mecha-

nismus nachgewiesen werden kann [2]. Antiepileptika, wie Carbamazepin, Phenytoin und Phenobarbital, verursachen vor allem makulopapulöse Exantheme, DRESS-Syndrom und schwere bullöse Arzneimittelreaktionen [12].

Akuttherapie

Im akuten Stadium einer Arzneimittelreaktion ist eine symptomatische Therapie erforderlich: Anaphylaktische Reaktionen werden entsprechend den Symptomen nach den Regeln der Notfallmedizin behandelt (s. Kap. 3.2). Bei schwer verlaufenden Exanthemen ist häufig eine Behandlung mit systemischen Kortikosteroiden angezeigt. Die symptomatische Therapie von Stevens-Johnson-Syndrom und toxischer epidermaler Nekrolyse erfolgt in Analogie zur Behandlung brandverletzter Patienten und erfordert Schmerztherapie,

199

Elektrolytsubstitution, Sedierung und Infektionsprophylaxe bei intensiver klinischer und laborchemischer Überwachung. Eine spezifische medikamentöse Therapie von Stevens-Johnson-Syndrom/toxischer epidermaler Nekrolyse steht weiterhin nicht zur Verfügung. Auch wenn kürzlich die systemische Behandlung mit Ciclosporin als vorteilhafter im Vergleich zur Gabe intravenöser Immunglobuline und anderen systemischen Therapeutika beschrieben wurde, sind weitere Studien zur Evaluation dieser Therapieoption erforderlich.

Diagnostik

Jede Arzneimittelunverträglichkeit erfordert eine konsequente Abklärung, um die verantwortliche Substanz sowie nach Möglichkeit den zugrunde liegenden Pathomechanismus zu identifizieren [6]. Nur so lassen sich gezielte Maßnahmen zur Verhinderung erneuter Reaktionen bzw. unnötiger Karenzempfehlungen ergreifen. Die diagnostischen Bestätigungs- bzw. Ausschlussverfahren umfassen Anamnese, Hauttestungen, In-vitro-Untersuchungen und Provokationstestungen. Es wird davon ausgegangen, dass der günstigste Zeitpunkt für Testungen 4 Wochen bis 6 Monate nach der Reaktion liegt, weil die Test-Sensitivität mit zunehmenden Zeitintervallen absinkt.

Bis zur allergologischen Klärung sind alle infrage kommenden Auslöser zu vermeiden [6]. Bei dringender Indikation und unkomplizierten makulopapulösen Exanthemen kann die Fortführung der medikamentösen Therapie unter strenger Überwachung nach sorgfältiger individueller Abwägung gerechtfertigt sein. Dies gilt

insbesondere für die pädiatrische Altersgruppe. Eine Prämedikation mit Antihistaminika und Kortikosteroiden wird bei Patienten mit anaphylaktischen Reaktionen auf Röntgenkontrastmittel vor einer erneuten Gabe angewendet, in letzter Zeit jedoch widersprüchlich diskutiert [2]. Bei bekannter Überempfindlichkeit und wichtiger Indikation zur Anwendung eines Medikaments kann eine Toleranzinduktion oder Desensibilisierung durch initial titrierte und im Verlauf kontinuierliche Zufuhr des Pharmakons versucht werden.

Die allergologische Diagnostik von Überempfindlichkeitsreaktionen auf Arzneimittel wurde kürzlich in einer Leitlinie niedergelegt [6]. Daneben existieren mehrere Europäische Leitlinien zur Anamneseerhebung, Hauttestung, Provokationstestung und zur Testung mit bestimmten Arzneimitteln [1, 1–6, 8, 10, 11].

In der akuten Phase einer Unverträglichkeitsreaktion stehen Anamnese und klinischer Befund im Vordergrund [6]. Bei anaphylaktischen Reaktionen ist die Entnahme einer Serumprobe und Messung der mastzellspezifischen Tryptase im Serum zumindest im Erwachsenenalter sinnvoll. Zur Differenzialdiagnose bei Hautreaktionen sind ein sorgfältig erhobener dermatologischer Befund und eine Fotodokumentation dringend angeraten. Histopathologische sowie ggf. immunfluoreszenzoptische Untersuchungen erlauben nur selten die eindeutige, zweifelsfreie Identifikation von Arzneimittelreaktionen, spielen jedoch für die Abgrenzung von exanthematischen Dermatosen eine wichtige Rolle, z. B. von Stevens-Johnson-Syndrom/ toxischer epidermaler Nekrolyse zu anderen blasenbildenden Dermatosen.

Die Anamnese ist für die Auswahl der durchzuführenden diagnostischen Bestätigungs- bzw. Ausschlussverfahren von entscheidender Bedeutung [6]. Sämtliche im zeitlichen Zusammenhang mit der Reaktion angewandten Arzneizubereitungen müssen exakt erfasst werden (Handelsname, Zubereitungsform, Charge, Dosierung, Therapiedauer). Risikofaktoren für Arzneimittelreaktionen wie z. B. Polymedikation, chronische Erkrankungen oder interkurrente Infektionen sind zu erfassen. Die Verwendung strukturierter Fragebögen hat sich bei der Anamneseerhebung bewährt [8].

Als Hauttests werden Pricktestung, Intrakutantestung und Epikutantestung je nach zeitlichem Ablauf der Reaktion und vermutetem Pathomechanismus angewendet [6]. Hauttestungen sollten bei allen Arzneimittelreaktionen mit allergischen Symptomen erwogen werden; jedoch treten positive Hauttestreaktionen nur bei einem Teil der Patienten auf. Negative Reaktionen schließen hingegen eine Überempfindlichkeitsreaktion nicht aus. Leider stehen zurzeit für viele andere Arzneimittel nur wenige hauttestgeeignete Zubereitungen (z. B. Injektionslösungen) zur Verfügung. Da bei zu hohen Testkonzentrationen auch unspezifische irritative Reaktionen auftreten können, „beweist" ein positiver Hauttest nicht immer das Vorliegen eine Arzneimittelüberempfindlichkeit, besitzt jedoch bei Verwendung empfohlener Testkonzentration einen hohen Aussagewert [5]. Selbst für viele, zunächst nicht als Allergene angesehene Auslöser, z. B. Röntgenkontrastmittel, wurden spezifische positive Hauttestreaktionen nachgewiesen [2]. Es ist zu beachten, dass Hauttestungen nicht ohne Risiko sind: Jeder Kontakt mit dem Auslöser einer Überempfindlichkeits-

reaktion kann eine systemische Reaktionen auslösen!

Standardisierte In-vitro-Verfahren zur Diagnostik von Überempfindlichkeitsreaktionen auf Arzneimittel fehlen weitgehend und ein „positiver" Ausfall dieser Verfahren beweist alleine noch keine Überempfindlichkeit [11]. Lediglich für wenige Arzneimittel, z. B. Penicilline, ist die Bedeutung des Nachweises spezifischer IgE-Antikörper im Serum ausreichend validiert. Alle anderen In-vitro-Tests sind bisher mehr als Instrumente der wissenschaftlichen Forschung denn als klinische Routinemethoden anzusehen. Bei anaphylaktischen Reaktionen können periphere Leukozyten des Patienten mit einem vermuteten Auslöser inkubiert und die dadurch induzierte Freisetzung von Histamin (Basophilen-Histamin-Freisetzungstest) bzw. von Sulfidoleukotrienen („Cellular Antigen Stimulation Test", CAST-Elisa) gemessen werden. Es können auch durchflusszytometrische Methoden angewendet werden, um die Aktivierung peripherer Blutzellen mittels Oberflächenmarker zu messen, insbesondere der Basophilenaktivierungstest. Der Lymphozytentransformationstest, mit dem die Proliferation peripherer mononukleärer Zellen bei Exposition gegenüber einem Allergen erfasst wird, gilt manchen als besonders aussagestarke In-vitro-Methode zur Klärung allergischer Arzneimittelexantheme. Er ist jedoch technisch aufwendig und mit erheblichen methodischen Schwierigkeiten belastet, sodass er in der klinischen Routinediagnostik weiterhin nicht eingesetzt wird.

Wird der Auslöser einer Arzneimittelüberempfindlichkeit durch Anamnese, Hauttest und In-vitro-Untersuchungen nicht identifiziert, sind Provokationstestungen indiziert [6]. Hierbei werden die Arzneimittel unter normalerweise stationärer Überwachung und ständiger Therapiebereitschaft in (zumeist drei bis fünf) ansteigenden Dosierungen gegeben, um eine Verträglichkeit zu überprüfen [1]. Dieses Verfahren ist nicht ohne Risiko für den Patienten, jedoch wird bei dieser Testung erstens viel häufiger eine Verträglichkeit aufgezeigt als eine Reaktion ausgelöst und zweitens selbst bei auftretenden Reaktionen durch die langsame Steigerung und sofortige Therapie zumeist im Vergleich zum ersten Ereignis eine deutlich abgemilderte Symptomatik gesehen. Um das Risiko einzuschränken, gelten alle nicht sicher medikamentös beherrschbaren Überempfindlichkeitsreaktionen (z. B. Status asthmaticus, Agranulozytose, Stevens-Johnson-Syndrom/toxische epidermale Nekrolyse), ferner Schwangerschaft oder Erkrankungen bzw. medikamentöse Behandlungen des Patienten mit erhöhtem Risiko für schwere Reaktionen als Gegenanzeigen für Provokationstestungen. Bei Reaktionen auf Arzneimittel mit Kreuzreaktivitäten ist es sinnvoll, auch Ausweichpräparate zu testen. Da das Risiko schwerer Reaktionen besteht, ist eine Aufnahme des Patienten in die Klinik meist unumgänglich. Bei Kindern mit unkomplizierten makulopapulösen Exanthemen nach Infekten und Gabe von Arzneimitteln waren Hauttests zumeist negativ, Reaktionen auf den Provokationstest selten und die wenigen resultierenden Exantheme gering ausgeprägt. Darum kann bei unkomplizierten makulopapulösen Exanthemen leichten Schweregrades und ohne Hinweis auf schwere kutane Arzneimittelreaktionen zum Ausschluss einer Arzneimittelüberempfindlich-

keit auch eine Provokationstestung ohne vorherige Hauttestung erfolgen [10]. Eine sorgfältige Interpretation der Testergebnisse ist nötig und „falsch negative" Ergebnisse sind bei Provokationstests möglich.

Durch allergologische Testung gelingt es in der Mehrzahl der Fälle, den Auslöser zu identifizieren und dem Patienten wichtige Informationen für die zukünftige medizinische Versorgung zu geben [6]. Um eine endgültige Diagnose zu stellen, ist eine sorgfältige Interpretation der Anamnese und der Ergebnisse aller Tests notwendig. Nach erfolgter Testung sind die Ergebnisse in einem Allergieausweis zu dokumentieren und mit dem Patienten zu besprechen, um akzidentelle Wiedereinnahmen unverträglicher Arzneimittel zu vermeiden [4].

Fazit

Arzneimittelüberempfindlichkeit ist eine häufige, nicht vorhersehbare, das normale Maß überscheitende unerwünschte krankmachende Reaktivität gegenüber Arzneistoffen, die nur bei besonders disponierten Personen auftritt. Während das klinische Spektrum solcher Reaktionen außerordentlich vielfältig ist, treten vorwiegend urtikarielle oder anaphylaktische Sofortreaktionen oder exanthematische Spätreaktionen unterschiedlichen Schweregrades auf. Manche dieser Reaktionen sind lebensbedrohlich. Sofortreaktionen wie die Anaphylaxie sind manchmal IgE-vermittelt und Exantheme werden zumeist durch T-Lymphozyten ausgelöst, als Spättypreaktion oder durch pharmakologische Interaktion des Arzneimittels am T-Zellrezeptor. Während eine sichere Zuordnung spezieller Reaktionsformen auf bestimmte Arzneistoffe nicht möglich ist, kann aufgrund typischer Auslöser zur Planung der allergologischen Testung eine Risikoabschätzung durchgeführt werden. In manchen Arzneimittelgruppen zeigt sich zudem eine Kreuzreaktivität zwischen den einzelnen Präparaten. Eine allergologische Diagnostik durch Anamnese, Hauttests, Labortests und Provokationstests ist notwendig, um gezielte Maßnahmen zur Verhinderung erneuter Reaktionen bzw. unnötiger Karenzempfehlungen durchführen zu können. In mehreren Leitlinien der letzten Jahre wurden die empfohlenen Vorgehensweisen präzisiert.

Defizite

Wer eine Arzneimittelüberempfindlichkeit erlitten hat, muss ausreichend allergologisch untersucht werden, um den Auslöser zu identifizieren. Eine Unterlassung kann schwere Reaktionen bei erneuter Exposition des Patienten zur Folge haben oder zu einer ungerechtfertigten Einschränkung der Therapiemöglichkeiten sowie höheren Behandlungskosten führen. In der Praxis wird dies aber nur selten befolgt und häufig werden Arzneimittel aufgrund fraglicher Reaktionen den Patienten ohne adäquate allergologische Evaluation vorenthalten.

Trotz Fortschritten der Allergologie im Verständnis der Mechanismen von Arzneimittelreaktionen bleiben viele Fragen unbeantwortet. Hier besteht erheblicher Forschungsbedarf. Der genaue Mechanismus der Mehrzahl der Arzneimittelüberempfindlichkeiten bleibt unklar.

Ebenfalls ist bisher weitgehend unbekannt, warum manche Patienten Arzneimittelreaktionen entwickeln, andere aber nicht. Für einen Teil dieser Reaktionen wurde das Vorhandensein kostimulatorischer Signale (z. B. Infektion) postuliert. Ebenso können Patienten mit bestimmten genetischen Charakteristika zur Entwicklung von Arzneimittelreaktionen prädisponiert sein. Diese Faktoren sind jedoch nicht ausreichend untersucht. Eine Bedeutung genetischer Prädisposition durch Ausprägung bestimmter HLA-Typen konnte bisher nur für wenige Medikamente nachgewiesen werden.

Die Häufigkeit und der Schweregrad von Überempfindlichkeitsreaktionen auf Arzneimittel in der allgemeinen Bevölkerung und die epidemiologische Verteilung sind kaum bekannt. Zudem sind die Systeme zur Pharmakovigilanz nicht ausreichend effektiv.

Derzeit gibt es für schwere Arzneimittelreaktionen wie toxische epidermale Nekrolyse oder DRESS-Syndrom aufgrund ihrer Seltenheit keine kontrollierten therapeutischen Studien. Eine Förderung von Netzwerken zur Durchführung solcher Studien könnte hierbei den Nutzen verschiedener Therapieansätze evaluieren, insbesondere im Hinblick auf die Senkung der Mortalität. Auch zur Prävention und Therapie der Spätfolgen schwerer Arzneimittelreaktionen gibt es derzeit keine prospektiven, multizentrischen Studien.

In der Diagnostik von Arzneimittelreaktionen sind die Wertigkeit der Hauttestung (Sensitivität und Spezifität, negativer und positiver Vorhersagewert) und die optimalen Hauttestkonzentrationen für die Mehrzahl der Medikamente und Reaktionsformen unbekannt. Es sollte versucht werden, Testzubereitungen herzustellen, die eine bessere Diagnostik ermöglichen. Weiter sollten Testmethoden entwickelt werden, die eine Diagnostik einer Arzneimittelallergie ohne Provokationstestung ermöglichen. Bestehende Testmethoden (z. B. Nachweis spezifischer IgE-Antikörper, Basophilenaktivierungstest, Lymphozytenaktivierungstest und Provokationstest) sollten für verschiedene Medikamente und Reaktionsformen auf ihre Sensitivität und Spezifität untersucht werden.

Es besteht weiterhin eine unzureichende Versorgung von Patienten mit Arzneimittelüberempfindlichkeit. Dafür ist vor allem ein eklatanter Mangel an allergologischem Wissen bei nicht allergologisch tätigen Ärzten verantwortlich. Weiterhin gibt es zu wenige allergologische Zentren, die Patienten mit Arzneimittelüberempfindlichkeit einschließlich Provokationstestung diagnostizieren.

Eine allergologische Diagnostik, die häufig stationär erfolgen muss, ist auf der Grundlage der derzeitigen DRG-basierten Vergütungssysteme nicht kostendeckend. Es fehlen entsprechende Ziffern und Vergütungen zur Abbildung notwendiger ambulanter und stationärer Testungen bei den (komplizierteren) Arzneimittelüberempfindlichkeiten. Durch das Fehlen eines Facharztes für Allergologie in Deutschland dürfen bisher alle Ärzte allergologische Testungen anbieten und setzen dieses auch für Patienten mit einfacher zu diagnostizierenden und zu behandelnden Beschwerden ein, während komplizierte zeit- und ressourcenaufwendige Sachverhalte nicht ausreichend abgeklärt werden. Zudem werden die DRG-Vergütungspauschalen vorwiegend nach dem Aufwand bei den häufigen Allergien berechnet, sodass sie für die komplizierteren Arzneimittelallergien zu gering ausfallen. Mit einer zunehmenden Unterversorgung muss künftig gerechnet werden.

Forderungen

Um die Defizite zu beseitigen, werden folgende Handlungsempfehlungen gegeben:

» Epidemiologische Studien zur Häufigkeit von Arzneimittelüberempfindlichkeiten im Kindes- und Erwachsenenalter

» Erkennung von Risikofaktoren für die Entwicklung von Arzneimittelüberempfindlichkeiten

» Erforschung der Mechanismen von Arzneimittelüberempfindlichkeiten

» Evaluation der Hauttestung zur Diagnostik und Entwicklung optimaler Testpräparationen

» Entwicklung und Evaluation von Labormethoden zur Diagnostik

» Untersuchungen über den Nutzen einer Prämedikation bei bestehender Arzneimittelüberempfindlichkeit

» Etablierung von Netzwerken zur Durchführung von Therapiestudien bei seltenen schweren Arzneimittelreaktionen

» Fortbildung der Ärzte aller Fachrichtungen, um die Versorgung der Patienten mit Arzneimittelüberempfindlichkeiten zu verbessern

» Sachgerechte Berücksichtigung der aufwendigen allergologischen Testungen im DRG-System

Literatur

1. Aberer W, Bircher A, Romano A, et al. Drug provocation testing in the diagnosis of drug hypersensitivity reactions: general considerations. Allergy 2003; 58: 854–863.
2. Brockow K, Christiansen C, Kanny G, et al. Management of hypersensitivity reactions to iodinated contrast media. Allergy 2005; 60: 150–158.
3. Brockow K. Drug Allergy: Definitions and Phenotypes. In: Khan DA, Banerji A (eds). Drug Allergy Testing. St. Louis, USA: Elsevier; 2018: 19–26.
4. Brockow K, Aberer W, Atanaskovic-Markovic M, et al. Drug allergy passport and other documentation for patients with drug hypersensitivity – An ENDA/EAACI Drug Allergy Interest Group Position Paper. Allergy 2016; 71: 1533–1539.
5. Brockow K, Garvey LH, Aberer W, et al. Skin test concentrations for systemically administered drugs – an ENDA/EAACI Drug Allergy Interest Group position paper. Allergy 2013; 68: 702–712.
6. Brockow K, Przybilla B, Aberer W, et al. Guideline for the diagnosis of drug hypersensitivity reactions: S2K-Guideline of the German Society for Allergology and Clinical Immunology (DGAKI) and the German Dermatological Society (DDG) in collaboration with the Association of German Allergologists (AeDA), the German Society for Pediatric Allergology and Environmental Medicine (GPA), the German Contact Dermatitis Research Group (DKG), the Swiss Society for Allergy and Immunology (SGAI), the Austrian Society for Allergology and Immunology (OGAI), the German Academy of Allergology and Environmental Medicine (DAAU), the German Center for Documentation of Severe Skin Reactions and the German Federal Institute for Drugs and Medical Products (BfArM). Allergo J Int 2015; 24: 94–105.
7. Demoly P, Adkinson NF, Brockow K, et al. International Consensus on drug allergy. Allergy 2014; 69: 420-437.
8. Demoly P, Kropf R, Pichler WJ, Bircher A. Drug hypersensitivity questionnaire. Allergy 1999; 54: 999–1003.
9. Gomes ER, Demoly P. Epidemiology of hypersensitivity drug reactions. Curr Opin Allergy Clin Immunol 2005; 5: 309–316.
10. Gomes ER, Brockow K, Kuyucu S, et al. Drug hypersensitivity in children: report from the pediatric task force of the EAACI Drug Allergy Interest Group. Allergy 2016; 71: 149–161.
11. Mayorga C, Celik G, Rouzaire P, et al. In vitro tests for drug hypersensitivity reactions: an ENDA/EAACI Drug Allergy Interest Group position paper. Allergy 2016; 71: 1103–1134.
12. Mockenhaupt M, Viboud C, Dunant A, et al. Stevens-Johnson syndrome and toxic epidermal necrolysis: assessment of medication risks with emphasis on recently marketed drugs. The EuroSCAR-study. J Invest Dermatol 2008; 128: 35–44.
13. Paulmann M, Mockenhaupt M. Severe drug-induced skin reactions: clinical features, diagnosis, etiology, and therapy. J Dtsch Dermatol Ges 2015; 13: 625–645.
14. Pichler WJ. Drug Hypersensitivity. Basel: Karger, 2007.
15. Pichler WJ. Delayed drug hypersensitivity reactions. Ann Intern Med 2003; 139: 683–693.
16. Romano A, Gaeta F, Valluzzi RL, et al. IgE-mediated hypersensitivity to cephalosporins: Cross-reactivity and tolerability of alternative cephalosporins. J Allergy Clin Immunol 2015; 136: 685–691.
17. Schnyder B, Brockow K. Pathogenesis of drug allergy – current concepts and recent insights. Clin Exp Allergy 2015; 45: 1376–1383.

3.13 Nahrungsmittelallergien

Als Nahrungsmittelallergien werden Unverträglichkeiten gegenüber Nahrungsmitteln bezeichnet, denen ein immunologischer Pathomechanismus zugrunde liegt. Bei Nahrungsmittelintoleranzen fehlt eine solche immunologische Ursache und sie werden häufiger von Nahrungsmittelzusatzstoffen ausgelöst. Die klinischen Symptome der beiden Formen der Nahrungsmittelunverträglichkeit können vergleichbar sein, da sie beide durch Botenstoffe von Mastzellen ausgelöst werden, die bei der Reaktion freigesetzt werden. Andere Auslöser von Intoleranzreaktionen sind zum Beispiel Kohlenhydrate, allen voran Fruktose, Laktose und Sorbit (Malabsorption). Hierbei stehen gastrointestinale Beschwerden mit Flatulenz, Bauchschmerzen und Durchfall im Vordergrund. Diese sind streng von echten Nahrungsmittelallergien zu trennen.

Nahrungsmittelunverträglichkeitsreaktionen werden sehr häufig vermutet. Die Diagnostik kann im Einzelfall aufwendig und schwierig sein. Die Deutsche Gesellschaft für Allergologie und klinische Immunologie zusammen mit dem Ärzteverband deutscher Allergologen und der Gesellschaft für pädiatrische Allergologie haben gemeinsam eine Leitlinie zum Management IgE-vermittelter Nahrungsmittelallergien verfasst, die auch über das Internet verfügbar ist (www.awmf.org, s. a. Literaturliste am Ende des Kapitels) [19].

Häufigkeit von Nahrungsmittelallergien

Die Häufigkeit der Nahrungsmittelallergie ist regional unterschiedlich und in einigen Ländern in den letzten Jahren angestiegen [6]. Studien zur Epidemiologie in Deutschland liegen begrenzt vor. Eine Untersuchung von 2004 ergab eine Prävalenz der Nahrungsmittelallergie, gesichert durch doppelblinde, placebokontrollierte Nahrungsmittelprovokation, von 3,7 % bei Erwachsenen [21] und 4,2 % bei Kindern [11]. In Bezug auf einzelne Nahrungsmittelallergene konnte in der Europäischen Geburtskohorte EuroPrevall gezeigt werden, dass die Hühnereiallergie in den ersten 2 Lebensjahren mit einer Inzidenzrate von 2 % das häufigste Nahrungsmittelallergen in Deutschland ist, gefolgt von Kuhmilch mit einer Inzidenzrate von 0,5 % [13, 20].

Klassifikation der Nahrungsmittelallergie

IgE-vermittelte Nahrungsmittelallergien werden in primäre und sekundäre Nahrungsmittelallergien eingeteilt, die unterschiedlich schwer verlaufen können. *Primäre* Nahrungsmittelallergien entstehen infolge kutaner oder gastrointestinaler Sensibilisierungen auf vorwiegend stabile Nahrungsmittelallergene. Eine *sekundäre* Nahrungsmittelallergie entsteht infolge einer Sensibilisierung gegenüber Aeroallergenen (z. B. Pollenallergene) mit anschließender

Reaktion auf strukturverwandte, häufig instabile Allergene in pflanzlichen Nahrungsmitteln.

Eine Nahrungsmittelallergie kann die Lebensqualität stark einschränken und in seltenen Fällen auch tödlich verlaufen. Daten aus dem Anaphylaxie-Register zeigen, dass in Deutschland Erdnuss, Haselnuss, Weizen, Kuhmilch, Hühnerei, Cashew, Soja, Fisch, Sellerie sowie Krusten- und Schalentiere zu den häufigsten Nahrungsmittelallergenen gehören, die schwere allergische Reaktionen auslösen [16]. Die Häufigkeit der einzelnen Nahrungsmittelallergene als Auslöser schwerer allergischer Reaktionen ist altersabhängig (Abb. 1).

Klinik und Differenzialdiagnostik der Nahrungsmittelallergie

Die Symptome einer Nahrungsmittelallergie sind vielfältig und richten sich nach dem jeweils beteiligten Organsystem [14]. Besonders häufig betroffen sind die Haut und die Schleimhaut, weniger häufig der Magen-Darm-Trakt, die Atemwege und das Herz-Kreislauf-System [1].

Für die Diagnose einer Nahrungsmittelallergie sollten eine klare und reproduzierbare Assoziation der Beschwerden zur Aufnahme definierter Nahrungsmittel, eine Besserung der Symptome bei Karenz und eine IgE-Sensibilisierung vorliegen [19]. Bei intermittierender Verträglichkeit gegenüber Nahrungsmitteln sollten auch Augmentationsfaktoren, wie beispielsweise körperliche Anstrengung, Infekte oder die Einnahme bestimmter Medikamente, berücksichtigt werden [17]. Die Differenzialdiagnostik einer Nahrungsmittelallergie ist von den Symptomen und dem Alter des Patienten abhängig. Bei Verdacht auf nicht IgE-vermittelte gastrointestinale Unverträglichkeiten sollte ein Gastroenterologe in die Diagnostik einbezogen werden.

Diagnostik

Bei Verdacht auf eine IgE-vermittelte Nahrungsmittelallergie beruht die Diagnostik auf folgenden Komponenten [19]:

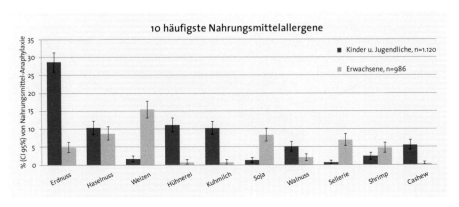

Abb. 1: Die 10 häufigsten Auslöser nahrungsmittelinduzierter Anaphylaxien (Anaphylaxie-Register; Stand März 2017; Gesamt nahrungsmittelinduzierte Anaphylaxie n = 2.106).

>> Anamnese

>> Sensibilisierungstest: IgE-Bestimmung und/oder Hautpricktest

>> ggfs. diagnostische Eliminationsdiät und Provokationstest

Die Testreihenfolge und die Auswahl der Testverfahren müssen individuell festgelegt werden. Grundsätzlich unterstützen die spezifische IgE-Bestimmung und die Hautpricktestung die Diagnose einer Nahrungsmittelallergie im Zusammenhang mit der Anamnese und/oder einer Nahrungsmittelprovokation. Der Nachweis einer Sensibilisierung mittels spezifischer IgE-Bestimmung oder Hautpricktest beweist nicht die klinische Relevanz des getesteten Nahrungsmittels und sollte allein nicht zu einer therapeutischen Elimination führen [19]. Der fehlende Nachweis einer Sensibilisie-

rung (negatives spezifisches IgE/negativer Hautpricktest) schließt andererseits aber eine klinisch relevante IgE-vermittelte Nahrungsmittelallergie nicht sicher aus. Das diagnostische Vorgehen bei Verdacht auf eine Nahrungsmittelallergie ist in Abbildung 2 dargestellt.

Allergenquellen

Die wichtigsten Allergenquellen bei Nahrungsmittelallergien im Kindes- und Erwachsenenalter sind in Tabelle 1 dargestellt [18, 19]. Die serologische IgE-Bestimmung zum Sensibilisierungsnachweis kann bei Verdacht auf eine Nahrungsmittelallergie erfolgen, wenn schwerwiegende Reaktionen auf Nahrungsmittel aufgetreten sind bzw. wenn Hauttests nicht durchgeführt

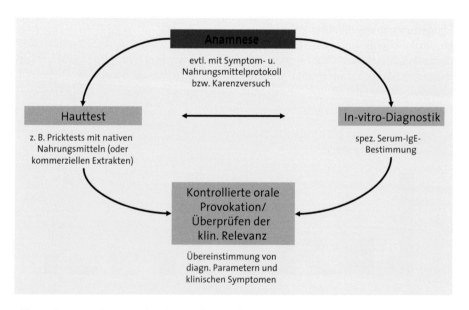

Abb. 2: Diagnostisches Vorgehen bei Verdacht auf Nahrungsmittelallergie: im Erwachsenenalter Sensibilisierungsnachweis häufig mit Hauttests (linke Hälfte), im Kindesalter bevorzugt mithilfe der spezifischen IgE-Bestimmung (nach [19]).

Tab. 1: Wichtige Allergenquellen bei Nahrungsmittelallergien im Kindes- und Erwachsenenalter (mod. nach [19]).

Kinder	Jugendliche und Erwachsene
Hühnerei, Kuhmilch, Erdnuss, Schalenfrüchte (Haselnuss, Cashew …) Weizen, Soja, Fisch, Sesam, Hülsenfrüchte (Erbse, Linse)	pollenassoziierte Nahrungsmittelallergene (z. B. Apfel, Nüsse, Soja, Sellerie, Karotte, Paprika, Gewürze), Nüsse und Ölsaaten (z. B. Sesam), Erdnuss, Fisch und Krustentiere, Kuhmilch, Hühnerei, latexassoziierte Nahrungsmittelallergene (z. B. Banane, Avocado, Kiwi, Feige), Säugetierfleisch

werden können oder nicht auswertbar sind. Im Kindesalter wird die Messung von spezifischem IgE ebenfalls gerne angewandt, wenn viele Allergene getestet werden sollen, um die Belastung für das Kind durch die Testprozedur zu reduzieren. Das spezifische IgE kann durch den Einsatz von Gesamtproteinextrakten oder rekombinanten Allergenen bestimmt werden. Gerade im Bereich der Nahrungsmittelallergiediagnostik sind derzeit eine Reihe von rekombinanten Einzelallergenen verfügbar. Sie ermöglichen eine differenzierte Diagnostik mithilfe der molekularen Allergologie [3]. Beispielhaft ist das für die Haselnuss in Abbildung 3 dargestellt). Sensibilisierungen gegenüber Speicherproteinen gehen mit einem erhöhten Risiko für schwere Reaktionen einher, während Sensibilisierungen gegenüber PR10-Proteinen in der Regel leichte Symptome auslösen [4]. Heutzutage gibt es eine Reihe frei zugänglicher Internetquellen und Datenbanken, die Informationen zum Stand der molekularen Allergologie liefern.

Das am häufigsten angewendete Verfahren zur Diagnose einer IgE-vermittelten Nahrungsmittelallergie ist der Hautpricktest. Je nach Stabilität und Sicherheit der Nahrungsmittelallergene sollte mit kommerziellen Testlösungen oder nativen Nahrungsmitteln getestet werden [12]. Es ist zu beachten, dass einige Nahrungsmittelallergene wie Gewürze, Erdbeeren oder Tomaten aufgrund ihres irritativen Charakters oft falsch positiv und damit für den Hauttest ungeeignet sind.

Die orale Nahrungsmittelprovokation (bevorzugt doppelblind placebokontrolliert durchgeführt) ist der Goldstandard in der Diagnostik IgE-vermittelter Nahrungsmittelallergien [2, 14]. Auf eine negative orale Nahrungsmittelprovokation sollte eine repetitive Gabe des getesteten Nahrungsmittels in einer alters- und alltagsangepassten Menge frühestens am nächsten Tag folgen, um die klinische Toleranz zu bestätigen [19]. Orale Nahrungsmittelprovokationen sollten in spezialisierten Einrichtungen durchgeführt werden, in denen Notfallmaßnahmen unmittelbar verfügbar sind. Bei Provokationen mit hohem Risiko für schwere allergische Reaktionen sollte darüber hinaus intensivmedizinische Unterstützung verfügbar sein.

Häufige Indikationen für eine orale Nahrungsmittelprovokation sind zusammenfassend in Tabelle 2 dargestellt.

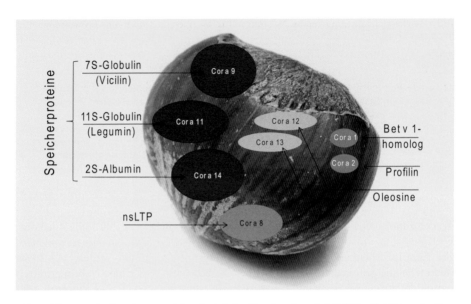

Abb. 3: Allergene der Haselnuss und ihre Proteinfamilien (mod. nach [7]). LTP = Lipid-Transfer-Proteine.

Tab. 2: Rationale für die Durchführung von Nahrungsmittelprovokationen (Kernaussagen mod. nach [19]).

Indikation	Rationale
Häufige Indikationen für eine orale Nahrungsmittelprovokation	1. Unklare diagnostische Situation trotz detaillierter Anamnese und Testresultate (z. B. bei Patienten mit multiplen Nahrungsmittelsensibilisierungen aufgrund von Sensibilisierung gegen Panallergene wie Profilin oder Bet v 1)
	2. Vermutete allergische Reaktion, bei der der Auslöser trotz Allergiediagnostik unklar bleibt (Reaktion nach zusammengesetzter Mahlzeit)
	3. Nachweis einer Sensibilisierung, aber das entsprechende Nahrungsmittel wurde bisher nie oder nur in kleinen Mengen konsumiert
	4. Bestätigung der klinischen Relevanz nach Besserung der klinischen Symptome, z.B. atopische Dermatitis, unter Eliminationsdiät
	5. Nachweis einer natürlichen Toleranzentwicklung (bei persistierender IgE-Reaktivität)
	6. Nachweis der Wirksamkeit einer kausalen Therapie, z. B. orale Immuntherapie im Rahmen der klinischen Forschung
starker Konsens	

Alternative diagnostische Tests

Andere diagnostische Verfahren, z. B. Bioresonanz, Elektroakupunktur, Kinesiologie, zytotoxischer Lebensmitteltest (ALCAT-Test)/IgG4-Bestimmungen und Lymphozytentransformationstest mit Nahrungsmittel sollen zur Diagnostik von Nahrungsmittelallergien oder -unverträglichkeiten nicht durchgeführt werden [8, 15].

Therapie und Verlauf

Die Therapie einer Nahrungsmittelallergie unterscheidet sich zwischen Akut- und Langzeitmanagement. Patienten mit Risiko für eine schwere Reaktion sollten mit Notfallmedikamenten einschließlich eines Adrenalinautoinjektors ausgestattet werden. Schwere allergische Reaktionen auf Nahrungsmittel sollten primär mit intramuskulär appliziertem Adrenalin behandelt werden [10]. Bei akuten nicht lebensbedrohlichen Symptomen, besonders bei urtikariellen Reaktionen und Schleimhautreaktionen, können Antihistaminika eingesetzt werden. Eine prophylaktische Einnahme von Antihistaminika kann nicht empfohlen werden [19].

Gemäß der Leitlinie „Management IgE-vermittelter Nahrungsmittelallergien" kann keine Therapieempfehlung für die Anwendung von Cromoglycinsäure und Ketotifen aufgrund der begrenzten Datenlage gegeben werden [19].

Das Langzeitmanagement der Nahrungsmittelallergie umfasst die Umsetzung von Karenzmaßnahmen im Alltag [5] nach Beratung durch eine allergologisch ausgewiesene Ernährungsfachkraft. Patienten sollten über die Allergenkennzeichnung gemäß Lebensmittelverordnung (Tab. 3) und bestehende Lücken aufgeklärt werden [5]. Näheres hierzu findet sich in den Kapiteln 4.9 und 4.17.

Immuntherapie bei Nahrungsmittelallergie

Die spezifische orale, sublinguale oder subkutane Immuntherapie mit Nahrungsmittelallergenen sollte bei der primären Nahrungsmittelallergie zurzeit nur im Rahmen kontrollierter Studien eingesetzt werden [19].

Eine pollenassoziierte Nahrungsmittelallergie sollte mit einer subkutanen oder sublingualen Immuntherapie mit Pollenallergenen nur dann behandelt werden, wenn gleichzeitig pollenbedingte Atemwegsbeschwerden bestehen [9]. Auch bei der pollenassoziierten Nahrungsmittelallergie sollte die orale Immuntherapie mit Nahrungsmittelallergenen zurzeit nur im Rahmen von kontrollierten Studien eingesetzt werden.

Gentechnisch veränderte Lebensmittel

Patienten und die Öffentlichkeit stehen gentechnisch veränderten Nahrungsmitteln kritisch gegenüber. Solche Veränderungen müssen aber nicht notwendigerweise das allergene Potenzial erhöhen. Eine unmittelbare Gefahr kann bestehen, wenn ein bekanntes Allergen in sonst allergologisch unproblematische Pflanzen übertragen wird. Derartige Produkte sind allerdings bis zum jetzigen Zeitpunkt nicht bis zur

211

Tab. 3: Deklarationspflichtige Allergene und Zusatzstoffe gemäß Richtlinie 2003/89/EG zur Änderung der Richtlinie 2000/13/EG vom 25. November 2003 und der Aktualisierung vom 22.12.2006 (nach [19]).

» Eier und daraus hergestellte Erzeugnisse

» Erdnüsse und daraus hergestellte Erzeugnisse

» Fisch und daraus hergestellte Erzeugnisse

» Glutenhaltiges Getreide sowie daraus hergestellte Erzeugnisse

» Krebstiere und daraus hergestellte Erzeugnisse

» Lupine

» Milch und daraus hergestellte Erzeugnisse (einschließlich Laktose)

» Nüsse (Schalenfrüchte): Mandel, Haselnuss, Walnuss, Cashewnuss, Pekannuss, Paranuss, Pistazie, Macadamianuss, Queenslandnuss sowie daraus hergestelle Erzeugnisse

» Mollusken (Muscheln, Tintenfisch)

» Sellerie und daraus hergestellte Erzeugnisse

» Senf und daraus hergestellte Erzeugnisse

» Sesamsamen und daraus hergestellte Erzeugnisse

» Soja und daraus hergestellte Erzeugnisse

» Schwefeldioxid und Sulfite in der Konzentration von mehr als 10 mg/kg oder 10 mg/l, als SO_2 angegeben

Vermarktung gekommen, da konkrete Gefahren (wie z. B. durch Übertragung allergologisch relevanter genetischer Informationen von der Paranuss) rechtzeitig erkannt wurden. Andererseits ist es möglich, mit gentechnischen Manipulationen zu erreichen, dass die Pflanze wichtige Allergene nicht mehr produziert und von entsprechend Sensibilisierten vertragen werden kann.

Fazit

» Die Nahrungsmittelallergie wird häufiger vermutet, als sie tatsächlich vorkommt, und betrifft ca. 3–4 % der Erwachsenen und 4–6 % der Kinder in Deutschland.

» Eine Nahrungsmittelallergie kann die Lebensqualität stark einschränken und in seltenen Fällen tödlich verlaufen.

» Die wichtigsten Bausteine in der Diagnostik einer IgE-vermittelten Nahrungsmittelallergie sind Anamnese und IgE-Bestimmung und/oder Hautpricktest sowie Provokationstest.

» Bioresonanz, Elektroakupunktur, zytotoxischer Lebensmitteltest oder IgG-Bestimmungen sollten zur Diagnostik von Nahrungsmittelallergien nicht durchgeführt werden.

» Patienten mit einer Nahrungsmittelallergie benötigen ein Notfallset.

» Standardtherapie ist die Meidung des auslösenden Nahrungsmittels, neue Immuntherapien befinden sich in der klinischen Entwicklung.

Forderungen

Die Situation von Patienten mit Nahrungsmittelallergien oder -intoleranzen ließe sich durch folgende Maßnahmen verbessern:

» Verbesserung der Diagnostik von Nahrungsmittelunverträglichkeiten durch Entwicklung sensitiverer und spezifischerer Tests und besserer Allergenextrakte

» Verbesserung der Deklaration von Nahrungsmitteln durch Einführung eines für die Deklaration verbindlichen Grenzwerts von Nahrungsmittelproteinen in verarbeiteten Nahrungsmitteln

» Herstellung von Nahrungsmitteln für Allergiker, die frei von Nahrungsmitteln bzw. Zusatzstoffen sind, die bedrohliche Reaktionen auslösen können

» qualifizierte Information der Bevölkerung zum Thema Nahrungsmittelallergie

» qualifizierte Beratungsangebote für Nahrungsmittelallergiker durch Ernährungsfachberater(innen) in Kooperation mit Allergologen

» Verbesserung der klinischen Diagnostik durch Erhöhung der Zahl der Institutionen, die Provokationstestungen durchführen können

» Förderung von Forschungsschwerpunkten zum Thema Nahrungsmittelallergie

» Bildung spezialisierter interdisziplinär arbeitender Zentren für Diagnostik, Therapie, Beratung, Schulung

» Entwicklung einer kausalen Immuntherapie mit langfristiger Sicherheit und Wirksamkeit

Literatur

1. Ahrens B, Niggemann B, Wahn U, Beyer K. Organ-specific symptoms during oral food challenge in children with food allergy. J Allergy Clin Immunol 2012; 130: 549–551.
2. Ballmer-Weber BK, Beyer K. Food challenges. J Allergy Clin Immunol 2018; 141: 69–71.e2.
3. Beyer K, Grabenhenrich L, Härtl M, et al. Predictive values of component-specific IgE for the outcome of peanut and hazelnut food challenges in children. Allergy 2015; 70: 90–98.
4. Datema MR, van Ree, R, Asero R, et al. Component-resolved diagnosis and beyond: Multivariable regression models to predict severity of hazelnut allergy. Allergy 2018; 73: 549–559.
5. Europäische Union, ed. Verordnung (EU) Nr. 1169/2011 des Europäischen Parlaments und des Rates vom 25. Oktober 2011 betreffend die Information der Verbraucher über Lebensmittel und zur Änderung der Verordnungen (EG) Nr. 1924/2006 und (EG) Nr. 1925/2006 des Europäischen Parlaments und des Rates und zur Aufhebung der Richtlinie 87/250/EWG der Kommission, der Richtlinie 90/496/EWG des Rates, der Richtlinie 1999/10/EG der Kommission, der Richtlinie 2000/13/EG des Europäischen Parlaments und des Rates, der Richtlinien 2002/67/EG und 2008/5/EG der Kommission und der Verordnung (EG) Nr. 608/2004 der Kommission. https://eur-lex.europa.eu/LexUriServ/LexUriServ.do?uri=OJ:L:2011:304:0018:0063:DE:PDF [Zugriff am 14.9.2018].
6. Grabenhenrich LB, Dölle S, Moneret-Vautrin A, et al. Anaphylaxis in children and adolescents: The European Anaphylaxis Registry. J Allergy Clin Immunol 2016; 137: 1128–1137.
7. Lange L, Beyer K, Kleine-Tebbe J. Molekulare Diagnostik bei Allergie gegen Schalenfrüchte. Allergo J 2012; 21: 398–402.
8. Niggemann B, Gruber C. Unproven diagnostic procedures in IgE-mediated allergic diseases. Allergy 2004; 59: 806–808.
9. Pfaar O, Bachert C, Bufe A, et al. Leitlinie zur (allergen-)spezifischen Immuntherapie bei IgE-vermittelten allergischen Erkrankungen. S2k-Leitlinie der Deutschen Gesellschaft für Allergologie und klinische Immunologie (DGAKI), der Gesellschaft für Pädiatrische Allergologie und Umweltmedizin (GPA), des Ärzteverbandes Deutscher Allergologen (AeDA), et al. Allergo J Int 2014; 23: 282–319.

10. Ring J, Beyer K, Biedermann T, et al. Akutthe-rapie und Management der Anaphylaxie. Allergo J 2014; 23: 96–112.
11. Roehr CC, Edenharter G, Reimann S, et al. Food allergy and non-allergic food hypersensitivity in children and adolescents. Clin Exp Allergy 2004; 34: 1534–1541.
12. Ruëff F, Bergmann KC, Brockow K, et al. Hauttests zur Diagnostik von allergischen Sofort-typreaktionen. Allergo J 2010; 19: 402–415.
13. Schoemaker AA, Sprikkelman AB, Grimshaw KE, et al. Incidence and natural history of chal-lenge-proven cow's milk allergy in European children – EuroPrevall birth cohort. Allergy 2015; 70: 963–972.
14. Sicherer SH, Sampson HA. Food allergy: epide-miology, pathogenesis, diagnosis, and treatment. J Allergy Clin Immunol 2014; 133: 291–307; quiz 308.
15. Stapel SO, Asero R, Ballmer-Weber BK, et al. Testing for IgG4 against foods is not recom-mended as a diagnostic tool: EAACI Task Force Report. Allergy 2008; 63: 793–796.
16. Worm M, Eckermann O, Dolle S, et al. Triggers and treatment of anaphylaxis: an analysis of 4000 cases from Germany, Austria and Switzerland. Dtsch Arztebl Int 2014; 111: 367–375.
17. Worm M, Francuzik W, Renaudin JM, et al. Factors increasing the risk for a severe reaction in anaphylaxis: An analysis of data from The Eu-ropean Anaphylaxis Registry. Allergy 2018; 73: 1322–1330.
18. Worm M, Jappe U, Kleine-Tebbe J, et al. Nah-rungsmittelallergie infolge immunologischer Kreuzreaktivitäten mit Inhalationsallergenen. Allergo J Int 2014; 23: 16–31.
19. Worm M, Reese I, Ballmer-Weber B, et al. Leit-linie zum Management IgE-vermittelter Nah-rungsmittelallergien. Allergo J Int 2015; 24: 256.
20. Xepapadaki P, Fiocchi A, Grabenhenrich L, et al. Incidence and natural history of hen's egg all-ergy in the first 2 years of life – the EuroPrevall birth cohort study. Allergy 2016; 71: 350–357.
21. Zuberbier T, Edenharter G, Worm M, et al. Prevalence of adverse reactions to food in Ger-many – a population study. Allergy 2004; 59: 338–345.

3.14 Allergisch bedingte Magen-Darm-Erkrankungen und Nahrungsmittelunverträglichkeiten

Allergische Magen-Darm-Erkrankungen sind Folge überschießender immunologischer Reaktionen (Allergien vom Typ I–IV) des Magen-Darm-Trakts auf Nahrungsmittel, ihre Bestandteile oder Beimengungen. Sie können einerseits eine Vielzahl von Beschwerden im Magen-Darm-Trakt induzieren (Blähungen, Schmerzen, Durchfall etc.) und damit viele andere eigenständige Magen-Darm-Erkrankungen oder Nahrungsmittelunverträglichkeiten imitieren, andererseits aber auch typische Allergiesymptome (Hautreaktionen, Juckreiz, Schock) an vielen anderen Organen (Haut, Mundhöhle, Respirationstrakt) hervorrufen.

Die Diagnostik gestaltet sich daher oft schwierig und erfordert neben der üblichen Standarddiagnostik für Nahrungsmittelallergien (NMA) eine spezielle Ernährungsanamnese. Zudem müssen andere Unverträglichkeiten (z. B. Kohlenhydratmalassimilation) bzw. andere Erkrankungen ausgeschlossen werden. Dies erfordert bei vielen Patienten eine Bestimmung der Entzündungsaktivität, Sonografie, Endoskopie und eine Gewebebeurteilung mittels Histologie. Beim isolierten Befall eines Abschnitts des Magen-Darm-Kanals sind auch oft spezielle Nachweise der Allergie am Magen-Darm-Kanal inklusive der oralen Provokationstestung nötig [1–4]. Die Therapie allergischer Magen-Darm-Erkrankungen erfolgt durch Weglassen des auslösenden Nahrungsmittels (Karenz) und durch medikamentöse sowie ernährungstherapeutische Behandlungsmaßnahmen.

Klinische Erscheinungen

Allergische Magen-Darm-Erkrankungen sind definiert als Folge von NMA. Sie werden immunologisch vermittelt und durch spezifische Lebensmittel (Allergene) ausgelöst [4, 15, 17]. Neben dieser Definition sind sie charakterisiert durch Allergiemanifestationen, die entlang des Magen-Darm-Traktes von der Mundhöhle bis zum Mastdarm und Anus auftreten können, aber auch in unterschiedlich ausgeprägtem Maße andere Organe mitbetreffen können [2, 13]. Während das orale Allergiesyndrom der Mundhöhle in der Regel bei Pollenallergikern mit Heuschnupfen oder Asthma auftritt, finden sich entlang des Magen-Darm-Traktes verschiedene allergische Entzündungsreaktionen (z. B. eosinophile Speiseröhrenentzündung, allergische Magenentzündung und allergisches Magengeschwür, allergische Dünn-, Dick- und Enddarmentzündung, selten allergische Bauchspeicheldrüsenentzündung). Diese Allergiemanifestationen können durch IgE-Antikörper-vermittelte Reaktionen vom Sofort-Typ (Typ-I-Allergie) ausgelöst werden [1–4]. Sind diese Antikörper lokal am Magen-Darm-Trakt vorhanden, kommt es nach Allergenkontakt durch Nahrungszufuhr (Allergene s. auch Kap. 2.2 und Kap. 3.13) zur Aktivierung von Immunzellen (allergische Effektorzellen, z. B. Mastzellen, Eosinophile, Lymphozyten) am Gastrointestinaltrakt mit Beschwerden im Sinne von Übelkeit, Völlegefühl, Erbrechen, Durchfall, Schockreaktion oder Blutungen [2, 7–9]. Sind diese IgE-Antikörper auch in Blut, Haut, Auge, Lunge etc. vorhanden, kommt es nach Aufnahme des Nahrungsmittelallergens ins Blut und in die Organe mit Auslösung entsprechender Beschwerden wie Augentränen, Juckreiz, Nesselsucht, Asthmaanfall, Schockreaktion etc. Neben IgE-Antikörpern sind seltener auch die sog. nicht IgE-vermittelten Allergietypen II–IV am Magen-Darm-Trakt nachweisbar (z. B. Komplexe aus Lebensmittel und Antikörpern, spezifisch auf Lebensmittel reagierende Lymphozyten) [4, 13, 15].

Schwierige Abgrenzung zu anderen Nahrungsmittelunverträglichkeiten

Lassen sich keine Allergiemechanismen der Reaktionstypen I–IV nachweisen, müssen andere Unverträglichkeiten in Betracht gezogen werden.

Dabei sind verschiedene Mechanismen der Überempfindlichkeit abzugrenzen, z. B. bei Laktose-, Sorbit- oder Fruchtzuckerunverträglichkeit die Unverträglichkeit gegenüber Kohlenhydraten, bei Zöliakie die gegenüber Weizen und Gluten. Aber auch Veränderungen der Darmmikrobiota (sog. Dysbiose) und die bakterielle Dünndarmüberwucherung können mit Unverträglichkeiten einhergehen. Zudem sind Lebensmittelvergiftungen und Infektionen abzugrenzen [10, 13, 14].

Auch pharmakologische Wirkungen oder pseudoallergische Phänomene können zu Unverträglichkeiten führen, z. B. durch Salicylate, Glutamat („China-Restaurant-Syndrom"), Alkohol, Sulfite, Histamin (z. B. gereifter Käse, Thunfisch, Rotwein) sowie biogene Amine wie Serotonin (Banane) und Tyramin (z. B. Käse). Die Klärung, welche Auslöser infrage kommen, muss von geschulten Fachärzten geprüft werden [3, 8, 10] und erfordert im Allgemeinen eine interdisziplinäre Abklärung verschiedener Fachbereiche (Gastroenterologie und Allergologie).

Intoleranzen als Unverträglichkeitsreaktionen sind deutlich häufiger als NMA und betreffen ca. 20–25% der Bevölkerung. Viele Personen können dabei durch Meiden des auslösenden Lebensmittels bzw. Reduktion der aufgenommenen Menge sehr gut leben, sodass bestimmte Krankheitssymptome vermieden werden. Problematisch wird das Zusammentreffen verschiedener Unverträglichkeitsmechanismen oder die Kombination mit NMA und/oder begleitenden psychischen Reaktionen [13].

Auslöser allergischer Magen-Darm-Erkrankungen

Die in Deutschland häufigsten Allergene, die bei allergischen Manifestationen am Magen-Darm-Trakt anhand der standardisierten verblindeten Provokationstestung identifiziert wurden, wurden bereits in Kapitel 3.13 aufgelistet [1–5, 7, 8]. Von der Mundhöhle bis zum Magen spielen häufig pflanzliche, mit Pollenantigenen kreuzreagierende Lebensmittel (Obst, Gemüse, Nüsse) eine wichtige Rolle, während im Magen und in tiefer gelegenen Darmab-

schnitten die stabilen, hitze- und verdau-
ungsresistenten Samen- und Speicherpro-
teine sowie tierische Allergene relevant
werden (z. B. Weizen, Nüsse, Fleisch etc).
Das Allergenspektrum kann sich ähnlich
wie bei NMA mit dem Lebensalter verändern und variiert regional, bedingt durch
verschiedene Ernährungsgewohnheiten
und möglicherweise auch durch verschiedene Sensibilisierungs- und Toleranzfak-
toren oder Grunderkrankungen [2, 4, 13].
Die Mikrobiota des Darms spielt nach
neueren Erkenntnissen ebenso eine wichtige Rolle für die Manifestation von NMA
[14].

Gesundheitspolitische und wirtschaftliche Bedeutung

Allergische Magen-Darm-Erkrankungen
können die Ernährung, die Leistungsfähigkeit, das Körpergewicht und den gesamten
Gesundheitszustand des Patienten erheblich beeinträchtigen und gefährden. Nicht
nur der Arbeitsausfall dieser Patienten ist
wirtschaftlich bedenklich, sondern auch
die durch eine nicht entdeckte Allergie
auflaufenden Diagnostik- und Arztkosten,
weil derartige Patienten oft vom Allergologen über verschiedene Fachärzte bis zum
Psychiater weitergeschickt werden. Da die
Magen-Darm-Probleme schwer zuzuordnen sind, vergehen im Schnitt mehrere
Jahre, bis eine exakte Diagnose mit gezielter
Diätverordnung vorliegt [2, 16, 17]. Die
gesundheitspolitische Bedeutung dieser
Erkrankungen liegt auch darin, dass neben
der klassischen Form der NMA, vermittelt
durch IgE-Antikörper, auch andere NMA-
Formen und lokale Allergietypen existieren
(z. B. nicht IgE-vermittelt, zellulär vermit-

telt), die noch viel schwerer zu erkennen
sind (Tab. 1).
Es ist davon auszugehen, dass ein Teil
bestimmter Erkrankungen am Magen-
Darm-Trakt eine (lokale) allergische Genese aufweist (z. B. Reizdarmsyndrom,
mikroskopische Entzündungen, Erkrankungen mit Störung der Darmbarriere und
eosinophile Erkrankungen) [2, 17,18].
Allergische Magen-Darm-Erkrankungen
nehmen ähnlich wie NMA insgesamt (s. a.
Kap. 3.13) und auch andere Allergien derzeit in der westlichen Welt zu. Dies steht
im Einklang mit steigenden Zahlen an
Reizdarm, Dyspepsie oder chronisch entzündlichen und mikroskopischen Darmerkrankungen. Problematisch ist, dass bei
steigenden Zahlen an Patienten mit NMA
auch mehr Endoskopien bei diesen Patienten durchgeführt werden; allerdings erlaubt
eine einzelne Endoskopie mit Biopsienun-
tersuchung noch nicht die Diagnose einer
NMA. Hier ist mehr patientennahe klinische Forschung nötig, um effizientere
Diagnostikstrategien entwickeln zu können. Zudem ist eine umfassende Schulung
im Hausärzte- und Facharztbereich sowie
im Medizinstudium erforderlich, um die
interdisziplinär notwendigen Diagnostikstrategien adäquat in ihrer Komplexität
darzustellen. Der gesundheitspolitische
Einfluss und der volkswirtschaftliche Scha-
den durch NMA werden unterschätzt und
im stationären wie im ambulanten Vergü-
tungssystem unzureichend berücksichtigt,
obwohl bekannt ist, dass NMA bei inadä-
quater Behandlung zu Untergewicht, psychosomatischen Folgereaktionen, chronischen Entzündungsprozessen bis hin zu
lebensbedrohlichen Schockreaktionen führen können [6, 13, 20]. Betrachtet man die
volkswirtschaftlichen Kosten, die durch

Tab. 1: Magen-Darm-Erkrankungen mit gesicherten oder vermuteten Allergiemechanismen.

Klassische IgE-vermittelte Nahrungsmittelallergie

)) mit typischen Allergiesymptomen der Sofortreaktion (lokale oder systemische Typ-I-Allergie, z. B. Auge, Haut, Mundhöhle, Nase, Kreislauf etc. und Magen-Darm-Trakt)

)) oft mit Atopie (Asthma, Heuschnupfen, Neurodermitis, Pollenallergien etc.)

)) verzögert ablaufende Reaktionen bei speziellen Allergenen (z. B. alpha-Gal)

Allergische Magen-Darm-Erkrankung (IgE- und nicht IgE-vermittelte Mechanismen)

)) isolierte Magen-Darm-Symptome, verzögertes Auftreten möglich

)) keine strenge Kopplung zu Atopie (Asthma, Heuschnupfen, Neurodermitis etc.)

)) evtl. nur lokale IgE-Bildung (Entopie) und andere Allergiemechanismen (z. B. Lymphozyten)

Krankheitsbilder mit möglicher allergischer Komponente

)) z. B. chronische Krankheiten am Magen-Darm-Trakt (nicht erklärbar durch andere Auslöser oder Intoleranzen)
- chronischer Durchfall und Reizdarm, Reizmagen
- chronisch entzündliche Darmerkrankung (Morbus Crohn, Colitis ulcerosa)
- mikroskopische und lymphozytäre Gastroenterokolitiden
- eosinophile Speiseröhren-, Magen- oder Darmentzündung
- Resorptionsstörungen, Malabsorption
- Mastzellaktivierungssyndrom (MCAS)
- andere seltene Formen (z. B. rezidivierende Bauchschmerzen etc.)

)) z. B. seltene Manifestationen am Magen-Darm-Trakt
- rezidivierende gastrointestinale Blutungen nach Allergenkontakt
- akute Bauchspeicheldrüsenentzündung, Darmverschluss
- allergisch peptisches Ulkus

gehäufte Untersuchungen bei nicht erkannter Allergie am Magen-Darm-Trakt entstehen, ist unverständlich, weshalb nur selten eine exakte diagnostische Abklärung bis hin zur oralen Provokation als definierter Bestätigungsreaktion bei Personen mit wiederkehrenden Magen-Darm-Beschwerden bei allen Fachdisziplinen erfolgt. Dabei kann eine adäquate Allergiediagnostik mit daraus abgeleiteter Diät den Krankheitsverlauf effektiv verbessern [17, 20].

Klinische Problematik

Während man früher postulierte, dass eine Allergie am Magen-Darm-Trakt über das ganze Gastrointestinum einheitlich ausgeprägt sein sollte, gibt es heute Belege, dass neben generalisierten Formen auch lokalisierte Formen an bestimmten Organabschnitten existieren, z. B. eine nahrungsmittelinduzierte Dickdarmentzündung oder die in den letzten Jahren deutlich häufiger diagnostizierte eosinophile Ösophagitis [14, 15, 18]. Bei diesen Manifestationen müssen nicht zwangsläufig weitere typische systemische Allergiezeichen vorhanden sein. Auch können Blut- und Hauttests negativ sein, was die Diagnostik manchmal erheblich erschwert [2, 4, 13, 14].

Zudem existiert eine Vielzahl weiterer Erkrankungen des Magen-Darm-Traktes, bei denen allergische Phänomene durch Ernährungsbestandteile auftreten können oder manchmal Einfluss auf den Verlauf der Erkrankung nehmen. Diese sind in Tabelle 1 als „Krankheitsbilder mit möglicher Allergiekomponente" aufgelistet und sollten bei bestimmten Personen, die häufig Beschwerden nach Nahrungsaufnahme bekommen, Anlass dazu geben, eine Allergie am Magen-Darm-Trakt tatsächlich nachzuweisen oder auszuschließen [13, 14, 16].

Gerade Letzteres gestaltet sich bei allergischen Magen-Darm-Erkrankungen besonders schwierig, da solche Patienten primär vom Hausarzt, Internisten oder Gastroenterologen gesehen werden, der schließlich mit dem Allergologen oder Dermatologen zusammenarbeiten sollte. Leider fehlen hier in der täglichen Praxis oft die notwendige Allergenkunde, Nachhaltigkeit und integrierte Versorgungswege, um komplexe Fälle von Allergien am Magen-Darm-Trakt konsequent im Sinne des Patienten abzuklären [9, 11]. Hierzu kann im Einzelfall auch eine endoskopische Untersuchung an einem spezialisierten Zentrum gehören.

Therapiemöglichkeiten

Die erfolgreiche klinische nichtmedikamentöse (Tab. 2) wie medikamentöse Be-handlung allergischer Magen-Darm-Erkrankungen wird heute zunächst unter dem Management der NMA zusammengefasst [8, 20]. Diese ist in hohem Maße von einer exakten Allergenidentifizierung und genauen Einstufung des Ausprägungs- und Manifestationsgrads der Allergie abhängig. Der Ausbreitungsgrad einer allergischen Magen-Darm-Erkrankung (gastrointestinal vermittelte Allergie Grad I–IV) kann semiquantitativ folgendermaßen klassifiziert werden [12, 15]:

» Grad I: Isolierte lokale Manifestation am Gastrointestinaltrakt
» Grad II: Manifestation am Gastrointestinaltrakt und eine weitere Allergiemanifestation außerhalb des Magen-Darm-Trakts (z. B. Haut)
» Grad III: Manifestation am Gastrointestinaltrakt und mehrere weitere Allergiemanifestationen außerhalb des Magen-Darm-Trakts (z. B. Haut und Atemwege)
» Grad IV: Allergische Manifestation am Magen-Darm-Trakt mit Anaphylaxie.

Aufgrund spezifischer Gegebenheiten am Magen-Darm-Kanal kann die antiallergische Therapie von den für die IgE-vermittelten NMA gegebenen Empfehlungen im Einzelfall abweichen (z. B. Cromoglycinsäure, Abb. 1) [4, 13, 17, 18, 20].

Der hohe Stellenwert der oralen Provokation wird dadurch unterstrichen, dass bei allen Allergieformen das Weglassen des auslösenden Lebensmittels (antigenspezifische Karenz) die grundlegende Basis für eine erfolgreiche Therapie darstellt. Am Magen-Darm-Trakt kann dies zu völliger Rückbildung entzündlicher Veränderungen und aller Beschwerden des Patienten führen.

Tab. 2: Nichtmedikamentöses Management bei allergischen Magen-Darm-Erkrankungen (gastrointestinal vermittelte Allergien Grad I–IV).

)) Vorstellung beim Ernährungstherapeuten, Erarbeitung individueller Diätpläne und Kostvorschläge mit normal proportionierter Nährstoffzusammenstellung
- Karenz gegenüber klinisch relevanten Allergen(en)
- Auswahl von Ersatz-Lebensmittel
- Anwendung hypoallergener Zubereitungen
- ggf. Substitution von Pankreasenzymen (Allergendegradation)
- ggf. histaminarme Kost
- ggf. Karenz gegenüber unspezifischen Histaminliberatoren (z. B. Tomaten, Erdbeeren, Zitrusfrüchte etc.)

)) Begleitfaktoren der Allergiemanifestation (Augmentationsfaktoren) ausschalten
- körperliche Anstrengung, psychische Erregung (Stress)
- physikalische Einflüsse (Kälte, Hitze, Alkohol, Gewürze etc.)
- Behandlung anderer Grundkrankheiten

)) Begleitmedikation überprüfen auf
- Inhaltsstoffe (Stärke, Soja, Maismehl etc.)
- immunaktive Substanzen (ACE-Hemmer, Antiepileptika, NSAR etc.)
- Inhibitoren des Histaminkatabolismus (Antibiotika, Mukolytika etc.)

)) Karenz gegenüber permeabilitätssteigernden Substanzen und Nikotin
- Alkohol, Gewürze, NSAR, Salizylate in Lebensmitteln etc.

)) Suche nach weiteren Intoleranzen (Kohlenhydratmalabsorption, Salicylate etc.)

)) Ausschluss Gallensäureverlust, bakterielle Dünndarmüberwucherung und exokrine Pankreasinsuffizienz, ggf. Therapie

)) Psychosomatische Konsiliaruntersuchung und Begleitung, ggf. Therapie

)) Normaler Kaffeegenuss

Fazit

Allergische Magen-Darm-Erkrankungen und Unverträglichkeitsreaktionen gegenüber Lebensmitteln werden aktuell noch unterschätzt. Sie sind aber in zunehmendem Maße für vielfältigste Symptome und Erkrankungen verantwortlich, die enorme volkswirtschaftliche Kosten hervorrufen. Trotz etablierter standardisierter allergologischer Diagnostik besteht eine große Dunkelziffer nicht erkannter Reaktionen. Zur Verbesserung dieser Situation müssen nicht nur Ausbildung und Schulung in Allergologie und Immunologie verbessert, sondern auch gesetzlich verankerte Maßnahmen geschaffen werden, die die zeitaufwendige allergologische Ursachensuche mit ernährungsmedizinischer, funktioneller und immunologischer Spezialdiagnostik adäquat unterstützt.

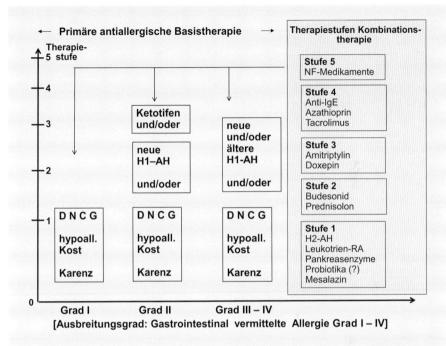

DNCG = Dinatriumcromoglycat; hypoall. = hypoallergen; H1-AH = Histamin-1-Rezeptorenblocker (H1-Antihistaminikum); H2-AH = Histamin-2 Rezeptorenblocker (H2-Antihistaminikum); RA = Rezeptorantagonist; NF = Notfall

Abb. 1: Therapiemöglichkeiten bei allergischen Magen-Darm-Erkrankungen und Nahrungsmittelallergien [12, 15] (Erläuterungen der Grade im Text).

Forderungen

▶▶ Intensivierte interprofessionelle Zusammenarbeit von Haus- und Fachärzten inkl. Ernährungstherapeuten und deren Schulung über NMA, allergische Magen-Darm-Erkrankungen und die Mikroökologie des Darms

▶▶ Verbesserung der diagnostischen Möglichkeiten am Magen-Darm-Trakt mittels luminaler Immundiagnostik, Biopsietechniken und Funktionstestungen, die von allen gesetzlichen Krankenkassen unterstützt werden

▶▶ Verbesserung der klinischen Diagnostik durch Erhöhung der Zahl der Institutionen, die Provokationstestungen durchführen können

▶▶ Verbesserung der Vergütungssituation an deutschen Krankenhäusern für orale Provokationen und spezialisierte Allergiediagnostik

▶▶ Herstellung von Nahrungsmitteln für Allergiker, die frei von Allergenen bzw.

221

Zusatzstoffen sind, die bedrohliche Reaktionen auslösen können
》 Verbesserungen in der Kennzeichnungspflicht von Nahrungsmitteln und deren Inhaltsstoffe
》 Medizinische und ernährungstherapeutische qualifizierte Beratung und Information der Bevölkerung zum Thema NMA und Unverträglichkeiten
》 Förderung von Forschungsschwerpunkten u. a. zum Thema allergische Magen-Darm-Erkrankungen, Mikroökologie des Darms, Reizdarm, Reizmagen, chronisch entzündliche Darmerkrankungen etc.

Literatur

1. Ashley S, Dang T, Koplin J, Martino D, Prescott S. Food for thought: progress in understanding the causes and mechanisms of food allergy. Curr Opin Allergy Clin Immunol 2015; 15: 237–242.
2. Bengtsen U, Nilsson-Balknäs U, Hanson LA, Ahlstedt S. Double blind, placebo controlled food reactions do not correlate to IgE allergy in the diagnosis of staple food related gastrointestinal symptoms. Gut 1996; 39: 130–135.
3. Berin MC, Sampson HA. Food allergy: an enigmatic epidemic. Trends in Immunology 2013; 34: 390–397.
4. Bischoff SC, Crowe SE. Gastrointestinal food allergy: new insights into pathophysiology and clinical perspectives. Gastroenterology 2005; 128: 1089–1113.
5. Bischoff SC. Nahrungmittelintoleranzen. Dtsch Med Wochenschr 2014; 139: 1596–1598.
6. Bischoff SC. Food allergy and eosinophilic gastroenteritis and colitis. Curr Opin Allergy Clin Immunol 2010; 10: 238–245.
7. Burks AW, Sampson HA, Plaut M, Lack G, Akdis CA. Treatment for food allergy. J Allergy Clin Immunol 2018; 141: 1–9.
8. Hirano I. 2015 David Y. Graham Lecture: The First Two Decades of Eosinophilic Esophagitis – From Acid Reflux To Food Allergy. Am J Gastroenterol 2016; 111: 770–776.
9. Leiß O. Fiber, Food Intolerances, food intolerances, FODMAPs, gluten and functional gastrointestinal disorders – update 2014. Z Gastroenterol 2014; 52: 1277–1298.
10. Nowak-Wegrzyn A, Szajewska H, Lack G. Food allergy and the gut. Nat Rev Gastroenterol Hepatol 2017; 14: 241–257.
11. Pickert CN, Lorentz A, Manns MP, Bischoff SC. Colonoscopic allergen provocation test with rBet v 1 in patients with pollen-associated food allergy. Allergy 2012; 67: 1308–1315.
12. Raithel M, Hahn EG, Baenkler HW. Klinik und Diagnostik von Nahrungsmittelallergien: Gastrointestinal vermittelte Allergien Grad I bis IV. Dtsch Ärztebl 2002; 99: A780–786.
13. Raithel M, Weidenhiller M, Hagel AFK, Hetterich U, Neurath MFK, Konturek PC. The malabsorption of commonly occurring mono- and disaccharides – levels of investigation and differential diagnosis. Dtsch Ärztebl Int 2013; 110: 775–782.
14. Sampson HA, O'Mahony L, Burks AW, Plaut M, Lack G, Akdis CA. Mechanisms of food allergy. J Allergy Clin Immunol 2018; 141: 11–19.
15. Schwab D, Raithel M, Klein P, et al. Immunoglobulin E and eosinophilic cationic protein in segmental lavage fluid of the small and large bowel identifies patients with food allergy. Am J Gastroenterol 2001; 96: 508–514.
16. Stein J, Kist M, Raithel M (Hrsg). Erkrankungen durch Nahrungs- und Genussmittel. Stuttgart: Wissenschaftliche Verlagsgesellschaft, 2011.
17. Vivinus-Nebot M, Dainese R, Anty R, et al. Combination of allergic factors can worsen diarrheic irritable bowel syndrome: role of barrier defects and mast cells. Am J Gastroenterol 2012; 107: 75–81.
18. Weidenhiller M, Müller S, Schwab D, Hahn EG, Raithel M, Winterkamp S. Microscopic (collagenous and lymphocyytic colitis triggered by food allergy. Gut 2005; 54: 312–313.
19. Weidenhiller M, Layritz Ch, Kuefner MA, et al. Histaminintoleranz-Syndrom (HIS): Vielfalt der Mechanismen von physiologischer, pathophysiologischer und toxischer Wirkung und deren Unterscheidung. Z Gastroenterol 2012; 50: 1302–1309.
20. Worm M, Reese I, Ballmer-Weber, Beyer K, Bischoff SC, Claßen M, et al. Leitlinie zum Management IgE-vermittelter Nahrungsmittelallergien: Sk2-Leitlinie der DGAKI, DGVS, DGEM. Allergo J Int 2015; 24: 256–293.

3.15 Allergie und Psyche

Mit der Aussage „da reagiere ich aber allergisch" wird je nach Betonung und Zusammenhang entweder auf eine körperliche Überempfindlichkeitsreaktion oder auf eine emotionale Antwort hingewiesen. In der Umgangssprache ist die organspezifische Antwort auf ein Gefühl tief verwurzelt: Wir „fahren aus der Haut", „fühlen uns in unserer Haut nicht mehr wohl", „schnauben vor Wut", „husten jemandem etwas"; etwas „steigt uns in die Nase" oder „verschlägt uns den Atem" [21].

Historie

In der Medizin ist der Zusammenhang von Allergie bzw. allergischen Erkrankungen und Psyche schon immer Gegenstand der Betrachtung gewesen. Bereits Hippokrates meinte, dass der Asthmatiker sich vor seiner eigenen Wut schützen müsse [1]. Der Philosoph und Arzt Moses Maimonides schrieb im 12. Jahrhundert in seinem Traktat über Asthma: *„Seelische Qual, Angst, Trauer oder Stress kann Asthma auslösen, während Fröhlichkeit und Freude, die das Herz erfreuen und das Blut stimulieren, und geistige Aktivität den gegenteiligen Effekt haben können"* [32]. Als Konsequenz führt er aus: *„Der Arzt, der nicht dazu rät, dass man seine Affekte beherrscht, kann seinen Beruf nicht vollkommen ausüben."* Im 19. Jahrhundert wurde der Schwerpunkt gerade bei der Betrachtung des Asthmas auf die neuropsychologische Ebene gelegt: *„Asthma ist im Wesentlichen... eine Nervenkrankheit, das Nervensystem ist der Sitz der wichtigsten pa-*

thologischen Bedingungen" [33]. Somit wurden bis in die zweite Hälfte des 20. Jahrhunderts Allergien im Allgemeinen und Krankheiten wie atopische Dermatitis und Asthma bronchiale im Besonderen überwiegend als psychosomatische Erkrankungen („Asthma nervosa", „Neurodermitis") gesehen, bei denen emotionaler Stress und Imbalancen im Nervensystem als Schlüsselfaktoren in der Ätiologie verstanden wurden. Diese Sichtweise hatte wesentlichen Einfluss auf die Therapie: Der Linderung von Angstzuständen wurde gerade bei der therapeutischen Intervention von Asthma „nervosa" große therapeutische Bedeutung zugeschrieben. Nachdem bereits im 17. Jahrhundert Opium zur Therapie des Asthmas eingesetzt worden war, wurde Anfang des 20. Jahrhunderts zunächst der Einsatz von Morphin in den Lehrbüchern empfohlen. Später nahmen diese Position in den Therapieempfehlungen sedierende Medikamente ein wie Promethazin oder Phenobarbital/Diazepam.

Ebenso wurde die Neurodermitis als psychosomatische Erkrankung angesehen. Allein der Begriff, der sich im deutschen Sprachraum in der Bevölkerung als Bezeichnung des juckenden Ekzems – international als „atopic eczema/dermatitis" bezeichnet – durchgesetzt hat, suggeriert bereits eine nervliche Beteiligung. Diese wurde von den Autoren der Erstbeschreibung – Brocq und Jacquet 1891 [6] auch so angenommen, auch wenn die Erkrankung sich nicht als nervale Entzündung bestätigt hat. Die Neurodermitis gilt seit den ersten Beschreibungen der Pioniere der

Psychosomatik (Alexander, Mitscherlich, M'Uzan, Stephanos und Groddeck) als klassische psychosomatische Erkrankung.

Der zunehmende Einfluss der Naturwissenschaften auf die Medizin, die Entstehung der Zellularpathologie und die Erkenntnisse über pathophysiologische und biochemische Zusammenhänge stärkten die dualistische Sicht in der Medizin und drängten Mitte des 20. Jahrhunderts die oben beschriebenen Zusammenhänge zunächst in den Hintergrund. Der Organmedizin auf der einen Seite stand nun die Psychopathologie auf der anderen Seite gegenüber. Die Behandlung von Allergien als Organ- und Systemerkrankungen lag jetzt in den Händen des jeweiligen Fachmanns. Nur die Psychosomatik versuchte stets, die Brücke zwischen Biologie, Pathophysiologie und Pathopsychologie zu bauen.

Aktuelle Entwicklung

Dass der ganzheitliche Zusammenhang von Allergie bzw. atopischen Erkrankungen und Psyche gegen Ende des 20. Jahrhunderts wieder eine Renaissance erlebte, hatte mehrere Gründe:

)) Zum einen änderte sich die Sichtweise in der Medizin im Allgemeinen und in der psychosomatischen Medizin im Besonderen weg von der dualistischen Sicht hin zur integrierten Medizin [39]. Integrierte Medizin bedeutet auch oder gerade in der Pädiatrie, dass physiologische, psychische und soziale Vorgänge keine isolierten Ereignisse sind, sondern sich gegenseitig beeinflussen und ergänzen. Logische Folge war die Etablierung des biopsychosozialen Krankheitsmodells (Abb. 1) [12, 15].

)) Zum anderen rückte der Zusammenhang zwischen Allergie und Psyche seit dem Ende des 20. Jahrhunderts wieder in das Interesse der medizinischen und psychologischen Forschung. Die aktuellen Erkenntnisse der Psychoneuroimmunologie zur Beeinflussung immunologischer Prozesse durch das Neuron betreffen auch Inflammation und Atopie [38]. Bei Patienten mit Neurodermitis konnte inzwischen experimentell in Stresssituationen eine erhöhte Neuromediatoren-Aktivierung gezeigt werden [26]. Neben der bekannten hormonalen Modulation der Mediatorausschüttung aus den Effektorzellen über die Hypothalamus-Hypophysen-Nebennieren-Achse (HHN) gewann die neuronale Steuerung (besonders die cholinerge Inhibition der Mediatorausschüttung) an Aufmerksamkeit. Vor diesem Hintergrund erschien eine Vielzahl von Publikationen, die den Einfluss psychosozialer Belastungsfaktoren auf Prävalenz, Entstehung, Exazerbationen, Therapiecompliance, Verlauf und Prognose atopischer Erkrankungen untersuchten. Diese Untersuchungen waren auch deshalb notwendig, weil sich trotz immer besserer Erkenntnisse pathophysiologischer Zusammenhänge über die atopischen Erkrankungen der gewünschte Therapieeffekt bei den Patienten auch bei leitliniengerechter Therapieempfehlung nicht immer einstellte.

Parallel zu diesem Prozess wurde der Auswirkung von chronischer Erkrankung auf die Lebenszufriedenheit wie auch der Entwicklung sekundärer Psychopathologien im Bereich der Allergologie zunehmend Beachtung geschenkt [18].

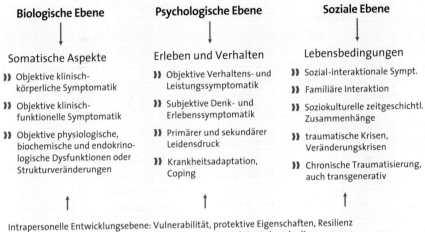

Biologische Ebene	Psychologische Ebene	Soziale Ebene

↓	↓	↓
Somatische Aspekte	**Erleben und Verhalten**	**Lebensbedingungen**
❱❱ Objektive klinisch-körperliche Symptomatik	❱❱ Objektive Verhaltens- und Leistungssymptomatik	❱❱ Sozial-interaktionale Sympt.
❱❱ Objektive klinisch-funktionelle Symptomatik	❱❱ Subjektive Denk- und Erlebenssymptomatik	❱❱ Familiäre Interaktion
❱❱ Objektive physiologische, biochemische und endokrinologische Dysfunktionen oder Strukturveränderungen	❱❱ Primärer und sekundärer Leidensdruck	❱❱ Soziokulturelle zeitgeschichtl. Zusammenhänge
	❱❱ Krankheitsadaptation, Coping	❱❱ traumatische Krisen, Veränderungskrisen
		❱❱ Chronische Traumatisierung, auch transgenerativ

↑	↑	↑

Intrapersonelle Entwicklungsebene: Vulnerabilität, protektive Eigenschaften, Resilienz
Extrapersonelle Entwicklungsebene: Risikofaktoren/protektive Lebensbedingungen
Dynamische Entwicklungsebene: Verlauf, Begleitsymptome, Komorbidität und Symptomwandel

Abb. 1: Biopsychosoziales Krankheitsmodell (mod. nach [12, 15]).

Nicht zuletzt erfuhren auch bei den atopischen Erkrankungen die Differenzialdiagnosen aus dem funktionellen und psychopathologischen Diagnosespektrum eine zunehmende Beachtung [14].

Psychosoziale Belastungsfaktoren und Allergie

Die psychosozialen Folgeprobleme bei atopischen Erkrankungen (maladaptive Krankheitsbewältigung, Anpassungsstörungen, Entwicklung psychischer Komorbidität und Beeinträchtigung der Lebensqualität) sind bekannt bzw. umfassend dargestellt [3, 34]. Als entscheidender Prädiktor für die Entwicklung psychosozialer Folgeprobleme wurde in einer Metaanalyse, in die 26 Studien einflossen, erwartungsgemäß der Schweregrad der Erkrankung

herausgearbeitet [20]. Dagegen spielt für die wahrgenommene Beeinträchtigung der Lebensqualität eher die Symptomhäufigkeit der letzten Wochen die entscheidende Rolle.

Die psychosozialen Belastungsfaktoren sind aber auch für Genese, Exazerbation und Prognose der Erkrankungen besonders relevant. Dabei spielt die Beeinflussung genetischer Faktoren und der Epigenetik genauso eine Rolle wie die Beeinflussung von Immunantwort und Therapieansprechen (Abb. 2) [31]. Die genauen Einflüsse auf die Genetik sind z. T. bereits identifiziert (z. B. signifikante Beeinflussung des PAC-1-Rezeptors nach Traumatisierung) oder noch Gegenstand der Forschung. In einer Metaanalyse von Chida et al. [9] wurde der bidirektionale Zusammenhang zwischen psychologischen Faktoren und atopischen Erkrankungen herausgearbeitet:

225

Von 43 Studien betrachteten 34 den Effekt psychosozialer Faktoren auf die atopischen Erkrankungen, während 9 den Effekt der atopischen Erkrankung auf die psychische Befindlichkeit und Entwicklung analysierten. Dabei zeigte sich die Effektstärke der psychosozialen Faktoren als signifikant sowohl für die Ätiologie als auch für die Prognose der atopischen Erkrankung. Es scheint diesbezüglich einen genetischen Link zwischen Atopie und psychologischer Belastung (Belastbarkeit?) zu geben, wie durch Zwillingsuntersuchungen gezeigt wurde [40]. Stress als Auslöser von Allergien ist lange bekannt, nicht nur aus Studien zur Rosenallergie aus der Mitte des 20. Jahrhunderts. In der Kopenhagen City Heart Studie konnte bei dem Follow-up von mehr als 5.600 Menschen gezeigt werden, dass sich unter Stress die Wahrscheinlichkeit, Asthma, Heuschnupfen oder Neurodermitis zu entwickeln, um das 2,23-fache (Asthma), 1,65-fache (Rhinitis allergica) bzw. 1,75-fache (Neurodermitis) erhöht [30].

Unter den psychosozialen Belastungen spielen die Faktoren Stress (Disstress) und einschneidende Lebensereignisse (major life events) eine wichtige Rolle. Ein psychosomatisches Modell der Entwicklung bzw. Beeinflussung der atopischen Konstitution ist in Abbildung 2 dargestellt.

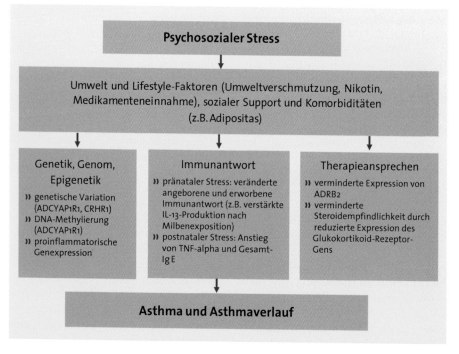

Abb. 2: Einfluss von psychosozialem Stress auf die Entstehung und den Verlauf von Asthma bronchiale (mod. nach [31]).

Disstress hatte in allen Untersuchungen den stärksten Effekt aller psychosozialen Belastungsfaktoren auf den atopischen Outcome, dabei ist die Effektstärke bei Kindern noch stärker als bei Erwachsenen [9]. Die Dysregulation der normalen Homöostase der neuronalen, endokrinen und immunologischen Mechanismen durch chronischen Stress (sowohl krankheitsbedingt, vor allem aber auch krankheitsunabhängig bzw. prämorbide) führt entweder zu chronischer Übererregbarkeit (hyperarousal) oder verminderter Reaktionsbereitschaft (hyporesponsiveness), was wiederum die Expression der Erkrankungen bedingen kann. Objektivierbar ist das Phänomen der Übererregbarkeit z. B. durch die Messung des exhalierten Stickstoffmonoxids (fraktioniertes exhaliertes Stickstoffmonoxid, FeNO) unter Stressbedingungen: Die FeNO-Konzentration steigt bei Asthmatikern nach Stress an. Die hyporesponsive Stressantwort zeigt sich z. B. bei Kindern mit atopischer Dermatitis [7]: Nach Stressexposition fällt hier der Anstieg des im Speichel gemessenen Kortisols deutlich niedriger aus als bei nicht erkrankten Kindern (hyporesponsive HHN-Achse). Dieser Effekt des Stresses ist auch klinisch durch die Verschlechterung des Hautbefundes 24 Stunden nach Stressexposition nachweisbar. Neben diesen messbaren Veränderungen werden auch Auswirkungen von Stress auf atopiebegünstigendes Verhalten von Patienten und Familien (z. B. Diäten, Bewegungsmangel, verändertes Hygieneverhalten) diskutiert, auch die stressbedingte Schlafstörung wie auch eine unter Stress veränderte Inanspruchnahme medizinischer Versorgungsangebote beeinflussen die Erkrankung [9].

Elterliche Major Depression und Panikattacken korrelieren mit kindlicher Neurodermitis nur bei biologischen Eltern und bei diesen vor allem mit der mütterlichen Belastung durch affektive Störungen, wie Mojtabai 2005 in einer Untersuchung an 9.240 Eltern-Kind-Dyaden zeigen konnte [24].

Bei den *„major life events"* in der Kindheit korreliert besonders die Trennung der Eltern mit der Entstehung einer atopischen Dermatitis. Im Kollektiv der LISA-Studie [4] war die Scheidung der Eltern mit einem signifikanten Anstieg der Entwicklung einer atopischen Dermatitis verbunden (OR 3,59; 95 % CI). Ein ähnlicher Zusammenhang für die Entstehung von Asthma wurde von Lietzen et al. nachgewiesen [19].

Als weitere wichtige psychosoziale Belastungsfaktoren haben sich *traumatische Erfahrungen und Traumatisierungen* herauskristallisiert. Insbesondere die Bedeutung der Posttraumatischen Belastungsstörung (PTBS) ist gut untersucht. In einer Analyse von Spitzer et al. [36] an 1.772 Patienten hatten Personen mit einer PTBS-Anamnese signifikant häufiger Asthma und asthmaähnliche Symptome im Vergleich zu Personen ohne PTBS. Die gemessene Einsekundenkapazität FEV1 war in der PTBS-Gruppe am niedrigsten und am höchsten in der Gruppe ohne Traumaexposition. Zu gleichen Ergebnissen kommt die multinationale Untersuchung von Scott et al. [35] an über 18.000 Patienten: Traumatisierung im Kindesalter führt zu einem höheren Risiko, ein Asthma bronchiale zu entwickeln. Eindrucksvoll bestätigt wurde der Zusammenhang zwischen PTSB und Asthmaentwicklung im Rahmen von Nachuntersuchungen bei Überlebenden des Angriffs auf das World Trade Center [5] bzw.

bei Betroffenen des Irak-Kriegs [41]. Auch zur Exazerbation der Neurodermitis konnte eine japanische Arbeitsgruppe nach dem Erdbeben von Kobe einen Stress-Zusammenhang mit der Neurodermitis als Traumafolge nachweisen [16]. Gerade bei Kindern scheint die Art der Traumatisierung eine entscheidende Rolle zu spielen: Gewalterfahrungen in der Familie stellen hier den höchsten Risikofaktor dar.

Neben Stress, „major life events" und der PTBS spielen *prämorbide Psychopathologien* eine wichtige Rolle für Entstehung, Verlauf und Prognose der atopischen Erkrankungen. Auch wenn es die „allergische Persönlichkeit" als solche nicht gibt, sind hier insbesondere Angst, emotionale Instabilität und depressives Erleben des Patienten, aber auch der Eltern als Risikofaktoren zu nennen. Bei einer Geburtskohorte von 5.810 Kindern zeigte sich eine enge Korrelation zwischen pränatalen mütterlichen Angstsymptomen und der Asthmaprävalenz im Alter von 7,5 Jahren. Kinder von Müttern mit der höchsten pränatalen Angststufe hatten eine um 64 % höhere Wahrscheinlichkeit im Vergleich zu Kindern von Müttern mit dem niedrigsten pränatalen Angstniveau (OR 1,64, 95 % CI) [11]. Den gleichen Effekt hatte die mütterliche Depression [61], zudem beeinflusst depressives Erleben die Symptomwahrnehmung, z. B. des Juckreizes bei atopischer Dermatitis. Eine Assoziation zu postnataler Angst besteht hingegen nicht [11], wohl aber bei Vorliegen einer prämorbiden Angstproblematik des Patienten. Die Evidenz des Einflusses bereits pränataler psychosozialer Faktoren (Angst, Depression. Trauma) durch die Mutter ist gerade in den letzten Jahren durch einige Studien klar demonstriert worden [2, 42].

Alleinerziehende Mütter mit Neurodermitis-Kindern sind erwartungsgemäß am stärksten von der sozialen Einschränkung betroffen [13].

Das Angstniveau wiederum beeinflusst die Symptomwahrnehmung. Dies konnte bei Untersuchungen im Rahmen von inhalativen Methacholinprovokationen gezeigt werden: Die Wahrnehmung der Symptome hing bei Kindern direkt vom Angstniveau ab [8]. Postolache et al. weisen sogar auf einen möglichen Zusammenhang zwischen Suizidideen und allergischen Erkrankungen hin [27].

Auf zwei Aspekte muss abschließend noch einschränkend hingewiesen werden. Die Zusammenhänge von psychosozialen Faktoren und atopischen Erkrankungen verstärken sich immer wieder gegenseitig. Gerade die atopischen Erkrankungen führen selbst zur Veränderung von Stimmung und Wohlbefinden und damit zur Potenzierung aller beschriebenen Effekte. Dies erschwert die eindeutige Zuordnung der Zusammenhänge. Außerdem sind psychologische Störungen häufig mit unzureichendem Selbstmanagement der atopischen Erkrankung assoziiert. Deshalb könnte prinzipiell auch jeder gemessene Effekt einer psychopathologischen Störung auf die atopische Erkrankung Ausdruck eines schlechteren Selbstmanagements sein.

Biopsychosoziales Krankheitsmodell und Allergie

Wie können nun diese vielen Erkenntnisse im individuellen Diagnostik- und Behandlungsprozess Anwendung finden? Zentrale Bedeutung hat hier die ganzheitliche Wahrnehmung des Patienten und seiner Familie im Sinne des biopsychosozialen Krankheitsmodells [15, 12] mit seinen vier Ebenen: der biologischen, psychologischen, sozialen und der Entwicklungsebene. Beispielhaft an den atopischen Erkrankungen sollen die einzelnen Ebenen, bezogen auf die Symptomatik der atopischen Dermatitis, betrachtet werden:

)) **Die biologische Ebene** wird durch die somatischen Aspekte bestimmt. Dazu gehören die klinische Symptomatik (Dermatitis, Juckreiz, Superinfektion) wie auch die biochemisch messbaren Dysfunktionen (z. B. Sensibilisierungsnachweise). Die biologische Ebene ist in der Regel die Problematik, mit der der Patient bzw. die Familie traditionell an den Arzt herantritt. Dass der Arzt daraus schließt, dass sich die Veränderungswünsche auf den biologischen Bereich beschränken, ist ein häufig eintretender Trugschluss und kann bei den Patienten zu enttäuschend erlebten Therapien führen.

)) **Die psychologische Ebene** betrifft vor allem die objektiven Verhaltens- und Leistungssymptome, subjektive Denk- und Erlebenssymptomatik, Leidensdruck, Krankheitsadaptation und Copingstrategien. Diesen für den Arzt oft ungewohnten Bereich wahrzunehmen und zu nutzen, stellt eine diagnostische Herausforderung, aber auch eine besondere therapeutische Chance dar. Bei den objektiven Verhaltens- und Leistungssymptomen gelten aus Sicht der Patienten bei der atopischen Dermatitis typischerweise das Kratzen mit nachfolgender Unruhe und Schlafstörung als das eigentliche Problem. Zum anderen spielen zumindest im Verlauf auch subjektive Denk- und Erlebenssymptome

eine zunehmende Rolle: Ängste und Schuldgefühle bei den Patienten, aber gerade auch bei den Eltern können das Verhalten bestimmen. So spielt die Kortikoidphobie bei mindestens der Hälfte der Eltern von Kindern mit einer atopischen Dermatitis eine Rolle und kann die Therapie und vor allem die Compliance wesentlich beeinflussen.

Sich in der veränderten Haut nicht wohlzufühlen, beeinträchtigt bereits in der Kindheit Selbstbild und Selbstwert. Die besondere Bedürftigkeit der Versorgung (Hautpflege, Karenzen usw.) führt früh zu Bindungsunsicherheiten, die die spätere notwendige Autonomieentwicklung des Betroffenen erschweren. Nicht so selten führt dies zu besonders angespannt erlebten Arzt-Patienten-Kontakten. Die Verdrängung von Emotionen – vor allem unangenehm erlebter Gefühle – in den körperlichen (biologischen) Bereich mit nachfolgender Zunahme des Kratzens stellt eine zusätzliche therapeutische Herausforderung dar. In einer Untersuchung an 258 Müttern mit Neurodermitis-Kindern war das stärkste Kriterium für die Compliance der von den Müttern angegebene Schweregrad der Neurodermitis und die Zufriedenheit der Mutter mit der Arzt-Patient-Interaktion [25].

Die Bewältigungsstrategien (Coping) können adaptiv und maladaptiv sein. Adaptive Copingstrategien tragen zu einer nachhaltigen Stabilisierung von Symptomatik und Befinden bei, während maladaptive Copingstrategien den Verlauf negativ beeinflussen können. Bei den maladaptiven Copingstrategien steht in der Regel die Verdrängung im Vordergrund. Während dies im therapeutischen Prozess schnell wahrgenommen wird, gilt es gerade die adaptiven Copingstrategien bewusst wahrzunehmen und für die Behandlung zu nutzen.

》 **Die soziale Ebene** bildet die aktuellen und früheren Lebensbedingungen ab mit den entsprechenden sozial-interaktionalen Symptomen, Themen der familiären Interaktion, traumatischen und Veränderungskrisen, chronischer Traumatisierung (auch über mehrere Generationen hinweg) und den besonderen soziokulturellen und zeitgeschichtlichen Bedingungen. Bei der atopischen Dermatitis ist die sozial-interaktionale Symptomatik geprägt durch Irritationen (z. B. Wegsehen oder auch Mitleid gerade bei gesichtsbetontem Ekzem) und vielseitige Behandlungserfahrungen. Die familiäre Interaktion kann bereits früh durch die besondere Bindungssituation, besonders zur Mutter, aber auch von Isolation („dein Kind") geprägt sein. Zudem passt die erkrankte Haut so gar nicht in das zeitgeschichtliche Körperleitbild. Nicht zuletzt spielen Traumatisierungen jeglicher Art sowohl in der Genese (s. o.) wie auch im Therapieverlauf (Medikamente, Krankenhausaufenthalte mit und ohne Trennungen von der Familie, Diäten usw.) eine wichtige Rolle.

》 **Der Entwicklungsebene** kommt umso mehr Bedeutung zu, je jünger die Patienten sind. Sie unterliegt stetiger Veränderung und beeinflusst alle drei vorgenannten Ebenen immer wieder neu. Die Entwicklungsebene ist nicht nur für den Krankheitsverlauf von Bedeutung, sondern auch für alters- und entwicklungsabhängige Prävalenzen und Symptomverschiebungen sowie vor allem auch für prognostische Hoffnungen. Zur Entwicklungsebene gehören die *intrapersonelle Entwicklung* mit individuellen Vulnerabilitäten und Resilienz-Faktoren, die *extrapersonelle Entwicklungsebene* mit Risikofaktoren und protektiven Lebensbedingungen im familiären und sozialen Kontext sowie die *dynamische Entwicklungsebene.* Gerade letztere bestimmt über Begleitsymptome, Komorbiditäten und Symptomwandel den Verlauf der atopischen Erkrankung. Ein auf die Neurodermitis bezogenes Entwicklungsmodell ist in Abbildung 3 dargestellt:

Abschließend ist unbedingt zu ergänzen, dass das biopsychosoziale Krankheitsmodell natürlich nicht nur für die Symptomatik einer Erkrankung anwendbar ist, sondern letztlich für alle Bereiche der Erkrankung, zum Beispiel auch für die Auslöser von Schüben. Dabei stehen die bekannten exogenen (biologischen) Faktoren wie Allergene, Infekte, Hautirritationen, Wärme, klimatische Faktoren und die Trockenheit der Haut den endogenen Auslösern aus dem psychosozialen Bereich (Umgang mit Stress und Schwellenereignissen) gegenüber.

Konsequenzen für Diagnostik und Therapie

Welche Bedeutung haben die biopsychosozialen Zusammenhänge für den unmittelbaren Umgang mit Kindern und Jugendlichen mit atopischen Erkrankungen und deren Familien? Entscheidend ist, sich immer wieder daran zu erinnern, dass dem Patienten und der Familie die biopsychosozialen Zusammenhänge in der Regel nicht bewusst sind; zumindest können Patient und Familie deren Bedeutung für die

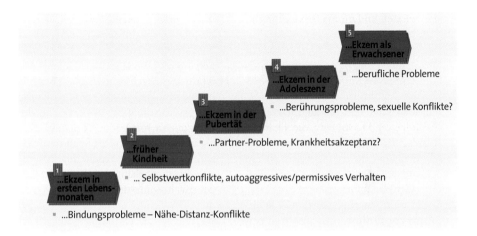

…Ekzem als Erwachsener

■ …berufliche Probleme

…Ekzem in der Adoleszenz

■ …Berührungsprobleme, sexuelle Konflikte?

…Ekzem in der Pubertät

■ …Partner-Probleme, Krankheitsakzeptanz?

…früher Kindheit

■ … Selbstwertkonflikte, autoaggressives/permissives Verhalten

…Ekzem in ersten Lebensmonaten

■ …Bindungsprobleme – Nähe-Distanz-Konflikte

Abb. 3: Entwicklungsbiologische Aspekte und Neurodermitis (Quelle: U. Gieler).

Erkrankung nicht abschätzen. Gerade bei der Manifestation einer allergischen Erkrankung dominiert scheinbar die biologische Ebene, aus diesem Grunde wendet sich die Familie ja auch an den Arzt, und nicht an den Psychologen, Sozialarbeiter etc.

Aufgabe des Arztes ist es nun, in einer therapeutischen Beziehung mit der Familie im Sinne des „geleiteten Entdeckens" die individuelle Bedeutung der Inhalte der vier Ebenen des biopsychosozialen Krankheitsmodells bei dem betroffenen Patienten bzw. bei der betroffenen Familie wahrzunehmen und in ihrer Bedeutung für Symptomatik und Verlauf zu gewichten. Letztlich kommt es im Behandlungsverlauf darauf an, möglichst rasch die Synthese der vier Elemente herzustellen. Diese originär ärztliche Kunst kann durch keine technische Untersuchung oder Therapie ersetzt werden und stellt nicht selten den entscheidenden Diagnostik- und Therapieschritt dar! In einer Studie an 870 Asthma-Kindern konnten Clark et al. zeigen, dass die Asthma-Kinder durch ein sehr kurzes Kommunikationstraining für Ärzte deutlich weniger stationäre Aufnahmen und Notfallvorstellungen später hatten [10]. Über diesen Weg kann das Therapieziel von der unmittelbaren Symptomreduktion erweitert werden auf die Verbesserung der Lebensqualität insgesamt, um letztlich eine adäquate Entwicklung des Kindes zu sichern.

In praktischen Alltag sind verschiedene Versorgungsebenen bereits etabliert, die gerade auch bei atopischen Erkrankungen in Ergänzung bzw. Erweiterung der „medizinischen" Therapie ihre Anwendung finden und Bestandteil des Versorgungssystems sind:

» Biopsychosoziales Arbeiten im ambulanten Alltag im Sinne der **psychosomatischen Grundversorgung**: In der Richtlinie des GBA [28] heißt es dazu: *„Dabei handelt es sich um eine möglichst frühzeitige differenzialdiagnostische Klärung psychischer und psychosomatischer Krankheitszustände in ihrer ätiologischen Verknüpfung und in der Gewichtung psy-*

231

chischer und somatischer Krankheitsfaktoren. Die psychosomatische Grundversorgung umfasst seelische Krankenbehandlung durch verbale Interventionen... im Verlauf chronischer Krankheiten und Behinderungen." Entsprechende Abrechnungsmöglichkeiten sind für die Diagnostik (EBM-Ziffer 35100] bzw. die Therapie (EBM-Ziffer 35110] [23] für jeweils 15 Minuten Gesprächszeit gegeben, sofern der Arzt den entsprechenden Qualifikationsnachweis führt.

)) Strukturierte multiprofessionelle **Schulungsprogramme** für Patienten mit atopischer Dermatitis und Asthma bronchiale mit biologischen, psychologischen und psychosozialen Schulungszielen sind seit vielen Jahren evaluiert und anerkannt [37].

)) Biopsychosoziale Betreuung von Kindern und Jugendlichen mit atopischen Erkrankungen im Rahmen der **komplexen Rehabilitationsmaßnahmen.**

)) **Biopsychosoziale Komplexbehandlung** in den Kliniken für Innere Medizin, Dermatologie, HNO und Kinder- und Jugendmedizin, ggf. unter Einbeziehung eines psychosomatischen und/ oder psychosozialen Konsil- und Liaisondienstes gemäß den Empfehlungen des Operationen- und Prozedurenschlüssels (OPS) des Deutschen Instituts für Medizinische Dokumentation und Information (DIMDI). Die psychosomatische Diagnostik (OPS-Ziffer 1-900), ggf. unter Zuhilfenahme von standardisierten Diagnostikinstrumenten wie dem Fragebogen zur Erhebung von Stress und Stressbewältigung SSKJ, kann dabei mit den jeweiligen Komplexbehandlungen kombiniert werden (Dermatologische Komplexbehandlung 8-

971; Komplexbehandlung bei Asthma bronchiale, Neurodermitis oder CF 8-974; Integrierte psychosoziale Komplexbehandlung 9-401).

)) **Komplexe psychosomatische Therapie** in den Kliniken für Psychosomatik bzw. auf psychosomatischen Stationen der Kliniken für Kinder- und Jugendstation als intensivste Behandlungsform. Hier kann die psychosomatische Therapie als Komplexbehandlung nach den Regeln der psychosomatischen Medizin gemäß der OPS-Ziffern 9-402.0; 9-402.1; 9-402.2 oder als komplexe pädiatrisch-psychosomatische Therapie (OPS-Ziffern 9-403.0 bis 9-403.8) stattfinden. Die Anforderungen an Struktur- und Prozessqualität dieser stationären Versorgung sind für die Kinder- und Jugendmedizin von der AG Pädiatrische Psychosomatik (AGPPS) publiziert worden [17, 22].

Abschließend ist darauf zu verweisen, dass das primum nil nocere der klassischen hippokratischen Medizin bzw. das Prinzip der quartären Prävention ganz besonders auch für die psychosomatische Exploration und Therapie gilt. Es ist viel leichter, emotionale Schwierigkeiten und Konflikte zu erkennen, als sie im Sinne der Kinder und der Familie zu lösen [29].

Fazit und Forderungen

Allergie bzw. allergische Erkrankungen und Psyche stehen untrennbar in einem vielfältigen Zusammenhang. In der Diagnostik und Therapie gilt es, diesen Zusammenhang im Sinne des biopsychosozialen Krankheitsmodells für die Patienten transparent und nutzbar zu machen. Dazu ist es notwendig:

>> Alle Behandler sollten sich konsequent weg von der dualistischen Haltung (entweder körperlich oder psychisch) hin zu einer ganzheitlichen Betrachtung bewegen. Die Aufhebung dieser Spaltung ist eine ureigenste therapeutische Aufgabe. Die Grundlagen dafür können im Curriculum „psychosomatische Grundversorgung" erworben werden, welches immanenter Bestandteil der Ausbildung (Zusatzbezeichnung Allergologie) werden sollte.

>> Gerade die strukturierten Patientenschulungen tragen wesentlich dazu bei, die biopsychosozialen Zusammenhänge für den Patienten nutzbar zu machen und (Berührungs-)Ängste mit Therapeuten aus dem psychologischen bzw. psychosozialen Bereich zu nehmen. Dazu sind Schulungsangebote zu fordern, die zum einen flächendeckend für möglichst viele Patienten zur Verfügung stehen sollten. Gleichzeitig sollte die Finanzierung der verfügbaren und evaluierten Schulungsprogramme auf alle relevanten allergischen Erkrankungen ausgedehnt werden (z. B. auch auf die Anaphylaxie-Schulung).

>> Multidisziplinäre Behandlungskonzepte sollten ähnlich dem stationären und Rehabilitationsbereich („psychosomatische Komplexbehandlung") auch im ambulanten Bereich möglich und finanzierbar werden.

>> Forschungsbedarf besteht insbesondere darin, wie die Erkenntnisse über die Bedeutung psychosozialer Faktoren auf die Entstehung und Manifestation allergischer Erkrankungen für die primäre Prävention genutzt werden können.

Literatur

1. Adams F. The Genuine Works of Hippocrates. London: The Sydenham Society, 1849.
2. Andersson NW, Hansen MV, Larsen AD, Hougaard KS, Kolstad HA, Schlünssen V. Prenatal maternal stress and atopic diseases in the child: a systematic review of observational human studies. Allergy 2016; 71: 15–26.
3. Blackmann JA, Gurka MJ. Development and behavioral comorbidities of asthma in children. J Dev Behav Pediatr 2007; 28: 92–99.
4. Bockelbink A, Heinrich J, Schäfer I, et al. Atopic eczema in children: another harmful sequel of divorce. Allergy 2006; 61: 1397–1402.
5. Brackbill R, Hadler J, DiGrande L, et al. Asthma and Posttraumatic Stress symptoms 5 to 6 Years Following Exposure to the World Trade Center Terrorist Attack. JAMA 2009; 302: 502–516.
6. Brocq L, Jacquet L. Notes pour servir a l'histoire des neurodermatitis. Annales Dermatologie et Venerologie 1891; 97: 193-195.
7. Buske-Kirschbaum A, Jobst S, Wustmans A, et al. Attenuated free cortisol response to psychosocial stress in children with atopic dermatitis. Psychosom Med 1997; 59: 419–426.
8. Chen E, Hermann C, Rodgers D. Symptom Perception in Childhood Asthma: The Role of Anxiety and Asthma Severity. Health Psychology 2006; 25: 389–395.
9. Chida Y, Hamer M, Steptoe A. A bidirectional relationship between psychosocial factors and atopic disorders: a systematic review and meta-analysis. Psychosom Med 2008; 70: 102–116.
10. Clark NM, Gong M, Schork MA, et al. Impact of education for physicians on patients outcomes. Pediatrics 1998; 101: 831–836.
11. Cookson H, Granell R, Johnson C. Mothers' anxiety during pregnancy is associated with asthma in their children. J Allergy Clin Immunol 2009; 123: 847–853.
12. Engel GL. The need for a new model: a challenge for biomedicine. Science 1977; 196: 129–137.
13. Gieler U, Schoof S, Gieler T, Scheewe S, Schut C, Kupfer J. Atopic Eczema and Stress among Single Parents and Families: An Empirical Study of 96 Mothers. Acta Derm Venerol 2017; 97: 42–46.
14. Grüber C, Weiss C, Lehmann C, Maas R, Burghardt R, Niggemann B. Dysfunktionelle respiratorische Symptome bei Kindern und Jugendlichen. Kinder- und Jugendmedizin 2015; 15: 190–195.
15. Herpertz-Dahlmann B, Warnke A. Psychosomatisches Kompendium der Pädiatrie. München: Hans Marseille Verlag GmbH, 2006.

16. Kodama A, Horikawa T, Suzuki T, et al. Effect of stress on atopic dermatitis: investigation in patients after the Great Hanshin earthquake. J Allergy Clin Immunol 1999; 104: 173–176.

17. Kunert D, von Stauffenberg M, Heydenreich Y, et al. Prozessqualität in der stationären Psychosomatik. Monatsschrift Kinderheilkunde 2013; 161: 864–865.

18. Lange L. Lebensqualität und Alltagsstrategien von Kindern und Jugendlichen mit Anaphylaxie und Nahrungsmittelallergie. Pädiatrische Allergologie 2013; 16: 12–17.

19. Lietzen R, Virtanen P, Kivimäki M. Stressful life events and the onset of asthma. Eur Respir J 2011; 37: 1360–1365.

20. Mc Quaid EL, Kopel SJ, Nassau JH. Behavioral adjustment in children with asthma. J Dev Behav Pediatr 2001; 22: 430–439.

21. Meister J. Allergie und Psyche: eine Annäherung. Pädiatrische Allergologie 2013; 16: 6–11.

22. Meister J, Kunert D, von Stauffenberg M, et al. Strukturqualität der stationären pädiatrischen Psychosomatik. Monatsschrift Kinderheilkunde 2013; 161: 80–81.

23. Mitteilung der Kassenärztlichen Bundesvereinigung 2017. http://www.kbv.de/tools/ebm/html/35100_2903245834061958274368.html.

24. Mojtabai R. Parental Psychopathology and Childhood Atopic Disorders in the Community. Psychosomatic Medicine 2005; 67: 448–453.

25. Ohya Y, Williams H, Steptoe A, et al. Psychosocial factors and adherence to treatment advice in childhood atopic dermatitis. J Invest Dermatol 2001; 117: 852–857.

26. Peters EMJ, Gieler U. Stress und Haut – welche Rolle spielen neuroimmunologische Zusammenhänge in der Psychosomatik dermatologischer Erkrankungen? Ärztliche Psychotherapie und Psychosomatik 2013; 8: 75–83.

27. Postolache TT, Komarow H, Tonelli LH. Allergy: a risk factor for suicide? Curr Treat Options Neurol 2008; 10: 363–376.

28. Richtlinie des GBA über die Durchführung der Psychotherapie: Psychotherapierichtlinie, BAZg 2009; Nr. 58 und Nr. 186.

29. Ring J. Psyche und Allergie. In: Ring J: Angewandte Allergologie. München: MMV Medizin Verlag GmbH, 1995.

30. Rod NH, Kristensen T, Lange P, Prescott E, Diderichsen F. Percieved stress and risk of adult-onset asthma and other atopic disorders: a longitudinal cohort study. Allergy 2012: 1408–1414.

31. Rosenberg SL, Miller GE, Brehm JM, Celedon JC. Sress and asthma: Novel insights on genetic, epigenetic and immunologic mechanisms. J Allergy Clin Immunol 2014; 134: 1009–1015.

32. Rosner F. Moses Maimonides' treatise of asthma. Thorax 1981; 36: 245–251.

33. Salter HH. On Asthma: Its Pathology and Treatment. London: John Churchill and Sons, 1860.

34. Schmitt J, Buske-Kirschbaum A, Trikojat K, Roessner V, Romanus M. Neurodermitis als Risikofaktor für die Entstehung einer Aufmerksamkeits-Defizit/Hyperaktivitäts-Störung. Epidemiologische Evidenz und mögliche Mechanismen. Pädiatrische Allergologie 2013; 16: 17–21.

35. Scott KM, von Korff M, Alonso J, et al. Childhood Adversity, Early-Onset Depressive/Anxiety Disorders, and Adult-Onset Asthma. Psychosomatic Medicine 2008; 70: 1035–1043.

36. Spitzer C, Koch B, Grabe HJ, et al. Association of airflow limitation with trauma exposure and post-traumatic stress disorder. Eur Respir J 2011; 37: 1068–1075.

37. Szczepanski R. Asthma- und Neurodermitisschulung in Deutschland – State of the art. Pädiatrische Allergologie 2007; 10: 6–15.

38. Tracey KJ. The inflammatory reflex. Nature 2002; 420: 853–859.

39. von Uexküll T. Psychosomatische Medizin. Modelle ärztlichen Denkens und Handelns. München: Urban & Fischer, 2003.

40. Wamboldt MZ, Hewitt FK, Schmitz S. Familial association between allergic disorders and depression in adult Finnish twins. Am J Med Genet 2000; 96: 146–153.

41. Wright RJ, Suglia SF, Fay ME. War-related stressors are associated with asthma risk among older Kuwaitis following the 1990 Iraqi invasion and occupation. J Epidemiol Community Health 2010; 64: 630–635.

42. Zhou C, Ibanez G, Miramont V, et al. Prenatal maternal depression related to allergic rhinoconjunctivitis in the first 5 years of life in children of the EDEN mother-child cohort study. Allergy Rhinol (Providence) 2017; 8: 132–138.

Kap. 3.15 lehnt sich an folgenden Zeitschriftenartikel an: Meister J. Allergie und Psyche: Eine Annäherung. Pädiatrische Allergologie 2013; 16: 6–11.

3.16 Besonderheiten allergischer Krankheiten bei Kindern

Allergische Erkrankungen gehören im Kindes- und Jugendalter zu den häufigsten chronischen Erkrankungen. So ist insbesondere die Inzidenz atopischer Erkrankungen wie des atopischen Ekzems und der Nahrungsmittelallergie erhöht. Auch allergische Atemwegserkrankungen wie das allergische Asthma bronchiale und die allergische Rhinitis bzw. Rhinokonjunktivitis manifestieren sich häufig bereits im Kindesalter.

Um der Entwicklung einer allergischen Multimorbidität im frühen Lebensalter entgegenzuwirken, stehen den pädiatrischen Allergologen folgende Möglichkeiten zur Verfügung: die Früherkennung vermeidbarer Risikofaktoren, die Frühbehandlung zur Symptomlinderung und Verbesserung der Lebensqualität sowie in bestimmten Fällen auch die Prävention. Es scheint im ersten Lebensjahr ein Fenster zu geben, in dem die Entwicklung der allergischen Ausrichtung des Immunsystems noch beeinflussbar sein kann. Daher ist die frühe Betreuung von Risikokindern, insbesondere von Säuglingen und Kleinkindern, durch spezialisierte Pädiater von essenzieller Bedeutung. Die Zusatzbezeichnung „Allergologie" sollte zwingend auch in Zukunft eine Weiterbildungszeit nach der Erlangung eines Facharztes beinhalten. Nur auf diese Weise ist eine ganzheitliche allergologische Behandlung gewährleistet, die auch den ethischen und ökonomischen Ansprüchen einer verantwortungsbewussten Gesellschaft genügt.

Epidemiologische Untersuchungen und Ansätze für Prävention

In den letzten 30 Jahren konnten durch größere Longitudinalstudien die Häufigkeit und der Verlauf allergischer bzw. atopischer Erkrankungen untersucht werden. Auch wurden Risiko- und schützende Faktoren sowie die Wechselwirkungen zwischen genetischer Prädisposition und bestimmten Lebensstil- bzw. Umweltfaktoren identifiziert. Dies trug zum Verständnis der Allergieentwicklung bei und eröffnete neue Möglichkeiten der Allergieprävention.

Beispielsweise ergaben epidemiologische Beobachtungen, dass die Prävalenz der Erdnussallergie bei Kleinkindern in England deutlich höher ist als bei Kindern in Israel, wo sehr früh ein erdnusshaltiger Snack in die Säuglingsernährung eingeführt wird. Eine daraufhin durchgeführte randomisierte, kontrollierte Studie zur Frühfütterung von Erdnussprotein bei Hochrisikokindern ergab eine deutliche Reduktion der Erdnussallergie bei Kindern mit schwerem Ekzem in England bei Früheinführung von Erdnussprotein in den ersten 5 Lebensjahren [22]. Diese Ergebnisse führten wiederum zu einer Änderung der Ernährungsempfehlungen in den USA. Inwieweit diese Empfehlungen sich auf Länder mit geringerem Erdnusskonsum und geringerer Prävalenz der Erdnussallergie übertragen lassen, wird zurzeit intensiv diskutiert. Insbesondere zeigten Daten in Bezug auf die Prävention der Hühnereiallergie widersprüchliche Ergebnisse [1].

Eine andere Beobachtung ergab, dass Kinder, deren Eltern Viehwirtschaft betreiben und die Rohmilch verzehren, deutlich seltener Allergien und Asthma entwickeln als Kinder, die diesem Milieu mit hoher mikrobieller Diversität nicht ausgesetzt sind [5]. Daher startete kürzlich unter der Leitung von Erika von Mutius eine andere Präventionsstudie mit nur leicht pasteurisierter Rohmilch.

Der in Deutschland etablierte KIGGS-Report (Studie zur Gesundheit von Kindern und Jugendlichen in Deutschland) zeigt in einem Querschnittsdesign regelmäßig Prävalenzdaten zu allergischen Erkrankungen im Kindes- und Jugendalter und ermöglicht Einblicke in die Komorbidität und auch Ansätze zur Intervention [13]. Die 1990 begonnene multizentrische Allergiestudie MAS ist eine der älteren Kohorten und verfolgt die Probanden mittlerweile auch im Erwachsenenalter. Ziel ist die Gewinnung von Daten zu Prävalenzen bei Erwachsenen, aber auch zu Remission, Komorbidität und dem Wiederauftreten allergischer Erkrankungen nach zwischenzeitlicher Remission [7, 16].

Genetische und epigenetische Faktoren spielen bei der Allergieentstehung eine entscheidende Rolle, was auch auch für die Entwicklung schwerer betroffener Phänotypen mit Komorbidität gilt (Abb. 1).

Atopisches Ekzem

Das atopische Ekzem (Neurodermitis, atopische Dermatitis) ist oft die erste Krankheitsmanifestation und tritt häufig bereits im ersten Lebensjahr auf. In der MAS-Kohorte entwickelten ca. 8 % der Probanden ein atopisches Ekzem in den ersten Lebensjahren. Erfreulicherweise zeigt diese Erkrankung eine hohe Spontanremission,

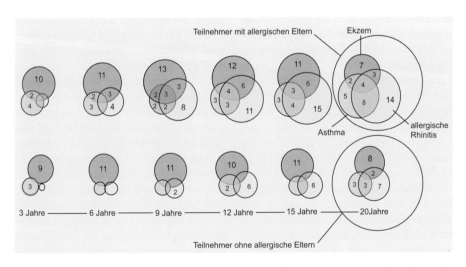

Abb. 1: Komorbidität von Asthma bronchiale, atopischem Ekzem und allergischer Rhinitis in Abhängigkeit der atopischen Familienanamnese in der Multizentrischen Allergiestudie (MAS) (mod. nach [6]).

236

sodass zwei Drittel der betroffenen Säuglinge im Alter von 3 Lebensjahren keine oder deutlich weniger Beschwerden aufweisen. Trotz der guten Prognose sind die Eltern oft bekümmert und verunsichert, wenn ein gesunder Säugling eine chronische Erkrankung entwickelt, deren Auslöser sich oft nicht sicher eruieren lassen. Daher werden häufig polypragmatische Ansätze gewählt und es finden viele Kontakte zu verschiedenen therapeutischen Berufsgruppen statt. Dies ist bedenklich, zumal es oft auch dazu führt, dass die Eltern keine suffiziente Hauttherapie durchführen (Kortisonangst), unnötige Diäten einhalten (Gefahr der Gedeihstörung und Fehlernährung) oder ihren Kindern wichtige Schutzimpfungen vorenthalten (durch die Globalisierung sind impfpräventable Erkrankungen wie Diphtherie und Polio nicht mehr so fern wie vor 20 Jahren).

In unserer multimedialen, digitalisierten Welt kann die Wertigkeit einer Information nicht sicher abgeschätzt werden. Unseriösen Quellen wird oft mehr Glaube geschenkt als evidenzbasierten schulmedizinischen Daten und Empfehlungen. Nicht selten fehlt im ärztlichen Alltag auch die Zeit für ein langes Gespräch mit den Eltern, die aufgrund des Juckreizes und der konsekutiven Schlafstörung ihres Kindes häufig gestresst und überfordert sind. Hier haben wir die Möglichkeit, durch strukturierte Patienten- und Elternschulungen Klarheit und Ruhe in die Familien zu bringen. Das evaluierte Schulungskonzept der Arbeitsgemeinschaft Neurodermitisschulung (AGNES e.V.) wird bundesweit angeboten (s. Kap. 4.19). Die Adhärenz und Zufriedenheit bei gemeinsam erarbeiteten Therapiekonzepten („shared decision making") ist danach viel größer, es besteht weniger Verunsicherung und die Eltern fühlen sich kompetenter. Die Betreuung der betroffenen Familien ist allerdings sehr zeitaufwendig und bedarf eines interdisziplinären, erfahrenen Teams. Die momentane wirtschaftliche Situation in Praxen hausärztlich tätiger Kinderärzte erlaubt dies sehr häufig nicht. Eine bessere Vergütung der „sprechenden" und beratenden Medizin ist essenziell und würde viele unnötige Maßnahmen (z. B. überflüssige Diäten oder Blutentnahmen) einsparen, was ethisch und ökonomisch Vorteile brächte.

Das atopische Ekzem ist eine Erkrankung der Hautbarriere [11] durch Mutation bestimmter für Strukturproteine, u. a. das Filaggrin, verantwortlicher Gene [14], oft gepaart mit einer Th2-gewichteten Immunreaktion [12]. Aufgrund der gestörten Barrierefunktion braucht die Haut eine konsequente wirkstofffreie Lokaltherapie. Letztendlich schützt dies vor Juckreiz, Inflammation und auch den übermäßigen Aufnahme potenzieller Allergene.

Der Schweregrad des atopischen Ekzems korreliert mit dem Risiko einer Sensibilisierung und von Allergien gegen Nahrungsmittel [15]. Hierzu gibt es schon präventive Ansätze, wobei potenziell gefährdete, genetisch vorbelastete Kinder präventiv gleich nach der Geburt eingecremt werden, um die Barrierefunktion zu verbessern ([9, 21]. Diese Präventionsstrategie erscheint ermutigend und wird aktuell in weiteren, umfangreichen Studien an der Allgemeinbevölkerung evaluiert. Obwohl die wirkstofffreie Lokaltherapie eine äußerst wichtige Säule der Ekzembehandlung darstellt, gibt es bedauerlicherweise immer wieder Probleme mit der Kostenübernahme der verordneten Basistherapeutika, die bei Patienten ab dem 12. Lebensjahr überhaupt nicht von den gesetzlichen Krankenkassen erstattet werden. Da Patienten die Kosten der wirkstofffreien Lokaltherapeutika scheuen, führt dies zu einer unnötigen Verschlechterung des Hautbefundes oder der vermehrten Anwendung topischer Steroide.

Eine weitere, im klinischen Alltag bedeutende Einschränkung in der Behandlung von Säuglingen, Klein- und Schulkindern mit atopischem Ekzem stellt die Tatsache dar, dass häufig benötigte, bewährte Therapeutika wie z. B. topische Immunmodulatoren und neue, extrem vielversprechende Arzneimittel wie z. B. Biologika (Dupilumab) für bestimmte pädiatrische Altersgruppen nicht zugelassen sind. Ihr Einsatz erfolgt daher im Off-label-use, der regelhaft die Betreuung in entsprechenden Schwerpunkteinrichtungen erfordert.

Kinder mit atopischem Ekzem weisen zu ca. 40–50 % eine Sensibilisierung gegen Nahrungsmittelallergene auf, gemessen durch spezifisches Serum-IgE oder Hautpricktest. Etwa die Hälfte dieser Sensibilisierungen spielen auch klinisch eine Rolle, führen also zu allergischen Symptomen. Allerdings entsprechen die Symptome oft nicht denen eines atopischen Ekzems, sondern es handelt sich um Soforttyp-Reaktionen wie Nesselsucht (Urtikaria), Erbrechen, Durchfall oder Atemnot (Stridor, bronchiale Obstruktion). Trotzdem meinen die meisten Eltern von Kindern mit Neurodermitis, dass eine Diät das Allheilmittel für die Hauterkrankung sei. Es gehört daher zu den vornehmsten Aufgaben des allergologischen Pädiaters, eine prompte und valide Diagnostik hinsichtlich der Nahrungsmittelallergie zu veranlassen. Neben den Sensibilisierungstests, die sehr niedrigschwellig möglich sind, gehören vor allem die Interpretation der Befunde und die Evaluation der klinischen Relevanz einer Sensibilisierung zu den wichtigen ärztlichen Aufgaben, was sehr häufig auch die Unterstützung durch Ernährungsfachkräfte erfordert.

Nahrungsmittelallergie und Anaphylaxie

Während die Prävalenzen des allergischen Asthma bronchiale und des atopischen Ekzems in Deutschland eher ein Plateau erreicht haben, sehen wir einen konstanten Zuwachs der Nahrungsmittelallergie im Kindesalter [19]. Vor allem Erdnuss- und Baumnussallergien nehmen zu. Allerdings muss man zwischen echter und gefühlter Allergie unterscheiden. Viele Eltern vermuten Allergien und Unverträglichkeiten gegen Nahrungsmittel, die sich aber nur in etwa 10 % der Fälle durch Nahrungsmittelprovokationen bestätigen lassen. Wie schon vorher erwähnt, erhöht das atopische Ekzem die Wahrscheinlichkeit der Entstehung von Nahrungsmittelallergien um den Faktor 5 [15]. Die Filaggrinmutation ist mit einem erhöhten Risiko für eine Erdnussallergie assoziiert [2].

Am häufigsten sind Hühnerei-, Kuhmilch-, Erdnuss-, Nuss- und Weizenallergien [20, 25]. Kinder mit mittelschwerem bis schwerem Ekzem sollten frühzeitig vor der Einführung von kuhmilchhaltigen Formulanahrungen bzw. Beikost hinsichtlich einer Nahrungsmittelsensibilisierung untersucht werden. Bei nachgewiesener Sensibilisierung sollte mittels einer standardisierten Nahrungsmittelprovokation die klinische Relevanz bestimmt werden. Dies ermöglicht eine fundierte Ernährungsberatung und die Vermeidung schwerer akzidenteller anaphylaktischer Reaktionen. Ein erhöhtes Anaphylaxierisiko besteht besonders bei Erdnuss-, Nuss-, Samen-, Fisch- oder Meeresfrüchteallergien und bei Reaktionen mit Atemnot, Kreislaufreaktionen oder an mehreren Organsystemen. Diese Kinder sollten mit adäquaten Notfallmedikamenten versorgt werden, wozu in erster Linie selbst injizierbares Adrenalin gehört. Der Gebrauch der Medikamente und das Verhalten im Notfall sollte intensiv besprochen und geschult werden. Auch hier gibt es standardisierte Schulungskonzepte, deren Verfügbarkeit über die AGATE (Arbeitsgemeinschaft Anaphylaxie – Training und Edukation e.V.) in Erfahrung gebracht werden kann. Auch wenn Todesfälle sehr selten sind, konnten Daten des Europäischen Anaphylaxieregisters zeigen, dass es innerhalb von 3 Jahren zu 7 Todesfällen gekommen ist, von denen 4 durch Nahrungsmittel ausgelöst waren [24]. Familien mit einem nahrungsmittelallergischen, anaphylaxiegefährdeten Kind sehen sich im täglichen Alltag oft mit Erziehern und Lehrern konfrontiert, die es ablehnen, sich mit der Thematik intensiv zu beschäftigen und hinsichtlich der Notfalltherapie, d. h. der Verabreichung von Notfallmedikamenten, schulen zu lassen. Viele Kindertagesstätten lehnen es ab, Kinder mit Nahrungsmittelallergien aufzunehmen. Häufig ist es schwierig, allergenfreies Essen zu bekommen. Gesellschaftlich gehören Kinder und Eltern mit einer Nahrungsmittelallergie daher nach wie vor zu einer nicht genügend respektierten Minderheit, und das, obwohl diese Erkrankung deutlich häufiger geworden ist.

Mittelfristig ist zu erwarten, dass verordnungsfähige Produkte zur spezifischen Toleranzinduktion bei Nahrungsmittelallergie verfügbar sein werden, wobei nicht unbedingt eine komplette Heilung, sondern eher eine Schwellenerhöhung der Verträglichkeit zu erwarten ist, was den Alltag erheblich erleichtern könnte.

Mikrobiom und Prävention

Kinder mit atopischem Ekzem haben ein anderes Mikrobiom ihrer Darmflora als Kinder ohne atopisches Ekzem [18]. Naheliegend ist daher eine probiotische Behandlung mit „guten" Bakterien. Auch wenn es einige vielversprechende Ansätze gibt, durch die Gabe von Laktobazillen und/oder Bifidobakterien das Ekzem zu verhüten bzw. zu behandeln [4] , so gibt es noch nicht das Idealprodukt zur Prävention oder Therapie. Ein weiterer Einflussfaktor ist der Entbindungsmodus: Kinder, die per Sectio entbunden wurden, weisen eine andere Darmflora auf als Kinder, die vaginal entbunden wurden [23]. Es konnte gezeigt werden, dass eine Entbindung per Sectio das Risiko der Entwicklung einer Hühnereiallergie signifikant erhöhte [1]. Erste Studien laufen, die mit dem sogenannten „vaginal seeding" versuchen, die Vaginalflora der Mutter auf das Kind zu übertragen, auch wenn eine Kaiserschnittentbindung notwendig war [3]. Aus diesen Gründen sollten elektive Kaiserschnittentbindungen aus kinderallergologischer Sicht nach Möglichkeit vermieden werden.

Asthma bronchiale

Während in den ersten 3 Lebensjahren vor allem infektassoziierte obstruktive Bronchitiden ca. ein Drittel aller Kinder betreffen, kommt das allergische Asthma bronchiale bei ca. 6–12 % aller Kinder und Jugendlichen der Altersgruppe 5–18 Jahre in Deutschland vor. Die Zahlen in der für das Atopierisiko angereicherten MAS-Kohorte liegen etwas höher (Abb. 2) als rein populationsbezogene Daten.

Die häufigsten Allergene bei allergischen Atemwegserkrankung sind Pollen (Birke, Gräser), die Hausstaubmilbe und Tierhaare (Katze, Hund etc.). Besonders die Hausstaubmilbenallergie ist mit persistierendem Asthma bronchiale bis zum Erwachsenenalter assoziiert. Hier ist die Remissionsrate eher gering. Eine kausale Behandlung mit einer spezifischen Immuntherapie ist empfehlenswert und kann Exazerbationen und auch die Dosis der inhalativen Steroide reduzieren [26].

Die frühkindlichen Risikofaktoren, die eine Asthmaentstehung begünstigen und Präventionsansätze bieten, sind mütter-liches Rauchen während der Schwangerschaft (Abb. 3) [10], eine frühe Sensibilisierung gegen perenniale Allergene (Hausstaubmilbe, Tierhaare) und ein atopisches Ekzem mit früher Sensibilisierung gegen Nahrungsmittel- und Inhalationsallergene [7]. Man spricht bei der zeitlichen Abfolge verschiedener atopischer Organmanifestationen auch vom „atopischen Marsch", wobei es sich häufig um schwerere Verläufe handelt [14]. Es ist möglich, dass die Prävention der Ekzementstehung auch einen Einfluss auf die spätere Asthmaentstehung hat. Aber auch die sehr frühe (vor dem 18. Lebensmonat) bzw. eher späte (nach dem 36. Lebensmonat) Eingewöhnung in eine Kindertagesstätte erhöht das Risiko, im Jugendalter bzw. jungen Erwachsenenalter noch an Asthma erkrankt zu sein [7].

Maßnahmen der Asthmatherapie sind die Pharmakotherapie, das Vermeiden von Triggerfaktoren (Tabakrauch, Infekte und ggf. Allergenexposition) und die spezifische

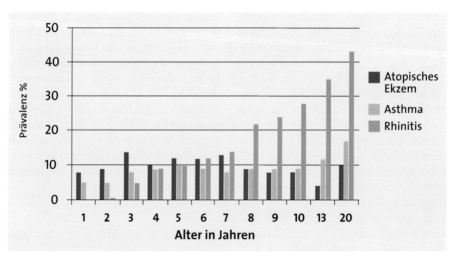

Abb. 2: Prävalenz atopischer Erkrankungen in der Multizentrischen Allergiestudie (MAS) (mod. nach [8] bzw. teils unpubliziert).

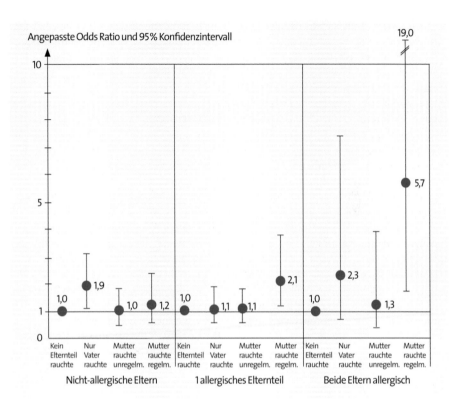

Abb. 3: Der Einfluss elterlichen Rauchens auf die Entstehung des kindlichen Asthma bronchiale im Alter von 10 Jahren in der Multizentrischen Allergiestudie (MAS) (mod. nach [10]).

Immuntherapie, sofern Allergene bzw. geeignete Allergenpräparate verfügbar sind und die Kausalität zur Erkrankung evident ist, sowie die strukturierte Patientenschulung (DMP). Auch stehen für das schwere allergische Asthma bronchiale Biologika wie Omalizumab für das Kindes- und Jugendalter zur Verfügung.

Allergische Rhinokonjunktivitis

Die häufigste Manifestation einer Allergie im Jugendalter ist der allergische Schnupfen bzw. die allergische Rhinokonjunktivitis. Während die Prävalenz bis zum 10. Lebensjahr bei 15–20 % liegt, steigt sie im Jugend- und jungen Erwachsenenalter bis auf 30 % an. Die wichtigsten Allergene für die saisonale allergische Rhinokonjunktivitis sind Pollen frühblühender Bäume und Gräserpollen. Bei Kindern, die bei gräserpollenassoziierter allergischer Rhinokonjunktivitis frühzeitig einer spezifischen Immuntherapie zugeführt wurden, beobachtete man nach 2- bis 3-jähriger Therapie eine Abnahme der Symptome und auch eine geringere Manifestation von pol-

241

lenassoziiertem Asthma bronchiale. Man kann hier also von einem sekundär- und tertiärpräventiven Effekt sprechen. Mittlerweile stehen für die spezifische Immuntherapie (SIT) subkutane und sublinguale (SCIT und SLIT) Präparationen zur Verfügung. Während es für die Graspollen-SLIT überzeugende Daten für das Kindesalter gibt, stehen für viele Allergene und Präparate notwendige Studien für das Kindes- und Jugendalter noch aus. Die SLIT gegen Hausstaubmilbe wird bei Kindern zurzeit in Phase-III-Studien untersucht. Die Auflagen für den sogenannten „PIP" (Pediatric Investigation Plan) der European Medical Agency (EMA) sind so hoch, dass es nicht für alle Allergene bzw. Allergenpräparationen entsprechende Studien mit 2-jähriger Nachbeobachtung geben wird, was die Auswahl erheblich einschränken könnte.

Fazit

Allergische Erkrankungen nehmen oft in der Kindheit ihren Ursprung. Hinsichtlich der Prävention und auch der Therapie stellt das Kindes- und Jugendalter ein Fenster dar, in dem der Verlauf modifiziert werden kann, daher kommt dieser Phase des Lebens eine besondere Bedeutung zu. Erkenntnisse und Empfehlungen zur frühen Ernährung, die Modifikationen des Mikrobioms und die frühere spezifische Immuntherapie könnten in Zukunft Möglichkeiten einer Allergieprävention bieten und den „atopischen Marsch" modifizieren. Bedenklich ist, dass neue, extrem vielversprechende Arzneimittel wie z. B. Biologika (Dupilumab) für bestimmte pädiatrische Altersgruppen nicht zugelassen sind.

Ihr Einsatz erfolgt daher im Off-label-use, der regelhaft die Betreuung in entsprechenden Schwerpunkteinrichtungen erfordert.

Forderungen

)) Über vermeidbare Risikofaktoren wie Tabakrauchexposition muss besser informiert werden.
)) Allergiepräventionsstudien sollten verstärkt öffentlich gefördert werden.
)) Das Personal in Kindergärten und Schulen muss besser über den Umgang mit allergischen Kindern informiert und geschult werden.
)) Es sollte ein klares, bundesweit einheitliches Bekenntnis zur Unterstützung betroffener Familien geben.
)) Die Kosten für die wirkstofffreie Basistherapie von Schulkindern und Jugendlichen müssen auch über das 12. Lebensjahr hinaus erstattet werden.
)) Die öffentliche Notfallversorgung von Anaphylaxien (Verfügbarkeit von Adrenalin-Autoinjektoren ähnlich wie Defibrillatoren) sollte verbessert werden.
)) Allergiefrühdiagnostik muss für alle Risikokinder verfügbar sein.
)) Die Sub-Spezialisierung „Allergologie" sollte mit entsprechender Zusatzweiterbildung nach der Erlangung des Facharztes erhalten bleiben.

Literatur

1. Bellach J, Schwarz V, Ahrens B, et al. Randomized placebo-controlled trial of hen's egg consumption for primary prevention in infants. J Allergy Clin Immunol 2017; 139: 1591–1599.e2.
2. Brown SJ, Asai Y, Cordell HJ, et al. Loss-of-function variants in the filaggrin gene are a significant risk factor for peanut allergy. J Allergy Clin Immunol 2011; 127: 661–667.

3. Dominguez-Bello MG, De Jesus-Laboy KM, Shen N, et al. Partial restoration of the microbiota of cesarean-born infants via vaginal microbial transfer. Nat Med 2016; 22: 250–253.

4. Dotterud CK, Storrø O, Johnsen R, Oien T. Probiotics in pregnant women to prevent allergic disease: a randomized, double-blind trial. Br J Dermatol. 2010 Sep;163(3):616-23. doi: 10.1111/j.1365-2133.2010.09889.x. Epub 2010 Jun 9. PubMedPMID: 20545688.

5. Ege MJ, Mayer M, Normand AC, Genuneit J, et al; GABRIELA Transregio 22 Study Group. Exposure to environmental microorganisms and childhood asthma. N Engl J Med 2011; 364: 701–709.

6. Gough H, Grabenhenrich L, Reich A, et al; MAS study group. Allergic multimorbidity of asthma, rhinitis, and eczema over 20 years in the German birth cohort MAS. Pediatr Allergy Immunol 2015; 26: 431–437.

7. Grabenhenrich LB, Gough H, Reich A, et al. Early-life determinants of asthma from birth to age 20 years: a German birth cohort study. J Allergy Clin Immunol 2014; 133: 979–988.

8. Hamelmann E, Beyer K, Gruber C, et al. Primary prevention of allergy: avoiding risk or providing protection? Clin Exp Allergy 2008; 38: 233–245.

9. Horimukai K, Morita K, Narita M,, et al. Application of moisturizer to neonates prevents development of atopic dermatitis. J Allergy Clin Immunol 2015; 134: 824–830.

10. Keil T, Lau S, Roll S, et al. Maternal smoking increases risk of allergic sensitization and wheezing only in children with allergic predisposition: longitudinal analysis from birth to 10 years. Allergy 2009; 64: 445–451.

11. Kelleher M, Dunn-Galvin A, Hourihane J, et al. Skin barrier dysfunction measured by transepidermal water loss at 2 days and 2 months predates and predicts atopic dermatitis at 1 year. J Allergy Clin Immunol 2015; 135: 930–935.

12. Lack G. Update on risk factors for food allergy. J Allergy Clin Immunol 2012; 129: 1187–1197.

13. Langen U. Sensibilisierungsstatus bei Kindern und Jugendlichen mit Heuschnupfen und anderen atopischen Erkrankungen. Bundesgesundheitsbl 2012; 55: 318–328.

14. Marenholz I, Nickel R, Rüschendorf F, et al. Filaggrin loss-of-function mutations predispose to phenotypes involved in the atopic march. J Allergy Clin Immunol 2006; 118: 866–871.

15. Martin PE, Eckert JK, Koplin JJ, et al. Which infants with eczema are at risk of food allergy?

Results from a population-based cohort. Clin Exp Allergy 2015; 45: 255–264.

16. Nickel R, Lau S, Niggemann B, et al. Messages from the German Multicentre Allergy Study. Pediatr Allergy Immunol 2002; 13: 7–10. Review.

17. Niggemann B, Jacobsen L, Dreborg S, et al; PAT Investigator Group. Five-year follow-up on the PAT study: specific immunotherapy and long-term prevention of asthma in children. Allergy 2006; 61: 855–859.

18. Penders J, Gerhold K, Stobberingh EE, et al. Establishment of the intestinal microbiota and its role in infantile eczema: results from a randomized placebo-controlled trial. J Allergy Clin Immunol 2013; 132: 601–607.

19. Prescott SL, Pawankar R, Allen KJ, et al. A global survey of changing patterns of food allergy burden in children. World Allergy Organ J 2013; 6: 18.

20. Schoemaker AA, Sprikkelman AB, Grimshaw KE, et al. Incidence and natural history of challenge-proven cow's milk allergy in European children – EuroPrevall birth cohort. Allergy 2015; 70: 963–972.

21. Simpson EL, Chalmers JR, Hanifin JM, et al. Emollient enhancement of the skin barrier from birth offers effective atopic dermatitis prevention. J Allergy Clin Immunol 2014; 134: 818–823.

22. Toit Du G, Sayre PH, Roberts G, et al. Effect of Avoidance on Peanut Allergy after Early Peanut Consumption. N Engl J Med 2016; 374: 1435–1443.

23. van Nimwegen FA, Penders J, Stobberingh EE, et al. Mode and place of delivery, gastrointestinal microbiota, and their influence onasthma and atopy. J Allergy Clin Immunol. 2011; 128: 948–955.

24. Worm M, Francuzik W, Renaudin JM, et al. Factors increasing the risk for a severe reaction in anaphylaxis: An analysis of data from The European Anaphylaxis Registry. Allergy 2018; Jan 10. doi: 10.1111/all.13380.[Epub ahead of print] PubMed PMID: 29318637.

25. Xepapadaki P, Fiocchi A, Grabenhenrich L, et al. Incidence and natural history of hen's egg allergy in the first 2 years of life-the EuroPrevall birth cohort study. Allergy 2016; 71: 350–357.

26. Zielen S, Kardos P, Madonini E. Steroid-sparing effects with allergen-specific immunotherapy in children with asthma: a randomized controlled trial. J Allergy Clin Immunol 2010; 126: 942–949.

243

4 Versorgung allergiekranker Menschen

4.1 Was macht das Management allergischer Erkrankungen so besonders?

In der Betreuung allergischer Patienten ist wegen der Komplexität der Beschwerden mit vielfältiger Symptomatik, der unterschiedlichen zugrunde liegenden Immunreaktionen und schließlich der individuellen Spezifität der Auslöser in der Diagnostik und Therapie sehr viel mehr zu beachten als in der üblichen Routineversorgung anderer Krankheiten.

Zur Diagnostik allergischer Erkrankungen gehört mehr als das zweifelsfreie Erkennen des Krankheitsbildes, was unter Berücksichtigung der Differentialdiagnosen auch nicht einfach ist. Dann aber fängt die eigentliche Allergiediagnostik erst an, die das Ziel hat, den individuellen Auslöser – am besten molekular definiert als Substanz – für jedes einzelne Symptom bei jedem einzelnen Patienten zu ermitteln [3].

Damit hört aber die Allergiediagnostik nicht auf. Anstelle einer reinen Allergenkarenz, d. h. der Meidung des auslösenden Stoffes, müssen auch verträgliche Alternativen ermittelt werden, insbesondere wenn es sich um nahrungsmittel- oder arzneimittelbedingte Allergien handelt. Es macht keinen Sinn, den Patienten mit der Empfehlung „Meiden Sie Schmerzmittel" alleinzulassen. Vielmehr muss – und das gelingt oft nur mithilfe von kontrollierten Provokationstestungen – für jeden Patienten eine verträgliche Alternative gefunden werden (s. Kap. 3.12).

Aus einer solch sorgfältigen Allergiediagnostik (s. Kap. 4.2) ergeben sich dann die entscheidenden therapeutischen Empfehlungen, deren erste die Allergenkarenz ist. In vielen Fällen ist sie möglich, bedingt dann aber Einschränkungen im Alltag, und oft ist zusätzlich eine dauerhafte medikamentöse Therapie notwendig [12].

Als zweites kausales Therapieverfahren neben der Allergenkarenz steht die allergenspezifische Immuntherapie (auch Hyposensibilisierung genannt) zur Verfügung [8], die es aber leider nur für einige auslösende Allergene und einige allergische Krankheitsbilder gibt [10] (s. Kap. 4.8).

Aus diesen Überlegungen wird klar, dass die Allergiediagnostik im Zentrum der Betreuung allergischer Patienten steht und eine viel größere Bedeutung als bei anderen Erkrankungen hat, bei denen lediglich die Erkennung der Krankheit als diagnostische Maßnahme erfüllt werden muss.

Es gibt wenige Gebiete in der Medizin, in denen Diagnostik und Therapie so nahe beieinanderliegen wie in der Allergologie. Doch das Gespräch mit dem Patienten über Allergenkarenz bedingt einen hohen Zeitaufwand. Denn es ist schwierig, beim Patienten die nötige Motivation zu erzeugen, das Verhalten zu ändern, um bestimmte Allergene, wie z. B. Nahrungsmittel oder Innenraumallergene, zu meiden (Stichwort Wohnraumsanierung bei Hausstaubmilbenallergie oder spezifische Allergiediäten). Simple Ratschläge wie „Meiden Sie Hausstaubmilben" sind wenig hilfreich. Vielmehr ist eine differenzierte Information und Motivation für Verhaltens- und Wohnraumveränderungen notwendig [9].

Hinzu kommt selbstverständlich die klassische symptomatische Therapie mit antientzündlichen, juckreizstillenden, bronchienerweiternden oder abschwellenden Medikamenten, die ebenfalls bei den einzelnen Individuen mit der bekannten Neigung zur Überempfindlichkeit sehr differenziert verordnet werden müssen [3].

In den letzten Jahren ist in der modernen Medizin der Trend zur „personalisierten", „individualisierten" oder „Präzisions"-Medizin erfreulicherweise in den Fokus getreten. In der Allergologie kennen wir dies schon seit 100 Jahren [2]. Es war immer die essenzielle diagnostische und therapeutische Leistung der Behandlung von Allergiekranken, sehr individuell den Auslöser zu ermitteln und sehr spezifisch die krank machende Reaktion zu überwinden.

Auch die Einführung von Biologika, d. h. gentechnisch hergestellten Molekülen (meist Antikörper), zur gezielten Hemmung relevanter Botenstoffe oder Rezeptoren der allergischen Reaktion spielt eine zunehmend größere Rolle in der Behandlung allergischer Erkrankungen. Es handelt sich hierbei auch um eine Immuntherapie, die aber nicht allergenspezifisch ist. Seit längerer Zeit ist Anti-IgE zur Behandlung des schweren Asthmas zugelassen [5]. Nun kommen eine Reihe weiterer Biologika, wie z.B. Anti-Interleukin 5 beim eosinophilen Asthma oder Anti-Interleukin-4-Rezeptor beim atopischen Ekzem, hinzu [1]. Zahlreiche neue Stoffe sind auf dem Weg über klinische Studien zur Registrierung und Zulassung.

Die Betreuung allergiekranker Menschen beinhaltet deutlich mehr als nur das Ausstellen eines Rezeptes. Deshalb sprechen wir lieber von „Patientenmanagement" als von „Behandlung" [11]. Zum richtigen Management gehören selbstverständlich Empfehlungen zur Prävention, d. h. zur Vermeidung der nächsten Schübe. Dazu zählen allgemeine Maßnahmen, wie z. B. die Basistherapie der gestörten Hautbarrierefunktion bei Neurodermitis, aber auch andere, sehr spezifische Empfehlungen [3].

So komplex wie die allergischen Erkrankungen sind auch die Maßnahmen des Allergiemanagements. Ist die richtige Diagnosestellung und Therapie oft schon schwierig genug, müssen in einem umfassenden Management viele Fachdisziplinen zusammenarbeiten. Deshalb wurden für die wichtigsten allergischen Erkrankungen, wie z. B. Asthma, Neurodermitis und Anaphylaxie, Schulungsprogramme entwickelt, in denen interprofessionelle Ansätze verwirklicht werden. Neben allergologisch weitergebildeten Ärzten sind dort Pädagogen, Psychologen, Pflegekräfte, Ernährungsfachkräfte und gelegentlich auch Arbeits- und Sozialmediziner tätig [4, 7, 13–15]. Wichtig ist, dass diese interdisziplinäre und interprofessionelle Zusammenarbeit auch durch die medizinischen Fachgesellschaften, z. B. für Dermatologie, HNO, Pädiatrie, Pneumologie und Allgemeinmedizin, im Rahmen der Aus-, Fort- und Weiterbildung verankert wird.

Das Gesamtkonzept des „Patientenmanagements" überschreitet bei Weitem den normalerweise üblichen Zeitbedarf einer ärztlichen Konsultation im ambulanten

Bereich. Leider gibt es hierfür keinerlei extra Vergütungssysteme, während z. B. für „besondere" Verfahren wie die Homöopathie spezielle Anamnesesätze angerechnet werden dürfen.

In den genannten Schulungsprogrammen gelingt es, dem Patienten nicht nur die nötige allgemeine Information zukommen zu lassen, sondern ihn auch mit praktischen Empfehlungen zu Stressbewältigungstechniken und im Umgang mit z. B. Inhalationsgeräten, Spacern oder Hautpflegeprodukten zu unterstützen. Das Entscheidende ist, dem Patienten die Motivation zu vermitteln, selbstverantwortlich die weitere Entwicklung seiner Erkrankung zu steuern. Hierfür wurde der Begriff „Empowerment" eingeführt, der den Patienten als Partner des Arztes sieht, mit dem der Verlauf der Erkrankung gemeinsam besprochen und beeinflusst wird [6]. So geht man auf dem Weg von der „Behandlung" einer Krankheit durch den Arzt über das „Patientenmanagement" zum „Selbstmanagement". Partner auf diesem Weg des selbstverantwortlichen Umgangs mit der Allergie sind kompetente Patientenorganisationen (s. Kap. 4.15).

Im Folgenden werden zunächst die Grundzüge der Allergiediagnostik dargestellt, dann die wichtigsten Therapiemaßnahmen im Sinne eines allgemeinen Behandlungskonzepts von der Allergenvermeidung bis hin zur psychosomatischen Beratung. Schließlich werden die verfügbaren Möglichkeiten der Prävention auf den verschiedenen Ebenen von primärer, sekundärer und tertiärer Prävention beschrieben.

Forderungen

)) Etablierung von Vergütungssystemen, die den erhöhten Zeitbedarf für das Patientenmanagement berücksichtigen

)) Stärkung des „Selbstmanagements" im Rahmen von Patientenschulungen

)) Verankerung der interdisziplinären und interprofessionellen Zusammenarbeit unter Einbeziehung der medizinischen Allergiefachgesellschaften im Rahmen der Aus-, Fort- und Weiterbildung

Literatur

1. Beck LA, Thaci D, Hamilton JD, et al. Dupilumab treatment in adults with moderate to severe atopic dermatitis.New Engl J Med 2014; 371: 130–139.
2. Bergmann KC, Ring J (eds). History of allergy. Basel: Karger, 2014.
3. Biedermann T, Heppt W, Renz H, Röcken M (eds). Allergologie. 2. Aufl. Berlin, New York: Springer, 2016.
4. Brockow K, Schallmayer S, Beyer K, et al; working group on anaphylaxis training and education (AGATE). Effects of a structured educational intervention on knowledge and emergency management in patients at risk for anaphylaxis. Allergy 2015; 70: 225–233.
5. Buhl R, Marco AG, Cohen D, Canonica GW. Eligibility for treatment with omalizumab in Italy and Germany. Respir Med 2014; 108: 50–56.
6. Gieler U, Ehlers A, Höhler T, Burkard G. Psychosozialer Status von Patienten mit endogenem Ekzem. Cluster Analyse zur Korrelation von psychologischen Faktoren mit somatischen Befunden. Hautarzt 1990; 441: 416–423.
7. Heratizadeh A, Werfel T, Wollenberg A, et al. Effects of structured patient education in adults with atopic dermatitis: Multicenter randomized controlled trial. J Allergy Clin Immunol 2017; 140: 845–853.
8. Klimek L, Pfaar O, Bousquet J Senti G, Kündig T. Allergen immunotherapy in allergic rhinitis: current use and future trends. Expert Rev Clin Immunol 2017; 13: 897–906.

9. Klimek L, Gröger M, Becker S. Milbenallergie im HNO-Bereich: Bedeutung, Diagnostik und Therapieverfahren. Laryngorhinologie 2018; 97: 56–69.
10. Pfaar O, Bachert C, Bufe A, et al. Leitlinie zur Allergen-spezifischen Immuntherapie bei IgE-vermittelten allergischen Erkrankungen. Allergo J Int 2014; 23: 282–319.
11. Ring J, Brockow K , Abeck D. The therapeutic concept of „patient management" in atopic eczema. Allergy 1996; 51: 206–215.
12. Ring J, Bachert C, Bauer P, Czech W (Hrsg). Weißbuch Allergie in Deutschland. 3. Aufl. München: Urban & Vogel, 2010.
13. Ring J, Brockow K, Gebert N, et al. Neue Aspekte der Patienten-Schulung am Beispiel Anaphylaxie. Allergo J Int (in press).
14. Szczepanski R, Gebert N, Hümmelink R, et al. Outcome of structured asthma education in children and adolescents. Pneumologie 1996; 50: 544–548.
15. Staab D, Diepgen TL, Fartasch M, et al. Age-related structured educational programmes for the management of atopic dermatitis in children and adolesents: multicentre randomized controlled trial. Br Med J 2006; 332: 533–538.

4.2 Grundlagen der Allergiediagnostik

Die Diagnostik allergischer Erkrankungen basiert auf Anamnese, klinischer Untersuchung, Hauttests, Nachweis spezifischer IgE-Antikörper im Serum und weiterer Labordiagnostik sowie organspezifischen Provokationstests.

Hauttests

Hauttests bilden nach der Anamnese die Grundlage der allergologischen Diagnostik und sind schnell, relativ kostengünstig und in jedem Lebensalter durchzuführen. In der Regel sind sie ausreichend aussagefähig und mit einer geringen Komplikationsrate behaftet. Jeder Hauttest hat aber spezifische Stärken und Schwächen, die man kennen sollte.

Bei den Hauttests wird durch Einbringen einer Allergendosis auf oder in die Haut eine allergische Reaktion ausgelöst. Man unterscheidet demnach epikutane (Epikutantest = Patchtest, Reibtest) von kutanen Tests (Scratch-, Prick-, Intrakutantest).

 >> Der Epikutantest (Patchtest) ist bei Verdacht auf Kontaktallergien Standard. Ein positives Ergebnis sieht man frühestens nach 24 Stunden.
 >> Kutane Tests (Prick-, Intrakutantest, ggf. Scratch-, Reibtest) werden bei Verdacht auf IgE-vermittelte Allergien durchgeführt, wobei man i.d.R. eine Reaktion vom Soforttyp erwartet.

Größe und Beschaffenheit des reagierenden Areals (Quaddelgröße) werden als Maß für den Sensibilisierungsgrad des Organismus benutzt.

Spätreaktionen möglich

Bei allen Tests kann sowohl bei negativer als auch bei positiver Sofortreaktion eine verzögerte Reaktion (nach 6–24 Stunden) und eine Spätreaktion (bis 48 Stunden) auftreten, weshalb das Beobachtungsintervall 24 Stunden nicht unterschreiten sollte (Patientenselbstbeobachtung). Ein positives Resultat bei Hauttestungen setzt sowohl funktionsfähige immunologische Mechanismen als auch die Reaktionsfähigkeit der Haut voraus. Bei Einnahme von Medikamenten mit Einfluss auf die Immunreaktion und ekzematösen Hauterkrankungen wird das Resultat zweifelhaft.

> Das Spektrum der zu testenden Allergene richtet sich immer nach der Anamnese! Nicht alles, was getestet werden kann, ist sinnvoll!

Als zu testendes Hautareal bieten sich die Innenseiten der Unterarme oder auch der Rücken an. Eine Studie konnte zeigen, dass die Variabilität der Pricktestergebnisse am Rücken geringer ausfällt als am volaren Unterarm [3]. Eine Negativ- (allergenfreies Lösungsmittel) und eine Positivkontrolle (Histaminlösung) sind unbedingt notwendig. Die Positivkontrolle muss positiv, die Negativkontrolle muss negativ ausfallen, sonst ist der Test nicht verwertbar.

Kontraindikationen

Zu den absoluten Kontraindikationen zählen Sekundärinfekte der Haut wegen der Gefahr der Keimverschleppung (kutane Tests). Relative Kontraindikationen sind Ekzeme, sekundär-entzündliche und degenerative Hautveränderungen (z. B. Sklerodermie, Ichthyosis), generalisierte Urtikaria, starker Dermografismus, alle Erkrankungen, bei denen der Allgemeinzustand stark beeinträchtigt ist, sowie Schwangerschaft.

Epikutantest (= Patchtest)

Beim Epikutantest wird die Epidermis nicht verletzt. Er dient dem Ausschluss bzw. Nachweis einer zellvermittelten Allergie (Typ IV) vom Ekzemtyp (Kontaktallergie). Die Auswahl der Testsubstanzen richtet sich nach der Anamnese. Trotz eingeschränkter Aussagekraft und Reproduzierbarkeit sind Epikutantests in der Diagnostik von Typ-IV-Allergien unverzichtbar, da kein In-vitro-Testverfahren existiert.

Durchführung

Das Testgebiet ist meist der Rücken, der frei von Ekzem sein muss. Das Allergen wird in Verdünnung in einer indifferenten Grundlage (z. B. Vaseline) auf Testläppchen, Plastik-, Aluminiumfolie oder in Aluminiumkammern (Finn Chambers®), aufgebracht. Als neuartiges Verfahren wurde die Verwendung allergenbeschichteter Dünnschichtfolien (thin layer rapid use epicutaneous test) beschrieben. Bei normalem Verlauf werden nach 24–48 Stunden die Testpflaster entfernt und die einzelnen Testfelder durch horizontale Striche voneinander abgegrenzt.

Auswertung

Die erste Ablesung erfolgt 20 Minuten nach Entfernung der Testpflaster, die zweite und dritte jeweils nach weiteren 24 Stunden. Der Epikutantest gilt als positiv, wenn ein Erythem und geringes Infiltrat (+), Erythem und Papeln (++), Erythem, Papeln und Bläschen (+++), oder Blasen und Erosionen (++++) entstanden sind. Scharf begrenzte Erytheme weisen auf eine irritative Reaktion hin und werden als negativ bewertet. Zum Ausschluss einer unspezifischen Reaktion kann bei nicht standardisierten Allergenen die Testung bei einer gesunden Kontrollperson dienen.

Reibtest

Sowohl der Reib- als auch der Scratchtest (s.u.) können eingesetzt werden bei Verdacht auf hohe Sensibilisierung und zur Testung unstandardisierter Allergene, die der Patient mitbringt (z.B. Holz, Hausstaub, Kleidung, Lebensmittel: Fisch, Nüsse, Südfrüchte, Äpfel, Haare und Epithelien des Haustieres).

Beide Tests sind in ihrer Aussagekraft eingeschränkt, weil sie nicht standardisierbar sind, die zugeführte Allergenmenge nicht dosierbar ist und die zugeführten Allergene nicht immer bekannt sind. Sie werden daher in der Regel für die Diagnostik nicht mehr empfohlen.

Durchführung

Das native Allergen wird zerkleinert und in die Innenseite des Unterarms des Patienten kräftig eingerieben. Das Testareal hat hierbei einen Durchmesser von ca. 3 cm. Der Reibtest eignet sich besonders für Feststoffe. Als Negativkontrolle dient das Reiben mit einem Mulltupfer (mit

0,9 %iger NaCl-Lösung) an korrespondierender Stelle des anderen Unterarmes.

Auswertung

Der Reibtest wird als positiv beurteilt, wenn nach 2–3 Minuten millimetergroße urtikarielle Effloreszenzen sichtbar werden, aus denen sich nach ca. 15–30 Minuten Quaddeln bilden. Fällt der Reibtest positiv aus, lässt dies auf einen hohen Sensibilisierungsgrad schließen.

Scratchtest

Für den Scratchtest gelten ähnliche Indikationen wie für den Reibtest (s.o.). Seine Sensitivität ist jedoch höher. Flüssigkeiten und wasserlösliche Stoffe können leichter als im Reibtest eingesetzt werden (Arzneimittel, Nahrungsmittel). Nachteilig ist, besonders bei Nahrungsmitteln, dass eine Kontakturtikaria nachgewiesen wird, die keine klare Aussage über die klinische Relevanz bei Ingestion erlaubt.

Durchführung

Flüssigkeiten werden nativ getestet, aus Feststoffen wird bei Wasserlöslichkeit ein wässriger Allergenextrakt hergestellt (mit 0,9 %iger NaCl-Lösung). Die zu testenden Allergenextrakte, Histamin und Kontrolllösung werden am Unterarm auf einen Bereich von 10–15 mm Länge aufgebracht. Anschließend wird die oberste Epidermisschicht durch den Tropfen hindurch mit der Spitze einer Kanüle, Lanzette oder der Rückseite eines Skalpells 10–15mm lang (s.o.) angeritzt. Die Haut darf nicht bluten!

Auswertung

Der Scratchtest gilt als positiv, wenn innerhalb von 20 Minuten eine Rötung und Quaddelbildung auftritt.

Pricktest

Der Pricktest wird in der Praxis sicherlich am häufigsten eingesetzt, da er standardisiert und relativ einfach und schnell durchzuführen ist. Sensitivität und Spezifität sind ausreichend, und die Komplikationsrate relativ gering.

Durchführung

Auf die markierten Hautstellen wird mit einer Pipette jeweils ein Extrakttropfen aufgetropft: Mit einer Einmallanzette (1 mm Dorn über der Schulter der Lanzette) oder Pricknadel wird durch den Extrakttropfen hindurch senkrecht in die Haut eingestochen, wobei keine Blutung auftreten soll [1]. Die klassische Lanzette mit Schulter und 1 mm langem Dorn zeigt die geringste Variabilität z.B. im Vergleich zur Blutlanzette [3]. Es wird für jede Allergenlösung eine neue Lanzette genutzt. Die überstehende Testlösung wird abgetupft. Der Patient wird während der Testung mindestens 30 min nach Einbringen des Allergens überwacht.

Bewertung

➤ Relative Bewertung: Dabei wird die Größe der Hautreaktion in Bezug auf die Positivkontrolle mit Histamin beurteilt.
• genauso wie Histaminantwort: +++
• stärker als Histamin bzw. Pseudopodien: ++++
• schwächere Antworten: abgestuft ++ oder +.

Dieses Verfahren erfordert ein gewisses Maß an Erfahrung vom Untersucher, da die Einschätzung des Ergebnisses subjektiv beeinflusst ist. Sie bietet andererseits den Vorteil, bis zu einem gewissen Grad die individuelle Reaktionsfähigkeit der Haut des jeweiligen Patienten zu berücksichtigen.

» Absolute Bewertung: Dabei wird der Durchmesser der Quaddel in mm gemessen und angegeben [1]. Das Verfahren bietet den Vorteil einer untersucherunabhängigen Beurteilung, berücksichtigt jedoch nicht patientenspezifische Variationen. Es eignet sich aber zum Beispiel für vergleichende Bewertungen in Studien wie die Analyse von Cut-off-Werten zur Vorhersage einer Reaktionswahrscheinlichkeit. Um interindividuelle Variationen auszugleichen kann der Quaddel-Index berechnet werden. Dabei wird die Größe der Allergenquaddel durch die Größe der Histaminquaddel dividiert. Ein Wert über 0,5 gilt als positiv.

Der Pricktest läßt sich auch mit einem Multi-Prick-Teststempel durchführen. Sein Vorteil liegt in der Testzeit, die Wertigkeit ist allerdings derzeit noch zweifelhaft [2].

Intrakutantest

Beim Intrakutantest wird die Allergenlösung in die Dermis injiziert. Dieses Verfahren ist relativ aufwendig, aber von allen Hauttestungen das sensitivste [2]. Hierdurch werden allerdings auch häufiger falsch positive Ergebnisse beobachtet als beim Pricktest. Ein Intrakutantest ist oft indiziert in der Diagnostik von perennialen Allergien (u.a. Pilze) oder Medikamenten-allergien, bei Diskrepanz zwischen Anamnese und Pricktestergebnis oder bei gutachterlichen Fragestellungen.

Durchführung

Nach Markierung der Testorte werden 0,02–0,05ml Extrakt mit einer Tuberkulinspritze und einer Kanüle Nr. 21 streng intrakutan injiziert. Hierbei sollte es zur Bildung einer kleinen Quaddel (ca. 3 mm) kommen. Das Testergebnis wird nach 15 Minuten abgelesen.

Auswertung

Der Intrakutantest gilt als positiv, wenn die Quaddel um 3 mm an Größe zunimmt. Zur Interpretation der Ergebnisse siehe Pricktest und Tabelle. Die Bewertung muss kritisch erfolgen, da falsch-positive Reaktionen keineswegs selten sind (im Zweifel kann eine Allergen-Provokationstestung weiterhelfen).

Organspezifische Allergen-Provokationstestungen

Organ-Provokationstests (nasal, konjunktival, bronchial, oral) sind der Goldstandard der Allergiediagnostik. Sie ermöglichen, das jeweilige Krankheitsbild unter kontrollierten Bedingungen am Manifestationsorgan zu reproduzieren. Bei unklaren oder widersprüchlichen Vorbefunden werden sie zu einer eindeutigen Klärung der vorliegenden Typ-I-Sensibilisierung angewendet. In einzelnen Studien wurden titrierte Provokationstests auch bereits zur Verlaufskontrolle der spezifischen Immuntherapie genutzt.

In der klinischen Routine sicherlich mit Abstand am häufigsten eingesetzt wird der nasale Provokationstest (NPT), ein stan-

251

dardisiertes Verfahren mit hoher Spezifität und Sensitivität zum Nachweis der klinischen Relevanz eines Allergens für eine vermutete allergische Rhinitis. Besondere Bedeutung hat auch der doppelblinde, placebokontrollierte Nahrungsmittel-Provokationstest bei Verdacht auf verschiedene Nahrungsmittelallergien.

Fazit

**)) ** Neben Anamnese und klinischer Untersuchung sind Hauttests und organspezifische Provokationstests die wichtigsten klinischen Untersuchungsverfahren bei allergischen Erkrankungen.

**)) ** Allergologische Hauttests, insbesondere aber Allergen-Provokationstestungen sind aufwendige und spezialisierte Untersuchungsverfahren und gehören in die Hand des ausgebildeten Spezialisten.

**)) ** Provokationstests sind der Goldstandard der allergologischen Diagnostik und stehen oftmals am Ende der diagnostischen Kette zum Nachweis oder Ausschluss einer allergischen Erkrankung.

Forderungen

**)) ** Sicherstellung der Finanzierung von Entwicklung, klinischer Prüfung und Herstellung von Diagnostikallergenen

**)) ** Gesetzgeberische Maßnahmen müssen die Existenz eines umfassenden Spektrums von Diagnostikallergenen im Gesundheitswesen sicherstellen

**)) ** Versorgung der Patienten mit Diagnostikallergenen über Kostenerstattung oder Praxisbedarfsregelung

Literatur

1. Heinzerling L, Mari A, Bergmann KC, et al. The skin prick test - European standards. Clin Transl Allergy 2013; 3: 3.
2. Ruëff F, Bergmann KC, Brockow K, et al. Hauttests zur Diagnostik von allergischen Soforttypreaktionen. Leitlinie der Deutschen Gesellschaft für Allergologie und klinische Immunologie (DGAKI) in Abstimmung mit dem Ärzteverband Deutscher Allergologen (ÄDA), dem Berufsverband Deutscher Dermatologen (BVDD), der Deutschen Dermatologischen Gesellschaft (DDG), der Deutschen Gesellschaft für Hals-Nasen-Ohren-Heilkunde und Kopf- und Hals-Chirurgie (DGHNOKHC), der Deutschen Gesellschaft für Pneumologie und Beatmungsmedizin (DGP) und der Gesellschaft für Pädiatrische Allergologie und Umweltmedizin (GPA). Allergo J 2010; 19: 402–415.
3. Werther RL, Choo S, Lee KJ, Poole D, Allen KJ, Tang ML. Variability in skin prick test results performed by multiple operators depends on the device used. World Allergy Organ J 2012; 5: 200–204.

4.3 Problematik der Diagnostikallergene

Einleitung

Die Diagnostik allergischer Erkrankungen basiert auf Anamnese, klinischer Untersuchung, Hauttests, Nachweis spezifischer IgE-Antikörper im Serum und weiterer Labordiagnostik sowie organspezifischen Provokationstests [17]. Zur In-vivo-Diagnostik verwendete Allergene sind nach EU-Richtlinie 2001/83/EG, die in Deutschland im Arzneimittelgesetz (AMG) umgesetzt ist, Arzneimittel. Sie unterliegen der Zulassungspflicht und der staatlichen Chargenprüfung und -freigabe, um sicherzustellen, dass sie den Zweck eines Nachweises der allergischen Reaktion sicher und reproduzierbar erfüllen. Dies gilt für alle Testallergene, auch für solche, für die es keine allergenspezifischen Immuntherapeutika gibt.

Diagnostik von Allergien

Allergologische Testungen, die am lebenden Organismus durchgeführt werden, bezeichnet man als *In-vivo-Testungen* (lat. für „im Lebendigen"). Sie stehen im Gegensatz zu Testungen, die im Labor oder allgemein außerhalb lebender Organismen stattfinden (= *In-vitro-Testungen).*

Hauttestungen

Hauttests sind die klassischen In-vivo-Tests der Allergologie und bilden nach der Anamnese die Grundlage der allergologischen Diagnostik. Sie sind schnell und relativ kostengünstig durchzuführen [2, 8, 9, 17], oftmals ausreichend aussagefähig und mit einer geringen Komplikationsrate behaftet [2, 8, 9, 17]. Nach eingehender allergologischer Anamnese und klinischer Untersuchung resultiert eine Verdachtsdiagnose, die Grundlage der Hauttestung ist [17].

Der *Pricktest* gilt als Standardverfahren zum Nachweis von Typ-I-Allergien [2, 8, 9, 17]. Ein Tropfen der Testlösung wird mit einer Pipette auf die Haut aufgebracht. Durch den Tropfen hindurch wird mit einer speziellen Lanzette 1 mm tief in die Haut eingestochen.

Beim *Intrakutantest* (Intradermaltest) wird die Testlösung in eine Tuberkulinspritze aufgezogen, und 0,02–0,05 ml davon werden mit einer 21er-Kanüle streng intrakutan injiziert [17]. Die Sensitivität des Intrakutantests ist höher als die des Pricktests, die Ablesung jedoch diffiziler, weshalb dieser bei der Stufendiagnostik zur Abklärung bestimmter Allergien nach negativem Pricktest oder schwach reagierenden Allergenen eingesetzt wird.

Kommerzielle Allergen-Testextrakte für Prick- oder Intrakutantest werden von verschiedenen Herstellern angeboten. Die Zusammensetzung und Standardisierung der Testlösungen sind entscheidend für die Sensitivität, Spezifität und Reproduzierbarkeit der Testergebnisse [17]. Es sind vorzugsweise qualitativ und quantitativ immunchemisch sowie biologisch standardisierte Extrakte zu verwenden [2, 8, 9, 17].

Beim *Epikutantest* werden Haptene in einem Vehikel (meist Vaseline) in einem okklusiven Kammersystem epidermal auf der Rückenhaut exponiert zum Nachweis von Typ-IV-Allergien [11].

Organspezifische Allergen-Provokationstestungen

Organ-Provokationstests (nasal, konjunktival, bronchial, oral) sind weitere In-vivo-Testverfahren der Allergologie und werden oft als „Goldstandard" der Allergiediagnostik bezeichnet. Sie ermöglichen es, das jeweilige Krankheitsbild unter kontrollierten Bedingungen am Manifestationsorgan zu reproduzieren [16]. Bei unklaren oder widersprüchlichen Vorbefunden werden sie zu einer eindeutigen Klärung der vorliegenden Typ-I-Sensibilisierung angewendet. In einzelnen Studien wurden titrierte Provokationstests auch zur Verlaufskontrolle der allergenspezifischen Immuntherapie genutzt.

In der klinischen Routine wird der nasale Provokationstest (NPT) wahrscheinlich am häufigsten eingesetzt. Es handelt sich um ein standardisiertes Verfahren mit hoher Spezifität und Sensitivität zum Nachweis der klinischen Relevanz eines Allergens für eine vermutete allergische Rhinitis [16]. Besondere Bedeutung hat auch der doppelblinde, placebokontrollierte Nahrungsmittel-Provokationstest bei Verdacht auf verschiedene Nahrungsmittelallergien [15].

Der Arzneimittelbegriff für In-vivo-Diagnostikallergene

Sowohl für Haut- als auch für Provokationstestungen werden In-vivo-Diagnostikallergene (DA) benötigt, die Arzneimittel gemäß § 2 des AMG sind, da sie dazu dienen, eine medizinische Diagnose zu erstellen. Während DA bereits seit 1989 in Europa als Arzneimittel klassifiziert sind, fallen sie seit Inkrafttreten der EU-Richtlinie 2001/83/EG und deren Umsetzung in nationales Recht im AMG auch unter die Definition eines Fertigarzneimittels.

Fertigarzneimittel sind nach § 4 AMG „Arzneimittel, die im Voraus hergestellt und in einer zur Abgabe an den Verbraucher bestimmten Packung in den Verkehr gebracht werden, oder andere zur Abgabe an Verbraucher bestimmte Arzneimittel, bei deren Zubereitung in sonstiger Weise ein industrielles Verfahren zur Anwendung kommt, oder die [...] gewerblich hergestellt werden". Für diese Arzneimittel gelten mannigfaltige, im AMG und anderen Regelwerken festgelegte Bestimmungen. Die wichtigste Voraussetzung für das „Inverkehrbringen" nach § 4 (17) AMG ist, dass ein Arzneimittel zugelassen ist. Für die Zulassung muss nach dem jeweils aktuellen Stand des Wissens belegt werden, dass die Arzneimittel eine angemessene *Qualität* besitzen sowie *wirksam* und *sicher* sind [3].

Um dies zu belegen, ist vom Antragsteller ein Dossier nach dem modular aufgebauten „Common Technical Document (CTD)"-Format einzureichen, in dem die entsprechenden Unterlagen zusammengefasst sind [6].

Regulatorische Anforderungen an In-vivo-Diagnostikallergene

Die Mehrzahl der DA wird bereits seit Jahren vertrieben, viele Zulassungen stammen aus Zeiten, in denen die Anforderungen an Qualität, Sicherheit und Wirksamkeit noch nicht so hoch waren wie derzeit. Die

Zulassungen dieser DA müssen fortlaufend auf den neuesten Stand gebracht werden, damit sie weiterhin verkehrsfähig bleiben, da ein pharmazeutischer Unternehmer (PU), der Arzneimittel in den Verkehr bringt, verpflichtet ist, die Herstellung und Prüfung des Arzneimittels stets auf dem aktuellen Stand der Wissenschaft zu halten. Sicherheit, Qualität und Wirksamkeit müssen belegt und von der zuständigen Behörde evaluiert werden, um eine Zulassung zu erhalten. Weitere Aspekte (z.b. Pharmakovigilanz, Konformität mit dem Europäischen Arzneibuch) werden fortlaufend über den ganzen Lebenszyklus eines Arzneimittels betrachtet.

In Deutschland und in vielen anderen europäischen Staaten sind DA national zugelassen. Zusätzlich zu den Regeln der in nationales Recht umgesetzten Richtlinie 2001/83/EG gelten hierfür weitere Regelwerke: Für die pharmazeutische Qualität von Allergenprodukten gilt europaweit verbindlich in erster Linie die Monografie des Europäischen Arzneibuches (derzeit gültig in seiner 9. Auflage von 2017) [4], welche 2010 grundlegend überarbeitet wurde und in der revidierten Form Gültigkeit erlangte. Weiterhin gilt die von der Europäischen Arzneimittelagentur (EMA) herausgegebene „Guideline on Allergen Products: Production and Quality Issues (EMEA/CHMP/BWP/304831/2007) [7], im Folgenden als „Guideline on Quality Issues" bezeichnet. Beide Dokumente geben dem Zulassungsinhaber von Allergenprodukten Methoden und Kriterien an die Hand, die Herstellung und Prüfung seiner Produkte im Sinne des aktuellen Stands der Wissenschaft auszuführen bzw. daran anzupassen. Herstellungs- und Prüfverfahren auch seit Jahrzehnten auf dem Markt befindlicher

DA müssen an diese überarbeiteten Vorgaben zur Herstellung und Prüfung angepasst werden. Sowohl die Monografie als auch die „Guideline on Quality Issues" berücksichtigen, dass Allergenprodukte aus biologischen Ausgangsmaterialien hergestellt werden und damit einer natürlichen Varianz unterliegen, was durch definierte breite Akzeptanzkriterien z.b. bei Proteingehalt und biologischer Aktivität widergespiegelt wird. Im Zuge erforderlicher Anpassungen der Produktionsprozesse haben viele Allergenprodukthersteller eine Überprüfung des Portfolios auf Wirtschaftlichkeit vorgenommen. Für Neuzulassungen von DA gelten darüber hinaus die klinischen Anforderungen der EMA-„Guideline on Clinical Evaluation of Diagnostic agents" [5], die klinische Prüfungen der Phase I, II und III vorsehen.

Zusätzlich zu Monografie und Guidelines sind in den letzten Jahren die Anforderungen an die Gute Herstellungspraxis („Good Manufacturing Practice"; GMP) sowie an die Gute Distributionspraxis (GDP) gestiegen. Dies verursacht einen erhöhten Arbeits- und Kostenaufwand, der auf jedes einzelne zugelassene DA entfällt.

Situation der In-vivo-Diagnostikallergenzulassung in Deutschland

In Deutschland zugelassene DA werden auf der Homepage des Paul-Ehrlich-Instituts aufgelistet: Der Bereich Arzneimittel auf www.pei.de wird auf Grundlage der jeweils aktuellen Bundesanzeigerveröffentlichung, dem offiziellem Veröffentlichungsorgan des Paul-Ehrlich-Instituts, fortlaufend aktualisiert (aktueller Stand: Bundes-

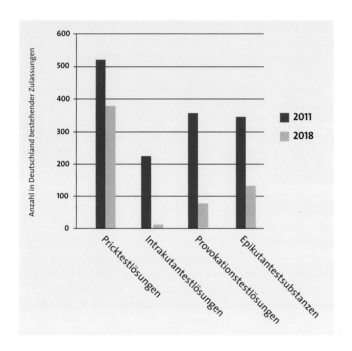

Abb. 1: In Deutschland zugelassene Diagnostikallergene: Vergleich 2011 versus 2018.

anzeiger-Veröffentlichung BANZ Nr. 438 vom 13.10.2017).

Seit 2011 ist ein einschneidender Rückgang bestehender DA-Zulassungen in Deutschland zu verzeichnen [12]. Bei den Pricktestlösungen ist die Zahl der Zulassungen von 522 im Jahre 2011 auf aktuell (Stand März 2018) 378 zurückgegangen. Für Provokationstestungen sank die Zahl der Zulassungen von 354 im Jahr 2011 auf heute nur noch 76. Am dramatischsten ist die Situation bei den Intrakutantests, bei denen derzeit nur noch 11 Zulassungen bestehen, nachdem im Jahre 2011 noch 223 Zulassungen bestanden hatten (Abb. 1).

Bei den Epikutantestsubstanzen gab es 2011 noch 343 Zulassungen, derzeit sind es 132 zugelassene Präparate. Die Rückgabe von Zulassungen betrifft vorwiegend Allergene, auf die nur wenige Individuen sensibilisiert sind (sog. seltene Allergenquellen), denen beispielsweise Berufsallergene zuzurechnen sind.

Seltene Erkrankungen (Orphan Diseases)

In der EU gilt eine Erkrankung als selten, wenn nicht mehr als 5 von 10.000 Menschen in der EU von ihr betroffen sind (www.Bundesgesundheitsministerium.de). Seltene Erkrankungen bilden eine sehr heterogene Gruppe von zumeist komplexen Krankheitsbildern.

Allein in Deutschland leben Schätzungen zufolge etwa 4 Millionen Menschen mit einer der weltweit bis zu 8.000 unterschiedlichen Seltenen Erkrankungen (SE), in der gesamten EU geht man von 30 Millionen Menschen aus: „Rare diseases are rare, but rare disease patients are numerous" (www.orpha.net).

Obwohl Allergien gegen seltene Allergene bisher nicht unter die Orphan-Disease-Definition des „Committee for Orphan Medicinal Products" (COMP) der EMA fallen, sind in der Allergologie die Herausforderungen für Patienten, die an Typ-I-Allergien gegen seltene Allergene (z.B. Berufsallergene) erkrankt sind – im Folgenden „seltene Allergien" genannt –, ähnlich wie bei o.g. Seltenen Erkrankungen. Hierbei spielen sowohl medizinische als auch ökonomische Gründe eine Rolle: Vor allem die Durchführung von Studien erschwerende Faktoren wie die geringe Anzahl an Patientinnen und Patienten und eine weit überregionale Verteilung mit langen Anfahrtswegen zu Expertinnen und Experten in allergologischen Zentren machen die Erforschung und Versorgung dieser Patientengruppe schwierig.

Nationales Aktionsbündnis für Menschen mit Seltenen Erkrankungen (NAMSE)

Auf Initiative des Bundesministeriums für Gesundheit (BMG) wurde mit dem Bundesministerium für Bildung und Forschung (BMBF) und dem Dachverband von Selbsthilfeorganisationen aus dem Bereich Seltener Erkrankungen ACHSE e. V. (Allianz Chronischer Seltener Erkrankungen) das Nationale Aktionsbündnis für Menschen mit Seltenen Erkrankungen (NAMSE) mit inzwischen 28 Bündnispartnern (www.Bundesgesundheitsministerium.de) gegründet.

Im August 2013 wurde der Nationale Aktionsplan für Menschen mit Seltenen Erkrankungen mit 52 Maßnahmenvor-schlägen veröffentlicht. Übergeordnetes Ziel dieses Aktionsplans ist es, die gesundheitliche Situation Betroffener in Deutschland zu verbessern. Kernelement ist die Entwicklung eines Zentrenmodells in drei arbeitsteilig gegliederten, miteinander vernetzten Ebenen (Referenz-, Fach- und Kooperationszentren), mit dem Expertise gebündelt und die Forschung im Bereich Seltener Erkrankungen unterstützt werden soll (www.Bundesgesundheitsministerium. de).

Auf europäischer Ebene wurde mit der Empfehlung des Rates der Europäischen Union im Jahr 2009 den EU-Mitgliedstaaten u.a. die Bildung von Zentren und die Ausarbeitung von Plänen zur Steuerung von Maßnahmen auf dem Gebiet der Seltenen Erkrankungen empfohlen. Mit dem „Nationalen Aktionsplan für Menschen mit Seltenen Erkrankungen" setzt Deutschland diese Ratsempfehlung um. Erklärtes Ziel ist es, „den Zugang zur Diagnose und die Bereitstellung einer hochwertigen Gesundheitsversorgung für alle Patienten zu verbessern, deren Gesundheitsprobleme eine verstärkte Konzentration von Ressourcen oder Fachwissen erfordern" (www. Bundesgesundheitsministerium.de).

Initiative Nationales Aktionsbündnis für Menschen mit Seltenen Allergien (NAMSA) zur Förderung von Forschung und Versorgung im Bereich Seltener Allergien

„Seltene Allergien" waren ein Schwerpunktthema beim Deutschen Allergiekongress 2017 in Wiesbaden. Hier startete auf Initiative des Ärzteverbandes Deutscher Allergologen (AeDA) das Nationale Aktionsbündnis für Menschen mit Seltenen

Allergien (NAMSA), um die Forschung und Versorgung im Bereich seltener Allergene voranzubringen. Dabei ist jedoch zu berücksichtigen, dass das COMP der EMA für die Zuerkennung der „Orphan Designation" für Arzneimittel zur Behandlung seltener Erkrankungen zuständig ist und Soforttypallergien – insbesondere auch auf seltene Auslöser aufgrund ihres gemeinsamen pathophysiologischen Mechanismus mit häufigen Allergieauslösern – zum gegenwärtigen Zeitpunkt nicht als Seltene Erkrankungen nach der „Orphan Designation" bewertet werden. Zusätzlich erfordert ein „Orphan Drug"-Status immer ein zentrales europäisches Zulassungsverfahren anstelle einer nationalen Zulassung.

Zum gegenwärtigen Zeitpunkt steht daher die Gründung eines Registers im Fokus von NAMSA, in dem die Daten von Menschen mit „seltenen Allergien" bundesweit erhoben und ausgewertet werden. Des Weiteren wird eine epidemiologische Studie an rund 20.000 Patienten durchgeführt, anhand derer analysiert werden soll, wie häufig Typ I-Allergien gegen seltene Allergenquellen in dieser Gruppe auftreten.

Defizite

Die Veränderungen in der europäischen Gesetzgebung, vor allem die gestiegenen Anforderungen an die Pflege von Zulassungen, GMP/GDP und Pharmakovigilanz, können dazu beitragen, dass in Deutschland die Zahl der zur Verfügung stehenden DA rückläufig ist, während die Antragstellung auf Neuzulassungen von Allergenprodukten zur In-vivo-Diagnostik seit 2005 rar ist.

Der hohe produktimmanente Aufwand der Herstellung und Anwendung von Diagnostikallergenen wird in Deutschland nicht durch eine entsprechende Kostenerstattung der GKV gedeckt: Substanzen zur Durchführung von Allergie-Hauttestungen müssen von den Ärzten zu diesem Zwecke von den Allergenherstellern eingekauft werden. Der Einheitliche Bewertungs-Maßstab (EBM) sieht in der Komplexziffer 30111 „Allergologisch-diagnostischer Komplex zur Diagnostik und/oder zum Ausschluss einer Allergie vom Soforttyp (Typ I)" die Regelung „einschließlich Kosten" vor.

Als obligater Leistungsinhalt wird die „Spezifische allergologische Anamnese, Prick-Testung, und/oder Scratch-Testung, und/oder Reibtestung und/oder Skarifikationstestung und/oder Intrakutan-Testung und/oder Konjunktivaler Provokationstest und/oder Nasaler Provokationstest, Vergleich zu einer Positiv- und Negativkontrolle, Überprüfung der lokalen Hautreaktion und Vorhaltung notfallmedizinischer Versorgung" einmal im Krankheitsfall aufgelistet. Sinkende Verkaufszahlen werden von den Allergenherstellern berichtet.

In der vorliegenden Gesamtkonstellation haben die Hersteller von Testallergenen bereits erteilte Zulassungen in großem Stil von sich aus zurückgezogen oder im Rahmen der sogenannten „Sunset Clause" erlöschen lassen: Gemäß § 31 Abs. 1 Satz 1 Nr. 1 AMG erlischt die Zulassung automatisch, wenn das zugelassene Arzneimittel innerhalb von 3 Jahren nach Erteilung der Zulassung nicht in den Verkehr gebracht wird oder wenn sich das zugelassene Arzneimittel, das nach der Zulassung in den Verkehr gebracht wurde, in 3 aufeinanderfolgenden Jahren nicht mehr im Verkehr befindet.

Die Kosten für den Erhalt der Zulassungen bei gleichzeitig sinkenden Verkaufszahlen hat nach Angaben der Hersteller zur Streichung zahlreicher zugelassener DA aus dem Produkt-Portfolio geführt. In Deutschland wurden allein im Jahr 2013 Zulassungen für 476 Diagnostikallergene zur Diagnostik von Soforttypallergien durch die Hersteller freiwillig zurückgezogen (113 Pricktestlösungen, 161 Intrakutantestprodukte und 202 Provokationstestlösungen) (Bundesanzeiger-Bekanntmachungen BANZ Nr. 365 vom 13.12.2011, BANZ Nr. 383 vom 11.06.2013, BANZ Nr. 385 vom 09.08.2013, BANZ Nr. 387 vom 15.10.2013, BANZ Nr. 390 vom 20.01.2014 [Veröffentlichung 2014, Informationsstand jedoch vom 08.12.2013]). Nicht nur die Menge, sondern auch die Qualität der Zulassungsverluste ist im Hinblick auf die Patientenversorgung alarmierend: Aktuell droht u.a. ein vollständiger Verlust zugelassener DA für Latexallergene, was die bislang sehr erfolgreichen Anstrengungen um Primär-, Sekundär- und Tertiärprävention von Latexallergien sowohl bei Mehrfachoperierten als auch als Berufskrankheit im medizinischen Bereich konterkarieren könnte. Es wäre im Hinblick auf die Versorgung der betroffenen Patienten wünschenswert, wenn die Zulassungsinhaber vor einem solchen Schritt den Dialog mit den Allergologenverbänden und/oder der Zulassungsbehörde suchen würden, damit die Zulassungen von DA, die von herausragender Bedeutung für die Versorgung bestimmter Patientengruppen sind, nicht überstürzt unwiederbringlich verloren gehen.

Die Möglichkeiten der In-vivo-Allergiediagnostik mit Haut- und Provokationstests werden durch die geschilderte Problematik immer mehr eingeschränkt. Schon heute sind verschiedene Soforttyp-Allergien auf seltene Allergenquellen nicht mehr leitliniengerecht diagnostizierbar, weil die entsprechenden zugelassenen DA fehlen, was sich auf die Behandlung allergiekranker Patienten auswirkt: Undiagnostizierte Patienten können keine sachgerechten Karenz- und Therapiemaßnahmen durchführen. Die hieraus resultierenden medizinischen und volkswirtschaftlichen Folgen sind derzeit noch nicht absehbar.

Es ist zu erwarten, dass die Kosten für die verbliebenen DA steigen werden. Da diese bei gleichbleibendem Honorar für die EBM-Ziffer allein von den Ärzten zu tragen sind (die Allergiediagnostik ist weitgehend im Regelleistungsvolumen budgetiert), ist ein weiterer Rückgang der In-vivo-Allergiediagnostik zu befürchten: Unter den o.g. Bedingungen der GKV ist die Anzahl der allergologische Diagnostik bei gesetzlich versicherten Patienten anbietenden Praxen im untersuchten Zeitraum von 2007 bis 2010 um ca. 30% zurückgegangen [2]. Der weitere Bestand von DA für die Routinediagnostik ist jedoch an eine ausreichende Nachfrage von DA zu einem angemessenen Preis gebunden.

Weitere Versorgungseinbrüche sind zu antizipieren, sollte es nicht gelingen, zumindest die Prick- und die Provokations-DA als Sachkosten aus der Leistungslegende der Ziffer 30111 zu separieren, z.B. durch Aufnahme von DA zur allergologischen Diagnostik in die regionalen Sprechstundenbedarfs- oder Kostenerstattungsvereinbarungen.

Eine Entkopplung der gestiegenen Sachkosten für die Anschaffung/Bereithaltung von DA von den o.g. EBM-Komplexen wäre der Durchführung der erforderlichen anamnese- und expositionsbezogenen Diagnostik förderlich.

Alternativ droht ein Umstieg von einer heute gelebten überwiegenden In-vivo-Allergiediagnostik auf eine In-vitro-Labordiagnostik. Ein vollständiger Umstieg auf Laborverfahren zur Diagnostik von Allergien wäre in vielen Fällen mit einem erheblichen Verlust an diagnostischer Trennschärfe (z.B. durch in vitro detektiere, aber klinisch meist nicht relevante kreuzreaktive Kohlenhydrat-Epitope) und je nach Fragestellung mit ca. 8- bis 20fach höheren Kosten verbunden. Hierbei würden Patienten, Ärzte und Kostenträger gleichermaßen verlieren. Zudem ist seit dem 1. April 2014 das Laborkompendium der Kassenärztlichen Bundesvereinigung in Kraft: „Nach dem Beschluss Nr. 823 der Arbeitsgemeinschaft Ärzte/Ersatzkassen vom 10.09.2007 setzt die Erbringung und/oder Auftragserteilung zur Durchführung von Laborleistungen nach den Gebührenordnungspositionen 32426 und 32427 grundsätzlich das Vorliegen der Ergebnisse vorangegangener Haut- und/oder Provokationstests voraus, ausgenommen bei Kindern bis zum vollendeten 6. Lebensjahr." Dies kann jedoch nur erfolgen, wenn entsprechende DA zur Haut- oder Provokationstestung zur Verfügung stehen.

In diesem Beitrag wurde vorrangig auf die Situation bei der Abklärung von Soforttypallergien (IgE-vermittelt) eingegangen, jedoch betrifft dieselbe Problematik gleichermaßen auch Epikutantest-Allergene zur In-vivo-Diagnostik von Spättypallergien [13]. Insbesondere bei allergischen Kontaktekzemen und Berufsdermatosen besteht im Gegensatz zu Soforttypallergien keine Möglichkeit zur allergenspezifischen Immuntherapie: Hier ist der einzige kausale

Ansatz zur erfolgreichen Behandlung in der Identifikation und konsequenten Karenz des auslösenden Kontaktallergens begründet [10, 14], eine eingeschränkte Verfügbarkeit diagnostischer Epikutantest-Allergene gefährdet daher die Patientenversorgung erheblich.

Fazit

)) Diagnostische Allergenapplikationen (In-vivo-Allergietests) an Haut und Schleimhäuten sind wertvolle Testverfahren zum Nachweis von Allergien.
)) Dafür notwendige Diagnostikallergene sind durch die gestiegenen Anforderungen der europäischen Gesetzgebung hinsichtlich Neuzulassungen, Qualität und Pharmakovigilanz gefährdet.
)) Die Versorgung allergologischer Patienten in Deutschland wird durch die Reduktion verfügbarer Diagnostikallergene gefährdet.

Forderungen

)) Sicherstellung der Verfügbarkeit von Diagnostikallergenen für die Versorgung allergologischer Patienten
)) Entkopplung von Arzthonorar und Kosten für Diagnostikallergene
)) Bedarfsgerechte Nachfrage auch seltener Allergenquellen bei Allergenherstellern zum Bestanderhalt der derzeit zugelassenen Diagnostikallergene

Danksagung: Die Autoren danken Frau Prof. Dr. med. Vera Mahler, Bundesinstitut für Impfstoffe und biomedizinische Arzneimittel (Paul-Ehrlich-Institut), Langen, für die Be-

*reitstellung der Daten zur In-vivo-Diagnos-
tikallergenzulassung, die fachliche Diskussion
und Kommentierung des Beitrags.*

Literatur

1. Biermann J, Merk H, Wehrmann W, Klimek L, Wasem J. Allergische Erkrankungen der Atemwege – Ergebnisse einer umfassenden Patientenkohorte in der deutschen gesetzlichen Krankenversicherung. Allergo J 2013; 22: 366–373.
2. Burbach GJ, Heinzerling LM, Edenharter G, et al. GA(2)LEN skin test study II: clinical relevance of inhalant allergen sensitizations in Europe. Allergy 2009; 64: 1507–1515.
3. Deutsches Arzneimittelgesetz, Vollzitat: Arzneimittelgesetz in der Fassung der Bekanntmachung vom 12. Dezember 2005 (BGBl. I S. 3394). (12. Dezember 2005 + 17. Dezember 2014)
4. European Directorate for the Quality of Medicines (EDQM). Monograph: Allergen Products – Producta Allergenica 01/2010:1063. In: Council of Europe (ed.). European Pharmacopoeia, Strasbourg, ed. 6, 2010, supplement 6: 679-680, as implemented of 01.01.2010.
5. European Medicines Agency. Committee for Medicinal Products for Human Use (CHMP). Guideline on clinical evaluation of diagnostic agents, 2009 (CPMP/EWP/1119/98/Rev. 1). http://www.ema.europa.eu/docs/en_GB/document_library/Scientific_guideline/2009/09/WC500003580.pdf.
6. European Medicines Agency. Committee for Medicinal Products for Human Use (CHMP). Common technical document for the registration of pharmaceuticals for human use: organisation of common technical document, 2004 (CPMP/ICH/2887/99). http://www.ema.europa.eu/docs/en_GB/document_library/Scientific_guideline/2009/09/WC500002721.pdf.
7. European Medicines Agency. Committee for Medicinal Products for Human Use (CHMP). Guideline on allergen products: production and quality use, 2007 (EMEA/CHMP/BWP/304831/2007). http://www.ema.europa.eu/docs/en_GB/document_library/Scientific_guideline/2009/09/WC500003327.pdf.
8. Heinzerling L, Frew AJ, Bindslev-Jensen C et al. Standard skin prick testing and sensitization to inhalant allergens across Europe – a survey from the GALEN network. Allergy 2005; 60: 1287–1300.
9. Heinzerling LM, Burbach GJ, Edenharter G, et al. GA(2)LEN skin test study I: GA(2)LEN harmonization of skin prick testing: novel sensitization patterns for inhalant allergens in Europe. Allergy 2009; 64: 1498–1506.
10. Hiller J, Vogel K, Mahler V. Leitlinienkonforme Diagnostik und Therapie von beruflich bedingten Handekzemen. ASU Arbeitsmed Sozialmed Umweltmed 2014; 49: 834–843.
11. Johansen JD, Aalto-Korte K, Agner T, et al. European Society of Contact Dermatitis guideline for diagnostic patch testing - recommendations on best practice. Contact Dermatitis 2015; 73: 195–221.
12. Klimek L, Werfel T, Vogelberg C, Jung K. Authorised allergen products for intracutaneous testing may no longer be available in Germany: Allergy textbooks have to be re-written. Allergo J Int 2015; 24: 84–93.
13. Mahler V, Dickel H, Diepgen TL, et al. Statement of the German Contact Dermatitis Research Group (DKG) and the German Dermatological Society (DDG) on liability issues associated with patch testing using a patient's own materials. J Dtsch Dermatol Ges 2017; 15: 202–204.
14. Mahler V, Schnuch A, Bauer A, et al. Eingeschränkte Verfügbarkeit diagnostischer Epikutantest–Allergene gefährdet die Patientenversorgung. J Dtsch Dermatol Ges 2016; 14: 743–745.
15. Muraro A, Werfel T, Hoffmann-Sommergruber K, et al. EAACI food allergy and anaphylaxis guidelines: diagnosis and management of food allergy. Allergy 2014; 69: 1008–1025.
16. Riechelmann H, et al. Leitlinie zur Durchführung des nasalen Provokationstests bei Erkrankungen der oberen Atemwege. Allergo J 2002; 11: 29–36.
17. Rueff F, Bergmann KC, Brockow K, et al. Hauttests zur Diagnostik von allergischen Soforttyp-Reaktionen. Leitlinie der Deutschen Gesellschaft für Allergologie und klinischen Immunologie (DGAKI). Allergo J 2010; 19: 402–415.
18. van Kampen V, de Blay F, Folletti I, et al. Evaluation of commercial skin prick test solutions for selected occupational allergens. Allergy 2013; 68: 651–658.

4.4 Antibiotika-Resistenzentwicklung: Bedeutung der Allergiediagnostik bei Antibiotika-/Penicillinallergie

Als zunehmende weltweite Bedrohung wird das Entstehen von antibiotikaresistenten Bakterien angesehen, sodass diese Thematik sogar ein eigener Tagungsordnungspunkt auf dem G20-Gipfel in Hamburg (2017) war. Neben den mikrobiologischen Faktoren spielt die Verfügbarkeit von Antibiotika – insbesondere der Betalaktamantibiotika wie z. B. Penicillin – dabei eine wichtige Rolle. Betalaktamantibiotika können u. a. bei Atemwegsinfektionen einen Großteil der beteiligten Bakterien behandeln und somit den Einsatz von sogenannten Reserveantibiotika überflüssig machen. Nach Daten des Bundesamtes für Verbraucherschutz und Lebensmittelsicherheit und der Paul-Ehrlich-Gesellschaft für Chemotherapie e. V. war das Breitspektrum-Penicillin Amoxicillin im Jahre 2014 erneut das am häufigsten zulasten der gesetzlichen Krankenversicherungen verordnete Antibiotikum (GERMAP-Studie 2015).

In der Gesamtbevölkerung sind allerdings ca. 10 % der Ansicht, eine Penicillinallergie zu haben, und werden daher ggf. die Einnahme eines Betalaktamantibiotikums verweigern bzw. werden verantwortungsvolle Ärzte oder Apotheker für diese Patienten nach anderen Möglichkeiten einer antibiotischen Therapie suchen. Wie weiter unten dargestellt, haben aber nur etwas mehr als 1 % der Bevölkerung eine echte Penicillinallergie. Dies liegt wohl u. a. daran, dass virale fieberhafte Atemwegsinfekte oftmals selbst Exantheme verursachen oder eine Urtikaria triggern kön-

nen. Nicht selten werden auch pharmakologische Antibiotikanebenwirkungen (die Autoren verweisen diesbezüglich auf die Fachinformationen) als Allergien fehlinterpretiert.

Diese verfehlten Annahmen einer Penicillinallergie führen somit zur Verwendung alternativer Antibiotika, was zu vermehrten Therapieversagern, mehr Nebenwirkungen und erhöhter Anzahl einer Kolonisierung bzw. Infektausbildung durch sogenannte Problemkeime wie Methicillin-resistente Staphylococcus aureus (MRSA) führt [5].

Was ist eine Penicillinallergie ?

Antibiotikaallergien werden in der Deutschen Leitlinie von Brockow et al. definiert als Überempfindlichkeitsreaktionen, denen eine immunologische Reaktion der Typen I–IV nach Coombs und Gell zugrunde liegt [1], im internationalen Konsensuspapier von Demoly et al. werden sie definiert als Reaktionen auf Medikamente, bei denen IgE- oder T-Zell-vermittelte immunologische Mechanismen nachweisbar oder zumindest sehr wahrscheinlich sind [2].

Penicillinallergien können in allergische Sofortreaktionen (innerhalb von Minuten bis wenigen Stunden zwischen Einnahme und Symptomatik) oder Spätreaktionen (nach mehreren Stunden bis einigen Tagen) eingeteilt werden. Ein relativ typisches Sofortphasen-Symptomspektrum kann von akuter Urtikaria und Angioödemen bis hin zum anaphylaktischen Schock (allergischer Schock bis zum Tod) reichen. Das Spektrum klinischer Spätreaktionen ist weitaus vielgestaltiger; es reicht von unkomplizierten makulopapulösen Exanthemen über arzneimittelinduzierte Systemreaktionen bis hin zu den potenziell lebensbedrohlichen schweren bullösen Arzneimittelreaktionen (Stevens-Johnson-Syndrom und toxische epidermale Nekrolyse).

Die medizinische Wissenschaft hat auf der Grundlage der Erkenntnisse über die Pathophysiologie der Erkrankung bereits seit vielen Jahren Verfahren zur objektiven Diagnostik einer Antibiotikaallergie mittels Hauttestung und anschließendem Provokationstest entwickelt [1, 2].

Werden die fraglich penicillinallergischen Patienten einer allergologischen Diagnostik nach derartig empfohlenen Standards unterzogen, stellt sich bei über 80 % heraus, dass tatsächlich keine Allergie vorliegt, und Penicilline werden in entsprechenden Testungen und nachfolgenden Behandlungen vertragen [1, 7].

In weiteren Studien in den USA und in Europa bestätigte sich, dass die subjektive Angabe des Patienten, eine Penicillinallergie zu haben, sich nach entsprechender allergologischer Diagnostik in nur ca. 5–10 % der Fälle als richtig herausstellte und in weiteren Fällen nicht eine „generelle Penicillinallergie", sondern nur eine isolierte Allergie gegen einzelne Penicilline wie Ampicillin und Amoxicillin bestand, aber alle anderen Penicilline vertragen wurden [5].

Damit wären bei regelmäßiger Durchführung dieser Allergiediagnostik für bis zu 90 % aller Patienten mit der (vermuteten) Angabe einer Penicillinallergie diese Antibiotikagruppe verfügbar. Bezogen auf die Gesamtzahl von ca. 10 % der Gesamtbevölkerung in Deutschland (ca. 83 Millionen) könnte daher der Einsatz von Reserveantibiotika von ca. 8,3 Millionen Betroffenen auf ca. 0,83 Millionen echter Patienten gesenkt werden. Dies hätte erheblich positive Einflüsse auf mögliche Resistenzentwicklungen.

Diagnostika zum Nachweis einer Penicillinallergie fehlen

Sowohl für Haut- als auch für Provokationstestungen werden Diagnostikallergene (DA) benötigt, die Arzneimittel gemäß § 2 des Arzneimittelgesetzes (AMG) sind, da sie dazu dienen, eine medizinische Diagnose zu erstellen (weitere Erläuterungen zu den regulatorischen Details s. Kap. 4.18). Für das „Inverkehrbringen" nach § 4 (17) AMG benötigt ein Arzneimittel eine Zulassung der entsprechenden Bundesbehörde, im Falle der DAs ist das Paul-Ehrlich-Institut in Langen zuständig.

Die für die Allergiediagnostik nach modernem diagnostischem Standard notwendigen Diagnostikallergene Penicilloyl und sogenannte „Minor determinant"-Penicillinderivate stehen in Deutschland trotz der erheblichen Bedeutung von Penicillinallergien nicht zur Verfügung, vielmehr wurde eine früher bestehende Zulassung für diese Substanzen vom damaligen Anbieter sogar zurückgegeben. Grund für diese Rückgabe war nach Angaben des Herstellers die erhebliche Diskrepanz zwischen den Eigenkosten für die Aufrechterhaltung der Zulassung und Herstellung dieser Diagnostikallergene und den geringen Einnahmen durch den Verkauf der Diagnostikallergene.

263

Ursächlich hierfür ist offensichtlich ein grundlegender Fehler in der Systematik des deutschen Gesundheitssystems in Bezug auf die allergologische Diagnostik. DA-Substanzen zur Durchführung von Allergie-Hauttestungen werden nämlich keineswegs wie bei anderen diagnostischen Verfahren (z.B. Röntgenkontrastmittel, Kathether, Narkosemittel etc.) von den Krankenkassen für die Untersuchung zur Verfügung gestellt, sondern sie müssen von den Ärzten zu diesem Zwecke von den Allergenherstellern auf eigene Kosten eingekauft werden [3, 4]. Der Einheitliche Bewertungs-Maßstab (EBM) sieht in der Komplexziffer 30111 *„Allergologisch-diagnostischer Komplex zur Diagnostik und/oder zum Ausschluss einer Allergie vom Soforttyp (Typ I)"* die Regelung *„einschließlich Kosten"* vor, wobei der Komplex nur „einmal im Krankheitsfall", das heißt einmal jährlich, durchgeführt werden darf. Allerdings beinhaltet diese Komplexziffer auch sämtliche anderen Testungen; aufgelistet werden als obligater Leistungsinhalt einmal im Krankheitsfall die *„Spezifische allergologische Anamnese, Prick-Testung, und/oder Scratch-Testung, und/oder Reibtestung und/oder Skarifikationstestung und/oder Intrakutan-Testung und/oder Konjunktivaler Provokationstest und/oder Nasaler Provokationstest, Vergleich zu einer Positiv- und Negativkontrolle, Überprüfung der lokalen Hautreaktion und Vorhaltung notfallmedizinischer Versorgung"*. Da die Ziffer 30111 außerdem weitgehend im Regelleistungsvolumen budgetiert ist, wird eine Testung auf Penicillinallergie in der Realität wohl überwiegend auf Kosten des durchführenden Arztes stattfinden. Obwohl durch die fehlende Verfügbarkeit der DAs derzeit keine exakte Kostenangabe möglich ist, kann davon ausgegangen

werden, dass die Ärzte für die Durchführung einer sachgerechten Diagnostik bei Penicillinallergie je Patient durchschnittlich 60–80,– € an Personal- und Sachkosten aufbringen mussten [3, 4]. Da dies nicht dauerhaft realisierbar war, sank in der Folge die Anforderung für die o.g. Penicillinallergie-DAs so weit ab, dass der Hersteller freiwillig seine bestehenden Zulassungen zurückgegeben hat.

Diese Honorar- und Kostensystematik ist wohl international einmalig. Sie wird mit hoher Wahrscheinlichkeit zu weiteren Versorgungseinbrüchen in der Diagnostik von Penicillinallergien führen, falls es nicht gelingen sollte, zumindest die o.g. Prick- und die Provokations-DAs als Sachkosten aus der Leistungslegende der Ziffer EBM 30111 zu separieren. Dann wäre es möglich, durch die Aufnahme von DAs zur allergologischen Diagnostik in die regionalen Sprechstundenbedarfs- oder Kostenerstattungsvereinbarungen eine Finanzierung der DAs zu gewährleisten. Die Entkopplung der Kosten von den Arzthonoraren (von den EBM-Komplexen) würde den Ärzten eine umfassende Diagnostik rein anhand der zum Patientenwohle notwendigen Erwägungen ohne wirtschaftliche Zwänge ermöglichen.

Die an diesem Beispiel deutlich werdende Unterversorgung der an Allergien leidenden Patienten führt zu einer erheblichen Begünstigung der Entstehung antibiotikaresistenter Infektionen (MRSA) [5].

Paradoxerweise entstehen andererseits durch Nutzung von Reserveantibiotika bei Patienten mit vermeintlicher Penicillinallergie enorme Kosten. Mehrere Studien konnten nachweisen, dass der ohne weitere Allergiediagnostik notwendige Ersatz der

Penicillin- und Cephalosporinpräparate durch chemisch nicht verwandte Antibiotika praktisch ausnahmslos zur Verordnung von teureren Produkten führte, was Mehrkosten zwischen ca. 10,– € und 580,– € zur Folge hatte. In Deutschland betrugen die durchschnittlichen DDD-Nettokosten (DDD = definierte Tagesdosis, defined daily dose) im Jahre 2016 zu Lasten der GKV für Amoxycillin 0,85 € und für Phenoxymethylpenicillin 1,35 €, hingegen für alternative Antibiotika wie Clindamycin 2,36 €, Erythromycin 2,09 €, Fluorchinolone 2,52 € und ggf. Vancomycin 84,61 €.

Weiterhin währten stationäre Behandlungen bei Patienten mit angenommener Penicillinallergie bei Frauen mit 0,68 und bei Männern mit 0,35 Tagen deutlich länger als bei solchen ohne Angabe einer Penicillinallergie. Für die USA wurden in einer Untersuchung eines Health Care Management Unternehmens (der Kaiser Permanente Gesellschaft) mit Mehrkosten pro betroffenem Patienten von mehr als 1300,- $ berechnet. Die Kosten der sachgerechten Allergiediagnostik mittels Hauttest betrugen hingegen mit ca. 130,– $ nur 1/10 dieses Betrags [6]. Im deutschen Gesundheitssystem würde die Durchführung einer sachgerechten Diagnostik bei Penicillinallergie je Patient sogar nur durchschnittlich 60–80,– € kosten.

Darüber hinaus sind Ersatzantibiotika mit erheblich häufigeren und schwereren Nebenwirkungen verbunden.

Aber auch bei den ca. 10 % der Patienten, bei denen durch die Diagnostik tatsächlich Penicillinallergien nachgewiesen werden würden, könnte die angemessen durchgeführte Allergiediagnostik dann auch tatsächlich nachhaltig die Auslösung schwerer allergischer Reaktionen, verbunden mit der Notwendigkeit einer intensivmedizinischen Betreuung und hohen Krankheitskosten, verhindern.

Fazit

)) Die Angabe von Penicillinallergien durch den Patienten sollte nicht als dauerhafte Kontraindikation gegen die Gabe dieser Antibiotika angesehen werden, sondern Anlass für eine gezielte allergologische Diagnostik sein. Antibiotikaallergien werden von Patienten wesentlich häufiger vermutet, als sie tatsächlich vorliegen. Auch die ungenaue Verwendung des Allergiebegriffs durch Laien kann zu diesem Missverhältnis beitragen.

)) Diagnostische Allergenapplikationen (in vivo) an Haut und Schleimhäuten gehören zu den wertvollsten Testverfahren zum Nachweis von Allergien.

)) Die Möglichkeiten der In-vivo-Allergiediagnostik in Deutschland werden durch die Entwicklungen der europäischen Gesetzgebung für Diagnostikallergene erheblich eingeschränkt.

)) Die Versorgung von Patienten mit Penicillinallergien ist in Deutschland durch das Fehlen zugelassener Diagnostikallergene erheblich eingeschränkt.

)) Die Resistenzentwicklung bei bakteriellen Infektionen – insbesondere bei penicillinsensiblen Keimen – wird durch die bestehende Problematik massiv befördert.

)) Lösungsmöglichkeiten für die Wiedergewinnung von Diagnostikallergenen in der Routinediagnostik von Penicillinallergien könnten in einer Entkopplung

265

von Arzthonorar und Präparatekosten mit Finanzierung nach dem Prinzip der Kostenerstattung oder der Praxisbedarfsregelungen bestehen. Zusammenfassend zeigt das Beispiel der Penicillinallergie, dass die mangelhafte Infrastruktur der Allergiediagnostik zur fehlenden Zulassung von Diagnostika führt. Dabei könnte deren Anwendung die Entstehung antibiotikaresistenter Keime vermeiden und Kosten sparen, indem teure Reserveantibiotika eingespart und schwere allergische Reaktionen vermieden würden.

Forderungen

» Es wird dringend ein allgemein verfügbares Penicillinallergie-Testkit benötigt, das die behördliche Zulassung zur Anwendung in Praxen und Kliniken hat (z.B. mit Penicilloyl und Minor Determinanten des Penicillins). Antragstellung und Vertrieb könnten als Serviceleistung von Allergen- oder Antibiotika bzw. Betalaktamantibiotika herstellenden Unternehmen durchgeführt werden.

» Bei Neubearbeitung von EBM und GOÄ sind die ärztlichen und sonstigen Leistungen der Arzneimittel-Allergietestung bei Penicillinallergie zu honorieren.

» Kosten für notwendige Diagnostika sollten von den Kostenträgern getragen werden.

» Die Arzneimittel-Allergietestung am Beispiel der Testung auf Penicillinallergie ist im EBM als eigenständige Leistung aufzuführen und nicht der Komplexziffer 30111 zuzuordnen. Diese

Testung sollte nicht im allgemeinen Regelleistungsvolumen budgetiert werden, da sie von für diese Testung qualifizierten Ärzten (z.b. Zusatzbezeichnung Allergologie) durchgeführt werden muss.

Literatur

1. Brockow K, Przybilla B, Aberer W, et al. Guideline for the diagnosis of drug hypersensitivity reactions: S2K-Guideline of the German Society for Allergology and Clinical Immunology (DGAKI) and the German Dermatological Society (DDG) in collaboration with the Association of German Allergologists (AeDA), the German Society for Pediatric Allergology and Environmental Medicine (GPA), the German Contact Dermatitis Research Group (DKG), the Swiss Society for Allergy and Immunology (SGAI), the Austrian Society for Allergology and Immunology (OGAI), the German Academy of Allergology and Environmental Medicine (DAAU), the German Center for Documentation of Severe Skin Reactions and the German Federal Institute for Drugs and Medical Products (BfArM). Allergo J Int 2015; 24: 94–105.
2. Demoly P, Adkinson NF, Brockow K, et al. International Consensus on drug allergy. Allergy 2014; 69: 420–437.
3. Klimek L, Werfel T, Vogelberg C, Jung K. Authorised allergen products for intracutaneous testing may no longer be available in Germany: Allergy textbooks have to be re-written. Allergo J Int 2015; 24: 84–93.
4. Klimek L, Hoffmann HJ, Renz H, et al. Diagnostic test allergens used for in vivo diagnosis of allergic diseases are at risk: a European Perspective. Allergy 2015; 70: 1329–1331.
5. Li Y, Minhas JS, Blumenthal KG. Economic impact of Drug Allergy. In: Khan D, Banerji A (eds). Drug Allergy Testing. St. Louis: Elsevier 2018: 11–18.
6. Macy E, Contreras R. Health care use and serious infection prevalence associated with penicillin "allergy" in hospitalized patients: a cohort study. J Allergy clin Immunol 2014; 133: 790–796.
7. Solensky R, Earl HS, Gruchalla RS. Lack of penicillin resensitization in patients with a history of penicillin allergy after receiving repeated penicillin courses. Arch Intern Med 2002; 162: 822–826.

4.5 Allgemeines Behandlungskonzept von Allergien

Kein Erkrankungsfeld ist so vielfältig wie die Allergologie mit einer „Unzahl" von potenziellen Auslösern im Zusammenspiel mit synergistischen und additiven Faktoren, die einen gut ausgebildeten Allergologen mit detektivischem Spürsinn fordern. Erst aus der Kenntnis des individuellen klinischen Krankheitsbildes und der Pathophysiologie der zugrunde liegenden Immunreaktion sowie den Ergebnissen der verschiedenen diagnostischen Verfahren ergibt sich ein immer individuelleres Behandlungskonzept für den betroffenen Patienten.

Dabei wird zwischen kausalen (ursächlichen) und symptomatischen (Beschwerden lindernden) Therapieverfahren unterschieden. Auch die Mitbehandlung von Begleiterkrankungen, wie z. B. Infektionen, ist zu beachten. Die symptomatischen Therapieverfahren dürfen jedoch keineswegs als minderwertig abgetan werden, da zum Teil auch hiermit komplette Beschwerdefreiheit erreicht werden kann und eine ursächliche Therapie, wie bei vielen anderen Erkrankungsbildern auch, nicht immer zur Verfügung steht. Zwar kann die allergenspezifische Immuntherapie (ASIT, Hyposensibilisierung) spezifische Typ-I-Sensibilisierungen ursächlich heilen; allerdings ist dieses Verfahren nicht für alle Typ-I-Allergene und nicht für Typ-IV-Allergien verfügbar. Darüber hinaus können Erkrankungen aus dem allergischen Formenkreis wie die atopische Dermatitis nicht wirklich kausal behandelt werden (hier wäre eine Gentherapie nötig), jedoch sehr gut symptomatisch.

Die einzelnen Schritte im Behandlungskonzept von Allergien schließen einander nicht aus. So kann und muss durchaus während einer allergenspezifischen Immuntherapie auch symptomatisch behandelt werden, wenn der Patient Beschwerden verspürt.

Man unterscheidet auch zwischen Immuntherapie und Pharmakotherapie (Behandlung mit Medikamenten). Unter den immunmodulierenden (früher auch immunsuppressiven) Therapieverfahren sind auch die neuen Biologika einzuordnen, wobei es sich um im Reagenzglas hergestellte Antikörper gegen bestimmte Botenstoffe (z. B. Zytokine) allergischer Reaktionen handelt. Sie wirken sehr spezifisch auf die durch die Zielstruktur vermittelten Effekte, sind aber nicht allergenspezifisch.

Auch Phytopharmaka (pflanzliche Stoffe) haben Eingang in die Allergiebehandlung gefunden. Daneben werden von verschiedenen Seiten immer neue Verfahren der sogenannten „alternativen", „komplementären" oder „unkonventionellen" Medizin vorgeschlagen, die größtenteils einer wissenschaftlichen Überprüfung nicht standhalten. Das Weißbuch konzentriert sich auf wissenschaftlich bewiesene und allgemein akzeptierte Behandlungsverfahren (Tab. 1).

Die wirksamste kausale Behandlung von Allergien besteht in der Meidung des auslösenden Allergens, der sogenannten Allergenkarenz. Daraus wird unmittelbar klar, wie wichtig eine sachgerechte Allergiediagnostik für die Therapie des Betroffenen ist. Merke: „Nicht jeder Schnupfen im Som-

Tab. 1: Verschiedene Ansatzpunkte im Gesamtbehandlungskonzept von Allergien.

Allergenzufuhr	Karenz (z. B. Wohnraumsanierung, Diät, Rehabilitation, Arbeitsplatzintervention)
krank machende Immunreaktion	allergenspezifische Immuntherapie, ASIT („Hyposensibilisierung")
Inhibition bestimmter Moleküle	Biologika (z. B. Anti-IgE, Anti-IL-4R, Anti-IL5)
Entzündungshemmung	Glukokortikosteroide (topisch und systemisch), Calcineurin-Inhibitoren
Rezeptor-Antagonisten	Histamin: Antihistaminika Leukotriene: Leukotrien-Antagonisten
spezifische Therapie am Endorgan	Bronchodilatation, physikalische Therapie, Basistherapie gestörter Hautbarriere
Psyche	psychosomatische Beratung, Psychotherapie, Psychopharmaka

mer ist ein Heuschnupfen, nicht jeder Schnupfen im Winter eine Erkältung!"

Zur Allergenkarenz gehören auch Maßnahmen der Innenraumsanierung (z. B. bei Hausstaubmilbenallergie) ebenso wie die Ausschaltung unspezifischer Reize aus der Umwelt, bei berufsbedingten Allergien unter Umständen eine Intervention am Arbeitsplatz unter Beteiligung des betriebsärztlichen Dienstes oder der Berufsgenossenschaften. Nicht selten wird ein Tätigkeits- oder Berufswechsel nötig (s. Kap. 3.5 u. Kap. 3.9). Auch Beratung zur Freizeitgestaltung gehört zum Patientenmanagement des allergischen Patienten.

Die Einhaltung einer Allergiediät beinhaltet die Meidung des spezifischen und nachgewiesenermaßen krank machenden Lebensmittels, was in der Praxis oft nicht einfach ist. Keinesfalls darf eine „Allergiediät" lediglich aufgrund von im Hauttest oder Blut nachgewiesenen Sensibilisierungen empfohlen werden.

Bei Arzneimittelallergikern ist die exakte Kenntnis der auslösenden Substanz, die auch nicht aktive Vehikel- oder Zusatzstoffe in Zubereitungen umfasst, sowie die richtige Ausstellung eines Allergiepasses oder eines „Anaphylaxie-Notfall-Ausweises" von eminenter praktischer Bedeutung. Auch die Kenntnis der zahlreichen Synonyma (verschiedene Namen für die gleiche Substanz) ist bei Arzneimittelallergien entscheidend.

Besteht keine Möglichkeit der Allergenkarenz, wie dies z. B. bei luftgetragenen Pollen in Mitteleuropa der Fall ist, kann eine kausale Therapie der fehlgeleiteten Immunreaktion durch allergenspezifische Immuntherapie (ASIT) erfolgreich eingesetzt werden. In einem hohen Prozentsatz gelingt es mit entsprechend auf Wirksamkeit und Verträglichkeit geprüften Allergenzubereitungen, das fehlgeleitete Immunsystem im Sinne einer Toleranzentwicklung umzustimmen (s. Kap. 4.8).

Auch in der Therapie mit Medikamenten (Pharmakotherapie) gibt es ganz unterschiedliche Ansatzpunkte und erfreulicherweise ständig neue Entwicklungen. Neben der allergenspezifischen Immuntherapie stehen neuere immuntherapeutische Maßnahmen durch sogenannte Biologika, das sind im Reagenzglas hergestellte sehr spezifische Antikörper gegen bestimmte immunologische Botenstoffe oder Strukturen, die für die Unterhaltung von allergischen Erkrankungen von Relevanz sind. Hier sind z. B. Antikörper gegen Immunglobulin E (Anti-IgE) oder zelluläre Botenstoffe (wie z. B. Interleukin 5) oder Rezeptoren (z. B. Interleukin-4- und Interleukin-13-Rezeptoren) zu nennen.

Das Behandlungskonzept von Allergien setzt eine von Vertrauen getragene Zusammenarbeit zwischen Arzt und informiertem Patienten voraus und schließt auch die Beachtung möglicher psychosomatischer Interaktionen mit ein (s. Kap. 3.15). Es ist außerordentlich wichtig, den Patienten über die Bedeutung einer konsequenten und langfristigen Therapie von Allergien zu informieren. Leider werden Allergien in der Allgemeinbevölkerung immer noch stark bagatellisiert, obwohl sie nicht nur die Lebensqualität, sondern auch die Leistungsfähigkeit in Schule, Beruf und Studium messbar beeinträchtigen. Wesentlich hierbei ist es, auch die Sorgen von Patienten hinsichtlich möglicher Nebenwirkungen von Medikamenten in der Langzeitanwendung ernst zu nehmen, weswegen die meisten Patienten sie nur bei Bedarf nehmen. Glücklicherweise haben jedoch gerade die am häufigsten eingesetzten Medikamente wie z.b. moderne Antihistaminika und topische Glukokortikosteroide inzwischen exzellente Sicherheitsprofile.

Eine aktive Aufklärung des Patienten ist erforderlich, um ihm das nötige Vertrauen in die Behandlung zu geben.

Forderungen

》 Erleichterte Zugänglichkeit zu neuen Therapien für Kinder durch Abbau von bürokratischen Hürden und rechtzeitigen Beginn von Kinderstudien
》 Neue Wege und Präparate zu verbesserter Wirksamkeit und Verträglichkeit der allergenspezifischen Immuntherapie (ASIT)
》 Entwicklung und Verfügbarkeit von neuen zielgerichteten Biologika in der Behandlung der allergischen Entzündung
》 Neue Konzepte und Pharmaka zur Behandlung von Nahrungsmittelallergien und -unverträglichkeiten
》 Fortentwicklung und Verbreitung von Edukationsmaßnahmen (z. B. Schulungsprogrammen) für verschiedene allergische Erkrankungen und diverse Zielgruppen in der Bevölkerung über die betroffenen Patienten hinaus
》 Erstattung essenzieller Heilmaßnahmen und Therapeutika für allergische Erkrankungen
》 Neue Wege der primären Prävention von Allergien, mehr im Sinne von Adaptation und Toleranzinduktion als von ausschließlichen Meidungsstrategien

4.6 Medikamentöse Behandlung (Pharmakotherapie) der allergischen Rhinitis und des Asthma bronchiale

Die allergische Rhinitis (AR) betrifft ca. 20 % der deutschen Bevölkerung ([3], s. a. Kap. 1.3) und ist häufig mit anderen allergisch bedingten Erkrankungen wie Asthma und dem atopischen Ekzem assoziiert. Zum heutigen Zeitpunkt beinhaltet die medikamentöse Therapie der AR hauptsächlich die Gabe von Mastzellstabilisatoren, Leukotrienrezeptor-Antagonisten, Dekongestiva, Antihistaminika, Glukokortikosteroiden (GKS) und Fixkombinationen aus Antihistaminika und GKS.

Eine Verbesserung der pharmakologischen Therapieansätze für Patienten mit allergischer Rhinitis ist notwendig, da trotz der zahlreichen vorhandenen Therapiemöglichkeiten bei vielen Betroffenen die Symptome nicht ausreichend gelindert werden können.

In der Praxis sieht die Versorgung daher oft so aus, dass Patienten in der Apotheke ein antiallergisches Präparat erhalten, bei Nichterfolg auf ein anderes wechseln oder ein weiteres hinzunehmen. Zahlreiche Patienten wissen über die eingenommenen Medikamente viel zu wenig, 29 % der Patienten ist die eingenommene Substanzklasse nicht bekannt, 26 % geben an, dass häufige Präparatewechsel stattfinden, da sie mit den Behandlungserfolgen unzufrieden sind [12, 16, 20].

Lebensnahe Versorgungsstudien zeigen, dass etwa 40 % der Patienten eine willkürliche Kombinationstherapie mit verschiedenen Präparaten anwenden [4, 6], obwohl hierfür keinerlei Evidenz besteht und sogar der zusätzliche Nutzen eines zweiten Präparates in vielen Studien widerlegt werden konnte [1, 7].

Dekongestiva (Alpha-Sympathomimetika)

Für die akute Behandlung der AR werden Alpha-Sympathomimetika eingesetzt, welche an Alpha-Adrenorezeptoren binden und diese aktivieren. Die Folge ist eine Vasokonstriktion der nasalen Mukosa, die zu einer verringerten Füllung der Kapazitätsgefäße und somit zu einem Abschwellen der Schleimhäute führt.

Die Gabe der Substanzen kann sowohl topisch als auch systemisch erfolgen. Ein Vorteil der Dekongestiva ist ihre schnell eintretende Wirkung. Allerdings reduzieren sie lediglich die nasale Obstruktion und keine weiteren Symptome. Zu den Nebenwirkungen der systemischen Medikamente gehören Tachykardien, Unruhe, Schlaflosigkeit und Hypertonie [9]. Bei der topischen Nutzung der Dekongestiva kann es zu nasaler Trockenheit und Niesreiz kommen. Eine langfristige Nutzung kann zudem zur Entwicklung einer Rhinopathia medicamentosa führen. Dementsprechend sollte die Therapie mit Dekongestiva nicht länger als 10 Tage andauern [3].

Mastzellstabilisatoren

Die Substanzen Cromoglicinsäure und Nedocromil haben eine stabilisierende Wirkung auf die histaminproduzierenden Mastzellen, indem sie deren Degranulationsprozess blockieren [21]. Vorteilhaft sind ihre gute Verträglichkeit und das günstige Nebenwirkungsprofil, sodass sie oft bei Kleinkindern und schwangeren bzw. stillenden Frauen eingesetzt werden. Ein Nachteil dieser Therapieform ist die notwendige häufige Anwendung, da sie Probleme bei der Compliance mit sich bringen kann. Darüber hinaus zeigen Mastzellstabilisatoren im Vergleich zu anderen pharmakologischen Substanzen, wie Antihistaminika und GKS, eine schwächere Wirkung auf die nasalen Symptome. Diese Wirkstoffe spielen dementsprechend nur noch eine untergeordnete Rolle bei der Therapie der AR [3].

Leukotrienrezeptor-Antagonisten

Im Rahmen der allergischen Entzündungskaskade spielen neben Histamin und verschiedenen Zytokinen auch Leukotriene eine entscheidende Rolle.

Leukotrienrezeptor-Antagonisten (Montelukast, Zafirlukast, Pranlukast) blockieren kompetitiv den Leukotrienrezeptor [14, 23]. In Deutschland ist jedoch nur Montelukast verfügbar. Ein Vorteil der Leukotrienrezeptor-Antagonisten scheint zu sein, dass sie sowohl bei Asthma als auch AR wirksam sind, wovon Patienten mit einer Komorbidität profitieren. Nur für diese Gruppe ist der Wirkstoff Montelukast momentan in Deutschland zugelassen.

Aufgrund der überlegenen Wirksamkeit der nasalen GKS sind Leukotrienrezeptor-Antagonisten in der Behandlung der AR jedoch nicht die erste Wahl.

Antihistaminika

Antihistaminika blockieren zellständige Histaminrezeptoren und reduzieren somit die Wirkung von Histamin im Gewebe. Histamin entfaltet seine Wirkung auf die Zellen über vier Histaminrezeptoren (H1, H2, H3 und H4). Da für die allergische Sofortreaktion hauptsächlich die H1-Rezeptoren verantwortlich sind, werden für die Behandlung der AR zurzeit nur H1-Antihistaminika eingesetzt.

Grundsätzlich unterscheidet man bei den H1-Antihistaminika Substanzen der ersten und zweiten Generation. Die erste Generation der H1-Antihistaminika weist eine ausgeprägte sedierende Wirkung auf, die sich negativ auf Leistungsfähigkeit und motorische Fähigkeiten auswirken kann [11]. H1-Antihistaminika der zweiten Generation haben hingegen nur geringe bis gar keine sedierenden Eigenschaften [3]. Die neueren Antihistaminika wie Levocetirizin, Desloratadin, Fexofenadin, Ebastin, Rupatadin, Olopatadin und Bilastin sind weiterentwickelte Formen der Antihistaminika der zweiten Generation.

H1-Antihistaminika stehen für den systemischen und topischen Einsatz zur Verfügung. Der Vorteil der beiden Anwendungsformen ist, dass sie effektiv die meisten Symptome der AR, wie z. B. Rhinorrhö, Pruritus und okulare Symptome, verbessern. Die nasale Obstruktion wird jedoch besser durch die topische Anwendungsform

271

reduziert [18]. Während einige Studien den nasalen GKS eine bessere Wirksamkeit zuschreiben [24], zeigen andere Studien, dass beide Therapieformen ähnlich effektiv sind [10].

Topische Glukokortikosteroide (GKS)

Topische GKS binden an intrazelluläre Glukokortikoidrezeptoren und aktivieren dadurch den Rezeptorkomplex [2, 13, 19]. Interessanterweise gibt es neben diesen zeitaufwendigen Mechanismen rezeptorunabhängige Sofortwirkungen. So kann z. B. die Gefäßexsudation in der allergischen Sofortphasenreaktion bereits 5–10 Minuten nach Applikation nasaler GKS (nGKS) signifikant reduziert werden [13, 19].

Der größte Vorteil der nGKS liegt darin, dass sie alle nasalen Symptome wirksam unterdrücken. Nasale GKS sind im Allgemeinen gut verträglich, und lokale Nebenwirkungen beschränken sich meist auf Epistaxis, nasale Trockenheit und Irritationen im Rachenbereich. Aufgrund ihres guten Wirkungsprofils sind nGKS momentan der therapeutische Standard in der Basistherapie der AR.

Wie einleitend dargestellt, führen jedoch auch nGKS bei circa 26 % der Betroffenen nicht zu einer ausreichenden Linderung der Symptome, weshalb diese Patienten häufig auf ungeprüfte und nicht evidenzbasierte Kombinationen verschiedener Antiallergika zurückgreifen.

Aufgrund der Verfügbarkeit zugelassener und evidenzbasierter Fixkombinationen ist diese Fehlbehandlung nicht hinzunehmen.

Fixkombination aus Antihistaminikum und nGKS

Beim Asthma bronchiale besteht heute die Standardtherapie in einer inhalativen Fixkombination eines langwirksamen Beta-2-Mimetikums mit einem topischen GKS.

Ein vergleichbares Therapiekonzept existiert für die allergische Rhinitis in einer Fixkombination mit veränderten pharmakologischen Eigenschaften eines nGKS (Fluticasonpropionat) und eines nasalen Antihistaminikums (Azelastin). Für diese Fixkombination wurde eine höhere Wirksamkeit bezüglich der Symptomlinderung nachgewiesen als für die Gabe der einzelnen Wirkstoffe [5, 8, 17, 22]. Durch die Veränderung der pharmakologischen Eigenschaften dieser Präparate und Kombination der zwei Wirkstoffe in einem gemeinsamen Nasenspray konnte die Wirkung sogar noch gesteigert werden [5, 8, 17]. Diese neue Rezeptur (MP29-02) lindert alle nasalen Symptome signifikant stärker als die Monotherapie mit nGKS oder Antihistaminikum [5, 8, 17].

Ähnliche Ergebnisse zeigte die Metaanalyse von Carr et al. Hier reduzierte MP29-02 ebenfalls signifikant effektiver die gesamten nasalen Symptome als Azelastin oder Fluticasonpropionat (jeweils $p < 0,001$) [5]. Bei den individuellen Symptomen (nasale Obstruktion, Pruritus, Rhinorrhö und Niesreiz) erwies sich MP29-02 den Monotherapien gegenüber insbesondere bei Patienten mit schwerer AR überlegen [5].

> **Somit gelten Fixkombinationen heute als wirksamste Therapieform der AR und bei der schweren allergischen Rhinitis als Therapiestandard [15].**

Kurzwirksame inhalierbare Beta-2-Sympathomimetika

Beta-2-Mimetika sind die wirksamsten Substanzen zur Akuttherapie der bronchialen Obstruktion. Sie können topisch (inhalativ), oral, subkutan und intravenös appliziert werden.

Beta-2-Sympathomimetika (z. B. Fenoterol, Reproterol, Salbutamol, Terbutalin)

» bewirken eine Bronchodilatation durch Relaxation der glatten Bronchialmuskulatur,

» hemmen die Mediatorenfreisetzung aus Mastzellen,

» steigern die mukoziliäre Clearance.

Der therapeutische Effekt setzt nach Inhalation innerhalb weniger Minuten ein, erreicht nach 1–2 Stunden ein Maximum und hält ca. 4–6 Stunden an. Die Wirkung kann im Bronchospasmolyse-Versuch überprüft werden. Beta-2-Mimetika sind auch prophylaktisch beim Anstrengungsasthma wirksam. Die Wirkung nach Anwendung eines Dosieraerosols, eines Trockenpulverinhalators oder eines Verneblers ist vergleichbar.

Langwirksame inhalative Beta-2-Sympathomimetika

Langwirksame Beta-2-Sympathomimetika sollten besonders bei Patienten eingesetzt werden, die trotz antientzündlicher Therapie mit inhalierbaren Kortikoiden über eine schlechte Asthmakontrolle klagen (z. B. häufige Symptome, erhöhter Beta-2-Mimetika-Bedarf und/oder asthmabedingte Schlafstörungen).

Die bronchodilatatorische Wirkung hält bei den langwirksamen inhalativen Beta-2-Sympathomimetika Salmeterol und Formoterol je nach Asthmaschweregrad 10–12 Stunden und länger an. Die Bronchodilatation nach Inhalation von Formoterol tritt fast ebenso zügig wie nach kurzwirksamen Beta-2-Sympathomimetika ein, nach Salmeterol-Inhalation nach einigen Minuten.

Die meisten Patienten sind mit einer Dosis von 2×6–12 µg Formoterol/Tag bzw. 2×50 µg Salmeterol/Tag gut einzustellen. Die Dosis Formoterol kann auf bis zu 2×24 µg erhöht werden, allerdings treten dann ggf. vermehrt Nebenwirkungen auf. Bei korrekter Indikation, d. h. in freier oder fester Kombination mit einem inhalierbaren Kortikoid, entwickelt sich auch unter regelmäßiger Therapie keine klinisch relevante Toleranz, im Notfall sind kurzwirksame Beta-2-Sympathomimetika unverändert wirksam.

Oral wirksame retardierte Beta-2-Sympathomimetika

Patienten mit Problemen bei der Handhabung von Dosieraerosolen oder Inhalatoren profitieren von oral wirksamen retardierten Beta-2-Sympathomimetika. Die Compliance und die Kontrolle obstruktiver Beschwerden verbessern sich dadurch häufig, allerdings sind Nebenwirkungen oft ausgeprägter.

Feste Kombinationen inhalierbarer Kortikoide und lang wirkender Beta-2-Sympathomimetika

Bei mangelhafter Asthmakontrolle ist die zusätzliche Gabe langwirksamer inhalierbarer Beta-2-Sympathomimetika unter Beibehaltung der Kortikoiddosis einer Erhöhung der Dosis inhalierbarer Kortikoide allein oder anderen möglichen Kombinationen überlegen.

In dieser Situation weisen feste Kombinationen aus Fluticason und Salmeterol sowie aus Budesonid und Formoterol potenzielle Vorteile auf. So verbessert der subjektiv empfundene Effekt des langwirksamen Beta-2-Sympathomimetikums in der Kombination wahrscheinlich die Compliance und Akzeptanz der Therapie. In der Langzeittherapie ist die Wirksamkeit der Kombination im Vergleich zu den Einzelsubstanzen besser oder zumindest gleichwertig. Kommt es zu einer Exazerbation, kann die Therapie mit dem Kombinationspräparat unverändert weitergeführt werden. Je nach individueller Situation muss dann mit zusätzlichen Substanzen (kurzwirksame Beta-2-Sympathomimetika, inhalierbare/systemische Kortikoide, Theophyllin) eingegriffen werden.

Anticholinergika

Obere Atemwege

Anticholinergika (z. B. Ipratropiumbromid) wirken durch kompetitive Hemmung muskarinerger Acetylcholinrezeptoren, die in der Nasenschleimhaut an Drüsenzellen vorkommen. Im Falle nicht anders beherrschbarer nasaler Hypersekretion können topische Anticholinergika bei allergischen (und nichtallergischen) Nasenschleimhauterkrankungen eingesetzt werden. Die wässrige Lösung zur nasalen Applikation kann nur über die internationale Apotheke rezeptiert werden, da in Deutschland kein Präparat verfügbar ist.

Untere Atemwege

Der Bronchodilatation durch Anticholinergika wie Ipratropiumbromid und Oxytropiumbromid liegt eine Inhibition der vagal vermittelten Bronchokonstriktion zugrunde. Die Wirkung tritt nach Inhalation relativ langsam ein – das Maximum wird nach ca. 1 Stunde erreicht – und ist bei Asthma bronchiale schwächer als die Wirkung der Beta-2-Sympathomimetika. Auch Anticholinergika mit langanhaltender bronchodilatatorischer Wirkung (z. B. Tiotropium) sind verfügbar.

Die Substanzen können aufgrund ihres unterschiedlichen Angriffspunktes an der Bronchialmuskulatur vor allem bei solchen Patienten eingesetzt werden, bei denen sich unter Therapie mit Beta-2-Sympathomimetika und inhalierbaren Kortikoiden keine ausreichende Asthmakontrolle einstellt. Darüber hinaus erscheint ein alternativer Einsatz bei Patienten mit Nebenwirkungen von Beta-2-Sympathomimetika sinnvoll. Die Kombination eines Anticholinergikums mit einem Beta-2-Sympathomimetikum in jeweils submaximaler Dosierung hat gegenüber den Einzelsubstanzen einen additiven bronchodilatatorischen Effekt und kann die Verträglichkeit der Therapie verbessern. Dies gilt auch für die Kombination mit Theophyllin.

Versorgungsrelevante Bewertung von Medikamenten zur Therapie der allergischen Rhinitis

Von den o.g. Medikamenten sind Alpha-Sympathomimetika, Mastzellstabilisatoren, viele Antihistaminika und neuerdings auch zahlreiche nGKS nicht verschreibungspflichtig (OTC) und daher gemäß Anlage

I der Arzneimittel-Richtlinien (AMR) zunächst grundsätzlich nicht verordnungsfähig zulasten der Gesetzlichen Krankenversicherungen (GKV).

Obwohl die Anwendung nasaler GKS) heute international als leitliniengerechter therapeutischer Standard bei intermittierender und persistierender allergischer Rhinitis (AR) gilt, besteht in Deutschland für diese Präparategruppe für gesetzlich versicherte Patienten nur eine sehr eingeschränkte Verordnungs- und Erstattungsfähigkeit.

OTC-Präparate sollen gemäß Vorgaben vieler KV-Pharmakotherapie-Berater bevorzugt auf einem grünen Rezept verordnet oder nur empfohlen werden. Die Kosten für nicht verschreibungspflichtige Präparate tragen somit in der Regel die Versicherten selbst.

Die gesetzlichen Kriterien sind in § 12 Abs. 3 und 4 der gültigen Arzneimittel-Richtlinie wie folgt konkretisiert:

§ 12 Abs. 3 Eine Krankheit ist schwerwiegend, wenn sie lebensbedrohlich ist oder wenn sie aufgrund der Schwere der durch sie verursachten Gesundheitsstörung die Lebensqualität auf Dauer nachhaltig beeinträchtigt.

§ 12 Abs. 4 Ein Arzneimittel gilt als Therapiestandard, wenn der therapeutische Nutzen zur Behandlung der schwerwiegenden Erkrankung dem allgemein anerkannten Stand der medizinischen Erkenntnisse entspricht.

Rechtsgrundlage

Nach § 34 Abs. 1 Satz 1 SGB V sind nicht verschreibungspflichtige Arzneimittel von der Versorgung nach § 31 SGB V ausgeschlossen. Der Gemeinsame Bundesausschuss legt gemäß § 34 Abs. 1 Satz 2 SGB V in den Richtlinien nach § 92 Abs. 1 Satz 2 Nr. 6 SGB V fest, welche nicht verschreibungspflichtigen Arzneimittel, die bei der Behandlung schwerwiegender Erkrankungen als Therapiestandard gelten, zur Anwendung bei diesen Erkrankungen mit Begründung vom Vertragsarzt ausnahmsweise verordnet werden können. Dabei ist der therapeutischen Vielfalt Rechnung zu tragen (§ 34 Abs. 1 Satz 3 SGB V).

Gemäß § 34 Abs. 1 Satz 5 SGB V gilt der Ausschluss nach Satz 1 nicht für

1. versicherte Kinder bis zum vollendeten 12. Lebensjahr,

2. versicherte Jugendliche bis zum vollendeten 18. Lebensjahr mit Entwicklungsstörungen.

Die Notwendigkeit für die Patienten, ihre antiallergische OTC-Medikation selbstfinanziert zu beschaffen, gilt für Alpha-Sympathomimetika und Mastzellstabilisatoren schon seit langer Zeit. Für Antihistaminika wurde sie 2006 eingeführt, für neuere nGKS erst kürzlich.

Ausnahmen gelten für OTC-Präparate, die bei schwerwiegenden Erkrankungen als Standardtherapie eingesetzt werden, sowie bei Kinder bis zum vollendeten 12. Lebensjahr und bei Jugendlichen mit Entwicklungsstörungen bis zum vollendeten 18. Lebensjahr.

Die schwerwiegenden Erkrankungen, bei denen in besonderen Fällen auch nicht rezeptpflichtige **Antihistaminika** auf einem Kassenrezept verordnet werden können, sind nach der OTC-Ausnahmeliste in Anlage I der AMR:

❱❱ nur in Notfallsets zur Behandlung bei Bienen-, Wespen-, Hornissengift-Allergien

❱❱ nur zur Behandlung schwerer, rezidivierender Urtikarien

❱❱ nur bei schwerwiegendem, anhaltendem Pruritus

275

)) nur zur Behandlung bei schwerwiegender allergischer Rhinitis, bei der eine topische nasale Behandlung mit Glukokortikoiden nicht ausreichend ist. In diesen Fällen können nicht rezeptpflichtige Antihistaminika altersunabhängig ebenfalls die wirtschaftliche Alternative darstellen.

Nasale GKS stellen wie oben dargestellt heute den Goldstandard in der Therapie entzündlicher Erkrankungen der Nasenschleimhäute dar und sind auch für die allergische Rhinitis eine nahezu ideale Therapieoption. Daher war es bislang für gesetzlich versicherte Patienten in der Vergangenheit ein Segen, dass zumindest nGKS auf rotes GKV-Rezept verordnet werden konnten. Dies ist seit dem 15.10.2016 für viele nGKS nun aber für erwachsene Patienten mit Heuschnupfen ebenfalls nicht mehr möglich. Der Bundesrat hat am 23. September 2016 beschlossen, der Verordnung gemäß Artikel 80 Absatz 2 des Grundgesetzes zuzustimmen und mehrere nGKS aus der Verschreibungspflicht zu entlassen, sodass diese nun in der Apotheke als OTC frei verkäuflich sind (Bundesrat: Plenarprotokoll zur 948. Sitzung).

Bereits am 19. Januar 2016 hatte der Ausschuss unabhängiger Sachverständiger nach § 53 Absatz 2 des Gesetzes über den Verkehr mit Arzneimitteln dem Bundesministerium für Gesundheit und dem Bundesministerium für Ernährung und Landwirtschaft im Hinblick auf Fragen zur Verschreibungspflicht von Arzneimitteln die fachliche Empfehlung ausgesprochen, die Arzneimittelverschreibungsverordnung zu *Beclometason, Fluticason, Mometason* und ihren Estern zu vereinheitlichen. Darin sollen diese nasal anzuwendenden Kortikoide zur symptomatischen Behandlung der saisonalen allergischen Rhinitis unter folgenden Auflagen aus der Verschreibungspflicht entlassen werden (Sachverständigen-Ausschuss für Verschreibungspflicht: Ergebnisprotokoll der 75. Sitzung):

)) Die Medikamente dürfen nur nach Erstdiagnose einer saisonalen allergischen Rhinitis durch den Arzt abgegeben werden.

)) Eine maximale Tagesdosis von 400/ 200 μg muss eingehalten werden.

)) Behältnisse und äußere Umhüllungen geben entsprechende Informationen.

)) Die Abgabe erfolgt nur an Erwachsene.

Wie oben dargestellt besteht zwar die Einschränkung, dass die genannten nGKS freiverkäuflich nur bei gesicherter Diagnose und mit dem Hinweis auf die maximal anzuwendende Tagesdosis und nur an Erwachsene abgegeben werden dürfen, jedoch wird dies in der Alltagssituation wohl kaum zu einer Einschränkung führen. Weder kann der Apotheker prüfen, ob eine ärztliche Erstdiagnose tatsächlich erfolgte, noch wird die Art der Diagnose kontrollierbar sein (nur erlaubt bei saisonaler AR, nicht bei perennialer oder persistierender AR).

OTC-nasale-GKS dürfen an Erwachsene in der Regel nicht mehr auf Kosten der GKV verordnet werden; die Ausnahmen bei der Behandlung versicherter Kinder bis zum vollendeten 12. Lebensjahr bzw. Jugendlicher mit Entwicklungsstörungen bis zum vollendeten 18. Lebensjahr gelten auch hier. Des Weiteren existiert eine Ausnahme für schwerwiegende Erkrankungen mit Beeinträchtigung der Lebensqualität.

Im August 2018 hat der Gemeinsame Bundesausschuss (G-BA) Ausnahmeregelungen für die Verordnungsfähigkeit von nGKS auf Kassenrezept beschlossen. Demnach können die nicht verschreibungspflichtigen topischen nGKS mit den Wirkstoffen Beclomethason, Fluticason und Mometason nun wieder „zur Behandlung bei persistierender allergischer Rhinitis mit schwerwiegender Symptomatik" auf einem Kassenrezept verordnet werden, weil schwerwiegende Formen der allergischen Rhinitis, die aufgrund der Schwere der Gesundheitsstörung die Lebensqualität auf Dauer nachhaltig beeinträchtigen, eine schwerwiegende Erkrankung im Sinne der Arzneimittel-Richtlinie sind. Eine solche schwerwiegende Form der AR kann vorliegen, „wenn es sich um eine persistierende allergische Rhinitis handelt", bei der die Symptomatik „an mindestens 4 Tagen pro Woche und über einen Zeitraum von mindestens 4 Wochen" auftritt und als schwerwiegend einzustufen ist.

Dieser Definition aus der ARIA-Guideline ist der G-BA in seinen tragenden Gründen zum Beschluss gefolgt.

Falls keine schwerwiegende Symptomatik vorliegt oder diese kürzer als 4 Wochen andauert, müssen die Patienten die Präparate weiterhin selbst bezahlen.

Auch die Voraussetzungen zur Verordnung von nicht verschreibungspflichtigen Antihistaminika bei GKV-Patienten wurde in der Formulierung angepasst. Auch hier muss es sich nun um eine „persistierende allergischer Rhinitis mit schwerwiegender Symptomatik" handeln.

Fazit: Wie kann eine leitliniengerechte Therapie gewährleistet werden?

Nur ein gesicherter ärztlicher Befund gewährleistet ein adäquates Therapiemanagement, was v. a. auch für den weiteren Krankheitsverlauf, Folgeerkrankungen und Komorbiditäten bei unbehandelter oder unzureichend behandelter allergischer Rhinitis entscheidend ist. Um Patienten effektiv und nachhaltig zu behandeln, ist die Therapieeinstellung durch den Arzt essenziell – nur so können die Patienten auch über weitere Behandlungsoptionen wie die allergenspezifische Immuntherapie informiert werden.

Bislang fehlt in Deutschland eine Regelung im Rahmen der GKV für Patienten mit schwerster AR-Symptomatik, bei denen Antihistaminika und nGKS nicht ausreichend wirken. Diese Patienten wenden meist willkürliche Kombinationen verschiedener Präparate und Präparategruppen an, während nur für Fixkombinationen aus Antihistaminikum und nGKS evidenzbasiert eine Erhöhung der therapeutischen Wirksamkeit nachgewiesen wurde.

Für Fixkombinationen existieren in Deutschland derzeit keine Generika, und es besteht keine Möglichkeit einer OTC-Anwendung, da diese nicht aus der Verschreibungspflicht entlassen wurden. Dies sollte auch Kassenärzten eine voll erstattungsfähige und effektive Behandlung der schwersten Formen einer AR ermöglichen, wodurch weiterhin eine Therapie unter ärztlicher Kontrolle erfolgen könnte. Freie und willkürliche Wirkstoffkombinationen verfügen über keinerlei Evidenz in kontrollierten Studien. Eine Abgrenzung durch den G-BA und KVen wäre daher wünschenswert. Bislang empfehlen leider die Pharmakotherapieberater einiger KVen gezielt solche ungeprüften und willkürlichen Kombinationen und drohen Ärzten, die leitliniengerecht und evidenzbasiert verordnen, mit Arzneimittelregressen.

Forderungen

>> Langfristig sollte ein umfassendes Repertoire an antiallergischer Pharmakotherapie auch für GKV-Patienten verfügbar gemacht werden.

>> Ärzte, die ihre Patienten beraten und ihnen wirksame Präparate nach Leitlinienempfehlungen rezeptieren, sollten dies ohne Gefährdung durch Arzneimittelregresse tun können.

>> In der Therapie der AR ist eine evidenzbasierte Behandlung hinsichtlich Wirksamkeit und Sicherheit zu fordern. Diese Evidenz fehlt für willkürliche Kombinationen unterschiedlicher Präparategruppen, weshalb Fixkombinationen mit dokumentierter Evidenz zu bevorzugen sind.

Literatur

1. Anolik R; Mometasone Furoate Nasal Spray With Loratadine Study Group. Clinical benefits of combination treatment with mometasone furoate nasal spray and loratadine vs monotherapy with mometasone furoate in the treatment of seasonal allergic rhinitis. Ann Allergy Asthma Immunol 2008; 100: 264–271.
2. Barnes PJ. Corticosteroid effects on cell signalling. Eur Respir J 2006; 27: 413–426.
3. Brozek JL, Bousquet J, Baena-Cagnani CE, et al. Allergic Rhinitis and its Impact on Asthma (ARIA) guidelines: 2010 revision. J Allergy Clin Immunol 2010; 126: 466–476.
4. Canonica GW, Bousquet J, Mullol J, Scadding GK, Virchow JC. A survey of the burden of allergic rhinitis in Europe. Allergy 2007; 62: 17–25.
5. Carr W, Bernstein J, Lieberman P, et al. A novel intranasal therapy of azelastine with fluticasone for the treatment of allergic rhinitis. J Allergy Clin Immunol 2012; 129: 1282–1289.
6. Dalal AA, Stanford R, Henry H, Borah B. Economic burden of rhinitis in managed care: a retrospective claims data analysis. Ann Allergy Asthma Immunol 2008; 101: 23–29.
7. Di Lorenzo G, Pacor ML, Pellitteri ME, et al. Randomized placebo-controlled trial comparing fluticasone aqueous nasal spray in mono-therapy, fluticasone plus cetirizine, fluticasone plus montelukast and cetirizine plus montelukast for seasonal allergic rhinitis. Clin Exp Allergy 2004; 34: 259–267.
8. Hampel FC, Ratner PH, van Bavel J, et al. Double-blind, placebo-controlled study of azelastine and fluticasone in a single nasal spray delivery device. Ann Allergy Asthma Immunol 2010; 105: 168–173.
9. Interdisziplinäre Arbeitsgruppe „Allergische Rhinitis" der Sektion HNO. Allergische Rhinokonjunktivitis: Leitlinie der Deutschen Gesellschaftfür Allergologie und klinische Immunologie (DGAI). Allergo J 2003; 12: 182–194.
10. Kaliner MA, Berger WE, Ratner PH, Siegel CJ. The efficacy of intranasal antihistamines in the treatment of allergic rhinitis. Ann Allergy Asthma Immunol 2011; 106: S6–S11.
11. Kay GG, Quig ME. Impact of sedating antihistamines on safety and productivity. Allergy Asthma Proc 2001; 22: 281–283.
12. Khan MA, Abou-Halawa AS, Al-Robaee AA, Alzolibani AA, Al-Shobaili HA. Daily versus self-adjusted dosing of topical mometasone furoate nasal spray in patients with allergic rhinitis: randomised, controlled trial. J Laryngol Otol 2010; 124: 397–401.
13. Klimek L, Högger P, Pfaar O. Wirkmechanismen nasaler Glukokortikosteroide in der Therapie der allergischen Rhinitis. Teil 1: Pathophysiologie, molekulare Grundlagen. HNO 2012; 60: 611–617.
14. Lehtimaki L, Petays T, Haahtela T. Montelukast is not effective in controlling allergic symptoms outside the airways: a randomised double-blind placebo-controlled crossover study. Int Arch Allergy Immunol 2009; 149: 150–153.
15. Leung DYM, Szefler SJ. The Editors' Choice. J Allergy Clin Immunol 2012; 129: 1216–1217.

16. Marple BF, Fornadley JA, Patel AA, et al. Keys to successful management of patients with allergic rhinitis: focus on patient confidence, compliance, and satisfaction. Otolaryngol Head Neck Surg 2007; 136: S107–124.
17. Meltzer EO, LaForce C, Ratner P, Price D, Ginsberg D, Carr W. MP29-02 (a novel intranasal formulation of azelastine hydrochloride and fluticasone propionate) in the treatment of seasonal allergic rhinitis: a randomized, double-blind, placebo-controlled trial of efficacy and safety. Allergy Asthma Proc 2012; 33: 324–332.
18. Newson-Smith G, Powell M, Baehre M, Garnham SP, MacMahon MT. A placebo controlled study comparing the efficacy of intranasal azelastine and beclomethasone in the treatment of seasonal allergic rhinitis. Eur Arch Otorhinolaryngol 1997; 254: 236–241.
19. Okano M. Mechanisms and clinical implications of glucocorticosteroids in the treatment of allergic rhinitis. Clin Exp Immunol 2009; 158: 164–173.
20. Price D, Scadding G, Ryan D, et al. The hidden burden of adult allergic rhinitis: UK healthcare resource utilisation survey. Clin Transl Allergy 2015; 5: 39.
21. Ratner PH, Ehrlich PM, Fineman SM, Meltzer EO, Skoner DP. Use of intranasal cromolyn sodium for allergic rhinitis. Mayo Clinic proceedings 2002; 77: 350–354.
22. Ratner PH, Hampel F, Van Bavel J, et al. Combination therapy with azelastine hydrochloride nasal spray and fluticasone propionate nasal spray in the treatment of patients with seasonal allergic rhinitis. Ann Allergy Asthma Immunol 2008; 100: 74–81.
23. Rodrigo GJ, Yanez A. The role of antileukotriene therapy in seasonal allergic rhinitis: a systematic review of randomized trials. Ann Allergy Asthma Immunol 2006; 96: 779–786.
24. Yáñez A, Rodrigo GJ. Intranasal corticosteroids versus topical H1 receptor antagonists for the treatment of allergic rhinitis: a systematic review with meta-analysis. Ann Allergy Asthma Immunol 2002; 89: 479–484.

279

4.7 Medikamentöse Behandlung (Biologika)

Bezüglich der Erkrankungen des atopischen Formenkreises (atopische Dermatitis, Asthma, allergische Rhinitis) gibt es bislang Biologika-Zulassungen für die Indikation schweres Asthma (IgE-Antikörper: Omalizumab; IL-5-Antikörper: Mepolizumab und Reslizumab; IL-5-Rezeptor-Antikörper: Benralizumab) und atopische Dermatitis (IL-4-Rezeptor-alpha-Antikörper: Dupilumab) [8]. In der Dermatologie gibt es zusätzlich Zulassungen für Omalizumab zur Behandlung der chronisch-spontanen Urtikaria, diese ist jedoch nicht dem atopischen Formenkreis zuzurechnen, sondern eine Autoimmunerkrankung [14]. Bezüglich der oberen Atemwege gibt es klinische Studien, die eine Wirksamkeit von Biologika (Anti-IgE-, Anti-IL-5-(R)-, Anti-IL-4-Rezeptor-Antikörper) bei Patienten mit chronischer Rhinosinusitis und Nasenpolypen zeigen, für diese Indikation liegt aber noch keine Zulassung in Deutschland vor [1].

Asthma

Die Empfehlungen zur Asthmatherapie der deutschen Leitlinie aus dem Jahr 2017 beinhalten 5 Therapiestufen [3]. Falls unter hochdosierter inhalativer Therapie (inhalative Kortikosteroide [ICS] in Kombination mit langwirksamen Betamimetika [LABA], optional zusätzlich das langwirksame Anticholinergikum Tiotropium) keine ausreichende Asthmakontrolle erreicht werden kann, ist Stufe 5 erreicht (diese Patienten erfüllen typischerweise die aktuellen Definitionskriterien eines „schweren Asthma" [12]), in der als Zusatzoption Biologika oder systemische Steroide infrage kommen. Da neben der Asthmakontrolle auch die Reduktion von Nebenwirkungen wichtiges Therapieziel ist, hat die nebenwirkungsarme Biologikatherapie Vorrang vor einer nebenwirkungsreichen Dauertherapie mit systemischen Steroiden. Biologikatherapien bei Asthma verursachen hohe Therapiekosten, diese können jedoch unterhalb der Kosten liegen, die wiederholte Krankenhausaufenthalte und die zahlreichen Nebenwirkungen der systemischen Steroidtherapie von Patienten mit schwerem Asthma nach sich ziehen.

Der gegen Immunglobin E (IgE) gerichtete Antikörper Omalizumab (subkutan alle 2 oder 4 Wochen appliziert), der in Deutschland für Patienten mit schwerem, therapierefraktärem Asthma ab einem Alter von 6 Jahren zugelassen ist, senkt die Exazerbationsrate und die Notwendigkeit einer Behandlung mit systemischen Steroiden und führt zu einer verbesserten Asthmakontrolle [11, 13]. Die Zulassung von Omalizumab beschränkt sich auf Patienten mit Nachweis einer Allergie gegen ein perenniales Allergen, obgleich Omalizumab, wahrscheinlich aufgrund zusätzlicher antiviraler und antiautoimmuner Wirkungen, auch bei Patienten ohne Allergienachweis wirksam sein kann [10]. Laut Zulassung ist der Einsatz von Omalizumab auf eine Gesamt-IgE-Konzentration von maximal 1500 kU/l Serum beschränkt, obgleich es Daten gibt, die zeigen, dass Omalizumab auch bei Patienten mit IgE-Konzentrationen weit über 1500 kU/l Serum wirksam und sicher ist, zum Beispiel bei Patienten mit allergischer bronchopulmonaler Aspergillose (ABPA) [17]. Bei Patienten mit Allergien und Indikation zur spezifischen Immuntherapie (SIT) kann eine überlappende Vorbehandlung mit Omalizumab die Sicherheit der SIT erhöhen.

Die gegen Interleukin-5 (Mepolizumab und Reslizumab) oder den IL-5-Rezeptor (Benralizumab) gerichteten Antikörper werden entweder subkutan (Mepolizumab alle 4 Wochen, Benralizumab alle 8 Wochen) oder intravenös (Reslizumab alle 4 Wochen) appliziert. Sie sind für Patienten (ab 18 Jahren) mit schwerem therapierefraktärem Asthma mit einer eosinophilen Entzündung zugelassen (die Grenzwerte der Bluteosinophilen-Konzentration unterscheiden sich zwischen den 3 Biologika) und führen neben einer Senkung der Exazerbationsrate und der Prednisolondosis zu einer Verbesserung der Asthmakontrolle und der Lungenfunktion [11, 13]. Da es sowohl bei Patienten mit allergischem als auch mit intrinsischem Asthma zu einer erhöhten Anzahl an Eosinophilen im Blut kommen kann, ist die Zulassung der Anti-IL-5-(R)-Biologika unabhängig vom Vorliegen einer Allergie.

Für den IL-4-Rezeptor-alpha-Antikörper Dupilumab, der zur Behandlung der schweren atopischen Dermatitis bereits zugelassen ist, wird eine Zulassung für die Indikation Asthma in naher Zukunft erwartet (ebenfalls unabhängig vom Vorliegen einer Allergie) [18].

Atopische Dermatitis

Für die Behandlung einer unter einer topischen Steroidtherapie refraktären atopischen Dermatitis gibt es bislang nur eine Zulassung für den Anti-IL-4-Rezeptor-Antikörper Dupilumab, der auch den Interleukin-13-Signalweg blockiert [2]. Dupilumab ist zugelassen zur Behandlung von mittelschwerer bis schwerer atopischer Dermatitis bei erwachsenen Patienten (ab 18 Jahre), für die eine systemische Therapie in Betracht kommt, unabhängig vom Vorliegen einer Allergie. Dupilumab wird alle 2 Wochen subkutan appliziert und ist, im Gegensatz zu den Biologika, die in der Asthmatherapie zum Einsatz kommen, auch für eine Selbstapplikation durch die Patienten zugelassen. In den Zulassungsstudien führte Dupilumab zu einer Verbesserung der Symptom-Scores (EASI und SCORAD) und zu einer Abnahme des Juckreizes. Wie bei den Biologika zur Asthmatherapie bewegen sich die Nebenwirkungen der Biologikatherapie auf Placeboniveau [2].

Chronische RhinoSinusitis mit Nasenpolypen (CRSwNP)

Mehrere Studien beschäftigten sich mit der Auswirkung einer gegen IgE gerichteten Therapie mit dem Antikörper Omalizumab auf den Verlauf der CRSwNP [4, 7, 9, 15, 16].

In klinischer und radiologischer Diagnostik konnte eine Verkleinerung der Polypen nachgewiesen werden, und nasale Symptome wie Obstruktion, Rhinorrhö und Hyposmie wurden signifikant verbessert. Der Effekt war identisch, aber länger anhaltend als bei einer systemischen Kortisongabe [4].

In der Blockade der Interleukin-5-vermittelten Entzündungsreaktion weisen erste Ergebnisse darauf hin, dass in der Therapie der Polyposis nasi die Konzentration von IL-5 im Nasensekret ein wertvoller Marker zur Patientenselektion sein könnte [5].

Der Anti-IL-5-Antikörper Mepolizumab ist geeignet, bei Patienten, die trotz Kortisongabe keine Verbesserung ihrer Polyposis nasi erfahren (steroidrefraktäre CRSwNP), eine signifikante Verbesserung des Polypen-Scores im CT und in der Endoskopie sowie eine Verbesserung des Riechvermögens zu ermöglichen [6]. Dieser positive Effekt war als Langzeitwirkung bis 36 Wochen nach Behandlung messbar.

Auch ein monoklonaler Antikörper gegen IL-4Rα (anti-IL-4Rα: Dupilumab) wurde bezüglich der Wirksamkeit bei Patienten mit CRSwNP untersucht. Es zeigten sich signifikante Verbesserungen für den endoskopischen Polypen-Score sowie für das Riechvermögen und die Nasenatmung [1].

In aktuellen Studien wird vor allem Wert gelegt auf die Vermeidung notwendiger Nasennebenhöhlenoperationen und die Notwendigkeit zur Einnahme systemischer Kortikosteroide.

Fazit

Biologika spielen eine immer größere Rolle in der Therapie schwerer Verlaufsformen von Atemwegs- und Hauterkrankungen. Durch den gezielten Einsatz dieser Medikamente können die Erkrankungssymptome und der Einsatz nebenwirkungsreicher systemischer Steroide oft deutlich verringert werden.

Handlungsempfehlungen

Bei Patienten mit schweren Verlaufsformen eines Asthmas oder einer atopischen Dermatitis sollte der gezielte Einsatz zugelassener Biologika geprüft werden, um die für den Patienten sehr belastenden Krankheitssymptome zu reduzieren und den Einsatz nebenwirkungsreicher systemischer Steroide zu minimieren. Auch für Patienten mit therapierefraktären Nasenpolypen wird die baldige Zulassung spezifischer Biologika erwartet, sodass auch hier künftig diese Therapieoption bedacht werden sollte.

Literatur

1. Bachert C, Mannent L, Naclerio RM, et al. Effect of subcutaneous dupilumab on nasal polyp burden in patients with chronic sinusitis and nasal polyposis: a randomized clinical trial. JAMA 2016; 315: 469–479.
2. Blauvelt A, de Bruin-Weller M, Gooderham M, et al. Long-term management of moderate-to-severe atopic dermatitis with dupilumab and concomitant topical corticosteroids (LIBERTY AD CHRONOS): a 1-year, randomised, double-blinded, placebo-controlled, phase 3 trial. Lancet 2017; 389: 2287–2303.
3. Buhl R, Bals R, Baur X, et al. Guideline for the diagnosis and treatment of asthma – Guideline of the German Respiratory Society and the German Atemwegsliga in Cooperation with the Paediatric Respiratory Society and the Austrian Society of Pneumology. Pneumologie 2017; 71: 849–919.
4. Gevaert P, Calus L, Van Zele T, et al. Omalizumab is effective in allergic and nonallergic patients with nasal polyps and asthma. J Allergy Clin Immunol 2013; 131: 110–116.e1.
5. Gevaert P, Lang-Loidolt D, Lackner A, et al. Nasal IL-5 levels determine the response to anti-IL-5 treatment in patients with nasal polyps. J Allergy Clin Immunol 2006; 118: 1133–1141.
6. Gevaert P, Van Bruaene N, Cattaert T, et al. Mepolizumab, a humanized anti-IL-5 mAb, as a treatment option for severe nasal polyposis. J Allergy Clin Immunol 2011; 128: 989–995.e1– 8.

7. Grundmann SA, Hemfort PB, Luger TA, Brehler R. Anti-IgE (omalizumab): a new therapeutic approach for chronic rhinosinusitis. J Allergy Clin Immunol 2008; 121: 257–258.
8. Haasler I, Taube C. Biologicals in the treatment of bronchial asthma. Pneumologie 2017; 71: 684–698.
9. Holgate ST, Djukanovic R, Casale T, Bousquet J. Anti-immunoglobulin E treatment with omalizumab in allergic diseases: an update on anti-inflammatory activity and clinical efficacy. Clin Exp Allergy 2005; 35: 408–416.
10. Lommatzsch M, Geissler K, Bergmann KC, Virchow JC. IgE and anti-IgE in asthma: a chequered history. Pneumologie 2017; 71: 398–405.
11. Lommatzsch M, Stoll P. Novel strategies for the treatment of asthma. Allergo J Int 2016; 25: 11–17.
12. Lommatzsch M, Virchow CJ. Severe asthma: definition, diagnosis and treatment. Dtsch Arztebl Int 2014; 111: 847–855.
13. Lommatzsch M. Treatment of refractory asthma with antibodies. Dtsch Med Wochenschr 2016; 141: 790–793.
14. Maurer M, Rosen K, Hsieh HJ, et al. Omalizumab for the treatment of chronic idiopathic or spontaneous urticaria. N Engl J Med 2013; 368: 924–935.
15. Pinto JM, Mehta N, DiTineo M, Wang J, Baroody FM, Naclerio RM. A randomized, double-blind, placebo-controlled trial of anti-IgE for chronic rhinosinusitis. Rhinology 2010; 48: 318–324.
16. Vennera MDC, Sabadell C, Picado C; Spanish Omalizumab Registry. Duration of the efficacy of omalizumab after treatment discontinuation in 'real life' severe asthma. Thorax 2018; 73: 782–784.
17. Voskamp AL, Gillman A, Symons K, et al. Clinical efficacy and immunologic effects of omalizumab in allergic bronchopulmonary aspergillosis. J Allergy Clin Immunol Pract 2015; 3: 192–199.
18. Wenzel S, Castro M, Corren J, et al. Dupilumab efficacy and safety in adults with uncontrolled persistent asthma despite use of medium-to-high-dose inhaled corticosteroids plus a long-acting beta2 agonist: a randomised double-blind placebo-controlled pivotal phase 2b dose-ranging trial. Lancet 2016; 388: 31–44.

4.8 Allergen-Immuntherapie (Hyposensibilisierung)

Definition, Begriffe und Ziele

Die Allergen-Immuntherapie (AIT) bezeichnet die wiederholte Gabe von Allergenpräparaten in hohen Dosen für mindestens 3 Jahre.

Andere Begriffe hierfür sind: Spezifische Immuntherapie (SIT), allergenspezifische Immuntherapie (ASIT), Hyposensibilisierung, Allergen-Impfung, früher auch Desensibilisierung.

Die AIT hat folgende Ziele:

)) anhaltende immunologische Toleranzentwicklung
)) weniger Allergiesymptome
)) geringerer Bedarf an antiallergischen Medikamenten
)) langfristiger Behandlungserfolg
)) positive Einflussnahme auf den Krankheitsverlauf (weniger Asthmaentwicklung)

Entwicklung der AIT

Im Verlauf ihrer mehr als hundertjährigen Geschichte [6] (Abb. 1) hat sich die AIT als international gebräuchliches Verfahren zur kausalen Behandlung allergischer Reaktionen vom Soforttyp (Typ-I-Allergie) und der zugehörigen Erkrankungen etabliert. Ihr Einsatzgebiet sind Immunglobulin-E(IgE)-vermittelte allergische Allgemeinreaktionen bei Insektengiftallergie sowie folgenden allergischen Erkrankungen [18, 19]:

)) allergischer Schnupfen (Rhinokonjunktivitis)

)) allergisches Asthma
)) IgE-vermittelte Nahrungsmittelallergien (noch in klinischer Erprobung)

Die AIT kann als einzige Maßnahme neben der Allergenvermeidung den natürlichen Verlauf allergischer Erkrankungen langfristig beeinflussen. Neben der Allergenkarenz und der Symptombehandlung gilt sie daher als wichtige Säule bei der Betreuung allergischer Patienten (Abb. 2) [18].

Konzept der AIT

Die regelmäßige, hoch dosierte Gabe von Allergenpräparaten bewirkt „immunologische Toleranz" [11, 21] gegenüber den Allergenquellen, die bei der Therapie berücksichtigt wurden. Dadurch reduzieren sich allergische Beschwerden und Medikamentenverbrauch bei erneutem Allergenkontakt.

Die klinischen Effekte der AIT halten auch nach Behandlungsende an.

Das gilt sowohl für die Therapie mit Injektionen in das Oberarmfettgewebe (= subkutane Immuntherapie, SCIT, Abb. 3a) [7] als auch für die Tropfen- oder Tablettenanwendung unter der Zunge (= sublinguale Immuntherapie, SLIT, Abb. 3b) mit z. B. Gräserpollen-Allergenen [5].

Zusätzlich hat die AIT vorbeugende Eigenschaften, denn sie verringert das Risiko für die Entwicklung von Asthma (gegen das behandelte Allergen) und Neusensibilisierungen (gegen weitere Allergene).

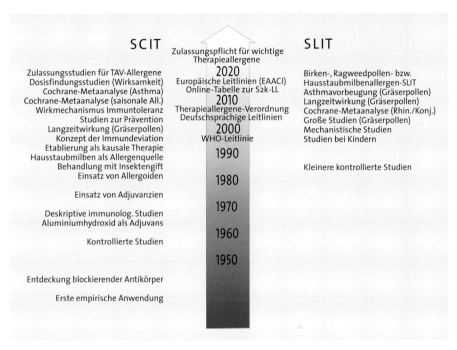

Abb. 1: Zeitstrahl zur Entwicklung der Allergen-Immuntherapie (AIT).
Abkürzungen und Begriffe: Adjuvans: Impfverstärker; Allergoid: Präparat zur AIT mit modifiziertem Allergenmaterial; Cochrane-Metaanalyse: wissenschaftliche statistische Bewertung vieler klinischer Studien (z. B. zum Thema AIT); EAACI: europäischer Allergologen-Verband; SCIT: subkutane Immuntherapie (mit Injektionen); SLIT: sublinguale Immuntherapie (mit Allergenanwendung unter der Zunge); S2k-LL: Leitlinie zur AIT von 2014; TAV: Therapieallergene-Verordnung (s. Text); WHO: Weltgesundheitsorganisation.

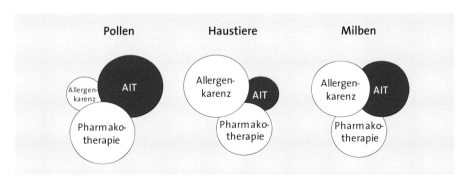

Abb. 2: Optionen zum Allergiemanagement abhängig von der Allergenquelle. Kreisgröße entspricht dem jeweiligen Stellenwert. AIT: Allergen-Immuntherapie.

285

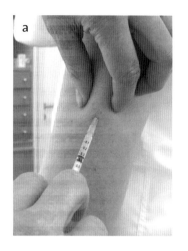
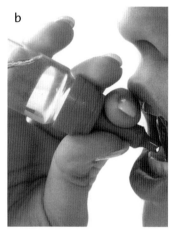

a b

Abb. 3a:
Subkutane AIT-
Injektion (SCIT),
3b: Sublinguale
AIT-Anwendung
(SLIT).
© Jörg Kleine-
Tebbe, Berlin

Wirkmechanismus der AIT

Die Wirkungsweise der AIT ist komplex. Mittlerweile sind viele Details zum immunologischen Wirkmechanismus bekannt, an dem bestimmte Immunzellen, sog. regulatorische und T-Helfer-Zellen, IgG$_4$ und IgA-Antikörper sowie Zytokine als Botenstoffe des Immunsystems beteiligt sind [11, 21].

Wirksamkeitsnachweis zur AIT

In den letzten Jahrzehnten wurden die Wirksamkeit und Sicherheit der AIT umfangreich dokumentiert [15]. Zur Behandlung mit Atemwegsallergenen (Pollen, Milben) ist neben der seit Langem praktizierten subkutanen Anwendung (SCIT) in den vergangenen 20 Jahren zusätzlich die sublinguale, häusliche Einnahme von Allergenpräparaten (SLIT) entwickelt worden.

Weniger Symptome und ein geringerer Medikamentenverbrauch spiegeln die klinische Wirkung einer erfolgreichen AIT wider. Beide Größen bilden in Form von geringeren Symptom-Medikations-Ergebnissen („Scores") heutzutage die primären Studienziele für Zulassungsstudien (Phase-III-Feldstudien) [10, 17].

Mehrere aktuelle systematische Übersichtsarbeiten („Systematic Reviews") und Metaanalysen des europäischen Allergologenverbandes „European Academy of Allergy and Clinical Immunology" (EAACI) mit umfangreicher Literaturauswertung belegen die Wirksamkeit der AIT:

❱❱ SCIT/SLIT bei allergischem Asthma [2]
❱❱ SCIT/SLIT bei allergischer Rhinokonjunktivitis [3]
❱❱ SCIT/SLIT und präventive Effekte [13]

Darüber hinaus konnte in weiteren Analysen der EAACI eine Kosteneffektivität dieser einzigen krankheitsmodifizierenden Therapieoption bei allergischen Patienten belegt werden [1].

Der überlegene Effekt nach AIT (je nach Studie ca. 50–70%) im Vergleich zur Placebobehandlung (je nach Applikation ca. 20–30% im Vergleich zur Ausgangssituation) beruht allerdings bei SCIT und SLIT auf heterogenen Resultaten. Daher wird heutzutage eine produktspezifische Bewertung gefordert statt generalisierender Aussagen zur SCIT oder SLIT im Sinne eines „Klasseneffektes", den es bei der AIT nicht gibt [18, 19]. Der Grund ist, dass sich die Allergenpräparate erheblich in Zusammensetzung, Modifikation, Stärke, Angabe der Einheiten, Dosierung und Handhabung unterscheiden.

Neue Rahmenbedingungen für AIT-Produkte

Leitlinien der Europäischen Zulassungsbehörde (EMA)

Die Europäische Arzneimittelbehörde (European Medicines Agency, EMA) hat in den letzten Jahren neue Standards für Allergenpräparate und ihre klinische Entwicklung etabliert. Zwei Leitlinien auf Initiative des Paul-Ehrlich-Instituts, Bundesinstitut für Impfstoffe und biomedizinische Arzneimittel (inkl. Allergenpräparate), bestimmen seit 2009 die Entwicklung der AIT in Europa:

1. Leitlinie für Allergenprodukte: Produktion und Qualitätsaspekte (Guideline on Allergen Products: Production and Quality Issues) [8]
2. Leitlinie zur klinischen Entwicklung von Produkten für die spezifische Immuntherapie zur Behandlung allergischer Erkrankungen (Guideline on the Clinical Development of Products for Specific Immunotherapy for the Treatment of Allergic Diseases) [10]

Die technische Leitlinie [8] ergänzt das bisher bei Allergenverwandtschaft übliche Prinzip verwandter biologischer Familien durch das Konzept strukturähnlicher Proteine zur Definition ähnlicher Allergenquellen („homologe Gruppen", z. B. Baum- oder Gräserpollen mit ähnlichen Allergenen).

Die klinische Leitlinie [10] bezieht sich auf die notwendigen kontrollierten Studien bei der Entwicklung von Präparaten zur AIT.

Dazu werden

1. Dosisfindungsstudien für die Sicherheit zur Definition einer maximal tolerierbaren Dosis, anschließend
2. Dosisfindungsstudien zur Wirksamkeit/Sicherheit und schließlich
3. große, bestätigende Phase-III-Studien (mit Fallzahlen n ≥ 200) zur Überlegenheit gegenüber Placebo gefordert.

Zulassungsbehörden und Hersteller verfügen somit erstmalig über verlässliche Kriterien für die Entwicklung und Zulassung vorhandener oder neuer Präparate zur AIT.

Therapieallergene-Verordnung (TAV)

Seit 2008 ist die sog. Therapieallergene-Verordnung (TAV) in Kraft (vgl. Bundesministerium für Gesundheit 2008), die neue Vorschriften zur Zulassung und Qualitätskontrolle von AIT-Produkten enthält [9]. Dies bedeutet erhebliche Investitionen in klinische Studienprogramme, sodass die europäischen Allergenhersteller Schwerpunkte setzen und ihr bisher breites Angebot teilweise reduziert haben.

Allergenquellen der Therapieallergene-Verordnung (TAV):

» Spezies aus der Familie Poaceae außer Poa mays (Süßgräser außer Mais)
» Betula sp./Alnus sp./Corylus sp. (Arten der Gattung Birke/Erle/Hasel)
» Dermatophagoides sp. (Arten der Gattung Hausstaubmilbe)
» Bienen- und Wespengift

In der Vergangenheit wurden viele AIT-Präparate als Individualrezepturen (Mischpräparate, „Named Patient Products", NPP) verordnet. Nach Abschluss des TAV-Prozesses (voraussichtlich 2025) ist für Präparate mit wichtigen Allergenquellen (s. Kasten) die behördliche Zulassung verpflichtend. Bis dahin sind die in Deutschland verfügbaren Präparate (siehe Online-Tabelle der DGAKI unter http://www.dgaki.de/leitlinien/s2k-leitlinie-sit/sit-produkte-studien-zulassung/) sowohl verkehrsfähig als auch verordnungs- und erstattungsfähig.

Einige Allergenhersteller haben die klinischen Entwicklungsschritte für neue Produkte unabhängig von der TAV bereits berücksichtigt und umgesetzt (z. B. für Gräserpollen und Hausstaubmilbenextrakte zur SLIT mit Tabletten). Aufgrund ihrer Studiengröße und Designqualität haben diese klinischen Studien [4] neue Standards gesetzt, die sich an den für Pharmaka üblichen Entwicklungsprogrammen orientieren.

Klinischer Einsatz der AIT

Die Indikation zur AIT stellen Ärzte, die zur Diagnostik und Therapie allergischer Erkrankungen befähigt sind oder über die Zusatzbezeichnung Allergologie verfügen.

Die AIT wird meist ambulant von Fachärzten für Dermatologie, HNO-Heilkunde, Pädiatrie sowie Pneumologie oder in spezialisierten klinischen Abteilungen durchgeführt [18] .

Indikationen und Kontraindikationen

Regelmäßig aktualisierte Leitlinien enthalten Empfehlungen zu Diagnostik (Abb. 4), Indikation und Kontraindikationen [18]

Die **Indikation** zur AIT besteht in folgenden Fällen (mod. nach [18]):

» Nachweis einer IgE-Sensibilisierung im Zusammenhang mit allergischen Symptomen
» verfügbare hochwertige Allergenextrakte
» Wirksamkeitsnachweis der geplanten AIT für die Indikation und Altersgruppe
» Allergenkarenz nicht möglich oder nicht ausreichend
» Alter der Patienten über 5 Jahre (keine obere Altersbegrenzung).

Zu den **Kontraindikationen** zählen (mod. nach [18]):

» unkontrolliertes Asthma
» Erkrankungen, die keine Adrenalingabe zulassen
» Behandlung mit Betablockern (nur bei SCIT)
» schwere Autoimmunerkrankungen, Immundefekte und Immunsuppression
» maligne Erkrankungen (aktuell)
» schwerwiegende allergische Allgemeinreaktionen bei AIT
» akute oder chronische Entzündungen der Mundhöhle (nur bei SLIT)
» unzureichende Compliance (Therapietreue).

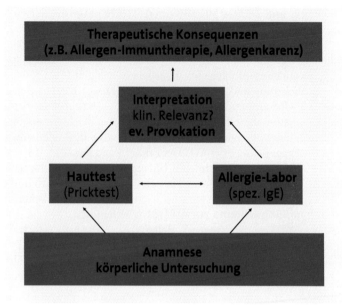

Abb. 4: Diagnostik vor Durchführung der AIT.

In Einzelfällen ist trotz Vorliegen einer Kontraindikation eine AIT möglich. Dazu werden Nutzen und Risiken individuell abgewogen. Informativ und bindend sind hier die Fachinformationen zum jeweiligen Präparat. Sie rangieren grundsätzlich höher als die Empfehlungen der Leitlinie [18].

Diagnostik vor AIT

Nach der Anamnese-Erhebung werden bei Allergieverdacht Hauttests und/oder spezifische IgE-Labortests veranlasst (Abb. 4). Ein positives Testergebnis entspricht einer erhöhten Allergiebereitschaft, die nur bei zugehörigen Symptomen bedeutsam ("klinisch relevant") und behandlungsbedürftig ist (s. Kap. 4.2).

In Zweifelsfällen werden in sog. Provokationstests die verdächtigen Allergenquellen an der Schleimhaut (Nase, Augen) getestet.

Häufige Allergenquellen zur AIT

Folgende Allergenquellen sind in Mitteleuropa weit verbreitet und stellen Kandidaten für die AIT dar.

Saisonale Allergenquellen in Deutschland:

)) Baumpollen (Hasel, Erle, Birke)
)) Gräserpollen (zahlreiche Arten inkl. Roggen)
)) Pollen der Ölbaumgewächse inkl. Esche
)) Pollen von Wildkräutern (Beifuß und zukünftig Ambrosia)
)) Sporen des Schimmelpilzes *Alternaria*.

Zu den häufigen Auslösern von ganzjährigem allergischen Schnupfen und Asthma gehören die Hausstaubmilben. Wegen ähnlicher im Körper und Kot befindlicher Allergene werden die Extrakte der bei uns vorkommenden Hausstaubmilben häufig als Mischpräparate (*Dermatophagoides pte-*

289

ronyssinus und *farinae* 50:50) zur AIT verwendet.

Obwohl häufig von den Betroffenen gewünscht, wird eine Behandlung von Tierallergikern nicht empfohlen. Die häusliche Allergenbelastung und möglicherweise bestehende Überempfindlichkeit der Atemwege (= Asthmabereitschaft) erhöht das Risiko für unerwünschte (z. B. asthmatische) Reaktionen im Rahmen der AIT. Der Erfolg dieser Therapieform ist ohnehin bislang durch Studien nur unzureichend belegt.

Behandlungsschema zur AIT [18]

Für die AIT kommen folgende Behandlungsmöglichkeiten in Frage (Abb. 5):

)) kontinuierlich, ganzjährig (= perennial), gilt für SCIT und SLIT

)) präsaisonal (vor der Saison; häufig SCIT)

)) kombiniert prä-/kosaisonal, z. B. 4 Monate vor und während der Saison, häufig SLIT

)) sog. Kurzzeittherapie mit wenigen Injektionen vor der Saison (SCIT).

Auf der Internetseite der DGAKI (http://www.dgaki.de/leitlinien/s2k-leitlinie-sit/) sind seit 2015 [18] Tabellen mit präparatespezifischen Informationen der in Deutschland, Österreich und der Schweiz auf dem Markt befindlichen AIT-Produkte veröffentlicht.

Die halbjährlich aktualisierten Tabellen listen Studien zur AIT bei Erwachsenen und Kindern auf, das Jahr der Zulassung, den als Endpunkt verwendeten Symptom- und

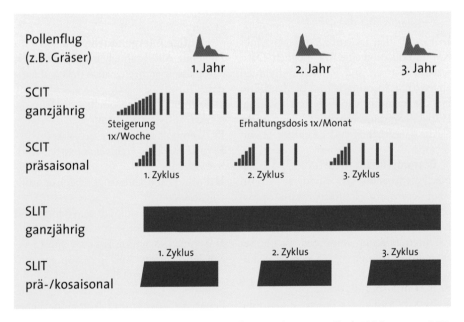

Abb. 5: Varianten der AIT bei saisonaler Allergie (z. B. durch Gräserpollen). Abkürzungen: SCIT: subkutane Immuntherapie (Einzelstriche: Injektionen); SLIT: sublinguale Immuntherapie (Balken: tägliche Anwendung unter der Zunge).

Medikamentenscore, die Anzahl der randomisierten und ausgewerteten Patienten, das statistische Auswertungsverfahren und den Genehmigungsstatus für die Durchführung (zukünftiger) klinischer Studien.

Damit wurde ein lang gehegter Wunsch der Allergologen umgesetzt, die belegte Wirksamkeit der verfügbaren AIT-Präparate transparenter darzustellen.

Bei der Auswahl des Präparates (SCIT oder SLIT, nicht modifizierte Allergene oder veränderte Allergenpräparate, sog. Allergoide) und des Behandlungsschemas (prä-/kosaisonal oder ganzjährig) individuell berücksichtigt werden müssen

)) die dokumentierte Evidenz zur Wirksamkeit und Sicherheit des Produktes,
)) die Symptome, das Alter des Patienten,
)) der Zeitfaktor (Aufwand, Dauer, Zeitpunkt des möglichen Starts der AIT),
)) die Kosten (Belastung kassenärztlicher Budgets) und
)) die Wünsche des Patienten (z. B. bei gleichwertigen Therapieoptionen).

Praktische Durchführung der AIT

Die Patienten werden vor der AIT über Wirkungsweise, Erfolgsaussichten, Durchführung, Nebenwirkungen, Risiko und therapeutische Alternativen aufgeklärt.

Sowohl SCIT als auch SLIT werden mindestens 3 Jahre durchgeführt [18]. Auf der Internetseite der DGAKI (http://www.dgaki.de/leitlinien/s2k-leitlinie-sit/) finden sich Therapieinformationsblätter (PDF) für die Aufklärung von Patienten vor Beginn der AIT.

SCIT mit Aeroallergenen

Je nach Hersteller und Produkt sind die AIT-Präparate unterschiedlich konfektioniert. Die Injektionen werden vom Arzt in das Fettgewebe (subkutan) oberhalb des

Ellenbogens gegeben (s. Abb. 3a). Zunächst werden kleine Mengen verabreicht und wöchentlich gesteigert, bevor die empfohlene oder individuelle Höchstdosis im Abstand von meist 4–6 Wochen verabreicht wird.

Nebenwirkungen der SCIT

Nicht selten sind Lokalreaktionen, z. B. verzögert auftretende, überwärmte Schwellungen an der Injektionsstelle oder kleine hartnäckige, entzündliche Knoten bei Verwendung Aluminiumhydroxid-haltiger Extrakte.

Seltene allergische Allgemeinreaktionen, meistens milder Ausprägung und innerhalb der ersten 30 Minuten nach Injektion, können im Einzelfall auch bedrohlichen Charakter (Anaphylaxie, schweres Asthma) annehmen und sind daher sofort stadiengerecht zu behandeln (s. Kap. 3.2).

Der durchführende Arzt und sein Personal müssen daher jederzeit zur Therapie des allergologischen Notfalls in der Lage sein.

SLIT mit Aeroallergenen

Bei dieser Therapieform sind sowohl Steigerungsphasen von einigen Tagen als auch Kurzschemata von wenigen Stunden möglich. Andere Präparate (in Form von Allergentabletten) werden bereits zu Beginn der SLIT als Höchstdosis verabreicht. Die erste Dosis ist unter ärztlicher Aufsicht einzunehmen (Abb. 3b) und beinhaltet eine Wartezeit von 30 Minuten.

Nebenwirkungen bei SLIT

Zu Beginn der Behandlung werden häufig allergische Lokalreaktionen beobachtet, wie lokaler Juckreiz (unter der Zunge, Mundhöhle, Rachen, bis in die Ohren) und lo-

291

kale Schwellungen (unter der Zunge, Mundschleimhaut, Lippen, Zunge, Rachen).

Lokaler Juckreiz ist besonders häufig zu Beginn der Behandlung, tritt rasch auf und ist meist nach 20 Minuten abgeklungen. Die Intensität lässt bei den meisten Betroffenen nach wenigen Tagen bzw. 2–3 Wochen nach.

Reaktionen vom Schwellungstyp können auch im weiteren Verlauf einer SLIT mit Verzögerungen auftreten. Allergische Allgemeinreaktionen, z. B. Asthmaanfälle, im Rahmen der SLIT gelten als Rarität und sind deutlich seltener als bei der SCIT.

Verlaufskontrolle und erneute AIT

Weniger Symptome und ein verringerter Medikamentenverbrauch sind im Einzelfall als Hinweis auf die Wirksamkeit der durchgeführten AIT zu bewerten. Nach wie vor stehen keine Biomarker zur Verfügung, die eine individuelle Aussage zum Therapieerfolg der AIT erlauben [22]. Bei nachlassendem klinischen Effekt kann eine AIT erneut indiziert sein.

Fazit

Die AIT wird entweder subkutan oder sublingual über mindestens 3 Jahre von Ärzten mit Erfahrung in dieser Therapie durchgeführt. Bei sämtlichen Aspekten sind die Fachinformationen der Hersteller und die aktuellen Leitlinien zur AIT zu beachten. Das betrifft besonders das Auftreten von lokalen oder seltenen systemischen Nebenwirkungen. Haut- oder Labortests sind bisher nicht zur Verlaufskontrolle geeignet.

Herausforderungen und Perspektiven

Als anerkannte Therapieform besitzt die AIT national [18] und international [12] einen hohen Stellenwert zur Behandlung allergischer Reaktionen und Erkrankungen. Die Zukunft der AIT, die Auswahl der verfügbaren Produkte, ihre Eignung und wissenschaftliche Bewertung wird maßgeblich davon bestimmt, inwieweit die notwendigen klinischen Entwicklungsprogramme (s. o.) – sofern noch nicht etabliert – von den Allergenherstellern finanziert und erfolgreich durchgeführt werden.

Dies gilt insbesondere für Neuentwicklungen, die auf biotechnologischen Innovationen beruhen und zentrale Zulassungsverfahren bei der EMA durchlaufen.

Trends beim Einsatz der AIT

)) Gesundheitsökonomische Modelle legen nahe, dass SCIT und SLIT im Vergleich zur symptomatischen Therapie bezogen auf einen Grenzwert von 20.000–30.000 £ pro „quality-adjusted life-year" (QALY) nach 5 Jahren (nach Beginn der SCIT) bzw. 6 Jahren (nach Beginn der SLIT) kosteneffektiv werden [14]. Potenzielle Ersparnisse durch eine geringere Rate an Asthmafällen wurden in dieser Kosten-Nutzen-Berechnung noch nicht einbezogen.

)) Aktuell ausgewertete deutsche Gesundheitsdaten (real world evidence, RWE) bestätigen die asthmaprotektive Wirkung der AIT, sowohl für die SCIT [20] als auch für die SLIT (mit Gräserallergentabletten) nicht nur während, sondern auch nach Abschluss der Behandlung [23]. Damit bekommt die vorbeugende Wirkung der AIT zusätzliche Evidenz, die auf hohen Fallzahlen und dem Routineeinsatz der AIT in Deutschland beruht.

» Seit einigen Jahren wird die „klassische" ganzjährige SCIT mit nicht modifizierten Allergenpräparaten in Deutschland zunehmend seltener eingesetzt. Die häufigen Injektionen zur Einleitung der Therapie und die knappe Vergütung sind Faktoren, aufgrund derer derzeit Präparate mit kurzer Steigerungsphase bzw. präsaisonale Therapieschemata (Kurzzeittherapien) bevorzugt werden. Diese Entwicklung ist eher der Vergütungssituation und nicht der wissenschaftlichen Dokumentation geschuldet.

» Die SLIT wird derzeit auch für weitere Allergenquellen neben den Gräserpollen und Hausstaubmilben weiterentwickelt (z. B. gegen Baum- und Kräuterpollenallergie) und zukünftig zusätzliche Optionen zur erfolgreichen Behandlung allergischer Patienten bieten.

Zukünftige Entwicklungen zur AIT

Die AIT war und ist ein entscheidender Motor für Neuentwicklungen auf dem Gebiet der Allergologie. Innovationen [16] betreffen die eingesetzten Allergenpräparate, rekombinante Produkte, ihre Modifikation, zugesetzte Adjuvanzien und neue Applikationswege.

Es bleibt zu wünschen, dass diese vielversprechenden Neuentwicklungen nicht nur präklinisch getestet werden, sondern auch in klinische Entwicklungsprogramme einfließen. Damit wäre auch in Zukunft eine nachhaltige und erfolgreiche Behandlung allergischer Patienten mithilfe der AIT gewährleistet.

Defizite, Verbesserungs- und Forschungsbedarf

» Eine bessere Standardisierung der Allergenprodukte und Deklaration der wichtigsten Allergene (sog. Major-Allergene) in den Präparaten zur Allergen-Immuntherapie (AIT) ist wünschenswert. Zu diesem Zweck sollten die entsprechenden Initiativen (BSP90) der verantwortlichen Behörden, Abteilung Allergologie des Paul-Ehrlich-Instituts (PEI) und Europäisches Direktorat für die Qualität von Arzneimitteln (EDQM), Herausgeber des Europäischen Arzneibuches (Pharmacopöe), mit öffentlichen Mitteln unterstützt werden.

» Die klinische Dokumentation des Langzeiteffektes der AIT, der vorbeugenden Effekte (z. B. geringere Asthma-Entwicklung), der Wirkung bei allergischem Asthma und bei Kindern und Jugendlichen sollte durch kontrollierte Studien zusätzlich gezeigt werden.

» Das unabhängige Kinderkomitee (PDCO) der europäischen Gesundheitsbehörden (EMA) fordert derzeit zu diesem Zweck in einem Entwicklungsplan für Kinder (Pediatric Investigation Plan, PIP) von jedem Hersteller eine 3-jährige plazebokontrollierte AIT-Studie mit 2-jähriger verblindeter Nachbeobachtung. Es ist unklar, ob lokale bzw. nationale Ethikkommissionen derartige Studien zulassen werden und inwieweit diese hochgesteckten Ziele erreichbar sind.

)) Die wissenschaftliche Erforschung der Wirkungsweise, geeigneter Biomarker und innovativer Strategien sollte unbedingt gefördert werden, um neue kausale Therapieansätze zur AIT zu entwickeln.

)) Die Indikationsstellung zur AIT und die Auswahl der Therapielösungen sollten ausschließlich allergologisch weitergebildete Ärzte vornehmen. Auch die Durchführung der Therapie setzt allergologische Grundkenntnisse voraus.

)) Mithilfe der Auswertung von Gesundheitsdaten („Real-Life-Daten") und gezielter Versorgungsforschung sollten zusätzlich die allgemeinen Vorteile der AIT für die Gesundheit und Lebensqualität der Allergiker gezeigt werden. Dabei sollten medizinische und gesellschaftliche Kosten (potenzielle langfristige Einsparungen) mit erfasst werden.

)) Die zukünftige S3-Leitlinie zur AIT mit präparatespezifischer Betrachtung wird die Evidenz zur Wirksamkeit und Sicherheit und damit den Stellenwert dieser Behandlung für die Behandlung allergischer Patienten besser abbilden.

Danksagung: *Wir danken Frau Doris Ruh-*
land und Frau Vera Wisliceny für die Erstel-
lung des Manuskriptes und Frau Sophie
Wirth für sorgfältige Korrekturen.

Literatur

1. Asaria M, Dhami S, van Ree R, et al. Health economic analysis of allergen immunotherapy for the management of allergic rhinitis, asthma, food allergy and venom allergy: A systematic overview. Allergy 2018; 73: 269–283.
2. Dhami S, Kakourou A, Asamoah F, et al. Allergen immunotherapy for allergic asthma: A systematic review and meta-analysis. Allergy 2017; 72: 1825-1848.
3. Dhami S, Nurmatov U, Arasi S, et al. Allergen immunotherapy for allergic rhinoconjunctivitis: A systematic review and meta-analysis. Allergy 2017; 72: 1597–1631.
4. Durham SR, Creticos PS, Nelson HS, et al.Treatment effect of sublingual immunotherapy tablets and pharmacotherapies for seasonal and perennial allergic rhinitis: Pooled analyses. J Allergy Clin Immunol 2016; 138: 1081–1088 e4.
5. Durham SR, Emminger W, Kapp A, et al. SQ-standardized sublingual grass immunotherapy: confirmation of disease modification 2 years after 3 years of treatment in a randomized trial. J Allergy Clin Immunol 2012; 129: 717–725 e5.
6. Durham SR, Leung DY. One hundred years of allergen immunotherapy: time to ring the changes. J Allergy Clin Immunol 2011; 127: 3–7.
7. Durham SR, Walker SM, Varga EM, et al. Long-term clinical efficacy of grass-pollen immunotherapy. N Engl J Med 1999; 341: 468–475.
8. European Medicines Agency. Committee for Medicinal Products for Human Use (CHMP). Guideline on allergen Products: production and quality issues, 2008 (EMEA/CHMP/BWP/304831/2007). http://www.ema.europa.eu/docs/en_GB/document_library/Scientific_guideline/2009/09/WC500003333.pdf.
9. Englert S, May S, Kaul S, Vieths S. Die Therapieallergene-Verordnung. Hintergrund und Auswirkungen. Bundesgesundheitsbl 2012; 55: 351–357.
10. European Medicines Agency. Committee for Medicinal Products for Human Use (CHMP). Guideline on the clinical development of products for specific immunotherapy for the treatment of allergic diseases, 2008 (CHMP/EWP/18504/2006). http://www.ema.europa.eu/docs/en_GB/document_library/Scientific_guideline/2009/09/WC500003605.pdf.
11. Jutel M, Agache I, Bonini S, et al. International Consensus on Allergen Immunotherapy II: Mechanisms, standardization, and pharmacoeconomics. J Allergy Clin Immunol 2016; 137: 358–368.
12. Jutel M, Agache I, Bonini S, et al. International consensus on allergy immunotherapy. J Allergy Clin Immunol 2015; 136: 556–568.
13. Kristiansen M, Dhami S, Netuveli G, et al. Allergen immunotherapy for the prevention of allergy: A systematic review and meta-analysis. Pediatr Allergy Immunol 2017; 28: 18–29.
14. Meadows A, Kaambwa B, Novielli N, et al. A systematic review and economic evaluation of subcutaneous and sublingual allergen immuno-

therapy in adults and children with seasonal allergic rhinitis. Health Technol Assess 2013; 17: vi, xi–xiv, 1–322.

15. Muraro A, Roberts G (eds). Allergen Immunotherapy Guidelines Part 1: Systematic reviews. Zurich: European Academy of Allergy and Clinical Immunology (EAACI), 2017.

16. Pfaar O, Bonini S, Cardona V, et al. Perspectives in allergen immunotherapy: 2017 and beyond. Allergy 2018; 73 (Suppl 104): 5–23.

17. Pfaar O, Demoly P, Gerth van Wijk R, et al; European Academy of Allergy and Clinical Immunology. Recommendations for the standardization of clinical outcomes used in allergen immunotherapy trials for allergic rhinoconjunctivitis: an EAACI Position Paper. Allergy 2014; 69: 854–867.

18. Pfaar O, Bachert C, Bufe A, et al. Guideline on allergen specific immunotherapy in IgE mediated allergic diseases: S2k Guideline of the German Society for Allergology and Clinical Immunology (DGAKI), the Society for Pediatric Allergy and Environmental Medicine (GPA), the Medical Association of German Allergologists (AeDA), the Austrian Society for Allergy and Immunology (ÖGAI), the Swiss Society for Allergy and Immunology (SGAI), the German Society of Dermatology (DDG), the German Society of Oto-Rhino-Laryngology, Head and Neck Surgery (DGHNO-KHC), the German Society of Pediatrics and Adolescent Medicine (DGKJ), the Society for Pediatric Pneumology (GPP), the German Respiratory Society (DGP), the German Association of ENT Surgeons (BV-HNO), the Professional Federation of Paediatricians and Youth Doctors (BVKJ), the Federal Association of Pulmonologists (BDP) and the German Dermatologists Association (BVDD). Allergo J Int 2014: 23; 282–319.

19. Roberts G, Pfaar O, Akdis CA, et al. EAACI Guidelines on Allergen Immunotherapy: Allergic rhinoconjunctivitis. Allergy 2018; 73: 765–798.

20. Schmitt J, Stadler E, Kuster D, Wustenberg EG. Medical care and treatment of allergic rhinitis: a population-based cohort study based on routine healthcare utilization data. Allergy 2016; 71: 850–858.

21. Shamji MH, Durham SR. Mechanisms of allergen immunotherapy for inhaled allergens and predictive biomarkers. J Allergy Clin Immunol 2017; 140: 1485–1498.

22. Shamji MH, Kappen JH, Akdis M, et al. Biomarkers for monitoring clinical efficacy of allergen immunotherapy for allergic rhinoconjunctivitis and allergic asthma: an EAACI Position Paper. Allergy 2017; 72: 1156–1173.

23. Zielen S, Devillier P, Heinrich J, Richter H, Wahn U. Sublingual immunotherapy provides long-term relief in allergic rhinitis and reduces the risk of asthma: A retrospective, real-world database analysis. Allergy 2018; 73: 165–177.

4.9 Ernährungstherapie bei Nahrungsmittelallergien

Eine enge Kooperation zwischen Allergologen und allergologisch erfahrener Ernährungsfachkraft ist ein wichtiger Bestandteil einer erfolgreichen Therapie bei Nahrungsmittelallergien einschließlich der Nahrungsmittelanaphylaxie.

Nach gesicherter Diagnose einer Nahrungsmittelallergie muss eine Ernährungstherapie eingeleitet werden, deren häufigste und wichtigste Maßnahme die Meidung des Auslösers (Karenz) ist. Doch zu einer effizienten Ernährungstherapie gehören außerdem der Erhalt bestehender Toleranz, die Vermeidung möglicher Nährstoffdefizite und eine individuelle Aufklärung des Patienten, sodass eine hohe Lebensqualität durch ein erfolgreiches Allergenmanagement im Alltag erreicht werden kann [22, 33]. Die Anaphylaxie ist die schwerste Form einer allergischen Reaktion und kann auch nach Verzehr von Nahrungsmittelallergenen auftreten. Zahlen aus dem Anaphylaxie-Register (standardisierte Erfassung schwerer allergischer Reaktionen in Europa) zeigen, dass sich die Nahrungsmittelauslöser im Kindesalter von denen im Erwachsenenalter unterscheiden [7, 31].

Diätetische Diagnostik

Ist die Diagnose Nahrungsmittelallergie nicht oder noch nicht eindeutig gestellt, fokussieren die ernährungstherapeutischen Maßnahmen erst einmal auf die Untermauerung oder aber auf die Entkräftung der Verdachtsdiagnose [27, 33]:

Aufnahme der Krankengeschichte

Über eine ausführliche Aufnahme der Krankengeschichte inkl. der Ernährung (Anamnese) und die Auswertung eines detaillierten Ernährungs- und Symptomprotokolls (ESP) wird überprüft, ob die berichteten Symptome tatsächlich bei jedem Kontakt mit dem verdächtigten Lebensmittel auftreten und ob als Pathomechanismus ein allergisches oder ein nichtallergisches Geschehen wahrscheinlich ist (s. Kap. 4.10). Klassische allergische (IgE-vermittelte) Symptome treten in der Regel innerhalb von 2 Stunden nach Verzehr des auslösenden Nahrungsmittels auf.

Ernährungsprotokoll

Der Auswertung eines ESP kommt ein besonderer Stellenwert zu, wenn es sich

» um chronische,

» verzögert auftretende Beschwerden handelt,

» sogenannte Ko- bzw. Augmentationsfaktoren (s.u.) eine Rolle spielen und

» die Symptome durch eine Vielzahl von Faktoren auslösbar sind.

Chronische Beschwerden

Bei chronischen Beschwerden ist es wichtig zu überprüfen, ob es tatsächlich einen reproduzierbaren Zusammenhang mit dem Verzehr bestimmter Nahrungsmittel gibt, d.h. es immer nach Aufnahme zu den gleichen Symptomen kommt. Gerade bei Hautverschlechterungen im Rahmen einer Neurodermitis oder vielen gastrointestinalen Beschwerden wird ein solcher Zusammenhang oftmals vermutet, der sich in einem ESP dann aber nicht bestätigt. Da viele dieser Symptome *chronisch* sind und *zeitverzögert* auftreten, ist ein Zusammenhang nur sicher über ein ESP ermittelbar.

Verzögerte Reaktionen

Zu verzögerten Reaktionen kann es aber auch im Zuge einer relativ neu entdeckten Form der Säugetierfleischallergie kommen: Der Allergieauslöser ist dabei ein Zuckermolekül (Galactose-alpha-1,3-galactose, „alpha gal"), das erst im Laufe des Verdauungsprozesses „freigelegt" wird und somit erst nach Stunden zu Reaktionen führt [5]. Die Reaktionen fallen in der Regel dann sehr heftig aus. Da auch diese Reaktionen über IgE vermittelt werden, spricht man aufgrund der unüblich langen Zeit bis zum Auftreten von einer verzögerten Soforttypallergie.

Augmentationsfaktoren

Neben individuell unterschiedlichen Zeitabständen zwischen Verzehr eines Nahrungsmittels und allergischer Reaktion können auch Augmentationsfaktoren anhand eines ESP gut erfasst werden. Diese führen zu einer Verstärkung der allergischen Reaktion bzw. sind in einigen Fällen sogar obligatorisch für das Auftreten von Symptomen (z. B. bei der weizenabhängigen, anstrengungsinduzierten Anaphylaxie, s.u.). Bekannte Augmentationsfaktoren sind körperliche Anstrengung, Medikamenteneinnahme (insbesondere Schmerzmittel), Alkoholkonsum, Infekte, psychische Belastungen und allergische Beschwerden während der Pollensaison [14, 29].

Symptome durch eine Vielzahl von Faktoren auslösbar

Sind die Symptome durch eine Vielzahl von Faktoren auslösbar, kann eine Protokollführung für vier Wochen sinnvoll sein (z. B. Hautverschlechterung bei Neurodermitis oder Verschlechterung asthmatischer Beschwerden durch Inhalationsallergene). Bei solchen Erkrankungen empfiehlt es sich, neben der Ernährung und den oben genannten Augmentationsfaktoren auch andere mögliche Einflussfaktoren (Wetter, Pollenflug, Tierkontakt, Schlaf etc.) dokumentieren zu lassen. Bei Neurodermitis ist weiterhin die Beurteilung der Haut (Juckreiz, Größe und Schweregrad der Entzündung der betroffenen Hautareale) sowie die Therapie (Hautpflege, Anwendung wirkstoffhaltiger Cremes etc.) im Protokoll bzw. in einem Neurodermitis-Tagebuch zu erfassen. Bei asthmatischen Beschwerden empfiehlt sich ein Peak-Flow-Protokoll inkl. Erfassung therapeutischer Maßnahmen.

Diagnostische Diät

Diätempfehlungen, die nur aufgrund einer nachgewiesenen Sensibilisierung (positiver Haut- oder Bluttest) herausgegeben werden, klinisch aber nicht zu Beschwerden führen, sind abzulehnen!

Empfehlungen ohne Erfassung der Krankengeschichte (s. o.) berücksichtigen nicht, ob die vorhandenen Antikörper auch wirklich allergische Reaktionen hervorrufen. Deshalb sollte sich im Regelfall an ein positives Ergebnis der bereits beschriebenen diätetischen Diagnostik und der durchgeführten allergologischen Tests eine zeitlich begrenzte diagnostische Diät anschließen [3, 22, 33]. Diese wird als *spezifische Eliminationsdiät* bezeichnet, wenn der verdächtigte Auslöser gezielt gemieden wird (Beispiele: kuhmilch- und/oder hühnereifreie Diät im Kleinkindalter oder Diät ohne birkenpollenassoziierte Nahrungsmittel). Nur in sehr seltenen komplexen Fällen oder zum Ausschluss einer Nahrungsmittelallergie kann eine oligoallergene Basisdiät zur Anwendung kommen. Sie muss für jeden Patienten individuell zusammengestellt und zwingend durch einen ebenfalls individuellen schrittweisen Kostaufbau begleitet werden. Diagnostische Diäten dauern im Regelfall 7–10 Tage, können aber, z. B. bei chronischen Erkrankungen wie der Neurodermitis, auf bis zu 4 Wochen ausgeweitet werden.

Provokation
Abschließen sollte jede diagnostische Diät mit einer oralen Provokation, die idealerweise doppelblind und placebokontrolliert durchgeführt wird [33]. Die Provokation dient dazu, eindeutig zu bestätigen, dass der Verzehr des oder der verdächtigten Nahrungsmittel bei dem Patienten auch tatsächlich zu Symptomen führt und eine therapeutische Diät gerechtfertigt ist. Dabei lassen sich hoch gefährdete Betroffene, die bereits auf kleinste Mengen ihres Allergens reagieren, durch sogenannte „Ein-Dosis-Provokationen" (single-dose-challenge) identifizieren [8]. Die eingesetzte Menge liegt bei diesen Ein-Dosis-Provokationen meist im niedrigen Milligramm-Bereich und entspricht damit den (in Diskussion befindlichen) Grenzwerten für die Kennzeichnung von unbeabsichtigten Allergeneinträgen – den sogenannten „Spuren".

Im Erwachsenenalter ist die Beweisführung durch Provokation oftmals durch Vorliegen von (diversen) Augmentationsfaktoren beeinträchtigt und bedarf einer besonderen Vorgehensweise [2, 4, 5]. Ein typisches Beispiel ist die bereits genannte weizenabhängige anstrengungsinduzierte Anaphylaxie (WDEIA): Bei den betroffenen Patienten kommt es bei Verzehr weizenhaltiger Produkte nur in Kombination mit körperlicher Anstrengung oder anderen zeitgleich mit dem Weizenverzehr vorhandenen Augmentationsfaktoren zum Auftreten einer allergischen Reaktion. Ohne das Vorliegen dieser Faktoren führt der Verzehr von Weizen und weizenhaltigen Produkten nicht zu Symptomen. Allerdings können die tolerierten Weizenmengen individuell sehr unterschiedlich sein [2].

Die Durchführung der diagnostischen Diät und Provokation bei dem Verdacht auf Kreuzreaktionen zwischen Inhalationsallergenen und Nahrungsmitteln unterliegt ebenfalls besonderen Bedingungen [32].

Sonderfall Anaphylaxie
Bei Patienten mit einer schweren allergischen Reaktion (Anaphylaxie) spielt das Symptom- und Ernährungstagebuch, abhängig von Schweregrad und Häufigkeit der Reaktion, eher eine untergeordnete Rolle. Hier sollten alle verzehrten Nahrungsmittel und Getränke erfasst werden, die in einen engen zeitlichen Zusammenhang mit der Reaktion gebracht werden können.

Schwere allergische Reaktionen werden standardisiert im Anaphylaxie-Register erfasst (www.anaphylaxie.net). Danach sind die 5 häufigsten Nahrungsmittelauslöser im Kindesalter: Erdnuss, Kuhmilch, Hühnerei, Haselnuss und Cashew, während

Erwachsene vor allem auf Weizen, Meeresfrüchte, Haselnuss, Soja und Sellerie reagieren [7, 31]. Vor allem im Erwachsenenalter ist die Erfassung der Augmentationsfaktoren (s.o.) von besonderer Bedeutung. Neben den bereits genannten können auch endogene Faktoren wie höheres Alter oder eine zugrunde liegende Begleiterkrankung wie Asthma oder Mastocytose relevant sein [30, 32]. Ist der Auslöser in Zusammenschau von Anamnese, Haut- und IgE-Testung nicht eindeutig eruierbar, sollte auch bei schweren allergischen Reaktionen eine stationäre Nahrungsmittelprovokation angestrebt werden. Nach wie vor sind in der Diagnose einer Nahrungsmittelallergie doppelblinde, placebokontrollierte Nahrungsmittelprovokationen der Goldstandard, ggf. unter gezielter Gabe von relevanten Augmentationsfaktoren [33].

Allergologische Ernährungstherapie

Erst eine eindeutige Diagnose bildet die Grundlage für die sogenannte therapeutische Diät [33]. Diese unterscheidet sich von der diagnostischen Diät darin, dass sie eine längerfristige Ernährungsumstellung erfordert und vor allem die individuellen Verträglichkeiten und Verzehrsgewohnheiten des Betroffenen viel stärker in den Vordergrund stellt, als dies bei der diagnostischen Diät der Fall ist. Während die diagnostische Diät der Identifikation des oder der Auslöser(s) dient, ist das Ziel einer therapeutischen Ernährungsumstellung – neben der Meidung des auslösenden Lebensmittels – die ausreichende Versorgung mit allen Nährstoffen und die Beibehaltung bzw. Wiederherstellung einer hohen Lebensqualität durch ein erfolgreiches Krankheitsmanagement im Alltag. Dabei sollte jede bestehende Toleranz unbedingt erhalten bleiben [17, 18].

Relevante Auslöser meiden bzw. bis zur individuellen Toleranzgrenze reduzieren

Unter dem Aspekt der Sicherheit vor zukünftigen Reaktionen ist die detaillierte Beratung zur individuell notwendigen Meidung des Auslösers bei Allergien von großer Bedeutung. Bei Nahrungsmittelallergien müssen Faktoren, die die individuelle Verträglichkeit des Betroffenen beeinflussen, und ggf. relevante Kreuzreaktionen zwingend mitberücksichtigt werden. Dabei bedarf es ggf. auch der Beachtung bestimmter Augmentationsfaktoren, die die individuelle Reaktionsschwelle und damit die Auslösung der Symptome beeinflussen. Dies ist insbesondere im Rahmen von anstrengungsassoziierten Anaphylaxien und bei pollenassoziierten Nahrungsmitteln von Bedeutung.

Ebenso wichtig ist es, die individuelle Verträglichkeit zu berücksichtigen. Um den Patienten nicht unnötig einzuschränken, sollte der Einfluss der Verarbeitung auf die Verträglichkeit des verursachenden Lebensmittels berücksichtigt werden. So werden beispielsweise Milch und Ei in verbackener Form oftmals toleriert, obwohl sie unverbacken zu Reaktionen führen. Dieses Phänomen ist – im Gegensatz zur häufigen Einschätzung – nicht nur abhängig davon, ob hitzelabile oder hitzestabile Allergenkomponenten für die Allergie verantwortlich sind [20].

Bei pollenassoziierten Nahrungsmittelallergien beobachtet man, dass sich die Empfindlichkeit gegenüber kreuzreaktiven

299

Nahrungsmitteln in Abhängigkeit von saisonalen Einflüssen verändert. Die Ausprägung der allergischen Symptome, z.b. von asthmatischen Beschwerden, kann deutlich beeinflusst werden [32].

Information über die Kennzeichnung von Allergenen und Produkten, die Unverträglichkeiten auslösen können

Hilfreich für die Meidung bzw. Reduzierung der Auslöser ist die verpflichtende Allergeninformation gemäß der EU-weit geltenden Lebensmittelinformations-Verordnung (LMIV) [1].

Um allergischen Verbrauchern eine informierte Kaufentscheidung zum Schutz ihrer Gesundheit zu ermöglichen, müssen 14 Auslöser von Allergien und Unverträglichkeiten immer gekennzeichnet werden, wenn sie bzw. daraus hergestellte Erzeugnisse als Zutat in einem Lebensmittel Verwendung finden.

Problematisch ist allerdings nach wie vor, dass unbeabsichtigte Allergeneinträge (sogenannte „Spuren") nicht verpflichtend gekennzeichnet werden müssen und weder Grenzwerte noch Höchstmengen hierfür bisher verbindlich festgelegt worden sind. Dies unterbindet eine informierte Kaufentscheidung und ist bereits mehrfach kritisiert worden [19, 23, 24]. Es hat aber auch zur Folge, dass allergische Verbraucher zurzeit nicht von den Behörden informiert werden (z. B. über www.lebensmittelwarnung.de), wenn gesundheitsrelevante Mengen an Allergieauslösern von der Lebensmittelüberwachung in Produkten gefunden werden, die aufgrund eines unbeabsichtigten Allergeneintrags aufgetreten sind. Ein Rückruf erfolgt nur, wenn nicht gekennzeichnete Allergene als Zutat, nicht

aber als unbeabsichtigter Allergeneintrag („Spur") entdeckt werden – unabhängig von der nachgewiesenen Menge. Da es für allergische Verbraucher irrelevant ist, ob eine allergische Reaktion aufgrund einer Zutat oder einer sogenannten „Spur" auftritt, setzt sich der Deutsche Allergie- und Asthmabund (DAAB) seit Jahren dafür ein, dass in beiden Fällen eine öffentliche Information erfolgt [23]. Er hat zu diesem Zweck den Newsletter „DAAB Allergen Warnhinweise" für Patienten, Ernährungsfachkräfte und Ärzte eingerichtet, der zurzeit allerdings bezüglich nicht gekennzeichneter „Spuren" auf freiwillige Hinweise der Industrie angewiesen ist.

Mit der Umsetzung der LMIV im Dezember 2014 gilt die Informationspflicht nicht nur – wie bereits seit 2005 – für verpackte Lebensmittel, sondern auch für lose Ware. Auch hier bezieht sich die Kennzeichnungspflicht – wie bei vorverpackten Produkten – auf die Zutaten, d.h. diejenigen Inhaltsstoffe eines Lebensmittels, die gemäß Rezeptur bewusst beim Herstellungsprozess hinzugegeben werden.

Die vom DAAB und der Deutschen Gesellschaft für Allergologie und Immunologie (DGAKI) geforderte Schulungsverpflichtung für Betriebe fehlt bis heute, sodass die tatsächliche Umsetzung in der Praxis sehr heterogen ist und eine flächendeckend zufriedenstellende Auskunft für Nahrungsmittelallergiker aktuell noch nicht realisiert ist [6, 28].

Ersatz von kritischen Nährstoffen

Neben der Sicherheit durch notwendige Meidung des individuellen Auslösers muss auch die Sicherheit im Sinne der Verhinderung eines Nährstoffdefizits berücksichtigt werden. Durch die Verunsicherung von

Patienten hinsichtlich geeigneter Lebensmittel, vor allem aber bei Allergien gegenüber Grundnahrungsmitteln bzw. weit verbreiteten Nahrungsmitteln kann es bei ungenügender Aufklärung aufgrund der therapeutisch notwendigen Meidung zu einer unzureichenden Bedarfsdeckung, Wachstumsbeeinträchtigungen und in schwerwiegenden Fällen zu einer Mangelernährung kommen [12, 13, 26, 27]. Insbesondere im Säuglingsalter ist bei einer Kuhmilchallergie auf einen adäquaten Ersatz z.b. durch eine extensiv hydrolysierte Formula (ehF) oder eine Aminosäurenformula (AAF) zu achten [13]. Allerdings ist eine ausreichende Versorgung über eine therapeutische Nahrung nur so lange gewährleistet, wie diese auch in ausreichendem Maße aufgenommen wird [21]. Im Kindesalter sind bereits ohne eingeschränkte Nahrungsmittelauswahl einige Vitamine (B- und E-Vitamine) und Mineralstoffe (Kalzium, Jod, Eisen und Zink) kritisch und müssen bei einer Eliminationsdiät besonders beachtet werden [15].

Deshalb sollte eine Bedarfsberechnung und eine regelmäßige Bedarfskontrolle durchgeführt werden. Die Nährwertberechnung erfolgt computergestützt auf Basis eines mehrtägigen Ernährungsprotokolls. Eine solche Analyse bietet die Basis für Optimierungen und stellt sicher, dass die Umsetzung der therapeutischen Empfehlungen zu einer bedarfsdeckenden Ernährung führt.

Management

Die erfolgreiche Übertragung der notwendigen ernährungstherapeutischen Empfehlungen zur Meidung bzw. Reduzierung des Auslösers und zum Ersatz durch geeignete andere Lebensmittel in den Alltag des Betroffenen ist die Grundlage für ein gelungenes Krankheitsmanagement [17, 22, 33]. Nur wenn der Betroffene seine Unverträglichkeit durch ein breites sicheres Wissen zum Vorkommen seines Auslösers „im Griff" hat, die notwendigen Einschränkungen als akzeptabel empfindet, ausreichend attraktive Alternativen und eine „sichere" breite Lebensmittelauswahl zur Verfügung stehen, wird er seine Lebensqualität als hoch einschätzen.

Dauer therapeutischer Diäten

Da Allergien gegenüber Grundnahrungsmitteln wie z. B. Kuhmilch und Hühnerei, die in der frühen Kindheit auftreten, in vielen Fällen noch bis zum Vorschulalter wieder verschwinden, ist es notwendig, die therapeutische Diät in dieser Altersgruppe regelmäßig zu überprüfen [25, 33, 34]. Der regelmäßige Patientenkontakt bietet zudem die Möglichkeit, die therapeutischen Empfehlungen an die wachstumsbedingten Veränderungen des täglichen Bedarfs anzugleichen und mögliche zusätzliche allergische Symptome anderer Organe (z. B. ein beginnendes Asthma) frühzeitig zu erkennen.

Für Kuhmilch [25] kann eine Reprovokation nach ca. 1 Jahr und bei Hühnerei [34] nach ca. 2 Jahren erfolgen. Außerdem kann für eine weniger einschränkende Eliminationsdiät die erhitzte Form von Hühnerei oder Kuhmilch getestet werden, da in bis zu 80 % die erhitzte Form der Produkte vertragen wird (s.o.). Dadurch verbessert sich zum einen die Lebensqualität mit einer breiteren Lebensmittelauswahl und zum anderen gibt es erste Hinweise, dass eine regelmäßige Gabe dieser Produkte die orale Toleranzentwicklung gegen die rohe Form des Nahrungsmittels beschleunigen könnte [9, 10, 11, 16].

301

Für Nahrungsmittelallergene wie Erdnuss und Haselnuss mit einer geringeren Chance einer Toleranzentwicklung empfiehlt sich ein Zeitabstand von ca. 3–5 Jahren [15]. Bei anaphylaktischen Reaktionen im Erwachsenenalter handelt es sich ebenfalls in den meisten Fällen um bleibende Reaktionen, sodass die therapeutische Diät lebenslang durchgeführt werden muss. Dementsprechend ist es besonders wichtig, den genauen Auslöser zu identifizieren.

Fazit

Eine enge Kooperation zwischen Allergologen und allergologisch erfahrener Ernährungsfachkraft ist ein wichtiger Bestandteil für eine erfolgreiche Therapie bei Nahrungsmittelallergien. Auch diagnostisch kann sich eine solche Zusammenarbeit als sehr vorteilhaft erweisen. Die Veröffentlichung und regelmäßige Aktualisierung standardisierter Diätvorschläge zu Nahrungsmittelallergien und anderen Unverträglichkeiten liefert eine sinnvolle Grundlage für eine effektive Ernährungstherapie [22].

Leider sind funktionierende Kooperationen dieser interdisziplinären Zusammenarbeit noch selten, was für den Patienten und Allergologen deutliche Hindernisse bis zur sicheren Diagnose und hinsichtlich einer effizienten Therapie bedeutet. Schließt sich an die gesicherte Diagnose einer Nahrungsmittelallergie keine allergologische Ernährungstherapie an, kann die wesentliche Säule einer erfolgreichen Therapie nicht greifen und der Leidensdruck der Patienten – insbesondere die Angst vor unerwarteten Reaktionen – bleibt meist hoch. Ein lediglich begrenztes Wissen zur

Meidung des Auslösers bedingt entweder eine zu starke Einschränkung und damit die Einschränkung der erwünschten Toleranzerhaltung oder aber eine nicht zu verantwortende Karenz bezüglich der täglichen Lebensmittelauswahl oder das Risiko einer unbeabsichtigten Reaktion, wenn Symptome aufgrund von Unkenntnis nicht sicher vermieden werden können [18].

Eine fehlende Kontrolle der ausreichenden Bedarfsdeckung kann zu einem Nährstoffdefizit führen. Durch die fachkundige Beratung einer allergologisch versierten Ernährungsfachkraft und ernährungstherapeutische Begleitung bei der Umsetzung der Empfehlungen im Alltag kann der Leidensdruck des Allergikers abgebaut und ein Grundstein für eine hohe Lebensqualität gelegt werden. Allergologisch spezialisierte und fortgebildete Ansprechpartner finden Ärzte und Patienten beim Arbeitskreis Diätetik in der Allergologie (www.ak-dida.de) und beim DAAB (www.daab.de).

Forderungen und Vorschläge

Die Situation von Patienten mit Nahrungsmittelallergien, inklusive Nahrungsmittelanaphylaxien, ließe sich durch folgende Maßnahmen deutlich verbessern:

» Für die Betreuung von Nahrungsmittelallergikern ist eine engere interdisziplinäre Kooperation zwischen Allergologen und allergologisch erfahrener Ernährungsfachkraft unerlässlich.

» Allergologische Weiterbildungsmaßnahmen, insbesondere für Ärzte, sollten zwingend ein Modul zur Implementierung einer interdisziplinären Zusammenarbeit anbieten.

» Leistungen, die zur interdisziplinären Betreuung eines Nahrungsmittelallergikers notwendig sind, sollten für Ärzte wie für allergologisch versierte Ernährungsfachkräfte über die GKV anteilig abrechenbar sein.

» Die Kosten für die allergologische Ernährungstherapie am Patienten sollten zumindest anteilig gesichert über die Regelversorgung (GKV und Private) abgedeckt werden.

» Gesetzliche Regelung unbeabsichtigter Allergeneinträge mit einer Festlegung zulässiger Höchstmengen für produktionsbedingte Kontaminationen, um (a) der weiterhin starken Einschränkung der Lebensmittelauswahl für Allergiker durch den Aufdruck von Warnhinweisen entgegenzuwirken und (b) die in der LMIV postulierte informierte Kaufentscheidung sicherer Produkte für Allergiker tatsächlich zu ermöglichen.

» Eine offizielle, öffentliche Information bei Nachweis nicht gekennzeichneter „Spuren" durch die Lebensmittelüberwachung

» Verweis an Patientenorganisationen wie den Deutschen Allergie- und Asthmabund (DAAB) zur Information über nicht gekennzeichnete Allergene (DAAB Allergen Warnhinweis Newsletter), Vermittlung von allergologisch spezialisierten Ernährungsfachkräften und Hilfestellungen zum Alltagsmanagement.

Literatur

1. Amtsblatt L304/18 Verordnung (EU) Nr. 1169/2011 des Europäischen Parlaments und des Rates vom 25. Oktober 2011 betreffend die Information der Verbraucher über Lebensmittel.
2. Brockow K, Kneissl D, Valentini L, et al. Using a gluten oral food challenge protocol to improve diagnosis of wheat-dependent exercise-induced anaphylaxis. J Allergy Clin Immunol 2015; 135: 977–984.
3. Dölle S, Grünhagen J, Worm M. Beweisführung – diagnostische Diäten im Erwachsenenalter. Allergologie 2016; 39: 515–522.
4. Dölle S, Grünhagen J, Worm M. Dem Täter auf der Spur: Indikation und praktische Umsetzung von Nahrungsmittelprovokationen im Erwachsenenalter. Allergologie 2016; 39: 523–532.
5. Fischer J, Hebsaker J, Caponetto P, et al. Galactose-alpha-1,3-galactose sensitization is a prerequisite for pork-kidney allergy and cofactor-related mammalian meat anaphylaxis. J Allergy Clin Immunol 2014; 134: 755–759.
6. Galenko L, Trendelenburg V, Bellach J, et al. Nachweis relevanter Mengen an Kuhmilchprotein in Backwaren vom Bäcker – trotz neuer gesetzlichen Reglung der Allergenkennzeichnung für lose Ware. Allergo J Int 2016; 25: 57–58.
7. Grabenhenrich LB, Dölle S, Moneret-Vautrin A, et al. Anaphylaxis in children and adolescents: The European Anaphylaxis Registry. J Allergy Clin Immunol 2016; 137: 1128–1137.
8. Hourihane JO, Allen KJ, Shreffler WG, et al. Peanut Allergen Threshold Study (PATS): Novel single-dose oral food challenge study to validate eliciting doses in children with peanut allergy. J Allergy Clin Immunol 2017; 139: 1583–1590.
9. Kim JS, Nowak-Wegrzyn A, Sicherer SH, et al. Dietary baked milk accelerates the resolution of cow's milk allergy in children. J Allergy Clin Immunol 2011; 128: 125–131.
10. Leonard SA. Debates in allergy medicine: baked milk and egg ingestion accelerates resolution of milk and egg allergy. World Allergy Organ J 2016; 9: 1.
11. Leonard SA, Sampson HA, Sicherer SH, et al. Dietary baked egg accelerates resolution of egg allergy in children. J Allergy Clin Immunol 2012; 130: 473–480.
12. Meyer R, De Koker C, Dziubak R, et al. Malnutrition in children with food allergies in the UK. J Hum Nutr Diet 2014; 27: 227–235.
13. Meyer R, Venter C, Fox AT, et al. Practical dietary management of protein energy malnutrition in young children with cow's milk protein allergy. Pediatr Allergy Immunol 2012; 23: 307–314.
14. Niggemann B, Beyer K. Factors augmenting allergic reactions. Allergy 2014; 69: 1582–1587.
15. Niggemann B, Ziegert M. Ernährungsberatung durch Ärzte bei kindlichen Nahrungsmittelallergien – Möglichkeiten und Grenzen. Pädiatrische Allergologie (Sonderheft) 2011: 14: 14–17.

16. Peters RL, Dharmage SC, Gurrin LC, et al. The natural history and clinical predictors of egg allergy in the first 2 years of life: a prospective, population-based cohort study. J Allergy Clin Immunol 2014; 133: 485–491.
17. Reese I. Dietary management of food allergies. Bundesgesundheitsblatt Gesundheitsforschung Gesundheitsschutz 2016; 59: 849–854.
18. Reese I. Karenz und Toleranz – ein Balanceakt bei Nahrungsmittelallergien. Pädiatrische Allergologie 2018; 21: 29–31.
19. Reese I, Holzhauser T, Schnadt S, et al. Allergen and allergy risk assessment, allergen management, and gaps in the European Food Information Regulation (FIR). Allergo J Int 2015; 24: 180–184.
20. Reese I, Lange L. Allergie gegen Kuhmilch und Hühnerei: Was bietet die molekulare Allergiediagnostik? Allergo J Int 2015; 24: 34–41.
21. Reese I, Schäfer C. Einsatz von therapeutischen Spezialnahrungen im Säuglingsalter – Bedarfsdeckung unter veränderten Voraussetzungen. Allergologie 2013; 36: 502–509.
22. Reese I, Schäfer C, Werfel T, et al. Diätetik in der Allergologie. München: Dustri-Verlag Karl Feistle, 2017.
23. Schnadt S, Pfaff S. „Versteckte Allergene" in vorverpackten Lebensmitteln. Bundesgesundheitsblatt Gesundheitsforschung Gesundheitsschutz 2016; 59: 878–888.
24. Schnadt S, Reese I Möglichkeiten und Grenzen der Allergeninformation. Allergologie 2016; 39: 402–408.
25. Schoemaker AA, Sprikkelman AB, Grimshaw KE, et al. Incidence and natural history of challenge-proven cow's milk allergy in European children – EuroPrevall birth cohort. Allergy 2015; 70: 963–972.
26. Venter C, Groetch M, Netting M, et al. A patient specific approach to developing an exclusion diet to manage food allergy in infants and children. Clin Exp Allergy 2018; 48: 121–137.
27. Venter C, Mazzocchi A, Maslin K, et al. Impact of elimination diets on nutrition and growth in children with multiple food allergies. Curr Opin Allergy Clin Immunol 2017; 17: 220–226.
28. Verbraucherzentrale Hamburg: Allergisch und allein gelassen In: https://www.vzhh.de/themen/lebensmittel-ernaehrung/mogeleien-restaurants/allergisch-allein-gelassen [Zugriff am 12.2. 2018].
29. Worm M, Babina M, Hompes S. Causes and risk factors for anaphylaxis. J Dtsch Dermatol Ges. 2013; 11: 44–50.
30. Worm M, Francuzik W, Renaudin JM, et al. Factors increasing the risk for a severe reaction in anaphylaxis: An analysis of Data from The European Anaphylaxis Registry. Allergy 2018; 73: 1322–1330.
31. Worm M, Grünhagen J, Dölle S. Food-induced anaphylaxis – data from the anaphylaxis registry. Bundesgesundheitsblatt Gesundheitsforschung, Gesundheitsschutz 2016; 59: 836–840.
32. Worm M, Jappe U, Kleine-Tebbe J, et al. Nahrungsmittelallergie infolge immunologischer Kreuzreaktionen mit Inhalationsallergenen. Allergo J Int 2014; 23: 1–16.
33. Worm M, Reese I, Ballmer-Weber B, et al. S2 Leitlinie Management IgE-vermittelter Nahrungsmittelallergien. Allergo J Int 2015; 24: 256–293.
34. Xepapadaki P, Fiocchi A, Grabenhenrich L, et al. Incidence and natural history of hen's egg allergy in the first 2 years of life-the EuroPrevall birth cohort study. Allergy 2016; 71: 350–357.

4.10 Ernährungstherapie bei nicht IgE-vermittelten Nahrungsmittelunverträglichkeiten

Die häufigsten nicht IgE-vermittelten Unverträglichkeiten sind Kohlenhydratmalassimilationen, vor allem Unverträglichkeiten auf Laktose und Fruktose, aber auch pseudoallergische Reaktionen sowie mögliche Symptome, die mit dem Verzehr von Histamin und Salicylaten assoziiert werden. Da es sich bei den nicht IgE-vermittelten Nahrungsmittelunverträglichkeiten um weitestgehend *mengenabhängige Reaktionen* handelt, die zum Teil nur *temporär befristet* vorliegen, steht beim therapeutischen Vorgehen NICHT die Karenz, sondern die Identifikation und Berücksichtigung individueller Verträglichkeiten, die über den ernährungstherapeutischen Prozess erarbeitet werden, im Vordergrund [4, 5, 6, 7].

Eine enge Kooperation zwischen Allergologen bzw. Gastroenterologen und allergologisch erfahrener Ernährungsfachkraft ist dabei eine wichtige Voraussetzung, da einer erfolgreichen Therapie eine interdisziplinäre Diagnostik vorausgeht.

Zu diesen nicht IgE-vermittelten Unverträglichkeiten wird häufig auch die Zöliakie gezählt. Sie ist ein Sonderfall, da es sich um ein autoimmunologisch vermitteltes Krankheitsgeschehen handelt, das nur bei Exposition mit einem spezifischen Protein u.a. in heimischen Getreidesorten symptomatisch wird und zwingend eine lebenslange Ernährungsumstellung nach sich zieht. Sie bedarf einer spezifischen gastroenterologischen Diagnostik und einer wiederkehrenden ernährungstherapeutischen Begleitung. Auf die Zöliakie wird im Folgenden nur sehr verkürzt eingegangen.

Diätetische Diagnostik

Die Auswertung eines detaillierten Ernährungs- und Symptomprotokolls (ESP) und die darauf aufbauende ausführliche Ernährungsanamnese ermöglichen das Eingrenzen und Stellen der Verdachtsdiagnose „Nahrungsmittelunverträglichkeit". Da es sich um mengenabhängige Symptome handelt, die in der Regel zeitverzögert auftreten, ist ein Zusammenhang zwischen Verzehr und auftretenden Symptomen nach Nahrungsaufnahme häufig nur bedingt nachvollziehbar. Durch die Auswertung eines ESP können mögliche Auslöser – insbesondere in versteckter Form – aufgespürt werden. Es dient aber auch dazu, individuelle Verzehrsgewohnheiten und Essmuster abzubilden. Auf diese Weise werden z. B. auch unphysiologisch große Verzehrsmengen sichtbar, die Beschwerden hervorrufen können, ohne dass dies pathologisch ist.

Die Dauer des zu führenden Protokolls hängt von der Häufigkeit auftretender klinischer Symptome ab. Üblicherweise handelt es sich bei nichtallergischen Unverträglichkeiten um chronische Beschwerden mit intermittierenden oder fast täglich auftretenden Symptomen (z. B. Blähungen und Durchfälle bei Kohlenhydratmalassimilationen). Daher ist eine Dokumentation über 7 Tage in der Regel notwendig, um dem oder den Auslösern auf die Spur zu kommen. Ein Verdacht auf eine *Kohlenhydratmalassimilation (Verwertungsstörung von Laktose, Fruktose oder anderen*

Zuckeralkoholen) sollte durch einen H₂-Atemtest bestätigt werden, bei dem ggf. auch eine bakterielle Fehlbesiedlung ausgeschlossen wird [3].

Der Verdacht auf *Pseudo-Allergie* kann sich über die Anamnese, häufiger aber durch das zugrunde liegende Krankheitsbild ergeben (z. B. Pseudoallergie bei Vorliegen einer chronischen Urtikaria). Da objektivierbare Parameter wie Haut- und Bluttest zur Diagnosestellung fehlen, ist die diagnostische Diät (pseudoallergenarme Diät) mit anschließender Provokation (pseudoallergenreiche Kost) der bedeutsamste Diagnostikbaustein.

Besteht der Verdacht einer *Histamin*- oder einer *Salicylat-Unverträglichkeit*, ist VOR jeder therapeutischen Maßnahme sorgfältig über das ESP zu prüfen, ob tatsächlich ein reproduzierbarer Zusammenhang zwischen Verzehr bestimmter Nahrungsmittel und Beschwerden besteht. Denn nur in einem solchen Fall ist eine therapeutische Diät vertretbar. Diese sollte eng an die Erkenntnisse des ESP geknüpft sein.

Der Verdacht einer *Zöliakie* wird bei gesicherter Glutenbelastung durch spezifische Bluttests (Anti-tTG-IgA unter Ausschluss eines IgA-Mangels, ggf. Anti-Endomysium-IgA) und durch eine Biopsie (≥ Marsh 2) bestätigt. Erst dann darf eine glutenfreie Kost eingeleitet werden. Anders als bei Nahrungsmittelallergien ist es unerlässlich, dass bei Verdacht auf eine Zöliakie die Provokation VOR der Diagnose stattfindet (Glutenverzehr – idealerweise 3-mal täglich – über mindestens 6–12 Wochen vor Labor und Biopsie). Erst danach, bei gesicherter Diagnose, schließt sich zwingend und zeitnah eine lebenslange Umstellung auf eine glutenfreie Kost im Rahmen einer individuellen Ernährungstherapie an [1, 6].

Allergologische Ernährungstherapie

Bei nichtallergischen (pseudoallergischen) Reaktionen auf Nahrungsmittel und bei Kohlenhydratmalassimilationen geht es NICHT um eine vollständige Meidung des Auslösers. Da bei diesen Erkrankungen die Symptome in Abhängigkeit von der verzehrten Menge auftreten, ist der individuelle Schwellenwert entscheidend für das Ausmaß der Karenzempfehlungen. Ernährungstherapeutisch geht es bei diesen Unverträglichkeiten vorrangig darum, symptomorientiert ein individuell günstiges Essmuster für den Patienten herauszuarbeiten und mögliche Einflussfaktoren zu identifizieren. Bei Vorliegen einer Fruktosemalabsorption sollte therapeutisch bedacht werden, dass Sorbit und andere Zuckeralkohole den Fruktosetransport aus dem Darm beeinflussen können. Keinesfalls sollten diätetische Restriktionen bezüglich des relevanten Zuckers/Zuckeralkohols, mit Ausnahme der laktosearmen Kost, über einen längeren Zeitraum durchgeführt werden. Je nach Verursacher erfolgt üblicherweise eine maximal zweiwöchige Karenzzeit, anschließend ein individueller Kostaufbau. Dies hat allerdings weniger diagnostische Funktion, sondern dient Therapiezwecken und ist Basis der individuellen Ernährungstherapie [8].

Ziel einer therapeutischen Ernährungsumstellung bei Nahrungsmittelunverträglichkeiten ist – neben dem Ersetzen des auslösenden Verursachers – die ausreichende Versorgung mit allen Nährstoffen und die Beibehaltung bzw. Wiederherstellung einer hohen Lebensqualität durch ein erfolgreiches Symptommanagement im Alltag. Insbesondere warenkundliche Aspekte und verdauungsrelevante physiologische Aspekte sollen thematisiert werden.

Information über die Kennzeichnung von Allergenen und Produkten, die Unverträglichkeiten auslösen können

Personen, die pseudoallergisch auf natürliche Nahrungsmittel(-bestandteile) und Zusatzstoffe reagieren, profitieren nur bedingt von der Änderung der Kennzeichnungspflicht. Nur Schwefeldioxid und Sulfite werden ab einer Menge von 10 mg/kg bzw. Liter deklariert. Zusatzstoffe, deren technologische Wirksamkeit keine Relevanz mehr für das Endprodukt hat (z. B. Farb- und Konservierungsstoffe, die bei zusammengesetzten Zutaten eingesetzt werden), können in Einzelfällen für Betroffene allerdings immer noch problematisch sein, da sie keiner Kennzeichnungspflicht unterliegen. Andererseits sind Reaktionen aufgrund der niedrigen eingesetzten Mengen unwahrscheinlich.

Ähnlich zweischneidig ist die Bewertung der ausnahmslosen Laktosedeklaration: Einerseits profitieren Personen mit Laktoseintoleranz davon, andererseits kann es, insbesondere ohne ernährungstherapeutische Beratung, zu unnötig strengen Auslassdiäten kommen.

Fazit

Eine enge Kooperation zwischen Allergologen und allergologisch erfahrener Ernährungsfachkraft ist eine wichtige Vorausset-

zung für eine erfolgreiche Therapie bei nichtallergischen Unverträglichkeiten. Auch diagnostisch kann sich eine solche Zusammenarbeit als sehr vorteilhaft erweisen, da sie kostensparend die Sinnhaftigkeit möglicher Testungen einengen bzw. ausschließen kann [6].

Allerdings werden Unverträglichkeiten immer noch eher als Bagatellerkrankungen angesehen. Schließt sich an die gesicherte Diagnose einer Nahrungsmittelunverträglichkeit keine allergologische Ernährungstherapie an, kann die wesentliche Säule einer erfolgreichen Therapie nicht greifen und der Leidensdruck der Patienten bleibt in der Regel hoch. Ein fehlerhaftes oder begrenztes Wissen zur Meidung des Auslösers bedingt entweder eine nicht verantwortbare Karenz oder aber eine zu starke Liberalisierung von Auslösern in der täglichen Lebensmittelauswahl, sodass Symptome und internistische und gastroenterologische Folgeerkrankungen nicht sicher vermieden werden können [2, 8, 9]. Durch die mehrfache ernährungstherapeutische Beratung einer allergologisch versierten Ernährungsfachkraft können Symptome verhindert, gelindert und Folgeerkrankungen vermieden werden. Zudem kann der Leidensdruck der Betroffenen abgebaut und ein Grundstein für eine hohe Lebensqualität gelegt werden.

Forderungen und Vorschläge

Funktionierende Kooperationen einer interdisziplinären Zusammenarbeit sind nach wie vor noch selten zu finden, was für den Patienten, aber auch den Allergologen/Gastroenterologen eine sichere Diagnose unnötig hinauszögert und effiziente Therapie nicht greifen lässt. Die Situation von

Patienten mit Nahrungsmittelunverträglichkeiten ließe sich durch folgende Maßnahmen deutlich verbessern:

» Allergologische Weiterbildungsmaßnahmen, insbesondere für Ärzte, sollten zwingend ein Modul zur Implementierung einer interdisziplinären Zusammenarbeit erfordern.

» Für die Betreuung von Betroffenen mit nichtallergischen Nahrungsmittelunverträglichkeiten ist eine engere interdisziplinäre Kooperation zwischen Allergologen/Gastroenterologien und allergologisch erfahrener Ernährungsfachkraft zwingend anzustreben.

» Die Diagnose und Therapie von allergologischen und gastroenterologischen Erkrankungen soll sich an vorhandenen Leitlinien, Positionspapieren und Therapiemaßnahmen orientieren und anerkannten Fachverbänden und deren registrierten Fachkräften vorbehalten sein.

» Leistungen, die zur interdisziplinären Betreuung von Nahrungsmittelunverträglichkeiten notwendig sind, sollten für Ärzte wie für allergologisch versierte Ernährungsfachkräfte über die GKV anteilig abrechenbar sein.

» Die Kosten für die allergologische Ernährungstherapie am Patienten sollten zumindest anteilig gesichert über die Regelversorgung (GKV und Private) abgedeckt werden.

» Aus ernährungstherapeutischer Sicht ist die Einführung der Diagnose „Ernährungsfehlverhalten" und deren Therapie, die nur in Zusammenarbeit mit dem behandelnden Arzt erbracht wird, sinnvoll und notwendig.

» Verweis an Patientenorganisationen wie den Deutscher Allergie- und Asthmabund e.V. (DAAB), u.a. zur Vermittlung von allergologisch spezialisierten Ernährungsfachkräften und Hilfestellungen zum Alltagsmanagement.

Literatur

1. Felber J, Aust D, Baas S, et al. Ergebnisse einer S2k-Konsensuskonferenz der Deutschen Gesellschaft für Gastroenterologie, Verdauungs-und Stoffwechselerkrankungen (DGVS) gemeinsam mit der Deutschen Zöliakie-Gesellschaft (DZG) zur Zöliakie, Weizenallergie und Weizensensitivität. Z Gastroenterol 2014; 52: 711–743.

2. Frieling T, Krummen, B, Kalde S. Ernährung bei Störung der Verdauungsfunktionen. Ernährung & Medizin 2017; 32: 119–122.

3. Keller J, Franke A, Storr M, Wiedbrauck F, Schirra J. Klinisch relevante Atemtests in der gastroenterologischen Diagnostik, Empfehlungen der Deutschen Gesellschaft für Neurogastroenterologie und Motilität sowie der Deutschen Gesellschaft für Verdauungs- und Stoffwechselerkrankungen. Z Gastroenterol 2005; 43: 1071–1090.

4. Reese I, Schäfer C. Algorithmen zum diagnostischen und therapeutischen Vorgehen bei Verdacht auf Nahrungsmittelunverträglichkeiten. Allergologie 2012; 35: 1–8.

5. Reese I. Ernährungstherapie bei Unverträglichkeiten gegen oral zugeführtes Histamin (Histamin-Intoleranz). Allergologie (2018) (im Druck).

6. Reese I, Schäfer C, Werfel T, Worm M. Zur Nahrungsmittelallergie: Diätvorschläge und Positionspapiere für Diagnostik und Therapie. 5. Auflage. München: Dustri-Verlag, 2017.

7. Schäfer C, Reese I, Ballmer-Weber BK, et al. Fruktosemalabsorption: Stellungnahme der AG Nahrungsmittelallergie in der Deutschen Gesellschaft für Allergologie und klinische Immunologie (DGAKI) (Positionspapier). Allergo J 2010; 19: 66–69.

8. Schäfer C. Food intolerances caused by enzyme defects and carbohydrate malassimilations: Lactose intolerance and Co. Bundesgesundheitsblatt Gesundheitsforschung Gesundheitsschutz 2016; 59: 764–770.

9. Spruss A, Bergheim I. Dietary fructose and intestinal barrier: potential risk factos in the pathogenesis of nonalcoholic fatty liver disease. J Nutr Biochem 2009; 20; 657–662.

4.11 Primäre Prävention atopischer Erkrankungen

Einleitung

Allergische Erkrankungen wie allergisches Asthma, allergische Rhinitis/Rhinokonjunktivitis (Heuschnupfen) und das atopische Ekzem zählen zu den häufigsten chronischen Erkrankungen in den westlichen Industrienationen und stellen somit ein ernstes gesundheitspolitisches Problem dar [1]. Die Ursachen für diese Entwicklung und die deutliche Zunahme in den letzten Jahrzehnten sind nach wie vor weitgehend ungeklärt. Für alle Erkrankungen stehen symptomatische Therapiemaßnahmen zur Verfügung. Kausale Therapieoptionen gibt es allerdings wenig. Daher kommt der Prävention allergischer Erkrankungen besondere Bedeutung zu [8]. Mit Unterstützung des Bundesministeriums für Gesundheit und soziale Sicherung wurde im Rahmen des Aktionsbündnisses Allergieprävention (abap) im Jahr 2004 die erste S3-Leitlinie zur Allergieprävention veröffentlicht [12]. Diese Leitlinie wird, der Methodik für evidenzbasierte und konsentierte Leitlinien folgend, in regelmäßigen Abständen überarbeitet, 2019 steht die Aktualisierung an. Die 2014 zuletzt aktualisierte Leitlinie und die zugrunde liegende Methodik werden im Folgenden dargestellt.

Methodik

Die Methodik der Überarbeitung dieser Leitlinie folgte nationalen und internationalen Standards zur Entwicklung evidenzbasierter und konsentierter Leitlinien [2, 7, 11].

Zielsetzung und Zielgruppe

Die primäre Zielgröße der Leitlinie ist die Prävention allergischer Erkrankungen (atopisches Ekzem, Nahrungsmittelallergie, allergische Rhinitis/Rhinokonjunktivitis, allergisches Asthma.

Die Leitlinie bezieht sich dabei ausschließlich auf Maßnahmen der Primärprävention und lehnt sich an die in abap modifizierten Definitionen an:

*Die **Primärprävention** umfasst einerseits die Beseitigung bzw. die Verminderung von (Teil-)Ursachen, die für die Krankheitsentstehung von Bedeutung sind, einschließlich der Veränderungen ursächlicher oder prädisponierender Umwelt- und Arbeitsplatzfaktoren, andererseits die Erhöhung der Toleranz der Individuen. Primärprävention wird insbesondere bei Risikogruppen (genetische Vorbelastung) wirksam, richtet sich aber in eingeschränkter Form auch an die Gesamtbevölkerung und schließt eine allergiespezifische Gesundheitsförderung ein.*

*Die Zielgruppen der **Sekundärprävention** sind Personen mit frühen Krankheitszeichen (z.B. bronchiale oder nasale Hyperreagibilität bei nachgewiesener Sensibilisierung) und sensibilisierte, noch symptomlose Personen. Ziele der Sekundärprävention sind die Verhinderung einer manifesten Erkrankung sowie eines Symptomwechsels. Zu ihren Maßnahmen zählen die Vermeidung klinisch relevanter Allergene und toxisch-irritativer Substanzen, Beratungen und im Falle von Personen mit frühen Krankheitszeichen gegebenenfalls auch Pharmakoprophylaxe* *und spezifische Immuntherapie (Hyposensibilisierung).*

Während im Algorithmus der ersten Fassung der Leitlinie bei Maßnahmen bezüglich Risikokindern von Sekundärprävention gesprochen wurde, wird nun, der obigen Definition folgend, nur mehr von Primärprävention gesprochen und diese in Maßnahmen bezüglich genetisch vorbelasteter (d. h. Personen mit positiver Familienanamnese) und nicht vorbelasteter Personen unterteilt. Studien an bereits erkrankten Personen, auch solche, die die Verhinderung einer Zweiterkrankung zum Ziel hatten, wurden dementsprechend in der aktuellen Version nicht berücksichtigt.

Die Zielpopulation sind Personen, insbesondere Kinder, mit und ohne familiäre Vorbelastung für atopische Erkrankungen. Kinder mit familiärer Vorbelastung (sog. Risikokinder) sind dadurch definiert, dass mindestens ein Elternteil oder ein Geschwister unter einer der genannten atopischen Erkrankungen leidet.

Anwender der Leitlinie sind alle mit Präventionsmaßnahmen und insbesondere mit der Allergieprävention befassten medizinischen und nicht medizinischen Verbände, Tätigen und Personengruppen.

Die Leitlinie wurde federführend koordiniert durch die DGAKI und die DGKJ, eine Steuergruppe / Konsensusgruppe war für die primäre Erstellung der Texte zuständig, die erweiterte Leitliniengruppe bestand aus Entsandten auch anderer Gesellschaften.

Evidenzsuche

Die Evidenzsuche erfolgte für den Zeitraum 05/2008–05/2013 in den elektronischen Datenbanken Cochrane und Medline sowie in den Referenzlisten aktueller Übersichtsarbeiten und durch Expertenanschreiben. Die aufgefundene Literatur wurde

» in zwei Filterprozessen zunächst nach Titel und Zusammenfassung und die verbliebenen Arbeiten im Volltext auf Relevanz hin überprüft.

» Für eingeschlossene Studien wurden Evidenzgrade vergeben und die Studienqualität i. S. des Verzerrungspotenzials (niedrig/hoch) angegeben.

» Die überarbeiteten Empfehlungen wurden unter Beteiligung von Vertretern relevanter Fachgesellschaften und (Selbsthilfe-)Organisationen formal konsentiert (nominaler Gruppenprozess).

» Für die Suchstrategie wurden drei Kategorien von Schlüsselbegriffen definiert: die Gruppe der Erkrankungen (Asthma, Allergy, allergic, atopic, hay fever, dermatitis, eczema, rhinitis), die der Maßnahmen (prevention, risk factor, epidemiology) und der Block der Studientypen (randomized controlled trials, clinical trials, controlled study, case control study, cohort study, systematic review, meta-analysis). Die Verknüpfung erfolgte innerhalb der Gruppen mit „oder" und zwischen den Gruppen mit „und".

» Eingeschlossen wurden nur Studien am Menschen, die in deutscher oder englischer Sprache publiziert wurden.

» Ausgeschlossen wurden Studien, die nichtallergische Erkrankungen als Zielgröße hatten sowie Therapie- und Medikamentenstudien.

» Darüber hinaus wurden die Referenzlisten aktueller Übersichtsarbeiten auf relevante Literatur durchgesehen und alle Mitglieder der Konsensusgruppe um Nennung relevanter Zitate gebeten.

In einem ersten Screeningschritt wurden von allen aufgefundenen Zitaten Titel und Zusammenfassung durchgesehen. Studien, die nicht eine der definierten atopischen Erkrankungen als primäre Zielgröße hatten, sowie Therapie- und Medikamentenstudien wurden ausgeschlossen. Die verbliebenen Arbeiten wurden im Volltext beschafft und in einem zweiten Screeningschritt in gleicher Weise auf ihre inhaltliche Eignung überprüft.

Evidenzbewertung

Neben der Vergabe formaler Evidenzlevel (1a bis 4), fand die Bewertung der Studien durch methodenkritisches Lesen nach vordefinierten Kriterien (u. a. Fallzahl, zeitliche Abfolge zwischen Exposition und Erkrankung, Berücksichtigung weiterer Einflussfaktoren) und das Ausfüllen entsprechender Extraktionstabellen statt. Die methodenkritische Bewertung führte zur dichotomen Einschätzung des Verzerrungspotenzials für jede einzelne Studie als entweder hoch (–) oder niedrig (+).

Die gesamte Evidenzlage wurde nach Themengebieten anhand der Studienanzahl, der Studientypen, der Evidenzgrade und Empfehlungsklassen tabellarisch aufbereitet. Für jedes Themengebiet wurden darüber hinaus Evidenztabellen, in denen die Zahl aufgefundener und bewerteter Studien nach Studientyp, Hauptergebnis des Effektes auf die Allergie- bzw. Asthmaentstehung (protektiv, kein Effekt, Risikofaktor) und methodischer Qualität (+ hoch, – gering) aufgeführt wurde, erstellt (hier nicht gezeigt).

Leitlinienentwurf

Auf der Grundlage der aufgefundenen und bewerteten Arbeiten wurde ein Vorschlag für die überarbeiteten Präventionsempfehlungen erarbeitet und in der Leitlinien- und Konsensusgruppe zirkuliert. Vorschläge zur Ergänzung und Überarbeitung wurden diskutiert und ggf. eingearbeitet.

Konsensus

In die Konsensusgruppe wurden zunächst wiederum alle Personen eingeladen, die an der Erarbeitung und Konsentierung der ersten Leitlinienfassung mitgewirkt hatten. Darüber hinaus wurden auf Vorschlag Vertreter weiterer Fachgesellschaften benannt.

Die Empfehlungen wurden durch die so gebildete Konsensusgruppe verabschiedet. Als formales Konsentierungsverfahren wurde der nominale Gruppenprozess durchgeführt, was ein Treffen der Beteiligten voraussetzt. Bei den konsentierten Empfehlungen wird aufgrund der Evidenzgrundlage von Belegen oder Hinweisen gesprochen. Diese Begrifflichkeit lehnt sich an die vom Institut für Qualität und Wirtschaftlichkeit im Gesundheitswesen (IQWiG) formulierten „Allgemeinen Methoden 3.0" an. Die einzelnen Empfehlungen wurden von der Konsensusgruppe mit Empfehlungsklassen (A, B, C, von sehr hoch bis gering) verabschiedet, die in Klammern an die jeweilige Empfehlung angefügt sind. Themenbereiche, zu denen sich keine Präventionsempfehlungen ableiten ließen, wurden lediglich mit den Evidenzgraden versehen.

Ergebnisse – Empfehlungen

Von 3.284 Nennungen wurden 165 Studien (1 Metaanalyse, 15 systematische Übersichtsarbeiten, 31 randomisierte kontrollierte Studien, 65 Beobachtungsstudien (Kohortenstudien), 12 Fall-Kontroll-Studien und 41 Querschnittstudien) eingeschlossen und bewertet. Die konsentierten Empfehlungen zur Primärprävention von Asthma, allergischer Rhinokonjunktivitis und atopischem Ekzem gelten sowohl für Risiko- als auch Nichtrisikopersonen, sofern nicht explizit unterschieden bzw. darauf hingewiesen wird. Die Leitlinie richtet sich an ärztliches und nichtärztliches Fachpersonal, das im Rahmen seiner Tätigkeit die als Zielpopulation definierten Personen insbesondere mit Fragen der Allergie- und Asthmaentstehung betreut.

Zum Thema Ernährung unterstützt die Konsensusgruppe im Grundsatz und einstimmig die Empfehlungen der Fachgesellschaften und Organisationen (www.fke-do.de, www.dge.de) bezüglich einer ausgewogenen und nährstoffdeckenden Ernährung von Säuglingen, Kleinkindern, Schwangeren und Stillenden.

Stillen

Stillen hat viele Vorteile für Mutter und Kind. Die aktuelle Datenlage unterstützt die Empfehlung, dass für den Zeitraum der ersten 4 Monate voll gestillt werden soll. (A)

Mütterliche Ernährung in der Schwangerschaft und/oder Stillzeit

Während Schwangerschaft und Stillzeit wird eine ausgewogene und nährstoffdeckende Ernährung empfohlen. Diätetische Restriktionen (Meidung potenter Nahrungsmittelallergene) während der Schwangerschaft oder Stillzeit werden aus Gründen der Primärprävention nicht empfohlen. (A)

Muttermilchersatznahrung bei Risikokindern

Wenn nicht oder nicht ausreichend gestillt wird, soll hydrolysierte Säuglingsnahrung bei Risikokindern gegeben werden. Die aktuelle Datenlage stützt diese Empfehlung für den Zeitraum der ersten 4 Lebensmonate. (A)

Sojabasierte Säuglingsnahrungen sind zum Zwecke der Allergieprävention nicht zu empfehlen. (A)

Einführung von Beikost und Ernährung des Kindes im 1. Lebensjahr

Die zurzeit in Deutschland existierende Empfehlung, Beikost nach dem vollendeten 4. Lebensmonat einzuführen, ist aus Gründen eines steigenden Nährstoffbedarfs sinnvoll. Eine Verzögerung der Beikosteinführung soll aus Gründen der Allergieprävention nicht erfolgen. (A)

Für einen präventiven Effekt einer diätetischen Restriktion durch Meidung potenter Nahrungsmittelallergene im ersten Lebensjahr gibt es keine Belege. Sie sollte deshalb nicht erfolgen. (B)

Für einen präventiven Effekt durch die Einführung potenter Nahrungsmittelallergene vor dem vollendeten 4. Lebensmonat gibt es derzeit keine gesicherten Belege.

Es gibt Hinweise darauf, dass Fischkonsum des Kindes im 1. Lebensjahr einen protektiven Effekt auf die Entwicklung atopischer Erkrankungen hat. Fisch sollte mit der Beikost eingeführt werden. (B)

Körpergewicht

Es gibt Belege, dass ein erhöhter Body Mass Index (BMI) mit Asthma positiv assoziiert ist.

Bei Kindern soll Übergewicht/Fettleibigkeit auch aus Gründen der Asthmaprävention vermieden werden. (A)

Haustierhaltung

Personen ohne erhöhtes Allergierisiko sollten die Haustierhaltung nicht einschränken. Bei Risikokindern gilt: Familien mit erhöhtem Allergierisiko sollten keine Katzen anschaffen. Hundehaltung ist nicht mit einem höheren Allergierisiko verbunden. (B)

Hausstaubmilben

Zur Primärprävention können spezifische Maßnahmen, z. B. milbenallergendichter Matratzenüberzug (encasing), zur Reduktion der Exposition gegenüber Hausstaubmilbenallergenen nicht empfohlen werden. (B)

Schimmel und Feuchtigkeit

Ein Innenraumklima, das Schimmelpilzwachstum begünstigt (hohe Luftfeuchtigkeit, mangelnde Ventilation), sollte vermieden werden. (B)

Exposition gegenüber Tabakrauch

Aktive und passive Exposition gegenüber Tabakrauch erhöhen das Allergierisiko (insbesondere das Asthmarisiko) und sind zu vermeiden. Dies gilt bereits während der Schwangerschaft. (A)

Innenraumluftschadstoffe

Es gibt Hinweise darauf, dass Innenraumluftschadstoffe das Risiko für atopische Erkrankungen und insbesondere Asthma erhöhen können (z. B. Formaldehyd, flüchtige organische Komponenten, wie sie besonders durch neue Möbel und bei Maler- und Renovierungsarbeiten freigesetzt werden können).

Die Exposition gegenüber Innenraumluftschadstoffen sollte gering gehalten werden. (B)

Kfz-Emission

Die Exposition gegenüber Stickoxiden und kleinen Partikeln (PM 2,5) ist mit einem erhöhten Risiko, besonders für Asthma, verbunden. Die Exposition gegenüber kraftfahrzeugbedingten Emissionen sollte gering gehalten werden. (B)

Impfungen

Es gibt keine Belege, dass Impfungen das Allergierisiko erhöhen, aber im Gegenteil Hinweise, dass Impfungen das Allergierisiko senken können. Es wird empfohlen, dass alle Kinder, auch Risikokinder, entsprechend den aktuellen STIKO-Empfehlungen geimpft werden sollen. (A)

Kaiserschnitt

Es gibt Hinweise darauf, dass Kinder, die durch Kaiserschnitt auf die Welt kommen, ein erhöhtes Allergierisiko haben. Dies sollte bei der Wahl des Geburtsverfahrens berücksichtigt werden, sofern keine medizinische Indikation für einen Kaiserschnitt besteht. (B)

Stellungnahmen

Zu den folgenden Themen wurden Stellungnahmen (Evidenzlevel in Klammern), jedoch keine Empfehlungen verabschiedet.

313

Einfluss von Probiotika

Ein präventiver Effekt von Probiotika konnte bislang nur für das atopische Ekzem dargestellt werden.

Eine Empfehlung hinsichtlich konkreter Präparate, Applikationsformen sowie Dauer und Zeitpunkt der Gabe kann aufgrund der Heterogenität der Bakterienstämme und der Studiendesigns nicht gegeben werden. (1a–2b)

Einfluss von Präbiotika

Ein präventiver Effekt von Präbiotika konnte bislang nur für das atopische Ekzem dargestellt werden.

Eine Empfehlung kann aufgrund der geringen Anzahl und der Heterogenität der Studien nicht gegeben werden. (1b–2b)

Ernährung allgemein und Vitamin D

Es gibt Hinweise, dass der Konsum von Gemüse und Früchten, einer sog. mediterranen Kost, von Omega-3-Fettsäuren (bzw. ein günstiges Omega-3 : Omega-6-Verhältnis) sowie von Milchfett einen präventiven Effekt auf atopische Erkrankungen hat.

Bezüglich der Bedeutung von Vitamin D für die Entstehung allergischer Erkrankungen ist die Studienlage derzeit widersprüchlich.

Insgesamt ist die Datenlage derzeit nicht ausreichend, um eine Empfehlung zu formulieren. (1b–3b)

Unspezifische Immunmodulation

Es gibt Belege, dass eine frühzeitige unspezifische Immunstimulation vor der Entwicklung allergischer Erkrankungen schützt. Hierzu zählen z. B. das Aufwachsen auf einem Bauernhof, der frühe Besuch einer Kindertagesstätte bereits in den ersten 2 Lebensjahren und eine höhere Anzahl älterer Geschwister. (2b–3b)

Medikamente

Die beschriebenen Zusammenhänge zwischen der Einnahme von Antibiotika, Paracetamol oder Acetaminophen und atopischen Erkrankungen sind aufgrund potenziell verzerrender Einflussfaktoren nicht sicher zu interpretieren. Bislang fehlt der Nachweis eines ursächlichen Zusammenhangs zwischen entsprechender Medikamenteneinnahme und der Entwicklung von atopischen Erkrankungen. (2a–3b)

Psychosoziale Faktoren

Es gibt Hinweise, dass ungünstige psychosoziale Faktoren (z. B. schwerwiegende Lebensereignisse) während der Schwangerschaft und Kindheit zur Manifestation von atopischen Erkrankungen beitragen können. (2b)

Diskussion

Im Rahmen der zweiten Überarbeitung der S3-Leitlinie „Allergieprävention" wurden bestehende Empfehlungen weiter gestützt, bisherige Empfehlungen revidiert und neue Empfehlungen und Stellungnahmen verabschiedet. Die Empfehlungen zum Stillen, zur Haustierhaltung, zum Thema „Schimmel und Feuchtigkeit" und zur Schadstoffexposition konnten durch die aktuellen Studien weiter gestützt werden. Mit der evidenzbasierten und konsentierten S3-Leitlinie zur Allergieprävention ist der Sachstand zur Allergieprävention bis zum Jahr 2013 umfassend und systematisch dargestellt und bewertet worden. Auf dieser Basis konnten Empfehlungen abgeleitet und breit konsentiert werden. Naturgemäß können verschiedene Bereiche wie Stillen, Tabakrauchexposition oder Haustierhaltung nicht auf dem Boden hochwertiger,

d. h. doppelblinder und randomisierter Studien, beurteilt werden. Für nur wenige Studien war daher die Vermeidung allergischer Erkrankungen der tatsächliche primäre Endpunkt.

Aktuelle Empfehlungen zur Prävention allergischer Erkrankungen für den Klinikalltag sind in einem Prozess der Veränderung begriffen. In den letzten Jahren hat sich in einer Reihe von Studien herausgestellt, dass reine Allergen-Vermeidungsstrategien zur Primärprävention begrenzt praktikabel und von limitierter Wirkung sind. Die „alte" allergenzentrierte Sichtweise, die den Aspekt der Allergenmeidung in den Vordergrund gestellt hat, wird zunehmend von einer Sichtweise abgelöst, die eine frühe Exposition gegenüber Umweltantigenen bzw. -allergenen als wichtiges allergiepräventives Element zur dauerhaften Toleranzinduktion sieht. Dieser Ansatz postuliert, dass die möglichst natürliche und rechtzeitige Auseinandersetzung mit einer geeigneten Menge von Allergenen für die Ausbildung der immunologischen und nachfolgend der klinischen Toleranz erforderlich oder zumindest förderlich ist. Unter diesem Gesichtspunkt muss eine Reihe von derzeit (noch) gültigen Empfehlungen auf den Prüfstand gestellt werden.

Dies betrifft insbesondere die Gabe von Kuhmilchformula bei nicht oder teilgestillten Säuglingen und die Art und den Zeitpunkt der Beikosteinführung. Studien, in denen Hochrisiko- oder Kinder mit durchschnittlichem Allergierisiko bewusst frühzeitig (in den ersten Lebensmonaten) mit Nahrungsmitteln mit potenziellen Allergenen (z. B. Erdnuss, Hühnerei) gefüttert wurden, zeigten teilweise signifikant verminderte Prävalenzraten für eine spätere (klinisch relevante) Sensibilisierung gegen-

über diesen Nahrungsmittelallergenen [5]. Diese Effekte waren spezifisch für das jeweils eingeführte Nahrungsmittel [6]. Unklar ist derzeit, inwieweit klinische Studien aus z. B. Großbritannien auf die Situation in Deutschland übertragen werden können. Für den deutschsprachigen Raum gibt es daher bislang noch keine Empfehlungen, potenziell allergene Nahrungsmittel (z. B. Erdnüsse) früh als Beikost einzuführen.

Auch der Ansatz der unspezifischen Immunmodulation im Sinne der primären Allergieprävention wird weiterhin intensiv erforscht. Ende 2016 wurde im New England Journal of Medicine eine große randomisierte doppelblinde placebokontrollierte Studie publiziert [3]. In dieser Arbeit erhielten schwangere Frauen ab der 22.–26. Schwangerschaftswoche zusätzlich zur Normalkost entweder immunmodulierende Fettsäuren (Omega-3-Fettsäuren) oder Placebo. In der so behandelten Gruppe konnte das Auftreten von persistierenden obstruktiven Episoden („Wheezing") bzw. Asthma im Alter zwischen 3 und 5 Jahren im Vergleich zur Kontrollgruppe signifikant gesenkt werden. Dieser präventive Effekt einer Fischölsupplementation war insbesondere bei Schwangeren ausgeprägt, die vor der Intervention niedrige Blutspiegel für bestimmte Substrate des Fettstoffwechsels (EPA, eicosapentaenoic acid, und DHA, docosahexaenoic acid) aufwiesen. Diese Arbeit ist ein gutes Beispiel dafür, wie in Zukunft möglicherweise personalisierte bzw. individualisierte Maßnahmen zur Prävention eingesetzt werden können.

Die akutellen Empfehlungen zur Primärprävention sind in Abbildung 1 zusammengefasst.

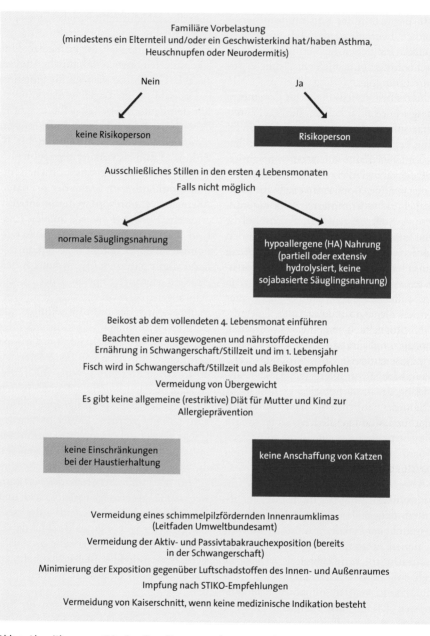

Abb. 1: Algorithmus zur Primärprävention von Asthma, Heuschnupfen und atopischem Ekzem bei Risiko- und Nichtrisikopersonen (mod. nach [12]).

Fazit

Aktuelle Empfehlungen zur Allergieprävention befinden sich in einem fortlaufenden Prozess der Veränderung. Während vor 10 Jahren noch der Aspekt der Allergenmeidung in den Vordergrund gestellt wurde, stehen aktuell Überlegungen im Raum, die eine frühe Exposition gegenüber Umweltantigenen bzw. -allergenen als wichtiges allergiepräventives Element zur dauerhaften Toleranzinduktion favorisieren. Die praktischen Handlungsempfehlungen werden immer mehr zu Aufzählungen, welche Maßnahmen keine allergiepräventiven Effekte zeigen (Meidung von Haustierhaltung) bzw. welche Maßnahmen zu unterlassen sind (Kaiserschnittentbindung, frühe Antibiotikagabe). Unstrittig sind auch aktuell die Empfehlungen, dass Kinder nach Möglichkeit in den ersten 4 Lebensmonaten vollständig gestillt werden sollen. Übergewicht stellt einen Risikofaktor für allergische Erkrankungen dar. Ein weiterer wichtiger Kernpunkt der Präventionsempfehlungen wird bleiben, dass eine Passivrauchexposition gemieden werden muss.

Forderungen

)) Identifikation von Interventionsmaßnahmen, die eine primäre Prävention durch Toleranzinduktion aktiv befördern. Hierzu zählen Konzepte, die eine frühe Gabe von Probiotika, Präbiotika, Bakterienlysaten oder anderen unspezifischen Immunmodulatoren vorsehen [8, 10]. Trotz einer großen Anzahl von klinischen Studien, insbesondere zur Gabe von Probiotika, ist die Datenlage hier noch nicht ausreichend, um allge-meingültige Empfehlungen auszusprechen

)) Identifikation von protektiven Faktoren, die zu den allergiepräventiven Effekten in den Bauernhofstudien beigetragen haben

)) Reproduktion von Ergebnissen aus monozentrische Studien [3, 5, 6] in einer zweiten, unabhängigen Kohorte

)) Planung und Durchführung von multizentrischen Studien in großen Forschungsverbünden

)) Identifikation von individuellen Risikofaktoren für den Einsatz von personalisierten Konzepten zu spezifischen Präventionsmaßnahmen, die systematisch in unterschiedlichen Subgruppen untersucht werden

Literatur

1. Asher M, Montefort S, Björkstén B, et al. Group IPTS. Worldwide time trends in the prevalence of symptoms of asthma, allergic rhinoconjunctivitis, and eczema in childhood: ISAAC phases one and three repeat multicountry cross-sectional surveys. Lancet 2006; 368: 733–743.
2. AWMF, ÄZQ. (The guideline manual, in German). ZaeFQ 2001; 95 (Supp 1).
3. Bisgaard H, Stokholm J, Chawes BL, et al. Fish oil-derived fatty acids in pregnancy and wheeze and asthma in offspring. N Engl J Med 2016; 375: 2530–2539.
4. Black C, Peterson S, Mansfield J, Thliveris M. Using population-based data to enhance clinical practice guideline development. Med Care 1999; 37 (Suppl): 254–263.
5. du Toit G, Roberts G, Sayre PH, et al; LEAP Study Team. Randomized trial of peanut consumption in infants at risk for peanut allergy. N Engl J Med 2015; 372: 803–813.
6. du Toit G, Sayre PH, Roberts G, et al; Immune Tolerance Network Learning Early About Peanut Allergy study team. Allergen specificity of early peanut consumption and effect on development of allergic disease in the Learning Early About Peanut Allergy study cohort. J Allergy Clin Immunol 2018; 141: 1343–1353.

7. Grimshaw J, Eccles M, Russell I. Developing clinically valid practice guidelines. J Eval Clin Pract 1995; 1: 37–48.

8. Hamelmann E, Beyer K, Gruber C, et al. Primary prevention of allergy: avoiding risk or providing protection? Clin Exp Allergy 2008; 38: 233–245.

9. Lorenz W, Troidl H, Solomkin J, et al. Second step: testing-outcome measurements. World J Surg 1999; 23: 768–780.

10. Pfefferle PI, Prescott SL, Kopp M. Microbial influence on tolerance and opportunities for intervention with prebiotics/probiotics and bacterial lysates. J Allergy Clin Immunol 2013; 131: 1453–1463.

11. Sackett D, Rosenberg W, Gray J, Haynes R. Evidence-Based Medicine. How to Practice and Teach EbM. New York: Churchill Livingstone, 1997.

12. Schäfer T, Bauer CP, Beyer K, et al. S3-Leitlinie Allergieprävention – Update 2014. Allergo J Int 2014; 23: 186.

13. Schoenbaum S, Gottlieb L. Algorithm based improvement of clinical quality. Br Med J 1990; 301: 1374–1376.

14. Von Berg A, Filipiak-Pittroff B, Krämer U, et al. Preventive effect of hydrolyzed infant formulas persists until age 6 years: Long-term results from the German Infant Nutritional Intervention Study (GINI). J Allergy Clin Immuno 2008; 121: 1442–1447.

15. Von Berg A, Koletzko S, Filipiak-Pittroff B, et al. Certain hydrolyzed formulas reduce the incidence of atopic dermatitis but not that of asthma: Three-year results of the German Infant Nutritional Intervention Study. J Allergy Clin Immunol 2007; 119: 718–725.

16. Von Berg A, Koletzko S, Grübl A, et al. The effect of hydrolyzed cow's milk formula for allergy prevention in the first year of life: The German Infant Nutritional Intervention Study, a randomized double-blind trial. J Allergy Clin Immunol 2003; 112: 533–540.

4.12 Allergien und Impfungen

4.12.1 Anaphylaxie nach Impfung

Anaphylaxie ist die schwerste Form einer akuten immunologischen Reaktion und immer potenziell lebensbedrohlich. Sie wird in Schweregrade nach Messmer und Ring eingeteilt und ist durch die Beteiligung mehrerer Organsysteme gekennzeichnet. Durch das oft sehr schnelle und akute Voranschreiten der Symptome muss rasch und professionell gehandelt werden.

Impfungen werden immer wieder in der Presse als Ursache möglicher schwerer anaphylaktischer Reaktionen genannt. Insbesondere in Laienartikeln und im Internet wird dies von sogenannten „Impfkritikern" benutzt, um mit „pseudowissenschaftlichen" Artikeln und Präsentationen Ängste bei der Bevölkerung zu erzeugen [7, 8].

Tatsächlich sind anaphylaktische Reaktionen auf Impfungen äußerst selten. Belegt wird dies durch große Datenmengen aus den USA und auch durch die deutschen ESPED-Daten (Erhebungseinheit für seltene pädiatrische Erkrankungen in Deutschland) [5], die zu einer Stellungnahme des Paul-Ehrlich-Instituts 2016 geführt haben.

Betrachtet man die großen Datenmengen aus den USA, wie zum Beispiel die Auswertung des Vaccine Safety Datalink der von 1991 bis 1997 durchgeführten Impfungen bezüglich eventueller Anaphylaxien [2], so zeigten sich bei 7,6 Mio. Impfdosen an 2,2 Mio. Kindern und Jugendlichen nur insgesamt 6 Fälle einer möglichen Anaphylaxie. Und selbst bei diesen wurden 4 aus verschiedenen Grün-

den als unwahrscheinlich verworfen. Die Häufigkeit anaphylaktischer Reaktionen lag demnach bei 0,26 Fälle pro 100.000 Impfdosen. Die Autoren kommen zu dem Schluss, dass eine Anaphylaxie auf Impfung extrem selten, jedoch nicht unmöglich sei und empfehlen deshalb, Impfungen nur in einem entsprechend geschulten Umfeld durchzuführen.

Ähnliche Ergebnisse zeigen die Auswertungen derselben Datenbank von 2009 bis 2011, nach Einführung der flächendeckenden Influenzaimpfung, die im Verdacht stand, vermehrt anaphylaktische Reaktionen auszulösen [3]. Ausgewertet wurden insgesamt 25.173.965 Impfdosen an Kindern, Jugendlichen und Erwachsenen, wobei die Anaphylaxiedefinition nach den deutlich sichereren Kriterien der Brighton Collaboration [6] angewandt und mindestens der Reaktionslevel 1 oder 2 zugrunde gelegt wurde. Insgesamt wurden 33 Fälle als eindeutige Reaktion auf die Impfung interpretiert. Todesfälle wurden nicht beobachtet. Lediglich 1 Fall wurde stationär überwacht (!). Insgesamt lag damit die Häufigkeit bei 1,31 Fällen pro 100.000 Impfdosen mit einer tendenziell überdurchschnittlichen Rate bei der Influenzaimpfung. Der Reaktionsbeginn war zumeist sehr rasch innerhalb von Minuten, und vorhergehende Anaphylaxien und/oder Asthma wurden als Risikofaktoren identifiziert.

In einem 10-Jahres-Review [4] aus dem Jahre 2015 wurden < 2 Fälle auf 100.000 Impfdosen beschrieben, davon insgesamt 5 Fälle mit fatalem Ausgang.

Schaut man auf die Daten des europäischen Anaphylaxieregisters [1], so wurden in den Jahren 2007–2017 insgesamt 8 Anaphylaxien auf Impfungen beschrieben, 4 bei Kindern und 4 bei Erwachsenen. Keine davon erreichte den Schweregrad 4 nach Ring und Messmer.

Fazit

Eine Anaphylaxie nach Impfung ist extrem selten, kommt aber vor. Risikofaktoren sind eine vorhergehende Anaphylaxie und/oder ein Asthma. Deswegen sollte eine gute Anamnese erhoben werden und die Impfung in sicherer und erfahrener Umgebung erfolgen.

Literatur

1. Anaphylaxie-Register, gemeinsame Datenbank für Deutschland, Österreich und die Schweiz zur Erhebung aufgetretener anaphylaktischer Reaktionen; Stand 15.9.2017; www.anaphylaxie. net/
2. Bohlke K, Davis RL, Marcy SM, et al. Risk of anaphylaxis after vaccination of children and adolescents. Pediatrics 2003; 112: 815–820.
3. McNeil M, Weintraub ES, Duffy J, et al. Risk of anaphylaxis after vaccination in children and adults. J Allergy Clin Immunol 2016; 137: 868–878.
4. Miller ER, Moro PL, Cano M, Shimabukuro TT. Deaths following vaccination: What does the evidence show? Vaccine 2015; 33: 3288–3292.
5. Oberle D, Pavel J, Rieck T, et al. Anaphylaxis after immunization of children and adolescents in Germany. Ped Inf Dis J 2016; 35: 535–541.
6. Rüggeberg JU, Gold MS, Bayas JM, et al. Anaphylaxis: case definition and guidelines for data collection, analysis, and presentation of immunization safety data. Brighton Collaboration Anaphylaxis Working Group. Vaccine 2007; 25: 5675–5678.
7. www.erkenntnisweg.de/themen/impfen/impfen. pps [Zugriff am 30.8.2018].
8. www.tetanus-luege.de [Zugriff am 7.3. 2018].

4.12.2 Einfluss von Impfungen auf die Entwicklung von Sensibilisierungen und allergischen Erkrankungen

In den letzten 30 Jahren war ein Anstieg der Prävalenz atopischer Erkrankungen weltweit zu verzeichnen [25]. Der kurze Zeitraum dieser Entwicklung und epidemiologische Beobachtungen sprechen dafür, dass die Änderung der Umweltbedingungen Ursache für diesen Anstieg ist. Ursächlich wird eine Modulation der Immunantwort durch Abnahme der Immunstimulation in den ersten Lebensjahren unter anderem durch kleinere Familien, geringere Betreuung in Tageseinrichtungen, weniger Tierkontakt, weniger Kontakt mit pathogenen und nicht pathogenen Mikroorganismen (Bakterien, Endoparasiten) und eine generelle Abnahme der Biodiversität postuliert [2, 7, 8, 33]. Diese Beobachtung wird als „Hygiene-Hypothese" bezeichnet. Immer wieder wird eine Assoziation mit Impfungen diskutiert. Einerseits könnten durch Impfungen mit konsekutiver Verhinderung impfpräventabler Erkrankungen dem Immunsystem in seiner Entwicklung wichtige Einflussfaktoren genommen werden, andererseits könnten in Impfstoffen enthaltene Antigene das Immunsystem positiv stimulieren und so die Entwicklung von Sensibilisierungen und atopischen Erkrankungen verhindern (Übersichten bei [11] und [27]).

In den meisten sowohl retrospektiven als auch prospektiven epidemiologischen Studien fand sich kein verstärkender Effekt von Impfungen auf die Prävalenz allergischer Erkrankungen [1, 3, 10, 12, 14, 17–19, 21, 27, 28]. Insbesondere war auch bei Hochrisikokindern mit atopischer Dermatitis und allergischen Erkrankungen in der Familienanamnese (in einer multizentrischen Untersuchung 2.184 Kinder, Alter 1–2 Jahre) kein erhöhtes Risiko für eine spezifische Sensibilisierung und ein schweres Ekzem nachweisbar [12]. In dieser Untersuchung an Hochrisikokindern war die Schwere des Ekzems invers korreliert mit der kumulativen Anzahl von Impfdosen. Eine höhere kumulative Anzahl von Impfdosen war auch in der Deutschen MAS-Kohorte (Multicenter Allergie Studie) mit einer geringeren spezifischen Sensibilisierung und einer geringeren Prävalenz eines Asthma bronchiale und einer atopischen Dermatitis assoziiert [10]. Für Asthma bronchiale zeigte sich dieser Effekt in der MAS-Kohorte auch noch im Alter von 20 Jahren [9]. Auch in der ISAAC-Studie (International Study of Asthma and Allergies in Childhood, Phase 1) fand sich eine inverse Beziehung zwischen Asthma und Impfungen in der frühen Kindheit [1]. Die retrospektive Analyse der Daten aus der Studie zur Gesundheit von Kindern und Jugendlichen in Deutschland (KIGGS) zeigte, dass im ersten Lebensjahr vollständig geimpfte Kinder nach dem ersten Lebensjahr ein niedrigeres Risiko hatten, an einer allergischen Rhinitis zu erkranken (adjusted PR [prevalence ratio] 0,85, 95% CI [confidence interval] 0,76–0,95). Für Asthma bronchiale und atopische Dermatitis fand sich statistisch kein signifikant erhöhtes oder erniedrigtes Risiko [27].

Bei der Betrachtung spezifischer Impfstoffe bei der Allergieauslösung stand immer wieder die Pertussisimpfung im Vordergrund, da eine transiente IgE-Bildung gegen Impfantigene nachgewiesen wurde [22]. Eine Follow-up-Untersuchung einer prospektiven Impfstudie konnte aber keine erhöhte Prävalenz allergischer Erkrankungen im Alter von 7 Jahren nach Pertussisimpfung zeigen [23]. Ebenso fand sich in einer Datenbankanalyse in Schweden im Alter von 15 Jahren keine Erhöhung der Asthmamedikation bei regulär pertussisgeimpften Jugendlichen [32]. Diese Ergebnisse werden durch eine britische retrospektive Analyse bestätigt [28]. Eine niederländische, ebenfalls retrospektive Untersuchung zeigte eine Risikoerniedrigung für allergische Erkrankungen nach Pertussisimpfung [4]. Für die Masern konnte in einer Untersuchung gezeigt werden, dass die durchgemachte Infektion mit geringeren allergischen Symptomen assoziiert war, die Impfung aber weder eine positive noch eine negative Korrelation mit allergischen Symptomen aufwies [26]. Die fehlenden risikominimierenden oder risikoverstärkenden Effekte der Masern-Mumps-Röteln(MMR)-Impfung wurden in anderen Untersuchungen insbesondere für Asthma bestätigt [10, 13]. Eine Geburtskohorte auf den Färöer-Inseln zeigte dagegen eine Risikoreduktion für MMR-geimpfte Kinder im 5. Lebensjahr für Asthma (OR [odds ratio]: 0,33, 95% CI: 0,12–0,90), die auch im 13. Lebensjahr nachweisbar war (OR: 0,22, 95% CI: 0,08–0,56). In dieser Kohorte war die MMR-Impfung nicht signifikant mit einer Risikoerhöhung oder Risikoerniedrigung für ein atopisches Ekzem oder eine allergische Rhinitis oder dem Nachweis einer spezifischen Sensibilisierung im Haut-Pricktest assoziiert [31]. Metaanalysen zeigen, dass die BCG-Impfung ebenfalls nicht mit einer Erhöhung der Prävalenz allergischer Erkrankungen einhergeht und postulierte protektive Effekte transient sind [3, 16]. Einzelne Arbeiten zeigen aber auch eine Risikoerhöhung für allergische Erkrankungen nach Impfungen. So konnte eine retrospektive Studie eine erhöhte Rate an atopischem Ekzem nach MMR- oder Masernimpfung zeigen [24]. In einer australischen Kohorte war die kombinierte Diphterie- und Tetanusimpfung im ersten Lebensjahr mit einem erhöhten Asthmarisiko assoziiert (RR [risk ratio] 1,76, 95% CI 1,11–2,78) [30]. In Synopsis der Daten gibt es keine Evidenz, dass Impfungen bei Risikopatienten (Atopie, positive Familienanamnese) oder bei Patienten ohne Atopiebelastung das Risiko für eine allergische Sensibilisierung oder die Manifestation allergischer Erkrankungen erhöhen.

Gegenstand der Diskussion ist auch, ob eine Verzögerung der Impfungen bzw. spätere Impfungen das Risiko für allergische Erkrankungen erniedrigen können. Für allergische Rhinitis fand sich ein erniedrigtes Risiko für Kinder, die die zweite Diphterie-Tetanus-Impfung 2 Monate verzögert erhalten hatten. Die Autoren erklärten diesen Effekt aber durch Confounder (u.a. mehr interkurrente Effekte in der verzögert geimpften Gruppe) [5]. Eine retrospektive Untersuchung an 11.531 voll Diphtherie-Tetanus-Pertussis(DTP)-geimpften Kindern (Kanada) ergab, dass das Risiko für Asthma bis zum Alter von 7 Jahren reduziert war, wenn die ersten drei Dosen verzögert gegeben wurden (LR [likelihood ratio] 0,4, 95% CI 0,2–0,9) [20]. Ebenso zeigte eine Querschnittstudie in den USA (117 Säuglinge und Kleinkinder; DTP, OPV [orale Poliovakzine], MMR in den ersten 15 Lebensmonaten verzögert), dass nach verzögerter Impfung seltener eine Vorstellung wegen Asthma bei Subspezialisten erfolgte [6]. Dagegen konnte eine Untersuchung in Großbritannien von zwei Vorschulkohorten, die 8 Jahre auseinanderlagen, zeigen, dass die spätere Impfung mit höherem Asthmarisiko behaftet war [15]. Auch Spycher et al. fanden kein erniedrigtes Risiko für allergische Erkrankungen bei späterer Impfung [29]. In einer anderen britischen Kohorte fand sich bei retrospektiver Analyse bei 29.238 Kindern bis zum 11. Lebensjahr kein Zusammenhang zwischen Impfungen und Arztkonsultationen und allergischen Erkrankungen [21].

In Synopsis der Daten findet sich somit keine Evidenz dafür, dass verzögerte Impfungen zu einer geringeren Prävalenz bzw. Inzidenz allergischer Erkrankungen führen.

Fazit

In Synopsis der Daten gibt es keine Evidenz, dass Impfungen bei Risikopatienten (Atopie, positive Familienanamnese) oder bei Patienten ohne Atopiebelastung das Risiko für eine allergische Sensibilisierung oder die Manifestation allergischer Erkrankungen erhöhen. Es findet sich auch keine Evidenz dafür, dass verzögerte Impfungen zu einer geringeren Prävalenz bzw. Inzidenz allergischer Erkrankungen führen.

Kap. 4.12.2 wurde bereits in Teilen im Allergo Journal International publiziert.

Literatur

1. Asher MI, Stewart AW, Mallol J, et al. Which population level environmental factors are associated with asthma, rhinoconjunctivitis and eczema? Review of the ecological analyses of ISAAC Phase One. Respir Res 2010; 11: 8.
2. Bach JF. The effect of infections on susceptibility to autoimmune and allergic diseases. N Engl J Med 2002; 347: 911–920.
3. Balicer RD, Grotto I, Mimouni M, Mimouni D. Is childhood vaccination associated with asthma?

A meta-analysis of observational studies. Pediatrics 2007; 120: e1269–1277.

4. Bernsen RM, de Jongste JC, van der Wouden JC. Lower risk of atopic disorders in whole cell pertussis-vaccinated children. Eur Respir J 2003; 22: 962–964.

5. Bremner SA, Carey IM, DeWilde S, et al. Timing of routine immunisations and subsequent hay fever risk. Arch Dis Child 2005; 90: 567–573.

6. Chung EK, Casey R, Pinto-Martin JA, Pawlowski NA, Bell LM. Routine and influenza vaccination rates in children with asthma. Ann Allergy Asthma Immunol 1998; 80: 318–322.

7. Ege MJ, Mayer M, Normand AC, et al. Exposure to environmental microorganisms and childhood asthma. N Engl J Med 2011; 364: 701–709.

8. Ege MJ. The hygiene hypothesis in the age of the microbiome. Ann Am Thorac Soc 2017; 14 (Suppl 5): S348–S353.

9. Grabenhenrich LB, Gough H, Reich A, et al. Early-life determinants of asthma from birth to age 20 years: a German birth cohort study. J Allergy Clin Immunol 2014; 133: 979–988.

10. Grüber C, Illi S, Lau S, et al. Transient suppression of atopy in early childhood is associated with high vaccination coverage. Pediatrics 2003; 111: e282–288.

11. Grüber C, Nilsson L, Bjorksten B. Do early childhood immunizations influence the development of atopy and do they cause allergic reactions? Pediatr Allergy Immunol 2001; 12: 296–311.

12. Grüber C, Warner J, Hill D, Bauchau V. Early atopic disease and early childhood immunization – is there a link? Allergy 2008; 63: 1464–1472.

13. Hviid A, Melbye M. Measles-mumps-rubella vaccination and asthma-like disease in early childhood. Am J Epidemiol 2008; 168: 1277–1283.

14. Koppen S, de Groot R, Neijens HJ, Nagelkerke N, van Eden W, Rumke HC. No epidemiological evidence for infant vaccinations to cause allergic disease. Vaccine 2004; 22: 3375–3385.

15. Kuehni CE, Davis A, Brooke AM, Silverman M. Are all wheezing disorders in very young (preschool) children increasing in prevalence? Lancet 2001; 357: 1821–1825.

16. Linehan MF, Nurmatov U, Frank TL, Niven RM, Baxter DN, Sheikh A. Does BCG vaccination protect against childhood asthma? Final results from the Manchester Community Asthma Study retrospective cohort study and updated systematic review and meta-analysis. J Allergy Clin Immunol 2014; 133: 688–695.e14.

17. Maher JE, Mullooly JP, Drew L, DeStefano F. Infant vaccinations and childhood asthma among full-term infants. Pharmacoepidemiol Drug Saf 2004; 13: 1–9.

18. Martignon G, Oryszczyn MP, Annesi-Maesano I. Does childhood immunization against infectious diseases protect from the development of atopic disease? Pediatr Allergy Immunol 2005; 16: 193–200.

19. Matheson MC, Haydn Walters E, Burgess JA, et al. Childhood immunization and atopic disease into middle-age – a prospective cohort study. Pediatr Allergy Immunol 2010; 21: 301–306.

20. McDonald KL, Huq SI, Lix LM, Becker AB, Kozyrskyj AL. Delay in diphtheria, pertussis, tetanus vaccination is associated with a reduced risk of childhood asthma. J Allergy Clin Immunol 2008; 121: 626–631.

21. McKeever TM, Lewis SA, Smith C, Hubbard R. Vaccination and allergic disease: a birth cohort study. Am J Public Health 2004; 94: 985–989.

22. Nilsson L, Gruber C, Granstrom M, Bjorksten B, Kjellman NI. Pertussis IgE and atopic disease. Allergy 1998; 53: 1195–1201.

23. Nilsson L, Kjellman NI, Bjorksten B. Allergic disease at the age of 7 years after pertussis vaccination in infancy: results from the follow-up of a randomized controlled trial of 3 vaccines. Arch Pediatr Adolesc Med 2003; 157: 1184–1189.

24. Olesen AB, Juul S, Thestrup-Pedersen K. Atopic dermatitis is increased following vaccination for measles, mumps and rubella or measles infection. Acta Derm Venereol 2003; 83: 445–450.

25. Pawankar R. Allergic diseases and asthma: a global public health concern and a call to action. World Allergy Organ J 2014; 7: 12.

26. Rosenlund H, Bergstrom A, Alm JS, et al. Allergic disease and atopic sensitization in children in relation to measles vaccination and measles infection. Pediatrics 2009; 123: 771–778.

27. Schlaud M, Schmitz R, Poethko-Muller C, Kuhnert R. Vaccinations in the first year of life and risk of atopic disease – Results from the KiGGS study. Vaccine 2017; 35: 5156–5162.

28. Spycher BD, Silverman M, Egger M, Zwahlen M, Kuehni CE. Routine vaccination against pertussis and the risk of childhood asthma: a population-based cohort study. Pediatrics 2009; 123: 944–950.

29. Spycher BD, Silverman M, Kuehni CE. Timing of routine vaccinations and the risk of childhood asthma. J Allergy Clin Immunol 2008; 122: 656; author reply 657–658.

30. Thomson JA, Widjaja C, Darmaputra AA, et al. Early childhood infections and immunisation and the development of allergic disease in particular asthma in a high-risk cohort: A prospective study of allergy-prone children from birth to six years. Pediatr Allergy Immunol 2010; 21: 1076–1085.
31. Timmermann CA, Osuna CE, Steuerwald U, Weihe P, Poulsen LK, Grandjean P. Asthma and allergy in children with and without prior measles, mumps, and rubella vaccination. Pediatr Allergy Immunol 2015; 26: 742–749.
32. Vogt H, Braback L, Kling AM, Grunewald M, Nilsson L. Pertussis immunization in infancy and adolescent asthma medication. Pediatrics 2014; 134: 721–728.
33. von Hertzen L, Beutler B, Bienenstock J, et al. Helsinki alert of biodiversity and health. Ann Med 2015; 47: 218–225.

4.12.3 Vorgehen bei allergischer Reaktion auf Impfstoffe

Moderne Impfstoffe sind gut verträglich; schwere bleibende unerwünschte Arzneimittelwirkungen werden nur in äußerst seltenen Fällen beobachtet. Eine allergische Reaktion auf Bestandteile des Impfstoffs ist selten, kann aber bei jedem Patienten auftreten. Einige Patienten, insbesondere Patienten mit bekannter allergischer Reaktion gegen einen Impfstoffbestandteil, tragen bei einer erneuten Impfung ein erhöhtes Risiko für eine allergische Reaktion und bedürfen spezieller Vorsichtsmaßnahmen.

Die World Allergy Organization (WAO) empfiehlt eine Einteilung der immunologischen Reaktion auf Medikamente inklusive Impfungen entsprechend dem Zeitpunkt des Symptombeginns [13]. Eine Soforttypreaktion beginnt innerhalb einer Stunde nach Impfung und ist in aller Regel eine IgE-vermittelte Reaktion. Spätreaktionen beginnen innerhalb von mehreren Stunden bis wenigen Tagen. Sie sind nur selten IgE-vermittelt und beruhen meist auf zellulären Entzündungsreaktionen. Häufige Spätreaktionen sind Fieber und Lokalreaktionen (Rötung und Schwellung am Injektionsort), welche in der Regel keine weitere Diagnostik und keine Einschränkungen bei zukünftigen Impfungen erfordern [17]. Seltene Spätreaktionen sind z. B. serumkrankheitsähnliche Reaktionen (Typ 3 nach Coombs und Gell) oder das Auftreten von juckenden Granulomen bei aluminiumhaltigen Impfstoffen (Typ 4 nach Coombs und Gell) [3]. Für Spättypreaktionen gibt es keine allgemein akzeptierte Empfehlung für ein standardisiertes diagnostisches Vorgehen.

Gegenüber einer echten Anaphylaxie muss, insbesondere in der Frühphase der Reaktion auf den Impfstoff, eine vasovagale Symptomatik abgegrenzt werden. Auch sie kann mit arterieller Hypotension und einem Kollaps einhergehen [14]. Bei Patienten mit vasovagaler Reaktion sollten zukünftige Impfungen in liegender Position erfolgen [4].

Allergene in Impfstoffen

Als Allergene kommen die Impfstoffe selbst, Zusatzstoffe wie Stabilisatoren und Konservierungsmittel sowie Kontaminationen aus dem Herstellungsprozess in Betracht (Tab. 1) [8]. Die am häufigsten beschriebenen kausalen Allergene bei allergischer Impfreaktion sind Hühnereiweiß und früher Gelatine.

Impfstoffe, deren Viren in Hühnerfibroblasten-Zellkultur gezüchtet wurden (**Masern-Mumps-Röteln, Tollwut, FSME**), enthalten allenfalls Spuren von Hühnereiweiß (Nanogramm-Bereich). Verschiedene Studien haben gezeigt, dass Kinder mit anamnestisch bekannter Hüh-

Tab. 1: Mögliche Allergenquellen in Impfstoffen [6].

Allergenquelle/Gruppe	Einzelfaktor
aktive Impfantigene	Toxoide, Toxine andere Impfantigene (nativ, rekombinant)
Adjuvanzien	Aluminium Konjugate, z. B. CRM197, Tetanus- und Diphtherietoxoid, Protein D von nicht typisierbarem *Haemophilus influenzae*
Kontaminationen aus den Kulturmedien	Hühnerei Hühnerembryo Pferdeserum Zellbestandteile von Mäusen, Affen, Hunden
Weitere Verunreinigungen	Latex
Zusatzstoffe 》 Antibiotika	Neomycin Kanamycin Tetracyclin Gentamycin Streptomycin Polymyxin B Amphotericin B
》 Konservierungsmittel	Formaldehyd Thiomersal Natriumthimerfonat 2-Phenoxyethanol Octoxinol
》 Stabilisatoren	Gelatine Laktose Polysorbat 80/20

nereiweißallergie ohne Gefahr gegen Masern, Mumps und Röteln geimpft werden können [2, 7]. Die Hühnereiweißallergie wird in internationalen und nationalen Leitlinien bei diesem Impfstoff nicht mehr als Kontraindikation geführt. Das Robert Koch-Institut empfiehlt, dass ausschließlich Kinder mit einer klinisch sehr schweren Form der Hühnereiweißallergie (z. B. anaphylaktischer Schock nach Genuss oder nur nach Kontakt mit geringsten Mengen

Hühnereiweiß) unter besonderen Schutzmaßnahmen und anschließender Beobachtung (ggf. im Krankenhaus) geimpft werden sollten [21].

Wenige Impfstoffe werden unter Verwendung von bebrüteten Hühnereiern hergestellt (z. B. einige Impfstoffe gegen **Influenza und Gelbfieberimpfstoffe**). Diese Impfstoffe können herstellungsbedingt höhere Hühnereiweiß-Proteinmengen enthalten (Influenzavakzine im Bereich bis 1 Mikrogramm) [16]. Studien der letzten Jahre haben gezeigt, dass die Anwendung der tri- oder tetravalenten inaktivierten Influenzavakzine (TIV) bei hühnereiallergischen Patienten sicher ist [6, 9, 19]. Als Erste haben daher die amerikanischen Behörden die relative Kontraindikation für die Verabreichung der TIV an Patienten mit Hühnereiweißallergie zurückgezogen [5, 10]. Ab der Saison 2016/17 gilt dies auch für die Influenzalebendvakzine (LAIV), die jedoch wegen einer unzureichenden Wirkung gegen das H1N1-pdm09-Virus in der Saison 2013/14 und 2015/16 momentan nicht empfohlen wird [10]. In der Bundesrepublik Deutschland sind TIV- und LAIV-Impfungen bei Patienten mit Symptomen einer Hühnereiweißallergie jedoch bislang kontraindiziert. Stattdessen kann für Erwachsene ein Impfstoff genutzt werden, der auf humanen Diploid-Zelllinien (HDC) hergestellt wurde und kein Hühnereiweiß enthält. Für Kinder ist dieser Impfstoff in Europa nicht zugelassen, in Amerika ab dem Alter von 4 Jahren.

Aus allergologischer Sicht ist eine Influenza-Schutzimpfung mit TIV bei Personen mit manifester Hühnereiweißallergie möglich. Bei ausschließlich kutaner Reaktion auf Hühnerei kann die Impfung mit TIV in der Praxis erfolgen (ungeteilte Dosis, 2 Stunden Nachbeobachtung); bei Atem-Kreislauf-Reaktion oder gastrointestinalen Symptomen auf Hühnerei sollte die Impfung mit TIV durch einen Arzt erfolgen, der in der Behandlung anaphylaktischer Reaktionen erfahren ist (ungeteilte Dosis, 2 Stunden Nachbeobachtung). Eine balancierte, aber umfassende schriftliche Aufklärung bezüglich der in der Fachinformation genannten Kontraindikation bei Hühner-

eiweißallergie ist erforderlich (Off-Label-Use). Es besteht keine Leistungspflicht der GKV, sodass eine Kostenübernahme vorab zu klären ist. Da keine Impfempfehlung auf Landesebene für diese Situation vorliegt, haftet nicht der Staat für etwaige Impfschäden [kein Anspruch nach § 60 Infektionsschutzgesetz (IfSG)].

Im **Gelbfieberimpfstoff** sind höhere Mengen an residuellem Ovalbumin enthalten (bis Milligramm-Bereich). Die Indikation zur Gelbfieberimpfung sollte bei klinisch relevanter Hühnereiweißallergie sorgfältig geprüft werden. Bei sicherer Indikation sollte nach umfassender Aufklärung über die bestehende Kontraindikation zunächst ein Haut-Pricktest mit dem Gelbfieberimpfstoff durchgeführt werden. Bei negativem Haut-Pricktest kann der Impfstoff geteilt (10 % und 90 % der Dosis) unter stationärer Überwachung mit der Möglichkeit zur sofortigen Behandlung einer Anaphylaxie gegeben werden; bei positivem Hauttest sollte fraktioniert (s. Abb. 3) unter denselben Bedingungen geimpft werden [15].

Diagnostik wegen allergischer Reaktion bei einer Impfung

Prädiktive Diagnostik ist nicht sinnvoll. Die prädiktive Wertigkeit von Hauttests und auch von IgE-Bestimmungen ist gering, da eine allergische Sensibilisierung gegen Bestandteile der Impfstoffe deutlich häufiger zu erwarten ist als eine Allergie gegen sehr geringe Allergenmengen im Impfstoff. Insbesondere bei Intrakutantests können auch falsch positive irritativ bedingte Hauttestergebnisse auftreten. Die IgE-Antwort auf Impfantigene ist außerdem außerordentlich häufig und am ehesten als Bestandteil der normalen Impfreaktion zu werten.

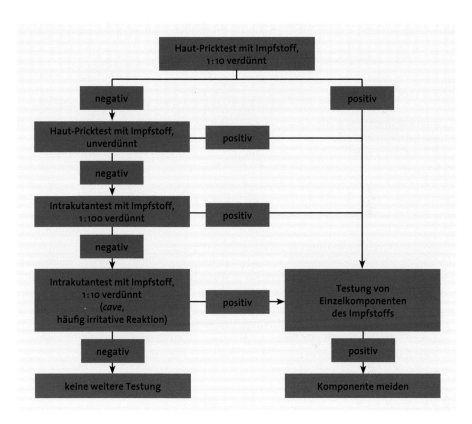

Abb. 1: Hauttestung mit Impfstoffen.

Nach einer klinisch relevanten allergischen Reaktion auf eine Impfung ist eine *allergologische Klärung* zur Minimierung des Risikos für zukünftige Impfstoffreaktionen notwendig (Abstand zum Akutereignis mindestens 4 Wochen). Die bisher publizierten Algorithmen zum diagnostischen Vorgehen sind nicht in prospektiven oder retrospektiven Untersuchungen evaluiert, die Verfahren nicht standardisiert [1, 8, 11, 12, 18, 20]. Die Identifikation des am ehesten kausalen Allergens ist wichtig, weil dadurch die Suche nach einem Impfstoff ohne das kausale Allergen ermöglicht wird

und weil das Allergen auch in anderen Impfstoffen oder sogar in Nahrungsmitteln (Gelatine) enthalten sein kann. Der Algorithmus der Hauttestung nach allergischer Sofortreaktion wird in Abbildung 1 dargestellt. Bei einer anamnestisch schwerwiegenden allergischen Reaktion muss mit einem 1:10 verdünnten Impfstoff begonnen werden. Da auch die Testung selbst (sehr selten) Auslöser einer anaphylaktischen Reaktion sein kann, sind entsprechende Vorsichtsmaßnahmen zu beachten. Ein IgE-Titer gegen bestimmte Bestandteile des Impfstoffs (z. B. Ovalbumin, Gelatine, Latex, Hefe) kann als Indiz herangezogen werden, um eine Hierarchie für das wahrscheinlichste ursächliche Allergen zu erstellen. Ein Schwellenwert existiert jedoch nicht.

Erneute Impfung nach allergischer Reaktion auf den Impfstoff

Nach einer klinisch relevanten allergischen Reaktion auf einen Impfstoff und dem Nachweis einer IgE-vermittelten Reaktion auf einen Bestandteil des Impfstoffs darf die Entscheidung über nachfolgende Impfungen erst nach besonders sorgfältiger Risiko-Nutzen-Abschätzung im Gespräch mit Patient und/oder Eltern durchgeführt werden. Bereits erreichte Impftiter sollten in der Entscheidungsfindung berücksichtigt werden. Eine sorgfältige Aufklärung im persönlichen Gespräch mit Eltern und Patient und Dokumentation des Aufklärungsgespräches ist vor erneuter Impfung nach Impfreaktionen obligat. Immer sollte versucht werden, die Impfung mit einem alternativen Impfstoff durchzuführen, der das identifizierte oder vermutete Allergen nicht enthält.

Kann das vermutlich auslösende Allergen nicht gemieden werden, kann wie in Abbildung 2 dargestellt verfahren werden. Bei positivem Hauttest soll fraktioniert geimpft werden (Abb. 3).

Fazit

In sehr seltenen Fällen können gegen Bestandteile von Impfstoffen Allergien bestehen. In den meisten modernen Impfstoffen wurden die potenziellen Allergene entfernt oder sind nur noch in so geringen Konzentrationen enthalten, dass sie nicht mehr als Allergen wirken können. Eine allergologische Diagnostik ist nach einer klinisch relevanten allergischen Sofortreaktion auf einen Impfstoff indiziert. Bei einer Allergie gegen einen Impfstoffbestandteil sind weitere Impfungen nur nach sorgfältiger Nutzen-Risiko-Abwägung indiziert. Nach Möglichkeit muss das auslösende Allergen gemieden werden.

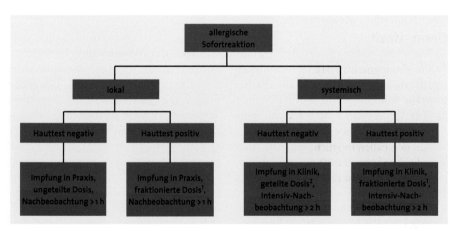

Abb. 2: Vorgehen entsprechend Ergebnis der Testung und Art der allergischen Sofortreaktion.
[1] Teildosen gemäß fraktionierter Impfstoffgabe (s. Abb. 3); [2] Teildosen 10 %, 90 %

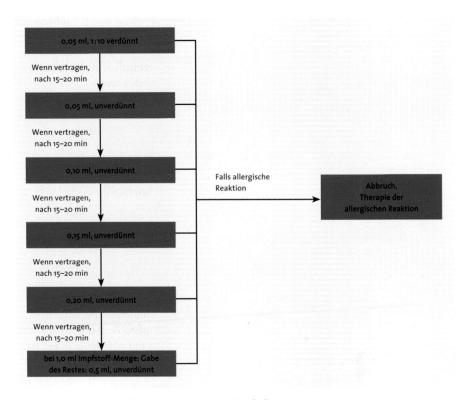

Abb. 3: Fraktionierte Impfung mit Dosiseskalation [17].

Gesamtfazit

» Für einen guten Impfschutz bei seinen Patienten zu sorgen, ist Aufgabe eines jeden Arztes.

» Eine Anaphylaxie ist auch nach Impfung mit modernen Impfstoffen in äußerst seltenen Fällen möglich. Daher ist nach jeder Impfung eine 30-minütige Nachbeobachtungszeit einzuplanen.

» Impfungen verursachen keine allergischen Erkrankungen. Eine Verhinderung oder Verzögerung des Impfschutzes gegen potenziell zu Behinderung führende oder tödliche Erkrankungen unter der vermeintlichen Vorstellung, Allergien oder Asthma zu verhindern, ist nicht gerechtfertigt.

» Nach potenziellen klinisch relevanten allergischen Reaktionen nach einer Impfung muss eine Diagnostik erfolgen, um das Risiko u. a. für weitere Impfungen einzuschätzen. Nach sorgfältiger Nutzen-Risiko-Abwägung können mit den dargestellten Möglichkeiten weitere Impfungen gegeben werden.

» Die fortgesetzte Entwicklung allergenarmer Impfstoffe bleibt eine Anforderung an und Herausforderung für die Firmen, die Impfstoffe herstellen.

329

Literatur

1. American Academy of Pediatrics. Active Immunization. In: Pickering LK, Baker CJ, Kimberlin DW, Long SS, eds. Red Book: 2009 Report of the Committee on Infectious Diseases. Elk Grove Village: American Academy of Pediatrics 2009: 48–49.
2. Baxter DN. Measles immunization in children with a history of egg allergy. Vaccine 1996; 14: 131–134.
3. Bergfors E, Trollfors B. Sixty-four children with persistent itching nodules and contact allergy to aluminium after vaccination with aluminium-adsorbed vaccines-prognosis and outcome after booster vaccination. Eur J Pediatr 2013; 172: 171–177.
4. Centers for Disease Control and Prevention (CDC). Syncope after vaccination – United States, January 2005–July 2007. MMWR Morb Mortal Wkly Rep 2008; 57: 457–460.
5. Committee on Infectious Diseases, American Academy of Pediatrics. Recommendations for prevention and control of influenza in children, 2012–2013. Pediatrics 2012; 130: 780–792.
6. Des Roches A, Paradis L, Gagnon R, et al. Egg-allergic patients can be safely vaccinated against influenza. J Allergy Clin Immunol 2012; 130: 1213–1236.
7. Fox A, Lack G. Egg allergy and MMR vaccination. Br J Gen Pract 2003; 53: 801–802.
8. Fritsche PJ, Helbling A, Ballmer-Weber B. Vaccine hypersensitivity – update and overview. Swiss Med Wkly 2010; 140: 238–246.
9. Fung I, Spergel JM. Administration of influenza vaccine to pediatric patients with egg-induced anaphylaxis. J Allergy Clin Immunol 2012; 129: 1157–1159.
10. Grohskopf LA, Sokolow LZ, Broder KR, et al. Prevention and control of seasonal influenza with vaccines. MMWR Recomm Rep 2016; 65: 1–56.
11. Grüber C, Ankermann T, Bauer CP, et al. Impfung von Kindern mit erhöhtem Allergierisiko. Monatsschr Kinderheilkd 2016; 164: 52–58.
12. Grüber C, Niggemann B. A practical approach to immunization in atopic children. Allergy 2002; 57: 472–479.
13. Johansson SG, Bieber T, Dahl R, et al. Revised nomenclature for allergy for global use: Report of the Nomenclature Review Committee of the World Allergy Organization, October 2003. J Allergy Clin Immunol 2004; 113: 832–836.
14. Kang LW, Crawford N, Tang ML, et al. Hypersensitivity reactions to human papillomavirus vaccine in Australian schoolgirls: retrospective cohort study. BMJ 2008; 337: a2642.
15. Kelso JM, Greenhawt MJ, Li JT. Adverse reactions to vaccines practice parameter 2012 update. J Allergy Clin Immunol 2012; 130: 25–43.
16. McKinney KK, Webb L, Petersen M, et al. Ovalbumin content of 2010–2011 influenza vaccines. J Allergy Clin Immunol 2011; 127: 1629–1632.
17. National Center for Immunization and Respiratory Diseases. General recommendations on immunization – recommendations of the Advisory Committee on Immunization Practices (ACIP). MMWR Recomm Rep 2011; 60: 1–64.
18. Nilsson L, Brockow K, Alm J, et al. Vaccination and allergy: EAACI position paper, practical aspects. Pediatr Allergy Immunol 2017; 28: 628–640.
19. Webb L, Petersen M, Boden S, et al. Single-dose influenza vaccination of patients with egg allergy in a multicenter study. J Allergy Clin Immunol 2011; 128: 218–219.
20. Wood RA, Berger M, Dreskin SC, et al; Hypersensitivity Working Group of the Clinical Immunization Safety Assessment (CISA) Network. An algorithm for treatment of patients with hypersensitivity reactions after vaccines. Pediatrics 2008; 122: e771–777.
21. https://www.rki.de/SharedDocs/FAQ/Impfen/AllgFr_Grunderkrankungen/FAQ03.html;jsessionid=B955971009F0639A146A59ADAEC885FC.2_cid390?nn=2391120; [Zugriff am 5.12.2017].

4.13 Hypoallergene Säuglingsnahrung zur Allergieprävention

Aufgrund der steigenden Prävalenz allergischer Erkrankungen in den letzten Jahrzehnten sind Maßnahmen zur primären Allergieprävention von zunehmender Bedeutung. Ein erhöhtes Risiko für die Entwicklung allergischer Erkrankungen besteht bei einem Kind unter anderem dann, wenn mindestens ein Verwandter ersten Grades an einer atopischen bzw. allergischen Erkrankung leidet. Neben der genetischen Prädisposition scheinen verschiedene Umweltfaktoren und insbesondere die frühe (orale) Allergenexposition eine entscheidende Rolle bei der Manifestation allergischer Erkrankungen zu spielen. Daher wird ein möglicher Einfluss der Ernährung im Säuglingsalter auf die Entwicklung allergischer Erkrankungen intensiv untersucht. Im nun folgenden Text schließen die Begriffe „Allergie" bzw. „allergische Erkrankung" die atopische Dermatitis, die Nahrungsmittelallergie, die allergische Rhinokonjunktivitis und das allergische Asthma bronchiale ein.

Derzeitige Empfehlungen in Deutschland

In Bezug auf die Ernährung in den ersten Lebensmonaten wird einheitlich von nationalen und internationalen Fachgesellschaften ausschließliches Stillen in den ersten 4–6 Lebensmonaten empfohlen. Die aktuelle S3-Leitlinie zur primären Allergieprävention in Deutschland empfiehlt ausschließliches Stillen über 4 Monate zur Prävention atopischer Erkrankungen [12].

Falls eine (ausschließliche) Ernährung mit Muttermilch in dieser Zeit nicht möglich ist und nicht oder nur teilgestillt werden kann, wird für Kinder mit familiärer Vorbelastung die Gabe einer hydrolysierten, sogenannten hypoallergenen (HA) Säuglingsnahrung in den ersten 4 Lebensmonaten empfohlen. Die Leitlinie weist jedoch darauf hin, dass die Wirksamkeit und Evidenzlage der bisher in Deutschland getesteten Produkte unterschiedlich ist und bestimmte in randomisierten, kontrollierten Interventionsstudien getestete Säuglingsnahrungen, auf denen die Empfehlung beruht, in Deutschland nicht mehr im Handel erhältlich sind.

Hydrolysatnahrungen zur Allergieprävention

Die Basis herkömmlicher Säuglingsmilch ist Kuhmilch, bei der die Proteine in intakter Form vorliegen. Bei der Herstellung von HA-Nahrung werden die Proteine durch Hydrolyse in kleinere Peptidfragmente gespalten. Dabei kommen verschiedene Hydrolyseverfahren zum Einsatz, was zu unterschiedlich großen Peptidfragmenten führt. Die Vielfalt der verfügbaren Hydrolysatnahrungen ist groß und verwirrend. Grundsätzlich unterscheidet man jedoch zum einen nach Hydrolysegrad zwischen schwach, d.h. partiell (pHF, partiell hydrolysierte Formula), und stark, d.h. extensiv hydrolysierter Säuglingsnahrung (eHF, extensiv hydrolysierte Formula). Zusätzlich lassen sich die Hydrolysatnahrungen aufgrund ihrer Eiweißquelle in Kasein- oder Molkenhydrolysate einteilen. Da die Proteine durch die Spaltung ein geringeres allergenes Potenzial im Vergleich zu intaktem Kuhmilchprotein aufweisen, wird hydrolysierte Säuglingsmilch oft als „hypoallergene" Nahrung bezeichnet.

Durch die Gabe von Peptidfragmenten soll eine frühe Sensibilisierung vermieden und gleichzeitig die Ausbildung der oralen Toleranz gefördert werden. Früher wurden zur Prävention hauptsächlich pHFs eingesetzt; eHFs waren der Therapie bei einer bereits bestehenden Kuhmilchallergie vorbehalten. Heute haben sich die Empfehlungen dahingehend geändert, dass auch einige eHFs zur Prävention eingesetzt werden. pHFs dürfen bei Kindern mit Kuhmilcheiweiß-Allergie nicht therapeutisch gegeben werden, weil sie aufgrund ihres hohen Rest-Antigengehaltes ein Risiko zur Auslösung einer akuten schweren allergischen systemischen Reaktion (Anaphylaxie) darstellen können. Es wird vermutet, dass neben dem Hydrolysegrad und der Eiweißquelle auch die unterschiedlichen Hydrolyseverfahren (Art der enzymatischen Verdauung, Ultrafiltration, Ultraerhitzung) die entstehenden Peptidfragmente und somit möglicherweise deren allergiepräventive Wirkung beeinflussen könnten.

Aktuelle Studienlage

In vielen Studien der letzten Jahre konnte ein allergiepräventiver Effekt sowohl mit extensiv als auch mit partiell hydrolysierten Säuglingsnahrungen bei Risikokindern gezeigt werden. Dieser Effekt bezieht sich im Wesentlichen auf die Verringerung der Häufigkeit von Nahrungsmittelallergien und atopischem Ekzem. Aktuelle Studien mit großer Fallzahl sowie Metaanalysen zeigen nun jedoch insgesamt eine widersprüchliche Datenlage bezüglich des präventiven Effekts hydrolysierter Säuglingsmilch. Insgesamt unterscheiden sich die bisher publizierten Studien stark hinsichtlich ihres methodischen Studienaufbaus und der Kriterien der Diagnosestellung allergischer Erkrankungen.

Die bislang größte Untersuchung stellt die GINI-Studie (German Infant Nutritional Intervention Study) dar, bei der eine Ernährung in den ersten 4–6 Lebensmonaten mit drei unterschiedlichen Hydrolysatnahrungen (partielles Molkenhydrolysat; extensives Molkenhydrolysat und ein extensives Kaseinhydrolysat) mit einer herkömmlichen Säuglingsmilch mit intaktem Kuhmilchprotein bei Kindern mit erhöhtem Allergierisiko hinsichtlich der Entwicklung allergischer Erkrankungen und dem atopischen Ekzem verglichen wurde [6]. Den teilnehmenden Müttern wurde empfohlen, in den ersten 4 Monaten voll zu stillen und nur bei unzureichender Muttermilch die entsprechende Säuglingsmilch zu füttern. 2.252 Kinder mit erhöhtem Allergierisiko wurden in die randomisierte, doppelblinde Interventionsstudie eingeschlossen und einer der vier Säuglingsmilchgruppen zugeteilt (ITT-Population). 945 der 2.252 Kinder erhielten eine der ihnen zugeteilten Säuglingsmilchen und beendeten die Studie gemäß Studienprotokoll (PP-Studienpopulation). Knapp 40 % der Kinder wurden in den ersten 4 Monaten ausschließlich gestillt, und etwa 20 % beendeten die Studie vorzeitig bzw. hielten sich nicht an das vorgegebene Studienprotokoll. Um das Auftreten allergischer Erkrankungen zu untersuchen, wurden die Kinder zu vier Zeitpunkten im 1. Lebensjahr zu Visiten eingeladen und ärztlich untersucht. Das Auftreten allergischer Erkrankungen (atopische Dermatitis, Nahrungsmittelallergien und allergische Urtikaria) im 1. Lebensjahr war bei Kindern, die das extensive Kaseinhydrolysat erhielten, signifikant reduziert im Vergleich zu herkömmlicher Säuglingsmilch in der PP-Analyse (Odds Ratio/OR 0,51, 95 %-Konfidenzintervall/CI 0,28–0,92). Atopische Dermatitis im 1. Lebensjahr zeigte sich sowohl in der Gruppe, die das extensive Kaseinhydrolysat (OR 0,42, 95 %-CI 0,22–0,79), als auch in der Gruppe, die das partielle Molkenhydrolysat erhalten hatte (OR 0,56, 95 %-CI 0,32–0,99), signifikant seltener im Vergleich zu herkömmlicher Säuglingsmilch in der PP-Analyse. Hingegen zeigte die Gabe von extensivem Molkenhydrolysat in den ersten Lebensmonaten keinen signifikanten Effekt auf die Entwicklung allergischer Erkrankungen im 1. Lebensjahr. Auch im Rahmen der Langzeitverfolgung der Patienten im Alter von 3, 6 und 10 Jahren konnte durch die frühe Gabe von extensivem Kasein- und partiellem Molkenhydrolysat eine signifikante Reduktion des atopischen Ekzems gezeigt werden im Vergleich zu herkömmlicher Säuglingsmilch, mit jeweils deutlicheren Effekten in der Gruppe, die das extensive Kaseinhydrolysat erhalten hatte [3–5]. Das kürzlich publizierte 15-Jahres-Follow-up der GINI-Studie lieferte außerdem erste Hinweise auf einen möglichen präventiven Effekt auf die Manifestation von allergischer Rhinitis und Asthma durch die frühe Gabe dieser beiden Hydrolysatnahrungen [2]. Auch hier zeigte sich kein Effekt in der Gruppe des extensiven Molkenhydrolysats.

Die GINI-Studie zeigte somit, dass nicht jedes Hydrolysat gleich wirksam ist und weder der Hydrolysegrad (partiell oder extensiv) noch die Eiweißquelle (Kasein oder Molke) allein ausschlaggebend für einen allergiepräventiven Effekt ist. Zu beachten ist jedoch, dass die in der GINI-Studie getesteten Hydrolysatnahrungen nicht mehr bzw. mit veränderter Zusammensetzung auf dem deutschen Markt verfügbar sind.

Eine ebenfalls größer angelegte randomisierte, kontrollierte Studie aus Australien konnte hingegen keinen schützenden Effekt einer partiell hydrolysierten Säuglingsmilch auf die Entstehung allergischer Erkrankungen zeigen. In die einfach verblindete Studie wurden 620 Kinder eingeschlossen. Sie erhielten entweder eine partiell hydrolysierte Säuglingsmilch auf Molkebasis, eine Säuglingsmilch auf Sojabasis oder eine herkömmliche Kuhmilchsäuglingsmilch, sobald die Mütter nicht mehr oder nicht mehr ausschließlich stillten [10]. Der primäre Endpunkt war die Entwicklung allergischer Erkrankungen in den ersten 2 Lebensjahren, definiert als eine von einem Arzt diagnostizierte atopische Dermatitis oder eine von den Eltern berichtete typische allergische Soforttyprektion auf ein Nahrungsmittel. Erfasst wurde dies im Rahmen von Telefoninterviews mit den Eltern in den ersten 2 Lebensjahren. Mit 6, 12 und 24 Monaten wurde außerdem ein Hautpricktest mit sechs häufigen Allergenen bei den Kindern durchgeführt. Im Rahmen von Follow-up-Telefoninterviews mit den Eltern wurde das Vorkommen von Ekzem, Asthma oder allergischer Rhinitis im Alter von 6–7 Jahren erfasst. Im Vergleich zu Kindern, die die Standardsäuglingsmilch erhalten hatten, zeigten Kinder, die partiell hydrolysierte bzw. Soja-basierte Säuglingsmilch erhalten hatten, kein verringertes Risiko bezüglich allergischer Erkrankungen in den ersten 2 Lebensjahren in der ITT-Analyse (OR 1,21, 95 %-CI 0,81–1,80 bzw. OR 1,26, 95 %-CI 0,84–1,88). Auch bezogen auf eine Nahrungsmittelsensibilisierung in den ersten 2 Lebensjahren sowie die Häufigkeit allergischer Erkrankungen im Kindesalter zeigten sich keine Unterschiede zwischen den drei Säuglingsmilchgruppen. Viele der Kinder erhielten jedoch in den ersten Lebensmonaten noch keine der ihnen zugeteilte Säuglingsmilch: Innerhalb der ersten 4 Monate waren es etwa 50 % der Kinder, im Alter von 6 Monaten 37 %. Auch im Rahmen verschiedener PP-Analysen, in denen beispielsweise Kinder ausgeschlossen wurden, die in den ersten 4 Monaten ausschließlich gestillt worden waren oder die nur eine sehr kurze Zeit Säuglingsmilch erhalten hatten, zeigten sich keine präventiven Effekte der Hydrolysatnahrung im Vergleich zur Standardsäuglingsmilch. Jedoch war aufgrund der hohen Stillrate die Fallzahl in diesen Analysen niedrig.

Eine aktuelle britische Metaanalyse aus dem Jahr 2016 von Boyle et al. fand keine eindeutige und konsistente Evidenz, dass pHFs oder eHFs das Risiko für allergische Erkrankungen bei Risikokindern senken, und stellt somit entsprechende Empfehlungen zur Primärprävention in Frage [7]. In die systematische Übersichtsarbeit und Metaanalyse wurden prospektive Interventionsstudien eingeschlossen, die die Gabe von hydrolysierter Säuglingsmilch (sowohl pHF als auch eHF), verglichen mit normaler Kuhmilchsäuglingsmilch oder Stillen, hinsichtlich der Entwicklung allergischer Erkrankungen oder Autoimmunerkrankungen untersuchten. Insgesamt identifizierten die Autoren 37 geeignete Studien, 28 davon waren randomisierte, kontrollierte Studien, 6 quasi-randomisierte, kontrollierte und 3 kontrollierte Studien. Es wurden jeweils getrennte Analysen der Studien durchgeführt, die entweder pHF oder eHF untersuchten. Im Hinblick auf das Risiko für die Entwicklung eines Ekzems im Alter von 0–4 Jahren fanden sich keine präventiven Effekte durch die Gabe partiell oder extensiv hydrolysierter Säuglingsmilch im Vergleich zu einer Standard-Säuglingsmilch (OR 0,84, 95 %-CI 0,67–1,07 für pHF; OR 0,55, 95 %-CI 0,28–1,09 für eHF auf Kasein-Basis; OR 1,12, 95 %-CI 0,88–1,42 für eHF auf Molke-Basis). Allein für Kinder der Gruppe, die eine eHF auf Kaseinbasis im Säuglingsalter erhalten hatten, zeigte sich ein signifikant verringertes Risiko für die Entwicklung eines Ekzems im Alter zwischen 5 und 14 Jahren (OR 0,71, 95 %CI 0,59–0,87). Bezüglich des Risikos für das Auftreten von wiederkehrender pfeifender Atmung, einer Nahrungsmittelallergie oder allergischer Rhinitis zeigten sich keinerlei signifikanten Unterschiede zwischen den Gruppen, die mit einer Hydrolysatnahrung ernährt wurden, im Vergleich zu normaler Kuhmilchsäuglingsmilch.

Insgesamt wiesen die Autoren darauf hin, dass bei vielen der eingeschlossenen Studien ein hohes oder unklares Risiko für Bias bestehe, z. B. aufgrund einer hohen Fallzahl, die vorzeitig die Studie beendeten oder sich nicht an das vorgegebene Studienprotokoll hielten, und dass mögliche Interessenkonflikte nicht auszuschließen seien. Im Hinblick auf die Realisierung entsprechender Studien ist jedoch eine komplett industrieunabhängige Durchführung schwer umsetzbar, da eine Herstellung und Zurverfügungstellung qualitativer Säuglingsmilch ohne die Industrie schwer möglich ist. Die Autoren zogen auf Basis der Ergebnisse der Metaanalyse das Fazit, dass keine einheitliche überzeugende Evidenz vorliegt, um hydrolysierte Säuglingsmilch für die Prävention allergischer Erkrankungen im Säuglingsalter weiterhin zu empfehlen. Einige internationale Fachgesellschaften z. B. aus Australien und der Schweiz haben daraufhin ihre Empfehlungen zur Gabe hydrolysierter Säuglingsmilch zur Allergieprävention zurückgezogen [1, 13].

Im Unterschied dazu stehen Ergebnisse einer weiteren kürzlich publizierten Metaanalyse, die einen präventiven Effekt einer pHF auf allergische Erkrankungen bei Risikokindern zeigte [14]. Im Gegensatz zur Metaanalyse von Boyle et al., in der keine Differenzierung hinsichtlich verschiedener Hydrolysatnahrungen erfolgte, wurde in dieser Metaanalyse ausschließlich eine spezifische pHF auf Molkebasis eines Herstellers untersucht. Hierfür wurden insgesamt acht randomisierte, kontrollierte Studien eingeschlossen, die diese hydrolysierte Säuglingsmilch im Vergleich zu einer Säuglingsmilch auf Kuhmilchbasis bei Risikokindern im Hinblick auf die Entwicklung allergischer Erkrankungen, insbesondere Ekzem, untersuchten. Der Zeitraum der Intervention betrug zwischen 3 und 12 Monaten, die Kinder erhielten in dieser Zeit die Säuglingsmilch entweder ausschließlich oder zusätzlich zur Muttermilch. Hierbei zeigte sich in bestimmten Altersklassen ein verringertes Ekzemrisiko in der ITT-Analyse bei Kindern, die pHF erhalten hatten (0–3 Jahre, drei Studien, n = 1000; RR 0,82, 95 %-CI 0,68–1,00) und

0–5/6 Jahre, 2 Studien, n = 938; RR 0,83, 95 %-CI 0,69–0,99). Im Rahmen der PP-Analyse zeigte sich für diese Altersklassen ebenfalls eine signifikante Risikoreduktion (0–3 Jahre, drei Studien, n = 616; RR 0,63, 95 %-CI 0,48–0,82) und 0–5/6 Jahre, zwei Studien n = 500; RR 0,72, 95 %-CI 0,55–0,93). Für die übrigen Altersklassen (0–1 Jahre, 0–2 Jahre 0–10 Jahre und 0–15 Jahre) konnte zwar in beiden Analysen eine Risikoreduktion gezeigt werden, jedoch ohne statistische Signifikanz.

Die Datenlage zeigt, dass eine individuelle Bewertung der verschiedenen Hydrolysatnahrungen wichtig ist. Die Europäische Behörde für Lebensmittelsicherheit (European Food Safety Authority – EFSA) forderte bereits im Jahr 2014 in einem Gutachten zur Grundzusammensetzung von Säuglingsanfangsnahrung, dass die kurz- und langfristige allergiepräventive Wirkung jeder spezifischen Hydrolysatnahrung individuell bei Kindern mit erhöhtem Risiko, die nicht gestillt werden, nachgewiesen werden soll [9]. In der neuen EU-Verordnung für Säuglingsanfangs- und Folgenahrung (EU-Verordnung 2016/127), die für Proteinhydrolysate ab 2021 verpflichtend in Kraft tritt, heißt es basierend darauf, dass neben der Sicherheit und Eignung jeder spezifischen Hydrolysatnahrung auch deren Umfang einer Risikosenkung bzgl. der Entstehung von Allergien bei Risikokindern im Rahmen klinischer Studien aufgezeigt werden muss [8]. Zu dem Großteil der derzeit im Handel erhältlichen „hypoallergenen" Säuglingsmilchnahrungen existieren keine klinischen Studien hinsichtlich einer potenziell allergiepräventiven Wirksamkeit. Vorhandene Studien unterscheiden sich stark hinsichtlich des Studiendesigns und der Kriterien bzgl. der Allergiediagnose, und im Rahmen von Metaanalysen wurde die Qualität vieler Studien insgesamt als niedrig bewertet und es wurden mögliche Interessenkonflikte kritisiert.

Fazit und Handlungsbedarf

Möglicherweise ist der schützende Effekt hydrolysierter Säuglingsmilch nicht allein vom Grad der Hydrolyse, sondern auch von der spezifischen Zusammensetzung sowie dem Herstellungsverfahren des jeweiligen Produkts abhängig. Jede hydrolysierte Säuglingsmilch muss daher hinsichtlich ihres allergiepräventiven Effekts getestet werden. Hierfür sind dringend weitere Studien mit großer Fallzahl und gutem Studiendesign notwendig, die den Einfluss spezifischer Hydrolysatnahrungen auf die Entstehung allergischer Erkrankungen untersuchen, am besten im Head-to-Head-Vergleich und mit industrieunabhängiger Finanzierung.

Die derzeit in Deutschland geltenden S3-Leitlinien zur Allergieprävention sowie Empfehlungen des EAACI auf europäischer Ebene sprechen sich nach wie vor für die Gabe einer hydrolysierten Säuglingsnahrung in den ersten 4 Lebensmonaten bei Kindern mit erhöhtem Allergierisiko aus, falls nicht gestillt werden kann [11, 12].

Literatur

1. ASCIA Guidelines for allergy prevention in infants. https://www.allergy.org.au/patients/allergy-prevention/ascia-guidelines-for-infant-feeding-and-allergy-prevention [Zugriff am 27.2.2018].
2. Berg von A, Filipiak-Pittroff B, Schulz H, et al. Allergic manifestation 15 years after early intervention with hydrolyzed formulas – the GINI Study. Allergy 2016; 71: 210–219.
3. Berg von A, Filipiak-Pittroff B, Kramer U, et al. Allergies in high-risk schoolchildren after early intervention with cow's milk protein hydrolysates: 10-year results from the German Infant Nutritional Intervention (GINI) study. J Allergy Clin Immunol 2013; 131: 1565–1573.
4. Berg von A, Filipiak-Pittroff B, Kramer U, et al. Preventive effect of hydrolyzed infant formulas persists until age 6 years: long-term results from the German Infant Nutritional Intervention Study (GINI). J Allergy Clin Immunol 2008; 121: 1442–1447.
5. Berg von A, Koletzko S, Filipiak-Pittroff B, et al. Certain hydrolyzed formulas reduce the incidence of atopic dermatitis but not that of asthma: three-year results of the German Infant Nutritional Intervention Study. J Allergy Clin Immunol 2007; 119: 718–725.
6. Berg von A , Koletzko S, Grubl A, et al. The effect of hydrolyzed cow's milk formula for allergy prevention in the first year of life: the German Infant Nutritional Intervention Study, a randomized double-blind trial. J Allergy Clin Immunol 2003; 111: 533–540.
7. Boyle RJ, Ierodiakonou D, Khan T, et al. Hydrolysed formula and risk of allergic or autoimmune disease: systematic review and meta-analysis. BMJ 2016; 352: i974.
8. Delegierte Verordnung (EU) 2016/127 der Kommission vom 25. September 2015.
9. Efsa Panel on Dietetic Products N, Allergies. Scientific Opinion on the essential composition of infant and follow-on formulae. EFSA Journal 2014; 12: 3760-n/a.
10. Lowe AJ, Hosking CS, Bennett CM, et al. Effect of a partially hydrolyzed whey infant formula at weaning on risk of allergic disease in high-risk children: a randomized controlled trial. J Allergy Clin Immunol 2011; 128: 360–365.e364.

11. Muraro A, Halken S, Arshad SH, et al. EAACI food allergy and anaphylaxis guidelines. Primary prevention of food allergy. Allergy 2014; 69: 590–601.

12. Schäfer T, Bauer C-P, Beyer K, Bufe A, et al. S3-Guideline on allergy prevention: 2014 update: Guideline of the German Society for Allergology and Clinical Immunology (DGAKI) and the German Society for Pediatric and Adolescent Medicine (DGKJ). Allergo J Int 2014; 23: 186–199.

13. Schweizerische Gesellschaft für Pädiatrie (SGP) und Schweizerische Gesellschaft für Ernährung. Empfehlungen für die Säuglingsernährung (2017). https://www.swiss-paediatrics.org/de/fachliches [Zugriff am 19.9.2018].

14. Szajewska H, Horvath A. A partially hydrolyzed 100% whey formula and the risk of eczema and any allergy: an updated meta-analysis. World Allergy Organ J 2017; 10: 27.

4.14 Rehabilitation

Medizinische Rehabilitation ist integraler Bestandteil einer am langfristigen Erfolg orientierten umfassenden Versorgung von Patienten mit allergischen Erkrankungen. Sie kann ambulant oder stationär erfolgen. Während medizinische Rehabilitationsmaßnahmen bei Erwachsenen den Erhalt bzw. eine Verbesserung der Teilhabe des Patienten am Berufsleben zum Ziel haben, liegt bei Kindern und Jugendlichen der Fokus auf dem Erhalt bzw. der Verbesserung der Schul- und Ausbildungsfähigkeit. Zusätzlich soll allen Rehabilitanden eine weitgehend normale oder zumindest verbesserte Teilhabe am sozialen Leben ermöglicht werden.

Gerade den chronischen Erkrankungen des allergischen bzw. atopischen Formenkreises kommt aufgrund der zunehmenden Inzidenz und den hieraus resultierenden teils erheblichen Einschränkungen der beruflichen und schulischen Leistungsfähigkeit eine wachsende Bedeutung zu. Durch massive Juckreizkrisen bei Neurodermitis, schlecht kontrolliertes Asthma oder ausgeprägte Rhinitissymptome verursachte Schlafstörungen gefährden durch Konzentrationsmangel den schulischen Erfolg und die Wegefähigkeit. Insbesondere beim allergischen Asthma bronchiale als großer Indikationsgruppe gehört Rehabilitation auch zum definierten Inhalt der Strukturierten Behandlungsprogramme (DMPs für Kinder, Jugendliche und Erwachsene).

Dabei unterscheiden sich die primären Aufgaben der verschiedenen Rehabilitationsträger insbesondere bei Erwachsenen: (Rentenversicherung/DRV = Sicherung der Erwerbsfähigkeit; GKV = Verhinderung von Behinderung und Pflegebedürftigkeit; Unfallversicherung = individuelle Prävention/Berufserkrankungen). Bei Kindern und Jugendlichen erfolgt der weitaus größte Teil über die DRV als Kostenträger.

Die Beratung von Allergikern/Atopikern bzw. deren Familien über Indikationen und Zugangswege zur Rehabilitation bzw. ambulanten rehabilitativen Therapieverfahren ist daher eine wichtige ärztliche Aufgabe.

Aktuelle Datenlage

Nach den Daten der DRV erfolgten im Jahre 2016 bei Erwachsenen 842.550 Rehamaßnahmen. Davon entfielen 21.929 (2,6%) auf Erkrankungen der Atemwege und 7.386 (0,3%) auf Erkrankungen der Haut und Unterhaut.

Bei Kindern und Jugendlichen ergab sich dagegen ein deutlich anderes Bild: Von den insgesamt 31.346 Rehamaßnahmen betrafen 7.954 (25,4%) Erkrankungen der Atemwege und 2.812 (8,9%) Erkrankungen der Haut und Unterhaut.

In allen Altersgruppen ist diese Zahl nach einem Abfall bis etwa 2013 seit mehreren Jahren stabil. Deutlich zugenommen haben allerdings psychische Störungen und Verhaltensstörungen. Wichtig hierbei ist, dass nur die sogenannten „Erstdiagnosen" von der DRV-Statistik erfasst werden und somit insbesondere die komplexen Patienten mit Mehrfachdiagnosen (noch) keine Berücksichtigung finden.

Kostenträger der Rehabilitation bei Erwachsenen

In der Bundesrepublik Deutschland ist die medizinische Rehabilitation für Erwachsene in das gegliederte System der sozialen Sicherung mit seinen unterschiedlichen Zuständigkeiten und Trägerstrukturen eingebunden. Träger und Leistungsrahmen der Rehabilitation sind gesetzlich umfassend geregelt (s. Tab. 1). In Übereinstimmung mit §§ 3, 4 und 8 SGB IX formuliert das deutsche Renten-, Kranken- und Unfallversicherungsrecht für den chronisch Erkrankten, der Krankheitsfolgen aufweist, ausdrücklich einen Anspruch auf Rehabilitation („Leistungen zur Teilhabe") [1].

Kostenträger der Rehabilitation bei Kindern und Jugendlichen

Die Deutsche Rentenversicherung (DRV) und die Gesetzliche Krankenversicherung (GKV) sind gleichrangig zuständig, wobei die meisten Rehabilitationsmaßnahmen unter der Trägerschaft der DRV stattfinden.

Sie dürfen nicht mit den sogenannten „Mutter-/Vater-Kind-Kuren" verwechselt werden, die als Präventionsmaßnahmen über die GKV finanziert werden und nicht das Kind, sondern den bedürftigen Elternteil im Fokus der Behandlung haben und in aller Regel nicht die notwendige fachliche Expertise aufweisen.

Das im Dezember 2016 in Kraft getretene Flexi-Rentengesetz eröffnet grundsätzlich neue Dimensionen der Vernetzung zwischen ambulanten, klinischen und rehabilitativen Versorgungsstrukturen in Deutschland. Es führte zu einer grundsätzlichen Aufwertung der Kinder- und Jugendrehabilitation und zu einer deutlichen Erleichterung der Zugangswege für die betroffenen Familien und Patienten. Auch die Antragsstellung wurde maßgeblich erleichtert und entbürokratisiert, vor allem durch folgende Änderungen:

» Kinder- und Jugendrehabilitation wird Pflichtleistung bei der DRV.
» Rehabilitation kann sowohl stationär als auch ambulant erbracht werden.
» Die bisherige Begrenzung der Ausgaben entfällt.
» Indikationsbeschränkungen werden aufgehoben.
» Neben der späteren Erwerbsfähigkeit wird die Schul- und Ausbildungsfähigkeit als Ziel klar benannt.
» Eine Begleitperson wird, altersunabhängig, genehmigt, wenn sie zur Durchführung oder für den Erfolg notwendig ist.
» Erstmalig kann die DRV Leistungen zur Nachsorge finanzieren, wenn sie zur Sicherung des Erfolgs einer durchgeführten Rehabilitation erforderlich sind.
» Die Vierjahresfrist entfällt bei Kindern und Jugendlichen.

Weg vom Kurgedanken – hin zur ICF (Internationale Klassifikation der Funktionsfähigkeit, Behinderung und Gesundheit)

Während Rehabilitation früher eher über den „Kurgedanken" definiert wurde, hat sie sich in den letzten Jahrzehnten zu einem festen Bestandteil des Managements komplexer allergischer Erkrankungen entwickelt. In diesem Sinne wird Rehabilitation

Tab. 1: Übersicht der Trägerstruktur der medizinischen Rehabilitation (aus [1]).

Gesetzliche Rentenversicherung (GRV) z. B. Bundes- oder Regionalträger der Deutschen Rentenversicherung	Gesetzliche Krankenversicherung (GKV) z. B. AOK, Ersatzkrankenkassen	Gesetzliche Unfallversicherung (GUV) z. B. Berufsgenossenschaften
Leistungen zur medizinischen Rehabilitation können für Versicherte erbracht werden, wenn (§ 10 SGB VI) die erhebliche Gefährdung der Erwerbsfähigkeit abgewendet, die bereits geminderte Erwerbsfähigkeit wesentlich gebessert oder wiederhergestellt oder deren wesentliche Verschlechterung abgewendet werden kann.	Leistungen zur medizinischen Rehabilitation werden erbracht, (§§ 27, 40 SGB V) um Behinderung, Pflegebedürftigkeit abzuwenden oder sie nach Eintritt zu beseitigen, zu mindern oder auszugleichen, eine Verschlimmerung zu verhüten oder Folgen zu mindern.	Leistungen zur medizinischen Rehabilitation werden erbracht (§ 27 SGB VII in Verbindung mit § 42 SGB IX) aufgrund eines Arbeitsunfalls oder nach Eintritt einer anerkannten Berufskrankheit. Die Leistungen sollen den Gesundheitsschaden (§ 26 SGB VII) beseitigen, bessern, eine Verschlimmerung verhüten oder die Folgen mildern.

definiert als eine möglichst evidenzbasierte, multidisziplinäre und zeitgemäße Intervention für symptomatische und komplexe Patienten mit verminderter sozialer Teilhabe und Lebensaktivität [8]. Diese Fakten werden in das individuelle Behandlungskonzept des Patienten integriert mit dem Ziel, eine Symptomreduktion, eine Optimierung des Funktionsstatus, eine verbesserte Teilhabe und verminderte Gesundheitskosten zu erreichen [10]. Dies bedeutet auch, dass moderne Rehabilitation sich weniger an der primären Diagnose, sondern vielmehr an den daraus resultierenden Einschränkungen der sozialen Teilhabe im weitesten Sinne orientieren muss. Die Leistungen einer qualitativ hochwertigen Reha basieren aus diesem Grunde nicht ausschließlich auf einer guten medizinischen Qualität, die sich ja auch in der ambulanten und stationären Regelversor-

gung abbildet, sondern vielmehr auf einem multiprofessionellen, multimodalen Vorgehen im Sinne der funktionalen Gesundheit. Die Wirksamkeit in dieser Hinsicht wurde mehrfach gut belegt [9]. Werden zusätzlich klimatherapeutische Aspekte berücksichtigt (allergenarme Regionen), kann dies die Prognose verbessern.

Bei welchen allergischen Erkrankungen ist eine Reha sinnvoll?

Die Palette der allergischen Krankheitsbilder, bei denen eine Rehabilitationsmaßnahme in Betracht gezogen werden kann, ist breit. Ausschlaggebend für die Beantragung und Bewilligung sollte nicht alleine der Schweregrad der Erkrankung sein, sondern insbesondere der Beeinträchtigungsgrad der sozialen, beruflichen oder schulischen Teilhabe unter besonderer Berücksichtigung der sozialen Rahmenbedingungen des Patienten. Beispielhaft zu nennen wären hier:

» atopisches Ekzem/Neurodermitis
» allergisches Kontaktekzem
» chronische Urtikaria
» allergisches Asthma bronchiale
» allergische Rhinokonjunktivitis (als Nebendiagnose oder bei starker Teilhabeeinschränkung)
» allergische Alveolitis (EAA)
» Nahrungsmittelallergien/-unverträglichkeiten
» beruflich bedingte Erkrankungen der Haut und der Atemwege

Rehabilitationsbedürftigkeit und -fähigkeit

Voraussetzungen sind die ärztlich festgestellte Rehabilitationsbedürftigkeit und -fähigkeit (verbunden mit geeigneten persönlichen Ressourcen) und eine günstige Rehabilitationsprognose, die auch mit der Motivation des Patienten verknüpft ist. Rehabilitationsbedürftigkeit kann beispielsweise in folgenden Fällen vorliegen [2, 3, 5]:

» Eine nicht nur vorübergehende Beeinträchtigung alltagsrelevanter Aktivitäten und der Teilhabe an bedeutenden Lebensbereichen droht oder liegt vor.
» Die bisher durchgeführten kurativen (ambulanten und/oder stationären) Versorgungsmaßnahmen sind ausgeschöpft und/oder nicht ausreichend und/oder hatten keinen ausreichenden Erfolg.
» Ein langfristiges rezidivfreies Intervall der chronischen allergischen Erkran-

kung ist nur durch den koordinierten interdisziplinären ICF-orientierten Behandlungsansatz der Rehabilitation zu erzielen.
» Es liegt eine chronisch-rezidivierende Verlaufsform mit nur kürzeren symptomfreien Intervallen vor.
» Eine Optimierung der Behandlung mit dem Ziel der möglichst vollständigen Rückbildung ist so zeitintensiv, dass sie nur mit den Mitteln der Rehabilitation zu erreichen ist.
» Es existieren Risikofaktoren (z. B. Komorbidität, psychosoziale Problemkonstellationen), die auch bei geringer Ausprägung der Erkrankung Schulungs- und rehabilitative Maßnahmen erforderlich machen, um den Verlauf der Erkrankung positiv zu beeinflussen.
» Es liegen wesentliche Probleme hinsichtlich einer kontinuierlichen und langfristigen komplexen Therapie vor, wie z. B. mangelnde Compliance oder Krankheitsakzeptanz.
» Im stationären Krankenhausaufenthalt zeigt sich bei Erwachsenen der Bedarf eines kurzfristigen „Eilt-Heilverfahren" (EHV) zulasten der DRV, um erste akut-stationäre Schritte durch Rehamaßnahmen abzuschließen [4].

Absprache der Rehabilitationsziele als Voraussetzung für Erfolg und Nachhaltigkeit

Voraussetzung für eine erfolgreiche Rehabilitation ist neben der Motivation des Patienten auch die vorherige gemeinsame Festlegung der Rehabilitationsziele. Dies geschieht idealerweise in enger Absprache zwischen behandelndem Arzt, Patient bzw.

341

Familie und der Rehabilitationseinrichtung (auch unter Berücksichtigung der Kostenträgerschaft). Vor dem Hintergrund eines ICF-orientierten Rehabilitationsansatzes können dies sein:

)) Verbesserung des Gesundheitszustandes mit Auswirkungen auf den Ebenen Aktivität und Teilhabe mit dem Ziel der (Wieder)Erlangung der Erwerbsfähigkeit

)) Entwicklung von Krankheitsakzeptanz und Krankheitsbewältigungsstrategien

)) Abklärung von Eignung und Neigung, insbesondere im Hinblick auf ggf. erforderliche weiterführende Leistungen, z. B. im Rahmen der Berufsausbildung

)) Abbau von Barrieren und Aufbau von Förderfaktoren (einschließlich Nutzung und Erhalt von Ressourcen) um beispielsweise die Entstehung einer Berufskrankheit zu verhindern (§ 3 BKV)

)) Umstellung von Lebensgewohnheiten und Erlernen eines gesundheitsfördernden Verhaltens (z. B. tätigkeitsgeprüfte Hautschutzmaßnahmen = TGH [4], Nikotinkarenz)

)) Stärkung der Selbstwirksamkeit („Empowerment")

)) Juckreiztraining/krankheitsphasengerechter Medikamenteneinsatz

)) Stärkung der psychosozialen Kompetenzen

)) Verbesserung alltagsrelevanter Aktivitäten sowie der Teilhabe am Berufsleben und am sozialen Leben

Diagnostik in der Rehabilitation

Erfahrungsgemäß kommt ein Großteil der Patienten mit nicht kompletter oder nur grundlegender Diagnostik in die Rehabilitation, ein weiterer Teil sogar ohne gesicherte Diagnose. Aus diesem Grunde ist es notwendig, in den Reheeinrichtungen Möglichkeiten zur Diagnostik auf höchstem Niveau vorzuhalten.

Rehabilitation als multiprofessionelle Intervention

Rehabilitation erfolgt grundsätzlich in einem mehrdimensionalen und multiprofessionellen Setting (multimodal). Geleitet durch die medizinisch-diagnostischen Inhalte sind hier insbesondere edukative, pflegerische, pädagogische, verhaltenstherapeutische und psychologische Interventionen unter ärztlicher Koordination und Verantwortung zu nennen. Diese erfolgen gleichberechtigt nebeneinander und orientieren sich an den individuellen Bedürfnissen des Patienten. Zum Einsatz kommen [3]:

)) Optimierung der externen und internen medikamentösen Therapie

)) Funktions- und Allergiediagnostik auf spezialisiertem und hohem Niveau (Tab. 2)

)) sozialmedizinische und pädagogisch/schulische Leistungsbeurteilung des Rehabilitanden

)) strukturierte und evaluierte Patientenschulungen

)) Beratung und Anleitung von Bezugspersonen

)) psychologische Betreuung (Gespräche, themenzentrierte Gruppeninterventionen z. B. zur Juckreiz- und Stressbewältigung, Nikotinentwöhnung)

)) Physiotherapie (Bewegungstherapie, Atemphysiotherapie, Erlernen von Atemtechniken)

Tab. 2: Beispielhafte Diagnostik in einer allergologischen Rehabilitation.

Funktionsdiagnostik der Haut	Pneumologische Funktionsdiagnostik
>> Alkalineutralisationstest	>> Spirometrie
>> Nitrazingelbtest (nach Suter)	>> Bodyplethysmografie
>> Nikotinsäure-Benzylester-Test	>> Belastungstests (Laufband)
>> Corneo-, pH-, Sebu- und Evaporimetrie	>> Medikamentöse Provokation(en) (Metacholin, Histamin usw.)
>> Lichttreppe (mod. nach Wucherpfennig)	>> Allergologische In-vitro- und In-vivo-Testverfahren

>> Ergotherapie (z. B. Erprobung von Arbeitsschutzprodukten)
>> Ernährungstherapie/Diätetik (z. B. Beratung bei Vorliegen von Nahrungsmittelallergien oder -unverträglichkeiten),
>> Behandlung der Komorbiditäten aus dem medizinischen oder psychosomatischen Spektrum
>> Rehabilitationssport, Hinführung zum Regelsport
>> Sozialarbeit, Berufshilfe (sozialrechtliche Beratung, Beratung zur schulischen und beruflichen Rehabilitation, Leistungen zur Teilhabe am Arbeitsleben [LTA])
>> Familienberatung, Sozialberatung

Nachhaltigkeit sichern

All diese Interventionen erfolgen unter Berücksichtigung der zu Hause verfügbaren Ressourcen. Nur so kann, in Absprache mit dem zuweisenden Arzt, eine nachhaltige Wirksamkeit des Erreichten erzielt werden. Dabei bietet Rehabilitation einen einzigartigen, geschützten Erprobungsraum (oft geoklimatologisch in allergenarmen Regionen gelegen) für den Patienten und ggf. seine Familie. Neue Verhaltensweisen oder Therapieansätze können unter professioneller Supervision eingeübt und diesbezügliche Ziele für den Zeitraum nach der Rehabilitation mit dem Patienten vereinbart und mit dem zuweisenden Arzt besprochen werden. So kann eine funktionierende „Rehabilitationskette" entstehen, die den mittel- und langfristigen Erfolg sichert.

Ambulante Rehabilitation und Nachsorge

Im Bereich der Rehabilitation Erwachsener bestehen diese Möglichkeiten bereits seit langer Zeit, sodass es funktionierende Strukturen gibt.

Das Flexi-Rentengesetz von 2017 ermöglicht dies auch erstmals gesetzlich für Kinder und Jugendliche. Hier müssen in Zusammenarbeit mit den Kostenträgern DRV und der GKV strukturierte und ausreichend finanzierte Modelle in Zusammenarbeit mit den pädiatrischen Berufs- und Fachgesellschaften entwickelt werden.

343

Für Erwachsene kann Folgendes postuliert werden [3]: Die Zuweisung zur ambulanten und stationären Rehabilitation erfolgt gestuft. Dem Grundsatz „ambulant vor stationär" ist Rechnung zu tragen. Eine stationäre medizinische Rehabilitationsmaßnahme ist indiziert, wenn die Erkrankung durch eine ambulante Rehabilitationsmaßnahme nicht ausreichend behandelt werden kann, eine ausgeprägte Multimorbidität (z. B. Haut- und Atemwegserkrankungen, Komorbiditäten aus dem sozialpädiatrischen oder psychosomatischen Spektrum) oder mangelnde psychische Belastbarkeit bestehen.

Qualitätssicherung

Die gesetzliche Grundlage der Qualitätssicherung bei der ambulanten und stationären Rehabilitation formuliert §137d SGB V [11]. Unabhängig davon existieren in allen Rehabilitationskliniken, je nach Trägerschaft, Qualitätsmanagement(QM)-Systeme und Zertifizierungen wie z. B. Q-Reha oder ISO.

Die Kostenträger der DRV haben zusätzlich eigene Instrumente zur Qualitätsmessung und -sicherung entwickelt, in die neben strukturellen und personellen Vorgaben auch Inhalte des Rehabilitationsprozesses einfließen. Inhaltliche Rehaleistungen werden in Umfang, Qualifikationen und „Setting" zum einen in der „Klassifikation therapeutischer Leistungen in der medizinischen Rehabilitation" (KTL) [6], zum anderen in den sogenannten Reha-Therapiestandards (RTS) mit „evidenzbasierten Therapiemodulen" (ETM) [7] definiert. Letztere allerdings im Bereich der allergischen Erkrankungen nur für Kinder und Jugendliche in den Indikationen Asthma und Neurodermitis. Diese sind Basis der gesicherten Qualität der erbrachten Rehaleistungen. Allerdings sind diese Instrumente rein Diagnosen- und nicht ICF-orientiert. Dies macht die ganzheitliche Reha insbesondere bei komplexen Patienten oder Multimorbidität schwierig, da nur die sogenannte „Erstdiagnose" in die Bewertung eingeht.

Die individuelle Auswahl der Reha-Module einer Einrichtung hilft zur Salutogenese (Antonovsky) beizutragen [12].

Fazit

Rehabilitation bei allergischen Erkrankungen kann sich nicht auf Klimaänderung mit pädagogischem Gruppenerleben beschränken. Vielmehr sollte durch einen solch längeren Aufenthalt die Chance genutzt werden, komplexe medizinische Zusammenhänge in ihrer Gesamtheit zu erfassen und somit ein umfassendes, auf die individuellen Bedürfnisse und Fähigkeiten des Patienten abgestimmtes Therapiekonzept zu erarbeiten. Dies ist nur möglich durch eine klare Zielsetzung *vor* der Rehabilitation und eine Umsetzung während der Maßnahme in möglichst realitätsnaher Abbildung des häuslichen Alltags. Somit ist Rehabilitation bei schweren und chronischen allergischen Erkrankungen ein wichtiger und integraler Bestandteil einer an Teilhabe orientierten umfassenden Therapie.

Forderungen

➠ Standardisierte ambulante und stationäre Rehabilitationskonzepte für allergologische Erkrankungen müssen entwickelt und evaluiert werden.

)) Ambulante, wohnortnahe Zentren für die Rehabilitation allergologischer Erkrankungen sollten insbesondere in Ballungsgebieten eingerichtet werden.

)) Schulungen sollen mit strukturierten und evaluierten Modellen erfolgen und in der ambulanten und stationären Rehabilitation allergischer Haut- und Atemwegserkrankungen umgesetzt werden.

)) Nachsorgeprogramme für Patienten nach stationärer oder ambulanter Rehabilitation müssen entwickelt und evaluiert werden.

)) Dies betrifft insbesondere ambulante Modelle und Nachsorgemodelle bei Kindern und Jugendlichen im Rahmen des Flexi-Rentengesetzes.

)) Die Qualitätssicherungsprogramme müssen weg von der reinen Diagnose-hin zu einer ICF-orientierten Reha entwickelt und evaluiert werden.

)) Qualitätsmessung muss sich an die neuen Herausforderungen der „Mehrfachdiagnosen" und komplexen Krankheitsbilder auch im Bereich allergischer Erkrankungen adaptieren.

)) Die Finanzierung von Evaluation der nachhaltigen Wirksamkeit von Rehabilitation muss unabhängig gesichert werden.

)) Die Zusammenarbeit zwischen Rehabilitationseinrichtungen und universitären Einrichtungen muss dringend verbessert werden.

)) Rehabilitation muss Bestandteil der Ausbildung sowohl im Bereich des Medizinstudiums als auch im Bereich der fachspezifischen Weiterbildungen werden.

Literatur

1. Ärztliches Zentrum für Qualität in der Medizin (ÄZQ), Bundesärztekammer (BÄK), Kassenärztliche Bundesvereinigung (KBV), Arbeitsgemeinschaft der Wissenschaftlichen Medizinischen Fachgesellschaften (AWMF). Nationale Versorgungs-Leitlinie Asthma, 3. Auflage 2018 (pub ahead).
2. AWMF-S1-Leitlinie Leitlinienregister 013/083: Interdisziplinäre S1-Leitlinie: Stationäre dermatologische Rehabilitation; http://www.awmf.org/leitlinien/detail/ll/013-083.html; 05/2015.
3. Bauer CP, Breuer K, Vieluf D. Rehabilitation. In: Weißbuch Allergie in Deutschland. 3. überarbeitete und erweiterte Auflage. München: Springer Medizin Urban & Vogel GmbH, 2010.
4. Buhles N. Hauterkrankungen. In: Sozialmedizinische Begutachtung für die gesetzliche Rentenversicherung. 6. u. 7. Auflage, Berlin, Heidelberg: Springer Medizin 2003, 2011.
5. Bundesarbeitsgemeinschaft für Rehabilitation BAR. Arbeitshilfe für die Rehabilitation von Menschen mit allergischen Hauterkrankungen. BAR: Frankfurt/Main, 2013.
6. Deutsche Rentenversicherung Bund, Geschäftsbereich Presse- und Öffentlichkeitsarbeit, Kommunikation (Hrsg) (www.ktl-drv.de). Klassifikation therapeutischer Leistungen in der medizinischen Rehabilitation. 6. Auflage 2014, Ausgabe 2015.
7. Deutsche Rentenversichertung Bund. Reha-Therapiestandards für Kinder und Jugendliche mit Asthma bronchiale, Adipositas, Neurodermitis für die medizinische Rehabilitation der Rentenversicherung. Stand: März 2016.
8. ICF (2005) Internationale Klassifikation der Funktionsfähigkeit, Behinderung und Gesundheit. http://www.dimdi.de/static/de/klassi/icf/index.html
9. Lingner H, Ernst S, Großhennig A, et al. Asthma control and health-related quality of life one year after inpatient pulmonary rehabilitation: the Pro-KAR Study. J Asthma 2015; 52: 614–621.
10. Nici L, Donner C, Wouters E, et al. American thoracic society/European respiratory society statement on pulmonary rehabilitation. Am J Respir Crit Care Med 2006; 173: 1390–1413.
11. Qualitätssicherung bei der ambulanten und stationären Vorsorge oder Rehabilitation. In: Sozialgesetzbuch (SGB V) Fünftes Buch, Gesetzliche Krankenversicherung; § 137d, letzte Fassung 17.08.2017.
12. Schmitter J, Buhles N. Quo vadis? Rehabilitation bei atopischer Dermatitis. HAUT 02/2014: 72–76.

4.15 Patientenarbeit im Wandel

Allergien, Asthma, Neurodermitis und Lebensmittelunverträglichkeiten sind in aller Munde. Vielfach ist in den Medien von den „neuen Zivilisationserkrankungen" die Rede. So wird es manchen verwundern, dass der Deutsche Allergie- und Asthmabund e.V. (DAAB) bereits 1897 als „Heufieberbund zu Helgoland" als erste Selbsthilfegruppe Deutschlands gegründet wurde.

Die meisten der in Deutschland aktiven Selbsthilfegruppen starteten ihre Arbeit in den 1970er- und 1980er-Jahren, der Hauptphase der Bürgerinitiativbewegung. Seither hat sich die Arbeit in der Selbsthilfe und deren Positionierung ebenso verändert wie die Bedürfnisse der betroffenen Patienten, die eine fundierte, zeitnahe Beratung ohne Verpflichtung und Bindung wünschen.

Während die Selbsthilfe früherer Generationen primär aus dem Erfahrungsaustausch Gleichbetroffener bestand, hat sich in den letzten Jahren ein Wandel hin zur modernen Patienten- und Verbraucherarbeit in strukturierten Organisationen vollzogen. Neben traditionellen Aufgaben wie der Beratung besteht Patientenarbeit heute in der Kommunikation mit sowie der Vernetzung von verschiedenen Gruppen aus Politik, Wirtschaft, Medizin und Öffentlichkeit.

Politik und Wirtschaft loben das ehrenamtliche Engagement, fordern den „mündigen Patienten" und postulieren „die neue Macht im Gesundheitswesen". In der Praxis kämpfen jedoch zahlreiche Selbsthilfegruppen um ihre Existenz, da die weiterbreitete Vereinsmüdigkeit zu rückläufigen Mitgliederzahlen führte bei gleichzeitig stark gestiegenen Anforderungen und Ansprüchen. Die früher belächelte Vereinsaffinität in Deutschland hat ebenso rapide abgenommen wie die Bereitschaft, aus einem Solidarprinzip heraus Verbände als Mitglied zu unterstützen bzw. an deren Arbeit aktiv zu partizipieren. Als erste Anlaufstelle für die Beratung hinsichtlich eines Krankheitsbildes wird zudem zunehmend „Dr. Google" aufgesucht.

Nur Patientenverbände, die frühzeitig eine moderne und professionelle Ausrichtung eingeschlagen haben, überleben langfristig. Eine effiziente Patientenarbeit bietet das Modell des Dachverbandes, bei dem sich lokale Gruppen und Initiativen unter dem Dach eines größeren Verbandes engagieren und so organisatorische und finanzielle Hilfestellungen erhalten. Beispiele hierfür sind die Rheuma-Liga, der Deutsche Diabetikerbund, die Deutsche Zöliakiegesellschaft (DZG) und auch der Deutsche Allergie- und Asthmabund. Diese professionellen Patientenverbände setzen die wissenschaftliche Beratung durch Experten ein, bereichert durch die Erfahrungswerte vieler tausend Betroffener.

Dabei lassen sich Absplitterungen immer neuer Gruppen nicht immer vermeiden, sodass es nach wie vor Vereine gibt, die von lokaler Bedeutung sind oder kommerzielle Interessen bzw. eine spezielle Philosophie verfolgen, beispielsweise in Richtung alternative Behandlungsmethoden.

Beratung

Hat ein Patient die Diagnose „Anaphylaxie", „Lebensmittelallergie" oder „Neurodermitis" bekommen, sind damit oft Umstellungen im persönlichen und familiären Umfeld verbunden, die den Alltag stark beeinflussen können. Dem betreuenden Arzt als erstem Ansprechpartner fehlt jedoch häufig die Zeit, um auf offene Fragen einzugehen. Hier setzt der DAAB an und bietet z.b. Beratung zur Ernährung bei Nahrungsmittelallergien und zur Wahl hautverträglicher Kosmetik- und Pflegemittel bei Neurodermitis. Die notwendige Kompetenz wird dadurch gewährleistet, dass die Diätempfehlungen von einem Team aus Ökotrophologen und die Hinweise zur Hautpflege durch Neurodermitistrainer bzw. Chemiker erarbeitet werden.

Die frühere Skepsis der Ärzteschaft gegenüber Patientenverbänden resultierte oftmals daher, dass es Selbsthilfegruppen gab, bei denen individuelle Erfahrungen Einzelner im Umgang mit einem Krankheitsbild als Empfehlung auf andere Erkrankte übertragen wurden. Bei einem Dachverband wie dem DAAB arbeiten Ernährungswissenschaftler, Chemiker, Biologen, Asthma-, Anaphylaxie- und Neurodermitistrainer, die den Ratsuchenden beratend zur Seite stehen und so den Arzt bzw. die Ärztin entlasten. Diese konkrete Beratung hilft, die verordnete Therapie bzw. Medikation zu verstehen, Ängste abzubauen und damit die Compliance zu erhöhen. Darüber hinaus werden so Fehler in der Ernährung oder der Hautpflege vermieden, sodass einer Verschlechterung der Erkrankung oder Schüben vorgebeugt wird.

Moderne Ansätze wie Webinare liefern Wissen und schulen durch spezielle Angebote das Umfeld (wie Kita- und Schulpersonal).

Die Gespräche an den AllergieMobilen, den durch Deutschland fahrenden Beratungsstellen des DAAB, werden seit Jahren ebenfalls statistisch erfasst und analysiert. Dadurch können frühzeitig Trends und Fehlentwicklungen erkannt werden, die zielgerichtete Angebote ermöglichen. Mit den beiden AllergieMobilen werden seit 20 Jahren jährlich rund 280 Standorte im gesamten Bundesgebiet angefahren, um Beratung und Aufklärung vor Ort anzubieten.

Aufklärung

Allergien, Asthma und Neurodermitis sind allgegenwärtig, werden aber häufig bagatellisiert. Daher muss das Bewusstsein für das Leben mit diesen Krankheitsbildern in der Öffentlichkeit, bei Vertretern des Gesundheitswesens, aber auch in Politik und Wirtschaft geschärft werden. Dies ist eine der zentralen Aufgaben des DAAB.

Bereits seit mehreren Jahren beobachten wir einen Trend zur Selbstmedikation, vor allem bei Pollenallergien, aber auch bei Nahrungsmittelallergien und -unverträglichkeiten. Verstärkend hierbei wirkte die Entscheidung, antiallergisch wirkende Medikamente primär rezeptfrei anzubieten. Da parallel immer weniger Ärzte allergologische Diagnostik anbieten und die Wartezeiten bei den verbleibenden Allergologen entsprechend lang sind, ergab sich hieraus der Trend, mit einem vermeintlich harmlosen Heuschnupfen erst gar nicht in eine ärztliche Praxis zu gehen, was laut verschiedenen Studien zur Zunahme von Asthma bronchiale geführt hat [1].

Gleichermaßen zeigt sich in vielen Indikationsbereichen eine zunehmende Skepsis gegenüber ärztlichen Angeboten, die zu einer ablehnenden Grundhaltung gegenüber der wissenschaftlich fundierten Medizin geführt hat.

Der Weg zu einer besseren medizinischen Versorgung muss jedoch in die allergologische Praxis führen, da nur hier eine adäquate Diagnostik und eine ursächliche Therapie eingeleitet werden können.

Der allergische Verbraucher ist nur durch eine glaubwürdige Öffentlichkeitsarbeit, auch über Social-Media-Kanäle, kommunikativ erreichbar. Daher ist der DAAB seit Jahren auch bei Facebook, Twitter und in Blogs vertreten.

Interessenvertretung

Patientenorganisationen engagieren sich heute auch gesellschaftspolitisch als Verbraucherschützer, um die Wünsche und Anliegen der Betroffenen an relevanter Stelle einzubringen. Sie beziehen Stellung zu Gesetzen, Verordnungen und Empfehlungen und vertreten so die Bedürfnisse der allergischen Verbraucher. In der Gesundheitspolitik sind Patientenorganisationen als Patientenvertreter in verschiedene Unterausschüsse des gemeinsamen Bundesausschusses integriert. Der DAAB engagiert sich dabei nicht nur national, sondern auch auf EU-Ebene sowie in weltweiten Netzwerken, z.B. als Partner der iFAAA (international Food Allergy and Anaphylaxis Alliance) und der EFA, dem europäischen Dachverband der Allergieverbände.

Darüber hinaus ist der DAAB Teil verschiedener nationaler und internatio-

naler Studien und Forschungsprojekte des Bundesforschungsministeriums und des Umweltbundesamts sowie Berater der europäischen Lebensmittelsicherheitsbehörde EFSA (European Food Safety Authority).

Die Mitarbeit in europäischen Studien wie dem iFAAM (integrated approaches to Food Allergen and Allergy risk Management) liefert neben Knowhow auch eine internationale Vernetzung, die dem allergischen Verbraucher zugute kommt.

Netzwerke

Eine moderne, effiziente Patientenarbeit ist ohne vernetzte Strukturen nicht mehr möglich. Viele Patientenorganisationen arbeiten bei der Erstellung medizinischer Leitlinien mit und lassen so ihr Wissen zum Verhalten und den Wünschen der Betroffenen einfließen.

Beim Deutschen Allergie- und Asthmabund besteht seit dem Jahr 2000 ein Netzwerk für inzwischen rund 1.000 allergologisch geschulte Ernährungsfachkräfte. Sie erhalten über die DAAB-Fortbildungsakademie Weiterbildungsmöglichkeiten und können wohnortnah als Ansprechpartner sowohl für Betroffene als auch für behandelnde Mediziner vermittelt werden. Vernetzungen werden auch mit anderen Patientenorganisationen im In- und Ausland gepflegt.

Darüber hinaus sind im DAAB weitere 2.500 Multiplikatoren aktiv wie Ärzte/innen, Kliniken, Schulungsteams, Hebammen, Apotheken etc. Sie erhalten beim DAAB neutrale Unterlagen wie Allergie- und Anaphylaxiepässe, Ernährungs- und Asthmatagebücher sowie Ratgeber zu Allergien, Asthma, Neurodermitis und Urtikaria.

Weitere 120 Verbände und Initiativen sind als Gruppen des DAAB vor Ort vernetzt.

Zum Zielgruppen-Engagement gehört auch der Austausch mit Unternehmen. Vor mehreren Jahren hat der DAAB den Runden Tisch „Lebensmittelallergien und Allergenmanagement – Lebensmittelindustrie und Verbraucher im Dialog" gegründet. Dabei treffen sich mehrfach jährlich auf Einladung des DAAB Vertreter der Lebensmittelhersteller, des Handels sowie der Analytik, um sich zu Aspekten wie Allergenmanagement, Spurenkennzeichnung und Dialog mit dem allergischen Verbraucher auszutauschen.

Solche Netzwerke und Dialogformen erzielen für die betroffenen Zielgruppen positive Ergebnisse. Den Dialog mit Unternehmen grundsätzlich abzulehnen, halten wir aus unserer Erfahrung heraus für nicht zielführend. Es ist vielmehr sinnvoll, sich mit ihnen auszutauschen und sie für die alltäglichen Bedürfnisse der Zielgruppen zu sensibilisieren. Dazu gehört es auch, realistische Handlungsstrategien aufzuzeigen.

Fazit

Viele Selbsthilfegruppen wurden in den 1970er- und 1980er-Jahren gegründet.

Seither hat sich ihre Arbeit ebenso verändert wie die Bedürfnisse der betroffenen Patienten.

Nur Patientenverbände, die sich professionell – auch im Sinne der Vernetzung – ausrichten, können langfristig überleben. Chancen bietet das Modell des Dachverbandes, bei dem sich lokale Gruppen und Initiativen in einem größeren Verband engagieren.

So arbeiten beim Deutschen Allergie- und Asthmabund Ernährungswissenschaftler, Chemiker, Biologen, Asthma-, Anaphylaxie- und Neurodermitistrainer, die den Ratsuchenden beratend zur Seite stehen und so den Arzt bzw. die Ärztin entlasten. Diese konkrete Beratung hilft, die verordnete Therapie bzw. Medikation zu verstehen, Ängste abzubauen und damit die Compliance zu erhöhen.

Forderungen

>> Ehrenamtliches Engagement als Stütze des Gesundheitswesens braucht Förderung, sowohl finanzieller als auch ideeller Natur. Dazu zählt auch die Unterstützung von Medizinern, ob als Mitglied oder indem sie ihre Patienten an entsprechende seriöse Patientenverbände weiterempfehlen.

>> Auch die politische Förderung ist hier gefragt.

>> Um Allergien nicht zunehmend zu bagatellisieren, braucht es eine gemeinsame öffentliche Ausrichtung: Nur Hand in Hand kann es gelingen, eine weiter fortschreitende allergologische Unter- und Fehlversorgung zu stoppen.

>> Die Forderungen des DAAB zur Allergologie sind im Rahmen unseres Aktionsprogramms „Vergiss mein nicht – Allergien brauchen (D)eine Stimme" erfasst: www.daab.de.

Literatur

1. Biermann J, Merk HF, Wehrmann W, Klimek L, Wasem J. Allergische Erkrankungen der Atemwege – Ergebnisse einer umfassenden Patientenkohorte in der deutschen gesetzlichen Krankenversicherung. Allergo J 2013; 22: 366–373.

4.16 Versorgungsstrukturen

Das Vertragsarztrechtsänderungsgesetz (VÄndG) [6] und das Gesetz zur Stärkung des Wettbewerbs in der gesetzlichen Krankenversicherung (GKV-Wettbewerbsstärkungsgesetz, GKV-WSG) [7] haben die politischen Weichen für wesentliche Umstrukturierungen im deutschen Gesundheitswesen gestellt. Ziel der Politik ist es, unter dem Begriff Wettbewerb die bestehenden Strukturen des Gesundheitssystems zu verändern. Im Bereich der ambulanten medizinischen Versorgung sind neue Kooperationsformen möglich, die neben der örtlichen Berufsausübungsgemeinschaft auch überörtliche Berufsausübungsgemeinschaften und Teilberufsausübungsgemeinschaften, die Tätigkeit an weiteren Orten (Zweitpraxis/Filialpraxis), die Teilzulassung von Vertragsärzten und medizinische Versorgungszentren implizieren. Zudem bedingen die Strukturen der Bedarfsplanung, die zahlenmäßige Dominanz weiblicher Leistungserbringer sowie die Abnahme der Bereitschaft junger Ärztinnen und Ärzte, die vertragsärztliche Tätigkeit selbständig auszuführen, strukturelle Probleme in großem Ausmaß. Politisch werden große ambulante Strukturen als zukünftige Grundpfeiler der Versorgung angesehen, Einzelpraxen werden dem zukünftig verstärkten politischen und Wettbewerbsdruck nur in unzureichendem Maße standhalten können. Schon heute ist es schwierig, die Inhalte der Weiterbildungsordnung vollständig umzusetzen, insbesondere im Hinblick auf die gesetzlichen Bestimmungen und Verordnungen (z. B. Qualitätsmanagement, Hygieneverordnung,

Medizinproduktegesetz etc.). Schwerpunktpraxen werden umfassende Anforderungen schneller und besser umsetzen können, insbesondere im Hinblick auf die sektorenübergreifenden Versorgungsebenen (Schnittstelle ambulante und stationäre Versorgung) und die Ansprüche der fachübergreifenden allergologischen Diagnostik und Therapie durch Dermatologen, Pneumologen, HNO-Ärzte, Gastroenterologen und Kinder- und Jugendärzte.

In den letzten Jahren haben im deutschen Gesundheitswesen sehr viele profunde Änderungen stattgefunden, die auch den Bereich der Allergologie betreffen. Sie haben bereits zu einem spürbaren Mangel in der Versorgung geführt, der sich weiter fortsetzen wird. Daher sollen im Folgenden die grundlegenden Probleme der Versorgung allergiekranker Menschen dargestellt werden, die seit Jahren bestehen und von den Verantwortlichen keiner Lösung nähergeführt wurden.

Ein immer noch entscheidender Mangel des Systems ist die Verlagerung des Morbiditätsrisikos auf die Ärzte. Eigentlich sollte dieses wieder auf die gesetzlichen Krankenkassen übertragen werden, was aber bis heute nicht umgesetzt wurde. Dadurch wird ein Teil der vertragsärztlich erbrachten Leistungen bis heute nicht bezahlt, was dazu führt, dass Leistungen nicht mehr vollständig oder gänzlich nicht erbracht werden. Darunter leidet die Allergologie als Querschnittsfach mit ihren Volkskrankheiten (allergische Atemwegserkrankungen, atopisches Ekzem, Nahrungsmittel- und Arzneimittelunverträglichkeiten, Kontaktallergien etc.) in besonderem Maße.

Auch Leistungen, die bei besonderer Gefährdung oder aufgrund des hohen Aufwands stationär erbracht werden müssen, werden im DRG-System nicht ausreichend abgebildet. Aufgrund der Unterfinanzierung werden daher allergologische Prozeduren (wie z.b. Allergenprovokationstestungen) bei zunehmendem ökonomischen Druck auch auf Kliniken nicht mehr in dem Maße angeboten, wie es eigentlich notwendig wäre. Das bedeutet, dass viele Patienten zwar die Information einer Sensibilisierung gegen ein oder mehrere Allergen/e bekommen, aber dann mit ihrer Verunsicherung und Angst vor klinischer Relevanz alleingelassen werden.

Für das Querschnittsfach Allergologie bedeutet dies eine weitere Verschärfung der Situation, da bereits seit langer Zeit eine Unterversorgung der Bevölkerung besteht.

Im Gutachten des Sachverständigenrats der Bundesregierung für die Konzertierte Aktion im Gesundheitswesen wurde hierauf bereits 2001 hingewiesen. Die sogenannte Wasem-Studie belegt die Abnahme allergologischer Leistungen und insbesondere der Leistungen zur Spezifischen Immuntherapie mit Allergenen [3]. Die Zahl der Anerkennungen für die Zusatzbezeichnung Allergologie nimmt seit Jahren stetig ab. Eine Erhebung bei mehreren Landesärztekammern im Jahre 2015 zeigt Reduzierungen um mehr als 50%.

Das sinkende Interesse junger ÄrztInnen an der Zusatzausbildung ist in erster Linie darauf zurückzuführen, dass sie in diesem Gebiet Leistungen entgegen medizinischen Notwendigkeiten nicht wirtschaftlich erbringen können, sodass sie auf andere Felder ausweichen.

Allerdings sind die Probleme der *allergologischen ärztlichen Versorgung* auch auf strukturelle Mängel des Berufs- und Sozialrechts zurückzuführen. Der Ärzteverband Deutscher Allergologen (AEDA) hat im Schulterschluss mit der Deutschen Gesellschaft für Allergologie und Klinische Immunologie (DGAKI) in den vergangenen Jahren immer wieder auf die bestehenden Mängel hingewiesen und vorausschauend und intensiv an einem Qualitätskonzept für die Allergologie mitgearbeitet, um eine weitere Verschlechterung der Versorgungssituation allergiekranker Patienten zu verhindern.

Allergologie: Gebiets- oder Zusatzbezeichnung?

Die Zusatzbezeichnung Allergologie wurde im Jahr 1970 geschaffen und mit einer einjährigen Weiterbildungszeit ausgestattet. Sie sollte dem wachsenden Bedarf in der Bevölkerung und der zunehmenden Spezialisierung in der Allergologie Rechnung tragen. Da es sich inhaltlich um einen fachübergreifenden Bereich handelt, sind mehrere Arztgebiete an dieser Zusatzbezeichnung beteiligt: Dermatologie, Innere Medizin, HNO, Kinderheilkunde, Pneumologie und Allgemeinmedizin.

Die intensiven Bemühungen zur Änderung der Weiterbildungsordnung der ärztlichen Allergologie-Verbände (Deutsche Gesellschaft für Allergologie und klinische Immunologie [DGAKI] zusammen mit dem Ärzteverband Deutscher Allergologen [AeDA] und der Gesellschaft für Pädiatrische Allergologie und Umweltmedizin [GPA]) und den Fachgesellschaften für Dermatologie (DDG), Pneumologie

(DGP), HNO-Heilkunde (DGHNO-KHC) und Kinder- und Jugendmedizin (DGKJ) wurden nicht angenommen. Kostendruck und innerärztliche Konkurrenz sowie Konzeptionsfehler der Bundesärztekammer haben im Rahmen der jüngsten Novellierungen des Weiterbildungsrechts dazu geführt, dass die Inhalte der Zusatzbezeichnung Allergologie – nicht immer unter Beachtung der Gebietsgrenzen – weitgehend in die jeweiligen fachärztlichen Gebietsweiterbildungen integriert wurden. Die aktuelle Novellierung der Musterweiterbildung verlagert bei entsprechender Annahme und Umsetzung weitere spezifisch allergologische Leistungen in die Gebietsweiterbildungen und reduziert damit die eigentlichen Inhalte der allergologischen Zusatzweiterbildung. Keine Lösung stellt die auf dem 121. Ärztetag beschlossene Abschaffung von Pflichtweiterbildungszeiten bei weiterbildungsberechtigten Allergologen in Praxis oder Klinik dar [2]. Das Konzept, „berufsbegleitend" lediglich einen im Vergleich zur bis dahin bestehenden Regelung reduzierten Weiterbildungskatalog neben der eigentlichen klinischen Tätigkeit in einem anderen Gebiet bei einem Weiterbildungsberechtigten abzuleisten, der hierfür weder vergütet wird und nicht einmal einen zeitlich befristeten Ausbildungsassistenten zum Zwecke der Allergieausbildung einstellen muss, ist lebensfern. Es ist nicht unwahrscheinlich, dass es so zu Gefälligkeitsbescheinigungen kommt, da die Fähigkeiten des auszubildenden Arztes und der Umfang der abgeleisteten Inhalte des Weiterbildungskatalogs vom bescheinigenden Arzt gar nicht beurteilt werden können, wenn dieser nicht fest zum Praxis- oder Klinikteam gehört. Somit ist zu befürchten, dass es zu einem massiven Qualitätsverlust bei der Ausbildung junger Ärzte kommt, die eine Zusatzqualifikation mit dem Ziel des Erwerbs des Zusatztitels Allergologie anstreben. Deutschland begeht hier einen Weg, auf den europäische Institutionen mit großem Unverständnis reagieren, da diese genau den gegenteiligen Weg in Bezug auf Etablierung eines Facharztes für Allergologie (siehe unten) gehen. Dieses scheint in Deutschland derzeit nicht möglich und vielleicht auch nicht nötig, jedoch muss die gravierende Fehlentscheidung des 121. Ärztetags so bald wie möglich korrigiert werden.

Die These „Allergologie den Allergologen" wurde immer wieder unabsichtlich oder absichtlich als Lobbyismus fehlgedeutet oder diskriminiert, obwohl sie die notwendige Quintessenz eines Qualitätskonzepts darstellt: Nur derjenige Arzt, der eine qualifizierte Weiterbildung in der Allergologie absolviert und hier auch unter Supervision Erfahrung gesammelt hat, sollte umfassend allergologisch tätig sein dürfen, jedenfalls in den Bereichen, die dieser Weiterbildungskompetenz grundsätzlich bedürfen. Anderenfalls resultiert auch keine Qualitätsverbesserung durch die Nutzung der neuen Kooperationsformen, die ebenfalls einen interdisziplinären Ansatz verfolgen.

Ein weiterer struktureller Mangel im ärztlichen Berufsrecht ergibt sich aus der Tatsache, dass gemäß der zumindest 2018 noch gültigen Musterweiterbildungsordnung eine Zusatzbezeichnung zwar den Erwerb sonstiger Kenntnisse (aus anderen Gebieten) vorschreibt, die ärztliche Tätigkeit aber nur in dem anerkannten Gebiet ausgeübt werden darf. „Die Gebietsgrenzen fachärztlicher Tätigkeiten werden durch Zusatz-Weiterbildungen nicht erweitert" [4].

Ist die Allergologie daher mit der Qualität einer Zusatzbezeichnung tatsächlich angemessen ausgestattet?

Betrachten wir die Auswirkungen dieser Regelung an einem praktischen Beispiel: Ein erwachsener Patient leidet an einer so häufigen Allergie wie der Birkenpollenallergie, die sich bei ihm mit einer Rhinokonjunktivitis allergica, einem Asthma bronchiale und einer Nahrungsmittel-Kreuzsensibilisierung bemerkbar macht. Ca. 80 % der Birkenpollenallergiker weisen Nahrungsmittelsensibilisierungen auf, die sich im Laufe der Zeit bei bis zu 60 % der Betroffenen als Nahrungsmittelallergie manifestieren (s. Kap. 3.13). Dieser Patient kann in kaum einem der an der Allergologie beteiligten Fachgebiete umfassend betreut werden. Diese Möglichkeit besteht tatsächlich heute nur für den pädiatrischen Allergologen, wobei hier die Altersgrenzen zu beachten sind.

Nach fünfjähriger fachärztlicher Weiterbildungszeit und zusätzlicher halbjähriger Weiterbildung für die Zusatzbezeichnung Allergologie wird ein dermatologischer Allergologe nach sorgfältiger Anamnese mithilfe von Hauttests und Blutuntersuchungen zur diagnostischen Klärung beitragen können. Aber bereits bei der nasalen Provokation als Möglichkeit, die klinische Bedeutsamkeit und Behandlungsnotwendigkeit einer nachgewiesenen Sensibilisierung einzuschätzen, ergeben sich in Bezug auf die Abrechnungsfähigkeit Probleme, da sie von verschiedenen Landesärztekammern als fachfremd beurteilt werden. Nach Auffassung der allergologischen Ärzteverbände ist die nasale Provokation in der Dermatologie aufgrund der Formu-lierungen in der Weiterbildungsordnung absolut gerechtfertigt [1], wenn der Arzt die Zusatzbezeichnung Allergologie führt. Aber obwohl sie zur korrekten Versorgung des Patienten in vielen Fällen unverzichtbar ist, wird de facto bereits hier die Widersprüchlichkeit des ärztlichen Berufsrechts deutlich.

Fakt ist, dass der beachtliche allergologische Standard aus berufsrechtlichen Gründen derzeit nur unzureichend für die qualitative Versorgung der Bevölkerung genutzt werden kann.

Ein weiterer berufsrechtlicher Mangel besteht darin, dass die Weiterbildungsinhalte und das Niveau von Fachgebiet zu Fachgebiet und von Klinik zu Klinik außerordentlich stark schwanken. Ein Weiterbildungscurriculum im Sinne eines Gegenstandskatalogs könnte für ein gleichmäßigeres Ergebnis sorgen und außerdem fachübergreifende Inhalte vermitteln. Der Entwurf eines solchen Curriculums liegt der Bundesärztekammer seit dem Jahr 1998 vor [12].

Europäische Facharztgremien wie die Section Allergology der Union Européenne des Médecins Specialistes (UEMS) favorisieren einen Facharzt für Allergologie, der einerseits eine gründliche Weiterbildung in Innerer Medizin oder Pädiatrie aufweisen muss, andererseits aber nicht zuletzt aufgrund eines Einspruchs der deutschen allergologischen Fachgesellschaften auch nach dermatologischer Weiterbildung angestrebt werden kann [11]. Es handelt sich hier tatsächlich nur um eine Empfehlung, da auch im vereinten Europa die Gesundheitspolitik in nationaler Hoheit verbleiben wird. Einige EU-Länder, wie z.B. 2017 Frankreich, haben diese Empfehlung umgesetzt und einen Facharzt für

Allergologie implementiert. Über mittel- und langfristige Auswirkungen lässt sich zurzeit nur spekulieren. Dennoch ist ernsthaft zu diskutieren, ob nicht der „Gebietsarzt Allergologie" auf lange Sicht die einzige Möglichkeit für eine fachübergreifende allergologische Tätigkeit darstellt.

Eine Variante könnte eine Regelung nach dem Vorbild der Schweiz sein: Die Weiterbildung Allergologie ist als zweite Gebietsarzt-Weiterbildung möglich, wobei ein erheblicher Teil der vorher absolvierten ersten Gebietsweiterbildung für den zweiten Facharzttitel anerkannt wird. Beispielsweise würde einem Dermatologen ein Zeitraum von zwei Jahren für die vierjährige Weiterbildung Allergologie anerkannt, sodass er für den zweiten Facharzttitel nur zwei zusätzliche Jahre zu investieren hätte.

Anschließend wäre er zum Führen beider Facharzttitel und zu deren Ankündigung auf dem Arztschild berechtigt.

Sozialrechtliche Mängel

Es ist in der Fachwelt unstrittig, dass allergische Krankheiten in Deutschland in den letzten Jahrzehnten exponentiell zugenommen haben (RKI-Studie) [8]. Die Bedingungen der vertragsärztlichen Versorgung haben sich dagegen stetig verschlechtert. Wissenschaftliche Untersuchungen, Erhebungen staatlicher Institutionen sowie Umfrageergebnisse führender Meinungsforschungsinstitute belegen, dass viele Patienten nicht wissen, dass die Symptome, an denen sie leiden, durch eine Allergie bedingt sind. Viele, die sich selbst als allergisch einschätzen, suchen nie einen Arzt auf. Bei denjenigen, die zum Arzt gehen,

wird häufig die Allergie als Ursache der Krankheit nicht erkannt. Die Patienten suchen – einerseits wohl durch die Chronizität der Symptome, andererseits durch die mangelhafte Kompetenzverteilung in der Allergologie bedingt – mehrere Ärzte auf, bis sie Hilfe finden.

Im Rahmen der vertragsärztlichen Versorgung wurde aufgrund der Leistungsausweitung dringend eine Mengenbegrenzung erforderlich. Das logarithmische Ansteigen der In-vivo- und In-vitro-Allergiediagnostik begründete bei der Kassenärztlichen Bundesvereinigung den Verdacht der Unwirtschaftlichkeit. Unberücksichtigt blieb dabei die Tatsache, dass ein logarithmisches Ansteigen der Erkrankungen zwangsläufig auch zu einem entsprechenden Anstieg diagnostischer und therapeutischer Maßnahmen führen muss.

Qualitätssicherung

In dem jungen, fachübergreifenden Bereich der Allergologie gingen Qualitätsbestrebungen zur Umsetzung der wissenschaftlichen Erkenntnisse in die Praxis kaum von den ärztlichen Selbstverwaltungsinstitutionen wie der Bundesärztekammer (BÄK) oder der Kassenärztlichen Bundesvereinigung (KBV), sondern nahezu ausschließlich von den ärztlichen allergologischen Fachverbänden aus, besonders von der Deutschen Gesellschaft für Allergologie und Immunologie (DGAKI) sowie dem Ärzteverband Deutscher Allergologen (AEDA). Beide Fachgesellschaften haben 2016 einen Dachverband, die Deutsche Allergie Liga (DAL) gegründet, die nun versorgungsnahe Projekte realisieren wird.

Das Paul-Ehrlich-Institut verfügte auf Bestreben des AEDA gegen erhebliche Widerstände, auch der Industrie, den ehemals von *Siefert* [10] angeregten Warnhinweis für die Hyposensibilisierung, der beinhaltete, dass die spezifische Immuntherapie (SIT) nur „von allergologisch weitergebildeten oder allergologisch erfahrenen Ärzten" durchgeführt werden darf. Dieser Warnhinweis war notwendig geworden, weil durch mangelnde Umsetzung des Weiterbildungsrechtes in die kassenärztliche Tätigkeit und durch fehlende Beaufsichtigung vonseiten der KBV Ärzte ohne ausreichende Kenntnisse und Fähigkeiten in der Allergologie in erheblichem Umfang Allergietests und Hyposensibilisierungsinjektionen durchführten, die in zahlreichen Fällen zu bedrohlichen Nebenwirkungen geführt hatten. Die positive Auswirkung dieses Warnhinweises ist durch den unmittelbaren signifikanten Rückgang der Nebenwirkungsmitteilungen um mehr als 50 % dokumentiert.

Ebenso wurde auf Drängen des AEDA 1997 vom Instand-Institut der erste Ringversuch der allergologischen In-vitro-Diagnostik durchgeführt. Die Ergebnisse waren, ähnlich wie bei den ersten amerikanischen Ringversuchen in der klinischen Chemie, zum Teil grob fehlerhaft und variierten auch bei starken Allergenen in der Größenordnung der gesamten Messskala. Auch in diesem Bereich kam es innerhalb von kurzer Zeit durch eine verbesserte Ergebnisauswertung, durch Wartung und Eichung der Laborgeräte, durch verbesserte Laborkits und Fortbildung der beteiligten Ärzte usw. zu einem deutlichen Qualitätssprung (RiliBÄK) [9].

Qualitätssicherung schafft selbst aber keine neue Qualität, sondern trägt im Idealfall zur gleichmäßigeren Verbreitung der Qualität bei, wobei immer die Gefahr besteht, dass durch zu eng gefasste Rahmenbedingungen die individuelle ärztliche Erfahrung und die Einführung neuer Verfahrensweisen behindert werden könnten. Auch eine gewisse Körperschaftsstarre der beteiligten Institutionen könnte sich negativ auswirken. Die Gründung allergologischer Netzwerke zur Optimierung der Versorgungskette für allergische Patienten zwischen Hausärzten, einem Netz aus allergologisch tätigen Fachärzten und einer interdisziplinär ausgerichteten stationären Fachabteilung wird häufig durch nicht harmonisierte Gesetzlichkeiten und Vorschriften in den einzelnen Bundesländern, wenn nicht behindert, so doch erheblich erschwert.

Im Rahmen der Gesundheitsreform wurde die Qualitätssicherung in der gesellschaftspolitischen Auseinandersetzung um die Finanzierung des Gesundheitswesens zu einer Maxime erhoben, die ärztliches Handeln kostensparend, effektiv und kontrollierbar machen, Diagnostik und Therapie in eine durch Richtlinien und Leitlinien vorgegebene Richtung zwingen sollte. Der Schwerpunkt der Qualitätssicherung verlagerte sich infolge der Finanzierungsschwierigkeiten immer mehr in die Richtung der Qualitätskontrolle. Bei einer planwirtschaftlichen Gestaltung des Gesundheitswesens mit Globalbudget soll der gläserne Arzt rechtsverbindlich zur Beachtung von selbst erarbeiteten Qualitätsrichtlinien und Leitlinien der Fachgesellschaften gezwungen werden, um die Effizienz der eingesetzten Mittel überprüfbar zu machen. Dieses Verlangen ist wohl legitim.

Erst nachdem die Zögerlichkeit von KBV und BÄK zu einer erheblichen Ausuferung von Alternativ- und Außenseiter-Heilmethoden geführt hatte und immer größere Geldsummen durch unqualifizierte Allergiediagnostik und -therapie verloren gegangen waren, wurde – unterstützt von der Verfügung des Warnhinweises zur Immuntherapie und nach wiederholten Beschwerden der Fachverbände – ein Expertengremium bei der Zentralstelle für Qualitätssicherung der Deutschen Ärzteschaft in Köln eingesetzt, das ein Konzept zur Qualitätssicherung in der Allergologie erarbeiten sollte.

Acht wissenschaftliche Fachgesellschaften der beteiligten Gebiete einschließlich der Allgemeinmedizin waren in diesem Gremium vertreten und erarbeiteten über einen Zeitraum von nahezu drei Jahren Richtlinien zur Qualitätssicherung in der Allergologie, die im Konsens aller Beteiligten am 28.01.1998 in endgültiger Fassung verabschiedet wurden [13].

Vorausgegangen war eine eingehende Defizitanalyse, die die Mängel in der Struktur-, Prozess- und Ergebnisqualität detailliert beschrieb und Verbesserungen einforderte. Die Hauptforderungen sind demnach:

» Beschränkung der allergologischen Tätigkeit auf den Kreis der tatsächlich weitergebildeten Ärzte
» Verbesserung der Qualität, besonders der Labordiagnostika
» Einführung der häufig fehlenden Stufendiagnostik
» Mengenausweitung der Testungen
» Beseitigung der Qualitätsmängel bei der Indikationsstellung, Rezeptur und Durchführung der SIT

Ein detailliertes Curriculum sollte im Sinne eines Gegenstandskatalogs die Inhalte der Weiterbildung für die Zusatzbezeichnung Allergologie regeln. Im Zentrum stand ein Stufenkonzept, das die Kompetenz der allergologischen Diagnostik und Therapie je nach dem Weiterbildungsstand unter den verschiedenen Gebieten aufteilte. Die Vorstände von BÄK und KBV begrüßten das Richtlinienkonzept ausdrücklich, aber umgesetzt wurde es bis heute nicht.

Bei aller Begeisterung für die Qualität sollten aber auch einige kritische Bemerkungen nicht fehlen.

Im Rahmen der Strukturreform des Gesundheitswesens wird der Eindruck erweckt, dass die gesamte ärztliche Tätigkeit durch Qualitätskontrolle überprüfbar gemacht werden könnte. Diese Illusion [5] bedarf einer nachdrücklichen Korrektur. Besonders alle Bereiche, in denen ärztliche Erfahrung und Interaktion von ausschlaggebender Bedeutung sind – und damit ein sehr großer und bedeutender Teil der ärztlichen Tätigkeit, z. B. Beratungsleistungen – werden sich der Kontrolle auch in Zukunft entziehen.

Die ärztliche Versorgung der Bevölkerung wird daher im Großen weiterhin nicht durch Qualitätskriterien, sondern ausschließlich durch den Lobbyismus der Fachgebiete reguliert. Dem differenzierten Qualitätsmanagement der unmittelbaren ärztlichen Tätigkeit steht also ein fehlendes Qualitätskonzept für die Versorgung der Bevölkerung im Großen entgegen, welches, wie oben bemerkt, seit 1998 vorliegt, aber bisher keine Beachtung und Anerkennung findet.

Grundsätzlich wird ein ernst gemeintes Qualitätskonzept in der Medizin die Grundgegebenheit einer Mangelversorgung in einem leistungsfähigen Gesundheitswesen nicht beheben, sondern eher verstärken. Alles andere wäre eine Illusion.

Akute Gefährdung der Versorgung

Die Einführung der Regelleistungsvolumina (RLV), in welche zahlreiche wichtige Leistungen der Allergiediagnostik aus dem Einheitlichen Bewertungsmaßstab (EBM) pauschal eingebracht wurden, hat zusätzlich zu einer drastischen Verschlechterung der Bedingungen der Allergiediagnostik und -therapie in Deutschland geführt [3]. Regelleistungsvolumina (RLV) wurden durch das Gesetz zur Stärkung des Wettbewerbs in der Gesetzlichen Krankenversicherung (kurz: GKV-WSG) mit Wirkung zum 01.01.2009 eingeführt. Sie dienen der Verhinderung einer übermäßigen Ausdehnung der Tätigkeit des Arztes und der Arztpraxis. Das RLV bestimmt die von einem Arzt oder einer Praxis in einem bestimmten Zeitraum abrechenbare Menge vertragsärztlicher Leistungen und soll so die Leistungserbringung im Bereich der vorhersehbaren morbiditätsbedingten Gesamtvergütung bremsen. Das RLV eines Arztes oder einer Praxis wird für jedes Quartal neu berechnet. Als Grundlage wird die Fallzahl des entsprechenden Vergleichsquartals aus dem Vorjahr herangezogen Ein arztbezogenes Regelleistungsvolumen ist die von einem Arzt in einem bestimmten Zeitraum abrechenbare Leistungsmenge, die mit einem festen *Punktwert* (Regelpunktwert) zu vergüten ist. Eine das arztbezogene Regelleistungsvolumen überschreitende Leistungsmenge ist mit einem Punktwert in Höhe von 10 vom Hundert des Regelpunktwerts zu vergüten. In einzelnen Kassenärztlichen Vereinigungen (KVen) wurden bereits Stützungen allergologischer Leistungen eingeführt, die als Qualitätsge-bundene Zusatzvolumen (QZV) ausgewiesen werden, oder es werden „Erfolgspauschalen" für die Adhärenzförderung der Spezifischen Immuntherapie mit Allergenen (SIT) über drei Jahre gezahlt. Alle zusätzlichen Leistungshonorierungen sind jedoch nur halbherzig, da sie zum Teil wieder vom Gesamthonorar der jeweiligen Fachgruppe abgezogen und zudem nicht bundeseinheitlich umgesetzt werden.

Dies führt dazu, dass viele Vertragsärzte die aufwendigen Allergietestungen aus betriebswirtschaftlichen Gründen nicht mehr durchführen. Es wird zudem dazu führen, dass unkritisch und ohne geeignete Diagnostik symptomatische Therapien mit entsprechenden Nebenwirkungen und Langzeitfolgen eingesetzt werden.

Es erscheint dringend erforderlich, allergologische Leistungen im Einheitlichen Bewertungsmaßstab (EBM) außerhalb des Regelleistungsvolumens zu stellen, um eine qualifizierte Allergiediagnostik und -therapie zu ermöglichen.

Aus diesem Grund wurde unter Führung der allergologischen Fachverbände und unter Einbeziehung der Berufsverbände betroffener Gebiete ein Konzept neuer EBM-Ziffern erarbeitet und vorgeschlagen. Dieses trägt dem erhöhten Zeitbedarf einer differenzierten allergologischen Anamnese Rechnung und fordert neue Ziffern für die Einleitung und für die Fortführung der Spezifischen Immuntherapie mit Allergenen zur Verbesserung der Adhärenz ein. Dieses Konzept wurde durch Zustimmung aller Verbände tragfähig, von der KBV akzeptiert und in die Verhandlungen mit dem Spitzenverband der Gesetzlichen Krankenkassen (SpiFaGKV) im Bewertungsausschuss eingebracht.

Fazit

Die Versorgung allergiekranker Patienten ist unter den gegebenen Voraussetzungen in Klinik und Praxis gefährdet. Es bedarf dringend Änderungen in der Weiterbildungsstruktur und insbesondere in den Bewertungen sowohl im DRG-System als auch im EBM.

Forderungen

)) Umsetzung eines Stufenkonzepts, das die Kompetenz der allergologischen Diagnostik und Therapie je nach dem Weiterbildungsstand unter den verschiedenen Gebieten aufteilt

)) Beschränkung der allergologischen Tätigkeit der höchsten Komplexitätsstufe auf den Kreis entsprechend weitergebildeter und klinisch versierter Ärzte

)) Verbesserung der Qualität, besonders der Labordiagnostika und Hauttestreagenzien

)) Erarbeitung eines differenzierten Weiterbildungscurriculums

)) Rücknahme des Konzepts der berufsbegleitenden Weiterbildung zum Allergologen ohne Pflichtweiterbildungszeiten

Ausblick

Die überwiegende Zahl der Allergien wie Heuschnupfen, Asthma, Neurodermitis, Nahrungsmittel- und Kontaktallergien zeigen einen chronischen Verlauf, der ein langfristig ausgerichtetes Behandlungskonzept erfordert. Grundsätzliche Überlegungen zur mittel- und langfristigen ärztlichen Versorgung der Allergiepatienten

fehlen bis heute. Der Einheitliche Bewertungsmaßstab (EBM), Honorarbudgets und Arzneimittelrichtgrößen im ambulanten Bereich und das DRG-System bei lebensgefährlichen Allergien oder aufwendiger Diagnostik im stationären Bereich werden der Versorgungsnotwendigkeit von Allergien nicht gerecht. Ein langfristig auf den Krankheitsverlauf ausgerichtetes Konzept könnte durchaus zwischen erscheinungsfreien, akuten und chronischen allergischen Krankheitsgeschehen unterscheiden; das neue, für 2019 avisierte Honorarkonzept der Kassenärztlichen Bundesvereinigung (KBV) könnte dabei ein Schritt in die richtige Richtung sein.

Literatur

1. AEDA (Ärzteverband Deutscher Allergologen), DGAKI (Deutsche Gesellschaft für Allergologie und klinische Immunologie). Stellungnahme zur nasalen Provokation im Fachgebiet Dermatologie vom 18.12.1993.
2. Beschlussprotokoll des 121. Deutschen Ärztetages in Erfurt vom 08. bis 11.05.2018. www.bundesaerztekammer.de/aerztetag/121-deutscher-aerztetag-2018/beschlussprotokoll/ [Zugriff am 1.6.2018].
3. Biermann J, Merk H, Wehrmann W, Klimek L, Wasem J. Allergic disorders of the respiratory tract findings from a large patient sample in the German statutory health insurance system, Allergo J 2013; 22: 366–373.
4. Bundesärztekammer. (Muster-)Weiterbildungsordnung. 2003 i.d.F. vom 23.10.2015 § 2 Abs. 4.
5. Geschäftsführung des Bewertungsausschusses, Schreiben an den ÄDA vom 12.07.2005.
6. Gesetz zur Änderung des Vertragsarztrechts und anderer Gesetze (Vertragsarztrechtsänderungsgesetz – VÄndG) vom 22. Dezember 2006 (BGBl. I S. 3439).
7. Gesetz zur Stärkung des Wettbewerbs in der gesetzlichen Krankenversicherung (GKV-Wettbewerbsstärkungsgesetz – GKV-WSG) vom 26. März 2007. Bundesgesetzblatt Jahrgang 2007 Teil I Nr. 11, ausgegeben zu Bonn am 30. März 2007.

8. Langen U, Schmitz R, Steppuhn H. Häufigkeit allergischer Erkrankungen in Deutschland. Ergebnisse der Studie zur Gesundheit Erwachsener in Deutschland (DEGS1). (RKI Studie) Bundesgesundheitsblatt Gesundheitsforschung Gesundheitsschutz 2013; 56: 698–706.

9. Richtlinie der Bundesärztekammer zur Qualitätssicherung laboratoriumsmedizinischer Untersuchungen (RiliBÄK) gemäß dem Beschluss des Vorstands der Bundesärztekammer vom 11.04.2014 und 20.06.2014. Dtsch Arztebl 2014; 111: A1583–A1618.

10. Siefert G. Allergologische Probleme aus der Sicht des Paul-Ehrlich-Instituts. In: Forck G (Hrsg). 20 Jahre ÄDA, Vorträge der Jubiläumsveranstaltung Practicum Allergologicum CVII, Frankfurt a. M.: Team PR, 1990.

11. UEMS (Union Européenne des Médecins Specialistes). Allergology. Chapter 6, Charter on training of medical specialists in the EU, requirements for the specialty allergology, Lisbon meeting, Dec. 1994. (www.uems.be/allergol.htm).

12. Werfel T, Kapp A, Bachert C, Wenning J, Schmitt-Ott E. Curriculum Allergologie. Allergo J 2000; 4: 202–214.

13. Zentralstelle der Deutschen Ärzteschaft zur Qualitätssicherung in der Medizin, Entwurf für die Richtlinie der Bundesärztekammer zur Qualitätssicherung in der Allergologie. Endgültige Fassung der Planungsgruppe vom 28.01.1998, Köln, Bundesärztekammer, 1998.

4.17 Lebensmittelallergie: Verbraucherschutz und Risikobewertung

Allgemeine Aspekte

Lebensmittelallergien können ein breites Spektrum an Beschwerden und Krankheitsbildern auslösen und die Gesundheit und Lebensqualität eines Teils der Bevölkerung, insbesondere von Kindern, beeinträchtigen. Akute allergische Reaktionen können schlimmstenfalls lebensbedrohlich sein. Daher ist sicherzustellen, dass Verbraucherinnen und Verbraucher mit Allergien oder Unverträglichkeiten gegenüber bestimmten Lebensmitteln und deren Zutaten in besonderer Weise geschützt werden. Personen, die von Allergien betroffen sind, müssen für sie kritische Lebensmittel, Lebensmittelzutaten und Inhaltsstoffe durch klare Kennzeichnung frühzeitig – das heißt vor dem Kauf des Produkts – identifizieren können. Nur so ist gewährleistet, dass Betroffene die Möglichkeit haben, eine begründete Kaufentscheidung und gezielte Auswahl an Lebensmitteln zu treffen mit dem Ziel, den Kontakt mit den für sie problematischen Stoffen und Zutaten individuell zu meiden. Eine sachgerechte und ausreichende Information über das Vorhandensein allergener Bestandteile stellt für diesen Personenkreis eine wesentliche Verbesserung des Verbraucherschutzes dar.

Epidemiologische Erkenntnisse

Es gibt nur wenige epidemiologische Studien zu Lebensmittelallergien in Deutschland [22]. Laut Studien aus dem Jahr 2004 beträgt die Prävalenz von Nahrungsmittelallergien bei Erwachsenen etwa 3,7 % [23] und bei Kindern etwa 4,2 % [18], wobei die Daten auf doppelblind durchgeführten, placebokontrollierten Nahrungsmittelbelastungstests fußen. In den Jahren von 2008 bis 2011 erhobene Daten der Studie des Robert Koch-Institutes zur Gesundheit Erwachsener in Deutschland (DEGS) ergaben eine Lebenszeitprävalenz von Nahrungsmittelallergien von 6,4 % bei Frauen, 2,9 % bei Männern und 4,7 % bei der gesamten erwachsenen Kohorte (95 % Konfidenzintervall, 4,1–5,4) [13]. Allein diese Zahlen verdeutlichen, dass geeignete Maßnahmen zum Verbraucherschutz erforderlich sind, zumal bei Betroffenen oft schon geringe Allergenmengen Reaktionen auslösen können [11].

Kennzeichnung von Allergenen und Stoffen, die Unverträglichkeiten auslösen

Da bestimmte Lebensmittel oder Lebensmittelzutaten im Vergleich zu anderen häufiger Allergien und Unverträglichkeiten auslösen, wurden zum Schutz betroffener Verbraucher verbindliche Regelungen zur Allergenkennzeichnung vorverpackter Lebensmittel erlassen, welche in der Lebensmittel-Informationsverordnung (LMIV) ihren Ausdruck finden (Verordnung [EU] Nr. 1169/2011 vom 25.10.2011 betreffend die Informationen der Verbraucher über

Lebensmittel). Die Verordnung fasst Kennzeichnungsvorschriften aus verschiedenen EU-Richtlinien zusammen und passt Rechtsvorschriften an neue Verbraucherbedürfnisse und Entwicklungen auf dem Lebensmittelmarkt an. Die Regelungen gelten einheitlich und unmittelbar in allen Mitgliedstaaten der Europäischen Union. Danach sind die wichtigsten Lebensmittel und daraus hergestellte Erzeugnisse, welche häufig Allergien oder Unverträglichkeiten auslösen, auf dem Etikett bzw. der Verpackung in vorgeschriebener Weise zu kennzeichnen, wenn sie einem Lebensmittel als Zutat zugesetzt werden. Dies gilt auch dann, wenn nur kleinste Mengen davon als Zutat verwendet werden. Bei den zu kennzeichnenden Lebensmitteln handelt es sich um die sogenannten „Hauptallergene", die bekanntermaßen in Europa am häufigsten Allergien und Unverträglichkeiten auslösen bzw. für besonders schwere allergische Reaktionen verantwortlich sind. Gemäß Anhang II der LMIV sind die folgenden 14 Lebensmittel zu kennzeichnen, wann immer sie als Zutaten in Lebensmitteln verwendet werden, unabhängig von ihrer Menge im Endprodukt:

1. Glutenhaltiges Getreide, namentlich Weizen (wie Dinkel und Khorasan-Weizen), Roggen, Gerste, Hafer oder Hybridstämme davon, sowie daraus hergestellte Erzeugnisse, ausgenommen: Glukosesirupe auf Weizenbasis einschließlich Dextrose, Maltodextrine auf Weizenbasis, Glukosesirupe auf Gerstenbasis, Getreide zur Herstellung von alkoholischen Destillaten einschließlich Ethylalkohol landwirtschaftlichen Ursprungs;

2. Krebstiere und daraus gewonnene Erzeugnisse;

3. Eier und daraus gewonnene Erzeugnisse;

4. Fische und daraus gewonnene Erzeugnisse, außer: Fischgelatine, die als Trägerstoff für Vitamin- oder Karotinoidzubereitungen verwendet wird, sowie Fischgelatine oder Hausenblase, die als Klärhilfsmittel in Bier und Wein verwendet wird;

5. Erdnüsse und daraus gewonnene Erzeugnisse;

6. Sojabohnen und daraus gewonnene Erzeugnisse, außer vollständig raffiniertes Sojabohnenöl und -fett, natürliche gemischte Tocopherole (E306), natürliches D-alpha-Tocopherol, natürliches D-alpha-Tocopherolacetat, natürliches D-alpha-Tocopherolsuzinat aus Sojabohnenquellen, aus pflanzlichen Ölen gewonnene Phytosterine und Phytosterinester aus Sojabohnenquellen sowie aus Pflanzenölsterinen gewonnene Phytostanolester aus Sojabohnenquellen;

7. Milch und daraus gewonnene Erzeugnisse (einschließlich Laktose), außer Molke zur Herstellung von alkoholischen Destillaten einschließlich Ethylalkohol landwirtschaftlichen Ursprungs sowie Lactit;

8. Schalenfrüchte, namentlich Mandeln (*Amygdalus communis* L.), Haselnüsse (*Corylus avellana*), Walnüsse (*Juglans regia*), Kaschunüsse (*Anacardium occidentale*), Pecannüsse (*Carya illinoiesis* – Wangenh. – K. Koch), Paranüsse (*Bertholletia excelsa*), Pistazien (*Pistacia vera*), Macadamia- oder Queenslandnüsse (*Macadamia ternifolia*) sowie daraus gewonnene Erzeugnisse, außer Nüssen zur Herstellung von alkoholischen Destillaten einschließlich

Ethylalkohol landwirtschaftlichen Ursprungs;

9. Sellerie und daraus gewonnene Erzeugnisse;

10. Senf und daraus gewonnene Erzeugnisse;

11. Sesamsamen und daraus gewonnene Erzeugnisse;

12. Schwefeldioxid und Sulfite in Konzentrationen von mehr als 10 mg/kg oder 10 mg/L als insgesamt vorhandenes SO_2, die für verzehrfertige oder gemäß den Anweisungen des Herstellers in den ursprünglichen Zustand zurückgeführte Erzeugnisse zu berechnen sind;

13. Lupinen und daraus gewonnene Erzeugnisse;

14. Weichtiere und daraus gewonnene Erzeugnisse.

Diese Liste obligat zu kennzeichnender Lebensmittel und daraus gewonnener Erzeugnisse kann auf der Grundlage neuer wissenschaftlicher Erkenntnisse aktualisiert werden. Einige Lebensmittel oder -zutaten werden durch industrielle Verarbeitungsprozesse so stark verändert oder aufgereinigt, dass sie die Allergenität wahrscheinlich nicht erhöhen. Sofern entsprechende wissenschaftliche Nachweise erbracht und von der Europäischen Behörde für Lebensmittelsicherheit (EFSA) bestätigt werden, kann dies in einzelnen Fällen zur Befreiung von der Allergenkennzeichnungspflicht führen. Wie in der Liste bereits genannt sind Beispiele für derartige Ausnahmen Lactit, vollständig raffiniertes Sojabohnenöl und -fett und Glukosesirup auf Weizenbasis, obwohl diese Zutaten aus Milch, Sojabohnen bzw. Weizen hergestellt werden. Zur weiteren Erläuterung und Kommentierung einzelner Kennzeichnungsregelungen und auch zum Vorgehen bei etwaigen Aktualisierungen der Liste der obligat zu kennzeichnenden Lebensmittel veröffentlichte die Europäische Kommission im Juli 2017 eine Bekanntmachung über die Bereitstellung von Informationen über Stoffe oder Erzeugnisse, die Allergien oder Unverträglichkeiten auslösen (Europäische Kommission C [2017] 4864 vom 13.07.2017).

Bei vorverpackten Lebensmitteln ohne Zutatenverzeichnis sind die in Rede stehenden Stoffe oder Erzeugnisse mit dem zusätzlichen Hinweis „enthält" anzugeben: So erfolgt zum Beispiel bei Wein ein zusätzlicher Hinweis „enthält Sulfite", um den entsprechenden Stoff zu kennzeichnen. Grundsätzlich gilt, dass nicht nur das allergene Lebensmittel als solches, sondern auch daraus gewonnene bzw. hergestellte Erzeugnisse gekennzeichnet werden müssen. Lässt der Name einer Zutat, wie „Pflanzliche Öle" oder „Lecithin", nicht eindeutig erkennen, ob sich dahinter allergene Zutaten verbergen, sind zusätzliche Angaben erforderlich, sofern gemäß Anhang II der LMIV eine Kennzeichnungspflicht besteht. So sind bestimmte Zutaten, die früher eher allgemein unter einem Klassennamen angegeben wurden, nun eindeutig als allergene Ausgangsstoffe bzw. deren Bestandteile erkennbar aufzuführen. Beispiele hierfür können sein: „Pflanzliches Öl (aus Erdnüssen)", „Roggenmehl", „Lupinenmehl". Die Kennzeichnungspflicht gilt auch für solche Zutaten, die im Rahmen der Herstellung lediglich als sogenannte Hilfsstoffe verwendet werden, z. B. „Weizenstärke" oder „Milchzucker" als Trägerstoff für Aromen.

Gemäß LMIV gehört die Allergenkennzeichnung bei Lebensmitteln zu den Pflichtangaben. Grundsätzlich gilt, dass alle Pflichtangaben an gut sichtbarer Stelle deutlich und gut lesbar anzubringen sind. Sie dürfen nicht durch andere Angaben oder Bildzeichen oder sonstiges eingefügtes Material verdeckt, undeutlich gemacht oder getrennt werden. Mit der LMIV neu eingeführt wurden Vorgaben zur Schriftgröße und zur optischen Hervorhebung dieser Angaben. So müssen Pflichtangaben mindestens in 1,2 Millimeter großer Schrift angegeben werden, bezogen auf das kleine „x" als Buchstabe. Bei Lebensmittelverpackungen von geringer Größe mit einer größten Oberfläche von weniger als 80 Quadratzentimetern muss die Schrift mindestens 0,9 Millimeter groß sein. Darüber hinaus müssen die Lebensmittel, welche häufig Allergien oder Unverträglichkeiten auslösen, im Zutatenverzeichnis optisch hervorgehoben werden, etwa durch die Schriftart, den Schriftstil (z. B. Fettdruck) oder die Hintergrundfarbe. Für den Fernabsatz wie etwa Bestellungen von Lebensmitteln im Internet oder im Versandhandel gelten die gleichen Kennzeichnungsbestimmungen wie für den Ladenverkauf.

Ebenfalls wird durch die LMIV neu geregelt, dass auch bei nicht vorverpackten Lebensmitteln (sogenannter loser Ware) – erhältlich etwa an der Bedienungstheke oder im Restaurant – Informationen über enthaltene Allergene und Stoffe, die Unverträglichkeiten auslösen können, bereitgestellt werden müssen. Bei der Umsetzung dieses Teils der Verordnung wurde seitens der Europäischen Union den Mitgliedstaaten Flexibilität eingeräumt, um die jeweils praktikabelste Lösung vor Ort zu finden. Grundsätzlich wird festgelegt, dass Informationen über Allergene in unterschiedlicher Form bereitgestellt werden können, vorausgesetzt Verbraucherinnen und Verbraucher werden dadurch in die Lage versetzt, eine fundierte Entscheidung zu treffen, beispielsweise auf einem Etikett, über sonstiges Begleitmaterial oder in anderer Form, auch über moderne technologische Mittel oder in Form von nachprüfbaren mündlichen Angaben. Einzelheiten hierzu wurden in Deutschland in der Lebensmittelinformations-Durchführungsverordnung (LMIDV) festgelegt, die im Juli 2017 in Kraft trat. Danach sind bei nicht vorverpackter, loser Ware Informationen zu den in Rede stehenden Stoffen, bezogen auf das jeweilige Lebensmittel, gut sichtbar, deutlich und gut lesbar bereitzustellen. Die Angaben können erfolgen (a) auf einem Schild auf dem Lebensmittel oder in der Nähe des Lebensmittels, (b) auf Speise- und Getränkekarten oder in Preisverzeichnissen, (c) durch einen Aushang in der Verkaufsstätte oder (d) durch sonstige schriftliche oder vom Lebensmittelunternehmer bereitgestellte elektronische Informationsangebote, sofern die Angaben für Endverbraucher unmittelbar und leicht zugänglich sind. Die Angaben sind so bereitzustellen, dass der Endverbraucher vor Kaufabschluss und vor Übergabe des Lebensmittels von ihnen Kenntnis nehmen kann. In besonderen Fällen können die Angaben zu enthaltenen Allergenen und Stoffen, die Unverträglichkeiten auslösen können, auch in leicht verständlichen Fußnoten oder Endnoten bereitgestellt werden, wenn auf diese bei der Bezeichnung des Lebensmittels in hervorgehobener Weise hingewiesen wird. Die erforderlichen Angaben dürfen in keiner Weise durch andere Angaben oder Bildzeichen oder sonstiges eingefügtes Material verdeckt oder undeutlich gemacht werden. Anstelle eines Schildes auf dem Lebensmittel oder in der Nähe des Lebensmittels können über die erforderlichen Angaben auch der Lebensmittelunternehmer oder das Personal, das über die Verwendung der betreffenden Zutaten und Verarbeitungshilfsstoffe hinreichend unterrichtet ist, mündlich informieren. Gemäß LMIDV setzt dies jedoch voraus, dass die Angaben den Endverbrauchern auf deren Nachfrage unverzüglich vor Kaufabschluss und vor Übergabe des Lebensmittels mitgeteilt werden, eine schriftliche Aufzeichnung über die bei der Herstellung des jeweiligen Lebensmittels verwendeten Zutaten und Verarbeitungshilfsstoffe vorliegt und die schriftliche Aufzeichnung für die zuständige Behörde und auf Nachfrage auch für die Endverbraucher leicht zugänglich ist. Darüber hinaus muss in diesen Fällen bei den betreffenden Lebensmitteln oder in einem Aushang in der Verkaufsstätte an gut sichtbarer Stelle, deutlich und gut lesbar darauf hingewiesen werden, dass die erforderlichen Angaben zu den im Produkt enthaltenen Allergenen und Stoffen, die Unverträglichkeiten auslösen können, mündlich bereitgestellt werden und eine schriftliche Aufzeichnung auf Nachfrage zugänglich ist. Gäbe es – anders als in Deutschland durch die LMIDV seit 2017 geregelt – keine verbindliche nationale Vorschrift, würden die Bestimmungen der LMIV über vorverpackte Lebensmittel auch für nicht vorverpackte Lebensmittel (lose Ware) gelten. Dann müssten gemäß LMIV die Informationen über Allergene auch für lose Ware in schriftlicher Form deutlich, gut lesbar und gegebenenfalls dauerhaft angebracht werden und es wäre

nicht möglich, diese Informationen nur auf Anfrage bereitzustellen. Die zuvor bereits erwähnte Bekanntmachung der Europäischen Kommission enthält hierzu zusätzliche Erläuterungen und Kommentierungen (Europäische Kommission C [2017] 4864 vom 13.07.2017). In der Konsequenz bedeutet dies, dass die Regelungen zur Kennzeichnung von Allergenen und Stoffen, die Unverträglichkeiten auslösen können, bei nicht vorverpackten Lebensmitteln (loser Ware) in den Mitgliedstaaten der Europäischen Union hinsichtlich einzelner Punkte unterschiedlich sein können, was den betroffenen Verbraucherinnen und Verbrauchern nicht immer bekannt sein dürfte.

Wissenschaftliche Bewertung von kennzeichnungspflichtigen Allergenen durch die Europäische Behörde für Lebensmittelsicherheit (EFSA)

Die EFSA hat im Jahr 2014 zu den allergenen Lebensmitteln und Stoffen, deren Vorkommen in Lebensmitteln verpflichtend zu kennzeichnen ist, eine ausführliche Bewertung veröffentlicht [9]. Diese Bewertung enthält u. a. Informationen über:

» die Prävalenz von Allergien in der europäischen Bevölkerung
» enthaltene Proteine, die erwiesenermaßen Lebensmittelallergien auslösen können
» Kreuzreaktionen
» Auswirkungen der Lebensmittelverarbeitung auf die Allergenität des Lebensmittels bzw. der Zutat
» Nachweisverfahren für Allergene und allergene Lebensmittel, wie Massenspek-

trometrie, DNA-basierte Methoden, immunologische Ansätze

» Mengen von Allergenen, die bei betroffenen Personen nachweislich unerwünschte Wirkungen auslösen können.

Gemäß EFSA werden etwa 75 % der allergischen Reaktionen bei Kindern durch Eier, Erdnüsse, Kuhmilch, Fische und Nüsse ausgelöst. Bei Erwachsenen stehen über 50 % der allergischen Reaktionen im Zusammenhang mit dem Latex-Frucht-Syndrom (gekennzeichnet durch Kreuzreaktivität zwischen Latex- und bestimmten Obst-/Gemüseallergenen) oder beziehen sich auf Früchte aus der Familie der Rosengewächse (Rosaceae, wie etwa Äpfel, Birnen, Kirschen, Himbeeren, Erdbeeren, Mandeln) bzw. auf Gemüsepflanzen aus der Familie der Doldengewächse (Apiaceae, zu der u.a. Sellerie, Karotten und aromatische Kräuter zählen) sowie auf verschiedene Nüsse und Erdnüsse [9].

Die EFSA hat festgestellt, dass die Frage nach sowie die Festlegung von Schwellenwerten für bestimmte allergene Lebensmittel, unterhalb derer bei Betroffenen nicht mehr mit (nennenswerten) unerwünschten Wirkungen zu rechnen ist, viel Aufmerksamkeit bei Regulierungsbehörden, Verbraucherverbänden und Lebensmittelherstellern gefunden hat. In diesem Zusammenhang wird auf verschiedene Ansätze der Risikobewertung verwiesen, welche als Hilfestellung bei Überlegungen zur Kennzeichnung geringer Allergenmengen dienen könnten. Dabei wird jedoch betont, dass mögliche Konsequenzen aus diesen Risikobewertungen, wie z. B. die Befreiung von der Kennzeichnungspflicht unterhalb akzeptabler Schwellen und Überlegungen zur annehmbaren Höhe des Risikos für

unerwünschte Wirkungen bei Betroffenen, außerhalb des Zuständigkeitsbereichs der EFSA liegt und Entscheidungen hierzu eher dem Risikomanagement zukommen.

Darüber hinaus weist die EFSA u. a. darauf hin, dass die verfügbaren Daten darüber, welche Effekte die Lebensmittelverarbeitung auf das allergene Potenzial bestimmter Zutaten und Inhaltsstoffe im Endprodukt hat, unzureichend sind und dass mit Blick auf den notwendigen analytischen Nachweis von Allergenen ein Mangel an zertifizierten Referenzmaterialien zu verzeichnen ist.

Ansätze zur Risikobewertung von Allergenen

Es existieren unterschiedliche Methoden oder Modelle, um die gesundheitlichen Risiken allergener Einträge zu bewerten. Allen gemeinsam ist, dass für die Abschätzung des gesundheitlichen Risikos soweit möglich doppelblind durchgeführte, placebokontrollierte, orale Nahrungsmittel-Provokations-Studien – *Double-Blind Placebo-Controlled Food Challenge Study* (*DBPCFC*) – verwendet werden. Dabei ist auch von Bedeutung, ob in den klinischen Studien objektive oder lediglich subjektive Symptome erfasst werden und inwieweit die Studien mit Dosiseskalation mit genügend niedrigen Dosen beginnen [9, 15]. Auf Basis derartiger Studien und der Abschätzung der Exposition gegenüber den Allergenen können die gesundheitlichen Risiken durch allergene Einträge mithilfe verschiedener Ansätze bewertet werden:

» Die traditionelle toxikologische Risikobewertung unter Verwendung der „*No Observed Adverse Effect Level*" (*NOAEL*) und „*Lowest Observed Adverse Effect Level*" (*LOAEL*) und der anschließenden Einbeziehung von Unsicherheitsfaktoren zur Berücksichtigung von Unsicherheiten bei der Extrapolation von Daten aus Studien am Tier auf den Menschen (weniger relevant bei der Bewertung von Lebensmittelallergenen), von interindividuellen Variationen beim Menschen sowie von weiteren Unsicherheiten.

» Beim *Benchmark*-Verfahren wird eine Dosis-Wirkungs-Funktion auf Basis experimenteller Daten mathematisch modelliert [7, 8, 15]. Ziel ist dabei, Aussagen zur erwarteten Wirkung von Dosen abzuleiten, die nicht explizit in den Studien geprüft wurden. Damit sollen potenzielle Risiken und bestehende Unsicherheiten besser beschrieben und quantifiziert werden. Bei *Benchmark*-Dosen (*BMD*) handelt es sich um geschätzte Dosen, die mit einer bestimmten Wahrscheinlichkeit zu Effekten führen [7, 8]. Eine *Benchmark*-Dosis 10 (*BMD*10) wäre definitionsgemäß diejenige Dosis, die bei 10 % der Probanden/ Patienten zur Auslösung eines bestimmten Effekts führt. Um die Streuung der Daten und die Stichprobengröße zu berücksichtigen, wird die untere Grenze des 95 %-Konfidenzintervalls zu dieser Dosis ermittelt: das „*Benchmark Dose Lower Limit*" (*BMDL*). Das ist die geringste Dosis innerhalb des Bereichs, in dem der wahre gesuchte Wert mit 95 %iger Wahrscheinlichkeit liegt. Dies wäre also eine Dosis, die in ungünstigen Fällen noch Effekte auslösen kann. Auf Basis davon kann der „*Margin of Exposure*" (*MoE*) abgeleitet werden. Der *MoE* ist ein Maß für den Abstand zwischen der rechnerisch abgeleiteten Menge des jeweiligen Allergens, die bei Betroffenen noch Effekte auslösen kann, und der Allergenmenge, die in der jeweiligen Verzehrsituation – abhängig von der Höhe des Kreuzkontakts und der Verzehrmenge des Lebensmittels – schätzungsweise zu erwarten ist (Quotient aus *BMDL* und geschätzter Aufnahme) [15].

» Ein weiteres modernes Konzept wendet probabilistische Verfahren an [15]. Bisher übliche Expositionsabschätzungen zielen darauf, für Risiken von Stoffen jene Werte abzuschätzen, für die die höchste Belastung zu vermuten ist (deterministische Schätzung, Punktschätzung oder *Worst-case*-Schätzung), und sehen etwa hochempfindliche Betroffene in Verbindung mit höchsten anzunehmenden Verzehrmengen im Vordergrund. Seit einiger Zeit werden probabilistische Ansätze diskutiert, auch verteilungsbasierte oder populationsbezogene Ansätze genannt. Diese Verfahren beschreiben nicht nur einzelne, oft extreme Fälle, sondern versuchen Variabilitäten innerhalb der Bevölkerung abzubilden [12, 14]. Probabilistische Ansätze schätzen die Wahrscheinlichkeitsverteilung der Aufnahme eines allergenen Lebensmittels in einer gegebenen Population und die Wahrscheinlichkeitsverteilung des auslösenden Schwellenwerts für dieses allergene Lebensmittel in der gleichen Population ab [9]. Hinsichtlich der Abschätzung der Aufnahmeverteilung eines Allergens in der betroffenen Bevölkerung werden unter Verwendung statistisch-mathematischer Modelle die Wahrscheinlichkeit des Verzehrs eines bestimmten Produktes durch Betroffene und ggf. die Verzehrsmenge sowie die Wahrscheinlichkeit, dass ein Lebensmittel das Allergen enthält, und ggf. die Allergenkonzentration berücksichtigt. Bezogen auf die Wahrscheinlichkeitsverteilung des auslösenden Schwellenwerts werden Daten zu minimalen Auslösemengen (*„Minimum eliciting doses"*, MEDs) des Allergens aus klinischen Studien einbezogen [12, 16, 19]. Anhand der Modellierung der Verteilung der MEDs in der betroffenen Bevölkerung können *„Population-based eliciting doses"* (EDs) abgeleitet werden, wobei EDp sich auf die Dosis eines Allergens (Protein) bezieht, von der man annimmt, dass es in p% der von Allergie betroffenen Bevölkerung eine Reaktion auslöst [3]. Das heißt, im Gegensatz zu der klassischen Risikobewertung können mit Hilfe dieses Ansatzes die Risiken in der gesamten von Allergien betroffenen Bevölkerung dargestellt werden und quantitative Aussagen hinsichtlich der möglichen Allergenkonzentration in einem Lebensmittel und dem daraus resultierenden wahrscheinlichen prozentualen Risiko einer adversen Reaktion bei der betroffenen Bevölkerung gemacht werden. Für probabilistische Verfahren wird nicht in Anspruch genommen, sichere Aufnahmemengen für einzelne Individuen ableiten zu können [12, 16, 19]. Derartige Ansätze zur Risikobewertung können bei der Beantwortung der Frage weiterhelfen, welche Mengen an allergenen Einträgen in Lebensmitteln und deren Risiken mit Blick auf Verbraucherinnen und Verbraucher, die von Allergien oder Unverträglichkeiten betroffen sind, (noch) vertretbar wären, sodass unterhalb bestimmter Schwellen eine Kennzeichnung entfallen könnte.

Was ist noch zu tun?

Noch nicht befriedigend gelöst ist die Frage, wie mit unbeabsichtigten Einträgen von Allergenen in Lebensmittel umzugehen ist. Unbeabsichtigt in Lebensmittel gelangte Allergene müssen nicht gekennzeichnet werden. Die Kennzeichnungspflicht gilt im Prinzip selbst dann nicht, wenn der unbeabsichtigte Allergeneintrag Mengen ähnlich einer regulären Zutat aufweisen würde. Ursachen für unbeabsichtigte Einträge sind im Wesentlichen die Verwendung von Zutaten oder Rohstoffen, die ihrerseits bereits allergene Einträge aufweisen, ohne dass dies bekannt ist, sowie die Verschleppung im Produktionsprozess, z. B. durch gemeinsame Produktionsstrecken für allergenhaltige und allergenfreie Lebensmittel. Der Fachbegriff hierfür lautet *„Cross contact"* oder „Kreuzkontakt", mitunter wird auch der Begriff „Kreuzkontamination" verwendet. Werden zum Beispiel in einem Lebensmittelbetrieb Haselnüsse verarbeitet, dann können in anschließend auf denselben Produktionsanlagen hergestellte vermeintlich nussfreie Produkte versehentlich (geringe) Mengen an Haselnüssen eingetragen werden. Da Lebensmittelhersteller im Grundsatz für ihre Produkte haften, werden zur Abwehr etwaiger Ansprüche Produkte mit Bezug auf mögliche unbeabsichtigte allergene Einträge oft mit Hinweisen wie „Kann Spuren von … enthalten" oder „Kann … enthalten" gekennzeichnet (z. B.: „Kann Spuren von Hasel-nüssen enthalten"). In diesen Fällen ist es möglich, aber nicht sicher, dass das genann-te Allergen enthalten ist. Da diese Angaben des Herstellers freiwillig sind, schließt das Fehlen eines derartigen Hinweises einen Kreuzkontakt mit unbeabsichtigtem Aller-geneintrag keinesfalls aus, sodass trotzdem ein Risiko für betroffene Verbraucherinnen und Verbraucher gegeben sein kann. Oft werden derartige Hinweise lediglich vor-sorglich verwendet (sogenanntes *„Precau-tionary labelling"*), z. B. aus praktischen Erwägungen oder etwa aus Kostengründen, weil geeignete Maßnahmen zur Einschrän-kung oder Verhinderung von „Verunrei-nigungen" bzw. Verschleppungen die Pro-duktion verteuern könnten. Diese Situati-on ist für Verbraucherinnen und Verbrau-cher sehr unbefriedigend, da nicht abgeschätzt werden kann, inwieweit und auf welcher Grundlage ein Hersteller auf etwaige unbeabsichtigte allergene Einträge hinweist. Eine zunehmende Verwendung derartiger Vorsichtshinweise ohne berech-tigte Gründe schränkt die Lebensmittelaus-wahl betroffener Verbraucher weiter ein. Dies kann bei diesen Personen unter Um-ständen zu einem erhöhten Risiko führen, wenn nämlich Hinweise zu etwaig vorkom-menden allergenen Einträgen nicht mehr ausreichend beachtet werden und sie mit-unter oder sogar häufig nicht das tatsäch-liche Risiko widerspiegeln [6]. Auch die Verwendung von unterschiedlichen Be-grifflichkeiten (z. B. „Kann Spuren von … enthalten", „Kann … enthalten", „In die-sem Betrieb wird auch … verarbeitet") kann zu Fehleinschätzungen des individu-ellen Risikos führen. Für das bessere Ver-braucherverständnis ist daher eine einheit-liche Sprachregelung wünschenswert.

Mit Blick auf die unbefriedigende Situ-ation bei der Kennzeichnung unbeabsich-tigter Allergeneinträge stellt sich die Frage nach der Einführung von Schwellenwerten oder Grenzwerten für maximal zu tolerie-rende Mengen an Allergenen, unterhalb derer die obligate Allergenkennzeichnung entfallen könnte [2, 10, 20, 21]. In Deutschland und der Europäischen Union wurde mit Ausnahme von Schwefeldioxid und Sulfiten bisher auf die Festlegung von Schwellenwerten verzichtet bzw. war eine derartige Festlegung bisher nicht möglich. Zum pragmatischen Umgang mit der Pro-blematik unbeabsichtigter Allergeneinträge wurde in Australien im Jahre 2007 das VITAL-Konzept (*„Voluntary Incidental Trace Allergen Labelling"*) von verschie-denen internationalen Lebensmittelherstel-lern sowie dem *Australian Food and Gro-cery Council* (AFGC) auf freiwilliger Basis entwickelt und eingeführt (http://allergen bureau.net/vital/). Bei diesem Konzept, das 2012 überarbeitet wurde, handelt es sich um ein standardisiertes Vorgehen zur Fest-stellung und Deklaration unbeabsichtigter Spuren von Allergenen in Lebensmitteln auf der Basis von Schwellenwerten. Das Konzept strebt an, dass nur dann Warn-hinweise für Allergene verwendet werden, wenn aus den Unterlagen des Allergenma-nagements im Herstellerbetrieb hervorgeht, dass es sich um eine nicht vermeidbare „Kontamination" handelt, die in der vor-handenen Menge ein gesundheitliches Ri-siko für Personen mit Lebensmittelallergien darstellt. Eine Nulltoleranz, d.h. ein Schutz aller von Allergien und Unverträglichkeiten betroffener Verbraucher unter allen Um-ständen, wird dabei nicht angestrebt, da diese praktisch kaum bzw. nicht umsetzbar ist (http://allergenbureau.net/vital/) [17].

Die im Jahr 2014 vom „VITAL Expert Panel" publizierten Referenzdosen für elf allergene Lebensmittel basieren auf einer probabilistischen Risikoabschätzung und sollen als Entscheidungshilfe bei der Empfehlung von Allergenkennzeichnungen dienen [20]. Sie geben die absolute Menge (in mg) an Gesamtprotein eines allergenen Lebensmittels an, unterhalb derer wahrscheinlich nur noch bei 1 bis 3 % der Betroffenen eine allergische Reaktion zu erwarten ist. Diese Referenzdosen werden im freiwilligen australischen VITAL-Konzept dazu verwendet, den jeweiligen portionsgrößenabhängigen Schwellenwert eines Lebensmittels zu ermitteln. Dabei ist bei unbeabsichtigten allergenen Einträgen unterhalb des Schwellenwertes kein Warnhinweis mehr vorgesehen.

Die rechtlich unbefriedigende Situation hinsichtlich unbeabsichtigter Allergeneinträge betrifft Patienten mit Allergien, aber auch die Lebensmittelindustrie und die amtliche Lebensmittelüberwachung [4]. Ergibt sich im Hinblick auf Allergene für eine nicht entsprechend gekennzeichnete Probe ein positives Analyseergebnis, so kann es sich zum einen um eine nicht der Kennzeichnungspflicht unterliegende Kreuzkontamination handeln (unerwünschter Allergeneintrag z. B. während des Herstellungsprozesses) oder aber um eine kennzeichnungspflichtige, aber unzulässigerweise nicht deklarierte Zutat. Die Unterscheidung zwischen diesen beiden Fällen ist häufig nur durch aufwändige Vor-Ort-Kontrollen möglich [5]. Darüber hinaus haben die Überwachungsbehörden zu entscheiden, ab welcher Menge ein nicht gekennzeichneter, unbeabsichtigter Allergeneintrag, der formal nicht der Deklarationspflicht unterliegt, als gesundheits-

schädlich anzusehen ist und somit die Verkehrsfähigkeit des Produkts in Frage stellt. Daher haben Sachverständige der amtlichen Lebensmittelüberwachung in Ermangelung gesetzlicher Regelungen für Allergeneinträge durch Kreuzkontaminationen eigene interne Beurteilungswerte erarbeitet, die erstmals im Dezember 2014 veröffentlicht wurden [1]. Diese Beurteilungswerte orientieren sich zum einen an den vom „VITAL Expert Panel" im Jahre 2014 publizierten Referenzdosen [20] und zum anderen an der derzeitig möglichen und zumutbaren analytischen Technik. Dabei wird eine regelmäßige Aktualisierung der Beurteilungswerte nach dem Stand der wissenschaftlichen Erkenntnisse für erforderlich angesehen.

Fazit

Zum Schutz von Verbraucherinnen und Verbrauchern mit Allergien oder Unverträglichkeiten gegenüber bestimmten Lebensmitteln oder Lebensmittelzutaten existieren Vorschriften zur Kennzeichnung vorverpackter Lebensmittel, inzwischen auch zur Kennzeichnung nicht vorverpackter, loser Ware (Lebensmittel z. B. an der Bedienungstheke oder im Restaurant). So enthält die in der Europäischen Union verbindliche Verordnung (EU) Nr. 1169/2011 betreffend die Informationen der Verbraucher über Lebensmittel (Lebensmittel-Informationsverordnung oder LMIV) Vorgaben zur Kennzeichnung von Lebensmitteln, die Stoffe enthalten, die bekanntermaßen ein hohes Potenzial besitzen, Allergien und Unverträglichkeiten auszulösen. Danach sind die 14 häufigsten Auslöser von Allergien und Unverträglichkeiten (sogenannte 14 „Hauptallergene") und daraus gewonnene Erzeugnisse zu kennzeichnen: glutenhaltiges Getreide, Krebstiere, Eier, Fische, Erdnüsse, Sojabohnen, Milch (einschließlich Laktose), Schalenfrüchte (z. B. Mandeln, Haselnüsse, Walnüsse), Sellerie, Senf, Sesamsamen, Lupinen und Weichtiere (Mollusken, z. B. Schnecken, Muscheln), darüber hinaus Schwefeldioxid und Sulfite in Konzentrationen von mehr als 10 mg pro Kilogramm oder Liter Lebensmittel (als insgesamt vorhandenes SO_2). Die Kennzeichnungspflicht gilt auch für alle allergen wirkenden Verarbeitungsprodukte der Allergene und für bei der Produktion eingesetzte Hilfsstoffe. Daneben benennt die Verordnung einzelne klar definierte Ausnahmen von dieser Deklarationspflicht. Die Verordnung enthält auch Vorgaben darüber, wie die Angaben über Allergene für vorverpackte Lebensmittel in der Europäischen Union zu erfolgen haben. Dagegen können die Mitgliedstaaten mit nationalen Vorschriften regeln, auf welche Weise die Angaben über Allergene in nicht vorverpackten Lebensmitteln (loser Ware) bereitzustellen sind. Diese zusätzliche Regelung trat in Deutschland mit der Lebensmittelinformations-Durchführungsverordnung (LMIDV) im Juli 2017 in Kraft.

Im Gegensatz dazu müssen allergene Bestandteile nicht gekennzeichnet werden, wenn sie unbeabsichtigt, etwa während des Herstellungsprozesses, in ein Lebensmittel gelangt sind („Cross contact"). Wie mit derartigen unerwünschten Allergeneinträgen umzugehen ist und inwieweit diese aus Gründen des Verbraucherschutzes gegebenenfalls zu kennzeichnen sind, ist bisher nicht verbindlich geregelt. Diese Frage sollte Gegenstand weiterer wissenschaft-

licher Diskussionen und Überlegungen sein, auch und insbesondere auf Seiten des Risikomanagements. Die Einbeziehung bereits verfügbarer Daten der Risikobewertung kann hierbei hilfreich sein.

Forderungen

)) Optimierung und Standardisierung geeigneter analytischer Methoden zum Nachweis von Allergenen sowie Erstellung von zertifizierten Referenzmaterialien

)) Erhebung weiterer klinischer Daten hinsichtlich des allergenen Potentials von bestimmten Lebensmitteln, zu denen bislang die Datenlage unzureichend ist, z. B. zu verschiedenen Fischarten und bestimmten Baumnüssen

)) Erhebung weiterer Daten zu der Frage, welchen Einfluss die Lebensmittelverarbeitung sowie die Lebensmittelmatrix auf das allergene Potential von Allergenen hat

)) Weitergehende Überlegungen dazu, wie mit unbeabsichtigten Allergeneinträgen in Form von Stücken oder Partikeln umzugehen ist, z. B. Eintrag ganzer Nüsse oder Nussstücke (nichthomogene Verteilung unerwünschter Einträge)

)) Sensibilisierung der herstellenden Betriebe durch gezielte Information über die Problematik versteckter Allergene

)) Untersuchungen in Herstellerbetrieben über Art und Ausmaß ungewollter Einträge von Allergenen in Lebensmittel und zur Etablierung geeigneter Präventionsstrategien im Rahmen eines validierten Allergen- und Qualitätsmanagements

)) Anwendung des HACCP-Konzepts („Hazard Analysis and Critical Control

Point") mit dem Ziel, gesundheitliche Gefahren durch Lebensmittel zu identifizieren, zu bewerten und zu beherrschen (Gefahrenanalyse und -bewertung sowie die Festlegung kritischer Lenkungspunkte)

» Überlegungen auch und insbesondere des Risikomanagements zu Fragen verbindlicher Schwellenwerte für maximale Mengen an Allergenen in Lebensmitteln, unterhalb derer von einer Kennzeichnungspflicht abgesehen werden könnte. Dies beinhaltet auch Fragen, welches gesundheitliche Risiko für einen (möglichst geringen) prozentualen Anteil allergiebetroffener Personen als annehmbar und als noch tolerierbar anzusehen wäre, dies auch unter Berücksichtigung des Schweregrads zu erwartender unerwünschter Reaktionen.

Literatur

1. ALTS, Beschlüsse des ALTS: Auf der Grundlage von § 8 Nr. 4 der Geschäftsordnung veröffentlicht der Arbeitskreis der auf dem Gebiet der Lebensmittelhygiene und der Lebensmittel tierischer Herkunft tätigen Sachverständigen (ALTS) die auf der 74. Arbeitstagung am 09. bis 10. Dezember 2014 in Erlangen gefassten Beschlüsse. 2014. https://www.bvl.bund.de/DE/01_Lebensmittel/01_Aufgaben/02_AmtlicheLebensmittelueberwachung/13_ALTS/lm_ALTS_node.html [Zugriff am 19.9.18]
2. Crevel RWR, Ballmer-Weber BK, Holzhauser T, et al. Thresholds for food allergens and their value to different stakeholders. Allergy 2008; 63: 597–609.
3. Crevel RWR, Briggs D, Hefle SL, Knulst AC, Taylor SL. Hazard characterisation in food allergen risk assessment: The application of statistical approaches and the use of clinical data. Food Chem Toxicol 2007; 45: 691–701.
4. Demmel A, Busch U, Waiblinger HU. Existierende Aktionswerte. In: Busch U, Waiblinger HU, Hrsg. Allergene in Lebensmitteln. Hamburg: Behr's Verlag, 2015.
5. Demmel AW, Waiblinger HU, Busch U. Lebensmittelrechtliche Regelungen für Allergene in der EU. Bundesgesundheitsblatt 2016; 59: 872–877.
6. DunnGalvin A, Chan CH, Crevel R, et al. Precautionary allergen labelling: perspectives from key stakeholder groups. Allergy 2015; 70: 1039–1051.
7. EFSA. Update: use of the benchmark dose approach in risk assessment. EFSA Journal 2017; 15: 4658.
8. EFSA. Scientific Opinion – Use of the benchmark dose approach in risk assessment. EFSA Journal 2009; 1150: 1–72.
9. EFSA. Scientific Opinion on the evaluation of allergenic foods and food ingredients for labelling purposes. EFSA Journal 2014; 12: 3894.
10. FDA. Center for Food Safety and Applied Nutrition. Food and Drug Administration. US Department of Health and Human Services. Approaches to Establish Thresholds for Major Food Allergens and for Gluten in Food. Revised Threshold Report 2006; 1–108. https://www.fda.gov/Food/GuidanceRegulation/GuidanceDocumentsRegulatoryInformation/Allergens/ucm106108.htm
11. Hourihane JB, Kilburn SA, Nordlee JA, Hefle SL, Taylor SL, Warner JO. An evaluation of the sensitivity of subjects with peanut allergy to very low doses of peanut protein: a randomized, double-blind, placebo-controlled food challenge study. J Allergy Clin Immunol 1997; 100: 596–600.
12. Kruizinga AG, Briggs D, Crevel RW, Knulst AC, van den Bosch LM, Houben GF. Probabilistic risk assessment model for allergens in food: sensitivity analysis of the minimum eliciting dose and food consumption. Food Chem Toxicol 2008; 46: 1437–1443.
13. Langen U, Schmitz R, Steppuhn H. Häufigkeit allergischer Erkrankungen in Deutschland: Ergebnisse der Studie zur Gesundheit Erwachsener in Deutschland (DEGS1). Bundesgesundheitsblatt 2013; 56: 698–706.
14. Madsen CB, Hattersley S, Buck J, et al. Approaches to risk assessment in food allergy: report from a workshop ‚developing a framework for assessing the risk from allergenic foods". Food Chem Toxicol 2009; 47: 480–489.
15. Richter K, Rubin D, Lampen A. Aktuelle Aspekte zur Risikobewertung von Allergenspuren in Lebensmitteln. Bundesgesundheitsblatt 2012; 55: 394–401.

16. Rimbaud L, Heraud F, La Vieille S, Leblanc JC, Crepet A. Quantitative risk assessment relating to adventitious presence of allergens in food: a probabilistic model applied to peanut in chocolate. Risk Analysis 2010; 30: 7–19.

17. Roeder M, Hein T. VITAL-2.0-Konzept. Ein neues Allergenmanagementkonzept. Deutsche Lebensmittelrundschau, Lebensmittelanalytik 2012; 536–540.

18. Roehr CC, Edenharter G, Reimann S, et al. Food allergy and non-allergic food hypersensitivity in children and adolescents. Clin Exp Allergy 2004; 34: 1534–1541.

19. Spanjersberg MQ, Kruizinga AG, Rennen MA, Houben GF. Risk assessment and food allergy: the probabilistic model applied to allergens. Food Chem Toxicol 2007; 45: 49–54.

20. Taylor SL, Baumert JL, Kruizinga AG, et al. Establishment of Reference Doses for residues of allergenic foods: Report of the VITAL Expert Panel. Food Chem Toxicol 2014; 63: 9–17.

21. Taylor SL, Hefle SL, Bindslev-Jensen CB, et al. A consensus protocol for the determination of the threshold doses for allergenic foods: how much is too much? Clin Exp Allergy 2004; 34: 689–695.

22. Worm M, Reese I, Ballmer-Weber B, et al. Guidelines on the management of IgE-mediated food allergies: S2k-Guidelines of the German Society for Allergology and Clinical Immunology (DGAKI). Allergo J Int 2015; 24: 256–293.

23. Zuberbier T, Edenharter G, Worm M, et al. Prevalence of adverse reactions to food in Germany – a population study. Allergy 2004; 59: 338–345.

Verordnungen, Richtlinien und Bekanntmachungen zur Kennzeichnung

Verordnung (EU) Nr. 1169/2011 des Europäischen Parlaments und des Rates vom 25. Oktober 2011 betreffend die Information der Verbraucher über Lebensmittel und zur Änderung der Verordnungen (EG) Nr. 1924/2006 und (EG) Nr. 1925/2006 des Europäischen Parlaments und des Rates und zur Aufhebung der Richtlinie 87/250/EWG der Kommission, der Richtlinie 90/496/EWG des Rates, der Richtlinie 1999/10/EG der Kommission, der Richtlinie 2000/13/EG des Europäischen Parlaments und des Rates, der Richtlinien 2002/67/EG und 2008/5/EG der Kommission und der Verordnung (EG) Nr. 608/2004 der Kommission, ABl. L 304 vom 22.11.2011, S. 18-63.

Lebensmittelinformations-Durchführungsverordnung (LMIDV), Verordnung zur Durchführung unionsrechtlicher Vorschriften betreffend die Information der Verbraucher über Lebensmittel, vom 5. Juli 2017, BGBl. I S. 2272.

Europäische Kommission (2017). Bekanntmachung der Kommission vom 13.7.2017 über die Bereitstellung von Informationen über Stoffe oder Erzeugnisse, die Allergien oder Unverträglichkeiten auslösen und die in Anhang II der Verordnung (EU) Nr. 1169/2011 betreffend die Information der Verbraucher über Lebensmittel aufgeführt sind, Brüssel, den 13.7.2017, C(2017) 4864 final, Generaldirektion Gesundheit und Lebensmittelsicherheit, Referat E1, Europäische Kommission, B-1049 Brüssel Belgien.

4.18 Regulation von Allergenprodukten in Deutschland und behördliche Überwachung

Einleitung

Für eine aussagekräftige Diagnostik von Typ-I- und Typ-IV-Allergien und eine erfolgreiche Allergen-Immuntherapie (AIT) sind qualitativ hochwertige, wirksame und sichere Allergenprodukte notwendig, die die klinisch relevanten Allergene in funktioneller Form beinhalten.

Das Paul-Ehrlich-Institut (PEI), Bundesinstitut für Impfstoffe und biomedizinische Arzneimittel, leistet einen essenziellen Beitrag zur öffentlichen Gesundheit („Public Health") und zur Verfügbarkeit von qualitativ hochwertigen, wirksamen und sicheren Arzneimitteln zur Diagnostik und Therapie von Allergien von Mensch und Tier. Der vorliegende Beitrag gibt einen kurzen Überblick über die Regulation von Allergenprodukten in Deutschland und deren behördliche Überwachung.

Gesetzliche Anforderungen an Allergenprodukte in Deutschland und der Europäischen Union (EU)

Allergene unterliegen seit 1989 europäischem Recht (Richtlinie 89/342/EWG) [15] und nach der Definition der Richtlinie 2001/83/EG [13] sind sowohl Test- als auch Therapieallergene Arzneimittel. Nach Artikel 6 dieser europäischen Richtlinie darf ein Arzneimittel in einem Mitgliedstaat erst dann in den Verkehr gebracht werden, wenn die zuständige Behörde dieses Mitgliedstaats eine Genehmigung für das Inverkehrbringen erteilt hat. Alle Mitgliedstaaten der Europäischen Union verfügen jeweils über mindestens eine eigene nationale Zulassungsbehörde, die im Netzwerk der europäischen Arzneimittelbehörden oder unter Koordination der Europäischen Arzneimittelagentur EMA („European Medicines Agency") kooperieren.

In Deutschland ist der Anwendungsbereich der Richtlinie 2001/83/EG vollständig im Arzneimittelgesetz (AMG) [7] umgesetzt. Gemäß § 21 Abs. 1 AMG dürfen Arzneimittel in Deutschland nur in Verkehr gebracht werden, wenn sie von der zuständigen Bundesoberbehörde zugelassen worden sind. Für die Zulassung muss nach dem jeweils aktuellen Stand des Wissens belegt werden, dass die Arzneimittel eine angemessene *Qualität* besitzen sowie *wirksam* und *sicher* sind. Zuständige Bundesoberbehörde für Test- und Therapieallergene ist das PEI mit Sitz in Langen bei Frankfurt/Main, in dessen Zuständigkeitsbereich alle Impfstoffe und biomedizinischen Arzneimittel fallen. Alle anderen Arzneimittel und Medizinprodukte sind dem Zuständigkeitsbereich des Bundesinstituts für Arzneimittel und Medizinprodukte (BfArM) mit Sitz in Bonn zugeordnet. PEI und BfArM gehören als im Arzneimittelbereich tätige Bundesoberbehörden zum Geschäftsbereich des Bundesministeriums für Gesundheit (BMG). Die Aufgaben des PEI (www.pei.de/aufgaben) basieren auf dem „Gesetz über das Bundesinstitut für Impfstoffe und biomedizinische Arzneimittel" und entwickeln sich mit der Fortschreibung des deutschen und europäischen Arzneimittelrechts kontinuierlich weiter.

Regulation von Allergenprodukten

Das PEI ist verantwortlich für die Regulation von Impfstoffen und biomedizinischen Arzneimitteln über deren gesamten Lebenszyklus. Das PEI prüft und bewertet Impfstoffe und biomedizinische Arzneimittel mit dem Ziel, eine positive Nutzen-Risiko-Bilanz der biomedizinischen Arzneimittel, die auf dem deutschen und europäischen Markt verfügbar sind, sicherzustellen.

Dies umfasst auch Allergenprodukte: Basierend auf den geltenden nationalen und europäischen gesetzlichen Grundlagen [6, 7, 11, 13, 14, 15, 19] und Guidelines der EMA [8, 9, 10] prüft und bewertet das PEI Nutzen und Risiko von Test- und Therapieallergenen für die Anwendung am Menschen im Rahmen

)) der Genehmigung klinischer Prüfungen,

)) der Zulassung,

)) Chargenprüfung und -freigabe sowie

)) vor und nach der Zulassung im Rahmen der kontinuierlichen Überwachung hinsichtlich Risiken (Pharmakovigilanz).

Zur Unterstützung dieser Aufgaben ist regulationsbegleitend die experimentelle und pharmako-epidemiologische Forschung des PEI unverzichtbar.

Die Zulassung von und der Handel mit Arzneimitteln für den europäischen Markt

sind umfassend durch europäische Rechtsvorschriften vereinheitlicht und reguliert. Hieraus ergeben sich zahlreiche weitere Aufgaben, die das Institut im europaweiten regulatorischen Netzwerk wahrnimmt.

In der Europäischen Union bestehen prinzipiell vier verschiedene Verfahren, um ein Arzneimittel zuzulassen (s. u.) [3]. Nicht nur bei nationalen Zulassungsverfahren, sondern auch bei multinationalen Zulassungsverfahren kommt den nationalen Arzneimittelbehörden als „Reference Member State", „Concerned Member State", Rapporteur oder Co-Rapporteur eine wesentliche Aufgabe bei der Bewertung von Zulassungsdossiers im Hinblick auf Qualität, Sicherheit und Wirksamkeit zu.

)) Nationales Zulassungsverfahren: Die Zulassung wird vom Antragssteller in einem Mitgliedstaat (MS) angestrebt. Die Bewertung des Zulassungsantrags und die Erteilung der Zulassung im betreffenden Mitgliedstaat erfolgt durch die jeweils zuständige nationale Arzneimittelbehörde.

)) „Mutual Recognition Procedure" (MRP; Verfahren der gegenseitigen Anerkennung): Eine nationale Zulassung, die bereits in einem Mitgliedstaat besteht (sogenannter „Reference Member State", RMS), soll auf Antrag des pharmazeutischen Unternehmens auf ein oder mehrere EU-Länder (sog. „Concerned Member States", CMS) ausgeweitet werden. Die zuständige Behörde des RMS stellt bei diesem Verfahren den Bewertungsbericht („Assessment Report"), der zur ursprünglichen Zulassung geführt hatte, in aktualisierter Form den Zulassungsbehörden der CMS, in denen die Zulassung angestrebt wird, zur Verfügung. Dieser Bericht wird von den CMS kommentiert, woraus Rückfragen an den Antragssteller resultieren. In seinem Antwortschreiben muss der Antragsteller alle bestehenden Mängel ausräumen. Wird danach im positiven Falle Konsens von RMS und CMS erzielt, wird die Zulassung in den beteiligten CMS erteilt. Wird kein Konsens erzielt, erfolgt ein strukturiertes Vermittlungsverfahren durch die „Coordination Group for Mutual Recognition and Decentralized Procedures human" (CMDh). Im Fall einer negativen Entscheidung geht auch die Zulassung im Erststaat verloren.

)) „Decentralized Procedure" (DCP): Es wird eine gleichzeitige Zulassung in mehreren EU-Ländern vom Antragsteller angestrebt. Ein DCP-Verfahren kann allerdings nur angewendet werden, wenn zuvor noch keine Zulassung für das jeweilige Arzneimittel in einem Mitgliedstaat der EU erteilt wurde. Bei diesem Verfahren wählt der Antragsteller RMS und CMS. Die zuständige Arzneimittelbehörde des RMS erstellt bei diesem Verfahren den Bewertungsbericht, den die zuständige Behörde des CMS kommentiert. Die darauf folgend durch den RMS ergänzte/konsolidierte Version wird dann durch den RMS an den Antragsteller gesendet. Wird danach im positiven Falle Konsens von RMS und CMS erzielt, wird die Zulassung in allen am DCP-Verfahren beteiligten Mitgliedstaaten erteilt. Wird kein Konsens erzielt, erfolgt ein strukturiertes Vermittlungsverfahren durch die CMDh.

)) „Centralized Procedure" (CP): Der Antragsteller strebt die gleichzeitige Zulassung in allen EU-Ländern an. Das Verfahren wird durch die EMA koordiniert und muss bei einigen Arzneimitteln verpflichtend angewendet werden [18]:

- Arzneimittel, die mithilfe von rekombinanter DNS, kontrollierter Expression in Prokaryonten und Eukaryonten (inklusive transformierter Säugetierzellen) und Verfahren auf Basis von Hybridomen und monoklonalen Antikörpern hergestellt wurden.
- Arzneimittel, die einen neuen Wirkstoff zur Behandlung von Krebs, AIDS, Diabetes, neurodegenerativen Erkrankungen, Autoimmunerkrankungen oder anderen Immunschwächen sowie Viruserkrankungen enthalten, der bei Inkrafttreten der Verordnung [18] noch nicht in der EU genehmigt war.
- Arzneimittel zur Behandlung von seltenen Leiden („orphan drugs").

Während Allergenprodukte bisher nicht durch ein zentralisiertes Verfahren zugelassen wurden, kann dieses Verfahren unter bestimmten Voraussetzungen, beispielsweise wenn es sich um einen neuen Wirkstoff handelt, auch für diese Produktgruppe optional angewendet werden. In diesem Verfahren wird die Funktion des „Rapporteurs" und des „Co-Rapporteurs" ausgeschrieben, worum sich die unterschiedlichen nationalen Bundesoberbehörden bewerben können. Das „Committee for Medicinal Products for Human Use" (CHMP), das bei der EMA angesiedelt ist, vergibt das Mandat des „Rapporteurs" und des „Co-Rapporteurs" an zwei zuständige Arzneimittelbehörden der Mitgliedstaaten, die unabhängig voneinander die Bewertung der Zulassungsunterlagen vornehmen. Zusätzlich wird die Funktion eines „Rapporteurs" und „Co-Rapporteurs" des Ausschusses für Risikobewertung im Bereich der Pharmakovigilanz (PRAC) nach Bewerbung festgelegt. Es erfolgt ein EMA Peer-Review und Erstellung der Fragen an den Hersteller durch CHMP, der nach Beantwortung durch das pharmazeutische Unternehmen auch die Bewertungsvorlage mit einer entsprechenden Empfehlung über die Zulassungsentscheidung für die Europäische Kommission (EC) vorbereitet, die dann über die (gleichzeitige) Zulassung in den EU-Ländern entscheidet.

Bei der derzeit überwiegenden Anzahl von Zulassungen von Allergenprodukten in Deutschland und Europa handelt es sich bisher um nationale Zulassungsverfahren. In Deutschland wird bei diesen die Zulassung durch das PEI erteilt. Wenige Allergenprodukte haben ein MRP- oder DCP-Verfahren erfolgreich durchlaufen und basierend darauf eine Zulassung erhalten.

Alle Änderungen nach Erteilung der Zulassung (z. B. im Herstellungsprozess, der Zusammensetzung der Ausgangmaterialien oder den Ausführungen in der Produktinformation) sind als sog. „Variation" gegenüber der zuständigen Arzneimittelbehörde anzeigepflichtig und bedürfen einer Genehmigung durch diese.

Zusammenfassend umfassen die Aufgaben des Instituts im Hinblick auf Allergenprodukte folgende Bereiche:
- die Zulassung von Test- und Therapieallergenen sowie die Durchführung von Folgeverfahren zu Änderungen bestehender Zulassungen,
- die Genehmigung klinischer Prüfungen mit Test- und Therapieallergenen,
- die wissenschaftliche Beratung zu Zulassungsanträgen und Anträgen auf Genehmigung klinischer Prüfungen mit Test- und Therapieallergenen,
- die Erfassung und Bewertung von Nebenwirkungs-Verdachtsfallmeldungen von Test- und Therapieallergenen im Rahmen der Pharmakovigilanz,
- die Bewertung regelmäßiger Sicherheitsberichte während klinischer Studien und nach der Zulassung im Rahmen der Pharmakovigilanz,
- die Signaldetektion hinsichtlich Risikosignalen im Rahmen der Pharmakovigilanz,
- die staatliche Chargenprüfung und Chargenfreigabe von Test- und Therapieallergenen,
- die Durchführung und Koordination notwendiger Maßnahmen zur Verhütung einer Gefährdung der Gesundheit von Mensch und Tier,
- die regulationsbegleitende Forschung zu Test- und Therapieallergenen und allergologische Grundlagenforschung, unter anderem zur Entwicklung von produktspezifischen Standards [21].

Darüber hinaus ist das PEI aktiv an der Erstellung und Überarbeitung der für Allergenprodukte relevanten wissenschaftlichen und regulatorischen Leitlinien und Vorgaben beteiligt und trägt so entscheidend zur Weiterentwicklung dieser Arzneimittelklasse bei.

Chargenprüfung

Die staatliche Chargenfreigabe von Therapie- und Testallergenen im deutschen Markt erfolgt nach § 32 Arzneimittelgesetz vom 24. August 1976, BGBl. S. 2445 in der geltenden Fassung [2, 7]. Weitere Regelwerke für die Wahrnehmung dieser Amtsaufgabe bilden die aktuelle Monografie „Allergenzubereitungen" des Europäischen Arzneibuches [6] und die Therapie-allergene-Verordnung vom 7. November 2008 [20] (s. u.). Die Gesetzgebung in Deutschland sieht vor, dass eine Charge nur dann freizugeben ist, wenn die staatliche Chargenprüfung ergeben hat, dass die Charge nach Herstellungs- und Kontrollmethoden, die dem jeweiligen Stand der wissenschaftlichen Erkenntnis entsprechen, hergestellt und geprüft worden ist, und dass sie die erforderliche Qualität, Wirksamkeit und Unbedenklichkeit aufweist. Der staatlichen Chargenprüfung unterliegen prinzipiell alle zugelassenen Allergenprodukte für die Therapie (Therapieallergene), einschließlich Produkte unter dem Entwicklungsprogramm der Therapieallergene-Verordnung, sowie alle Allergenpräparationen zur In-vivo-Diagnostik (Testallergene).

Die Prüfung und Bewertung des PEI erfolgt nicht allein auf der Grundlage von Unterlagen, sondern auch auf Basis eigener experimenteller Prüfungen im Rahmen der staatlichen Chargenfreigabe und von Inspektionen bei Zulassungsinhabern und Antragstellern. Die staatliche Chargenprüfung einschließlich der experimentellen Prüfung von Allergenzubereitungen stellt in Europa ein Alleinstellungsmerkmal des PEI dar. Die in der experimentellen Chargenprüfung angewandten Prüfmethoden und Produktspezifikationen werden gemäß den Anforderungen der Monografie für „Allergenzubereitungen" des Europäischen Arzneibuchs eingesetzt [6]. Im Europäischen Arzneibuch sind alle wichtigen Prüfparameter, die zur Prüfung von Allergenextrakten erforderlich sind, festgelegt bzw. beschrieben (beispielsweise die Bestimmung der allergenen Gesamtaktivität, Einzelallergenbestimmungen, Proteingehalt und -profil sowie das Antigenprofil). Wich-

tige Hinweise für die Charakterisierung von Allergenprodukten mittels geeigneter Testmethoden sowie für die Erstellung von Standards und Referenzmaterialien gibt die Richtlinie „Guideline on Allergen Products: Production and Quality Issues EMEA/CHMP/BWP/304831/2007" [8]. Während die experimentelle Chargenprüfung von Therapieallergenen entweder am Intermediär- oder am Endprodukt erfolgt, wird sie bei Testallergenen ausschließlich am Endprodukt durchgeführt. Bei Produkten, die der Therapieallergene-Verordnung [20] unterliegen, wird die experimentelle Prüfung an der Charge des vorgefertigten Gebindes durchgeführt, unmittelbar bevor aus diesem die Therapieallergene abgefüllt oder gemischt werden. Ist eine experimentelle Prüfung am Endprodukt nicht möglich, wird diese an Materialien von Produktionsvorstufen, sog. Intermediärprodukten, durchgeführt. Das ist zum Beispiel dann erforderlich, wenn native Allergene chemisch oder physikalisch modifiziert wurden und nach der Modifikation nicht mehr eindeutig charakterisiert werden können. Allerdings gelten nach [8] für diese Allergene ergänzende Anforderungen an die Charakterisierung des Endprodukts, die die spezifischen Eigenheiten dieser Arzneimittelklasse berücksichtigen. Das Labor verwendet, soweit verfügbar, internationale Standards und Referenzsubstanzen und nimmt regelmäßig an Ringversuchen teil. Am PEI ist ein Qualitätsmanagement-System implementiert, das den Anforderungen der DIN EN ISO/IEC 17025 (ISO 17025) entspricht. Verschiedene experimentelle Testmethoden sind nach ISO 17025 akkreditiert. Die Laboratorien werden darüber hinaus von der EDQM („European Directorate for the Quality of Medicines

& Health Care") im Rahmen des OMCL („Official Medicinal Control Laboratories")-Netzwerks auditiert.

Mit der gesetzlichen Prüfaufgabe von Allergenprodukten ist das Paul-Ehrlich-Institut das einzige Prüfinstitut europaweit, das per Gesetz alle Chargen prüft, bevor sie auf den Markt gelangen, und ist damit in der Lage, Produkte für die spezifische Immuntherapie von Allergien vergleichenden Untersuchungen zu unterziehen und die Qualität zu überwachen. Die unabhängige Qualitätsprüfung aller Produktionschargen durch das PEI trägt somit maßgeblich zur Gewährleistung der Wirksamkeit und Sicherheit der Allergenprodukte auf dem deutschen Markt bei.

Individualrezepturen und Therapieallergene-Verordnung

Nach der europäischen Richtlinie 2001/83/ EG gibt es verschiedene Ausnahmen von der Zulassungspflicht für Arzneimittel: So kann nach *Artikel 5* Richtlinie 2001/83/EG ein Mitgliedstaat gemäß den geltenden Rechtsbestimmungen in besonderen Bedarfsfällen Arzneimittel von den Bestimmungen dieser Richtlinie ausnehmen, z.B. für Individualrezepturen.

Auch das in Deutschland gültige AMG enthält nach § 21 (2) eine Ausnahmeregelung: Einer Zulassung bedarf es nicht für Arzneimittel, die [...] „1g: als Therapieallergene für einzelne Patienten aufgrund einer Rezeptur hergestellt werden".

Diese Ausnahmeregelung ist sinnvoll und wichtig für die Verfügbarkeit von allergenspezifischen Immuntherapien für Allergien auf *seltene* Allergenquellen.

Die Therapieallergene-Verordnung (TAV), die am 14.11.2008 in Deutschland in Kraft trat, stellt sicher, dass für unten aufgeführte *häufige* Therapieallergene die Qualität, Wirksamkeit und Sicherheit belegt und in einem Zulassungsverfahren überprüft werden muss. Sie gilt für alle individuellen Rezepturen zur Behandlung von Allergien auf Süßgräser ohne Mais sowie auf Birke, Erle, Hasel, Hausstaubmilben, Bienengift, Wespengift und dehnt damit die Zulassungspflicht auf diese Individualrezepturen aus. Alle Therapieallergenprodukte, die eine oder mehrere dieser Allergenquellen enthielten, waren bis zum 14.5.2009 der zuständigen Bundesoberbehörde anzuzeigen und es musste, sofern eine Zulassung geplant war, der entsprechende Zulassungsantrag bis spätestens 30.11.2010 beim PEI eingereicht werden. Mit den Zulassungsanträgen musste ein vom Pädiatrieausschuss („Paediatric Committee", PDCO) der EMA genehmigtes pädiatrisches Prüfkonzept („Paediatric Investigation Plan", PIP) vorgelegt werden. Die Pädiatrie-Verordnung [17] der Europäischen Union erfordert, dass pharmazeutische Unternehmen schon früh in der Produktentwicklung ein Prüfkonzept für die Anwendung bei Kindern zur klinischen Überprüfung der Wirksamkeit und Sicherheit bei Kindern und Jugendlichen entwickeln und dessen Genehmigung bei der EMA beantragen. Die Umsetzung dieses Plans in klinischen Prüfungen bedarf der Genehmigung durch die nationalen Behörden und Ethik-Kommissionen.

Produkte, für die keine Zulassung angestrebt wurde, waren noch bis 14.11.2011 verkehrsfähig, danach nicht mehr, da zu diesem Zeitpunkt die Übergangsfrist für das Inverkehrbringen endete.

Von den ursprünglich über 6.600 im Markt befindlichen Individualrezepturen, die eines oder mehrere der TAV-Allergene enthielten, waren 123 Zulassungsanträge für TAV-Produkte bis zum Stichtag (1.12.2010) im PEI eingereicht worden [5]. Mit Stand 21.3.2018 sind davon noch 76 aktiv. Die Bewertung von Qualität und Klinik ist ein zweistufiger Prozess mit konsekutivem Versand der jeweiligen Mängelschreiben.

Gemäß der Therapieallergene-Verordnung ist abweichend von § 25 Abs. 4 Satz 2 des AMG dem Antragsteller Gelegenheit zu geben, Mängeln der vorgelegten Zulassungsunterlagen innerhalb eines Jahres abzuhelfen. Die Frist kann von der zuständigen Bundesoberbehörde um bis zu 7 Jahre verlängert werden, wenn dies zur Abhilfe mangelhafter klinischer Daten wegen der Eigenart der Therapieallergene erforderlich ist. Wird den Mängeln nicht innerhalb der genannten Fristen abgeholfen, ist die Zulassung zu versagen.

Die Übergangsfristen werden nur schrittweise für die verschiedenen Phasen der klinischen Entwicklung gewährt. Die Studienberichte der genehmigten klinischen Studien müssen spätestens 1 Jahr nach Abschluss der klinischen Prüfung dem PEI übermittelt werden. Wenn sich aus den Ergebnissen der Phase-II- oder Phase-III-Studien keine Hinweise auf eine mögliche Wirksamkeit ergeben, ergreift das PEI bereits zu diesem Zeitpunkt entsprechende Maßnahmen, die ein weiteres Inverkehrbringen des betroffenen Arzneimittels unterbinden. Gleiches gilt für das Vorliegen von Hinweisen auf mangelnde Produktsicherheit.

Pharmakovigilanz

Die Weltgesundheitsorganisation („World Health Organisation", WHO) definiert Pharmakovigilanz als alle Aktivitäten, die sich mit der Aufdeckung, Bewertung, dem Verstehen und der Prävention von Nebenwirkungen oder von anderen arzneimittelbezogenen Problemen befassen. Wie jedes Arzneimittel können auch Test- und Therapieallergene unerwünschte Arzneimittelwirkungen (UAW) hervorrufen.

Zum Zeitpunkt ihrer Zulassung haben Arzneimittel klinische Prüfungen mit positivem Nutzen-Risiko-Verhältnis durchlaufen. Wegen der relativ geringen Anzahl eingeschlossener Patienten und der stark kontrollierten, der täglichen Praxis nicht entsprechenden Bedingungen der Studiendurchführung sind die Erkenntnisse bezüglich der Arzneimittelsicherheit bei Markteinführung keinesfalls abschließend. Sie müssen ergänzt werden, gegebenenfalls durch gezielte Unbedenklichkeitsstudien und Wirksamkeitsstudien. Zur kontinuierlichen Überwachung des Risikoprofils eines Arzneimittels gehört die Bewertung vorzulegender regelmäßiger Sicherheitsberichte, sowohl während klinischer Studien als auch nach der Zulassung [7]. Die Erfassung und Sammlung von Nebenwirkungs-Verdachtsfallmeldungen ist ein wichtiges Instrument zur Überwachung hinsichtlich Risikosignalen (Signaldetektion), auch wenn das Spontanerfassungssystem keine Aussage zu absoluten Häufigkeiten zulässt.

In Deutschland besteht eine im AMG verankerte gesetzliche Meldeverpflichtung von Nebenwirkungsverdachtsfällen für pharmazeutische Unternehmen und eine standesrechtliche Meldeverpflichtung nach der Berufsordnung von Ärzten und Apothekern [1]. Ein Meldebogen ist im Internet unter www.akdae.de und von den Internetseiten der Bundesoberbehörden (www.pei.de www.bfarm.de) abrufbar. Auch können Fachkreise bei den Bundesoberbehörden über ein Internetportal online Nebenwirkungsverdachtsfälle melden.

Die Meldung gemäß Berufsordnung der Ärzte erfolgt an die Arzneimittelkommission der Deutschen Ärzteschaft (AkdÄ), die die Meldungen bewertet und sie entsprechend der Zuständigkeit an die deutschen Bundesoberbehörden (im Falle von UAW auf Allergenprodukte an das PEI) weitergibt. Der Zulassungsinhaber ist verpflichtet, jeden bekannt gewordenen Verdachtsfall einer Nebenwirkung, der im Inland aufgetreten ist, und jeden Verdachtsfall einer schwerwiegenden Nebenwirkung, der in einem Drittland aufgetreten ist, zu melden.

Nach § 63b AMG umfassen die allgemeinen Pharmakovigilanz-Pflichten des Inhabers einer Arzneimittelzulassung, (1) ein Pharmakovigilanz-System einzurichten und zu betreiben und (2) […] bei Arzneimitteln, die zur Anwendung bei Menschen bestimmt sind, anhand seines Pharmakovigilanz-Systems sämtliche Informationen wissenschaftlich auszuwerten, Möglichkeiten der Risikominimierung und -vermeidung zu prüfen und erforderlichenfalls unverzüglich Maßnahmen zur Risikominimierung und -vermeidung zu ergreifen. Gemäß § 63c AMG ist der Inhaber der Zulassung verpflichtet, alle Informationen über sämtliche Verdachtsfälle von schwerwiegenden Nebenwirkungen, die im In- oder Ausland auftreten, innerhalb von 15 Tagen, von nicht schwerwiegenden Nebenwirkungen, die im Inland oder einem Mitgliedstaat der Europäischen Union auf-

treten, innerhalb von 90 Tagen nach Bekanntwerden elektronisch an die europäische Datenbank zur Sammlung von Nebenwirkungsverdachtsfällen (EudraVigilance-Datenbank) zu übermitteln. Nebenwirkungs-Verdachtsfallmeldungen, die beim Paul-Ehrlich-Institut eingehen, werden ebenfalls an die EudraVigilance-Datenbank gemeldet.

Darüber hinaus sollen in der Europäischen Union aufgrund von neuen gesetzlichen Regelungen im Bereich der Arzneimittelsicherheit (Pharmakovigilanz) Verdachtsfälle von Nebenwirkungen (UAW, unerwünschte Arzneimittelwirkung) seitens der Patienten und Verbraucher eine größere Bedeutung erhalten. Seit dem 2.10.2012 können Verbraucher daher über ein Internetangebot der zuständigen Bundesoberbehörden PEI und BfArM direkt Verdachtsfälle von Nebenwirkungen (UAW) melden.

Aufgaben der Bundesländer / Landesbehörden in der Arzneimittelüberwachung

Während die Zulassung und Regulation von Arzneimitteln in Deutschland in den Zuständigkeitsbereich der Bundesoberbehörden PEI und BfArM fallen, obliegt die behördliche Überwachung aller am Arzneimittelverkehr Beteiligten den Bundesländern.

Die Aufgaben der Überwachungsbehörden der Länder bezüglich Allergenprodukte umfassen folgende Schwerpunkte:

)) die Erteilung von Erlaubnissen für die Herstellung, die Einfuhr oder den Großhandel von Test- und Therapieallergenen,

» regelmäßige Inspektionen zur Überwachung der Guten Herstellungspraxis (GMP-Inspektionen) im In- und Ausland, bei denen überprüft wird, ob in den Betriebsstätten die Herstellung und Prüfung von Test- und Therapieallergenen in Übereinstimmung mit dem EG-GMP-Leitfaden erfolgt,

» die Ausstellung von Zertifikaten,

» ggf. die Untersuchung von Arzneimitteln durch spezielle Arzneimitteluntersuchungsstellen (sog. „Official Medicines Control Laboratories", OMCL).

Die Überwachungsbehörden der Länder sind befugt und verpflichtet, bei gravierenden Verstößen gegen das Arzneimittelrecht erteilte Erlaubnisse aufzuheben, das Herstellen oder Inverkehrbringen von Allergenprodukten zu untersagen, diese vom Markt zurückzurufen oder sicherzustellen.

Ein Verzeichnis des BMG der für den Vollzug des Arzneimittelgesetzes (AMG) zuständigen Länderbehörden ist elektronisch verfügbar (https://www.bundesgesundheitsministerium.de/themen/krankenversicherung/arzneimittelversorgung/arzneimittel/amg-zustaendige-stellen.html).

Koordinierungsstelle der Länder im Human- und Tierarzneimittelbereich ist die „Zentralstelle der Länder für Gesundheitsschutz bei Arzneimitteln und Medizinprodukten" (ZLG) (www.zlg.de).

Fazit

Zusammenfassend ist das PEI als zuständige Bundesoberbehörde in Deutschland über den gesamten Lebenszyklus von Test- und Therapieallergenen sowohl für deren Regulation und Überwachung des Nutzen-Risiko-Verhältnisses als auch die Überwachung risikominimierender Maßnahmen verantwortlich. Die Überwachung des Arzneimittelverkehrs mit Test- und Therapieallergenen obliegt den Ländern. Dem PEI als zuständiger Bundesoberbehörde kommt zudem eine koordinierende Funktion der nach AMG zu ergreifenden Maßnahmen zu.

Im vorliegenden Beitrag wurde auf Test- und Therapieallergene zur Anwendung beim Menschen fokussiert. Es soll an dieser Stelle aber nicht unerwähnt bleiben, dass nach Richtlinie 2001/82/EC [12] auch Therapie- und Testallergene für die Anwendung bei Tieren in der EU der Zulassungspflicht unterliegen, auch wenn sie individuell auf tierärztliche Verschreibung hergestellt werden. Die CVMP/IWP Guideline Specific Requirements for the Production and Control of Allergen Products (7BIm11a, volume 7) [16]; last revision September 1994 ist nicht mehr aktuell und wird gegenwärtig überarbeitet [4].

Handlungsbedarf

Obwohl die rechtlichen Vorgaben und Verfahren zur Zulassung und Regulation von Allergenprodukten innerhalb der Europäischen Union vereinheitlicht sind, bestehen dennoch Unterschiede in den einzelnen EU-Staaten bezüglich der Umsetzung: Insbesondere die Anwendung von Individualrezepturen basierend auf *Artikel 5* Richtlinie 2001/83/EG (Ausnahme von der Zulassungspflicht) wird sehr unterschiedlich gehandhabt. Eine weitere Harmonisierung auf europäischer Ebene ist erforderlich.

Literatur

1. Arzneimittelkommission der Deutschen Ärzteschaft. Leitfaden zur Meldung unerwünschter Arzneimittelwirkungen bei Kindern. Gemeinsam erarbeitet von der Arzneimittelkommission der deutschen Ärzteschaft (AkdÄ) und der Deutschen Gesellschaft für Kinder- und Jugendmedizin (DG-KJ). Dtsch Ärzteblatt 2007; 104: 1533–1534.

2. Bartel D, Führer F, Vieths S. Staatliche Chargenprüfung von Allergenpräparaten. Bundesgesundheitsbl 2012; 55 358–362.

3. Bonertz A, Roberts GC, Hoefnagel M, et al. Challenges in the implementation of EAACI guidelines on allergen immunotherapy: A global perspective on the regulation of allergen products. Allergy 2018; 73: 64–76.

4. Concept paper on requirements for the production and control of allergen products for use in animals (EMA/CVMP/IWP/351882/2015).

5. Englert L, May S, Kaul S, Vieths S. Die Therapieallergene-Verordnung. Hintergrund und Auswirkung. Bundesgesundheitsbl 2012; 55: 351–357.

6. Eur. Ph. Monograph (No. 1063) on Allergen Products. European Pharmacopeia 9.0.

7. Gesetz über den Verkehr mit Arzneimitteln (Arzneimittelgesetz – AMG). Arzneimittelgesetz in der Fassung der Bekanntmachung vom 12. Dezember 2005 (BGBl. I S. 3394), zuletzt durch Artikel 1 des Gesetzes vom 18. Juli 2017 (BGBl. I S. 2757) geändert.

8. Guideline on Allergen Products: Production and Quality issues (EMEA/CHMP/BWP/304831/2007).

9. Guideline on the Clinical Development of Products for Specific immunotherapy for the Treatment of Allergic Diseases (CHMP/EWP/18504/2006).

10. Guideline on the Clinical evaluation of diagnostic agent (CPMP/EWP/1119/98/Rev. 1).

11. Richtlinie 2001/20/EG des Europäischen Parlaments und des Rates vom 4. April 2001 zur Angleichung der Rechts- und Verwaltungsvorschriften der Mitgliedstaaten über die Anwendung der guten klinischen Praxis bei der Durchführung von klinischen Prüfungen mit Humanarzneimitteln. Amtsblatt EG L 121 vom 1.5.2001, S. 0034–0044.

12. Richtlinie 2001/82/EG des Europäischen Parlaments und des Rates vom 6. November 2001 zur Schaffung eines Gemeinschaftskodexes für Tierarzneimittel. Amtsblatt EG L 311 vom 28.11.2001, S. 0001–0066.

13. Richtlinie 2001/83/EG des Europäischen Parlaments und des Rates vom 6. November 2001 zur Schaffung eines Gemeinschaftskodexes für Humanarzneimittel. Amtsblatt EG L 311 vom 28.11.2001, S. 0067–0128.

14. Richtlinie 2005/28/EG der Kommission vom 8. April 2005 zur Festlegung von Grundsätzen und ausführlichen Leitlinien der guten klinischen Praxis für zur Anwendung beim Menschen bestimmte Prüfpräparate sowie von Anforderungen für die Erteilung einer Genehmigung zur Herstellung oder Einfuhr solcher Produkte. Amtsblatt EU L91 vom 9.4.2005, S. 0013–0019.

15. Richtlinie 89/342/EWG des Rates vom 3. Mai 1989 zur Erweiterung des Anwendungsbereichs der Richtlinien 65/65/EWG und 75/319/EWG und zur Festlegung zusätzlicher Vorschriften für aus Impfstoffen, Toxinen oder Seren und Allergenen bestehende immunologische Arzneimittel. Amtsblatt EG L 142 vom 25.05.1989, S. 0014–0015.

16. Specific Requirements for the Production and Control of Allergen products (7BIm11a), adopted prior to September 1994; last revision September 1994.

17. Verordnung (EG) Nr. 1901/2006 des Europäischen Parlaments und des Rates vom 12. Dezember 2006 über Kinderarzneimittel und zur Änderung der Verordnung (EWG) Nr. 1768/92, der Richtlinien2001/20/EG und 2001/83/EG sowie der Verordnung (EG) Nr. 726/2004. Amtsblatt EU L378 vom 27.12.2006, S. 0001–0019.

18. Verordnung (EG) Nr. 726/2004 des Europäischen Parlaments und des Rates vom 31. März 2004 zur Festlegung von Gemeinschaftsverfahren für die Genehmigung und Überwachung von Human- und Tierarzneimitteln und zur Errichtung einer Europäischen Arzneimittel-Agentur. Amtsblatt EU L136 vom 30.4.2004, S. 0001–0033.

19. Verordnung (EU) Nr. 1235/2010 des Europäischen Parlaments und des Rates vom 15. Dezember 2010 zur Änderung der Verordnung (EG) Nr. 726/2004 zur Festlegung von Gemeinschaftsverfahren für die Genehmigung und Überwachung von Human- und Tierarzneimitteln und zur Errichtung einer Europäischen Arzneimittel-Agentur hinsichtlich der Pharmakovigilanz von Humanarzneimitteln und der Verordnung (EG) Nr. 1394/2007 über Arzneimittel für neuartige Therapien. Amtsblatt EU L348 vom 31.12.2010, S. 0001–0016.

20. Verordnung über die Ausdehnung der Vorschriften über die Zulassung der Arzneimittel auf Therapieallergene, die für einzelne Personen auf

Grund einer Rezeptur hergestellt werden, sowie über Verfahrensregelungen der staatlichen Chargenprüfung (Therapieallergene-Verordnung) vom 7. November 2008. BGBl. 2008, Teil 1, S. 2177–2178).

21. Zimmer J, Vieths S, Kaul S. Standardization and Regulation of Allergen Products in the European Union. Curr Allergy Asthma Rep 2016; 16: 21.

4.19 Patientenschulungsprogramme in der Allergologie

Einleitung

Schulungsprogramme im Bereich der Allergologie wurden in den 1980er-Jahren zu Asthma bronchiale entwickelt. Vorreiter waren dabei die skandinavischen Länder sowie die USA. Angeregt durch diese Entwicklungen wurden in Deutschland in einigen Kliniken und Rehabilitationseinrichtungen Schulungsprogramme erarbeitet und fortlaufend weiterentwickelt. Diese Schulungsprogramme sollen den Patienten in die Lage versetzen, seine Krankheit zu verstehen und aus diesem Verständnis heraus gemeinsam mit dem Arzt Therapien festzulegen und vor allem Exazerbationen selbständig entgegenzuwirken. Neben der Wissensvermittlung werden immer auch Verhaltensfertigkeiten trainiert. Der Patient lernt beispielsweise Inhalationstechniken und andere komplexe medikamentöse Techniken, übt aber auch soziale Fertigkeiten im Umgang mit der chronischen Erkrankung. Weitere wesentliche Aspekte sind

)) die Wahrnehmung von Früh- und Warnsymptomen,

)) der Umgang mit psychosozialen Folgebelastungen und

)) der Umgang mit der Erkrankung durch den Patienten und die Familie.

Die Verhaltensweisen werden unter anderem in Rollenspielen geübt, geprobt und zum Teil auch automatisiert.

Schulungsprogramme in der Pädiatrie werden immer auf den Patienten *und* seine Bezugspersonen, in der Regel die Eltern, ausgerichtet. Der Patient und die Familie

müssen über ein Verhaltensrepertoire verfügen, mit dem sie akute Verschlechterungen sicher beherrschen können.

Patientenschulungen sind also eine pädagogisch-psychologische Intervention mit medizinischen Inhalten und basieren auf einem biopsychosozialen Krankheitsmodell. Um die genannten Ziele zu erreichen, ist in der Regel ein interdisziplinärer Ansatz unter Beteiligung verschieder Fachleute (Ärzte, Psychologen, weitere Therapeuten je nach Indikation) notwendig. Die Ausbildung zum Patiententrainer erfolgt durch entsprechend zertifizierte Akademien. In der Pädiatrie gibt es ein einheitliches Basismodul in der theoretischen Ausbildung, auf das die jeweils indikationsspezifischen Module aufbauen [6, 30, 37].

Asthmaschulung

Die Asthmaschulungen von Kindern und Jugendlichen wurden Ende der 1980er-Jahre in verschiedenen Rehakliniken (u.a. Wangen, Sylt und Berchtesgaden) und Akutkliniken (u. a. Osnabrück, Berlin und Köln) entwickelt. Bereits 1993 haben sich die verschiedenen Schulungsteams auf gemeinsame Vorgehensweisen im Rahmen sogenannter Konsenspapiere verständigt. Im Jahr 2001 wurde erstmalig ein Qualitätsmanagement-Handbuch zur Durchführung von Asthmaschulungen bei Kindern und Jugendlichen vorgelegt [17]. Die Arbeitsgemeinschaft Asthmaschulung im Kindes- und Jugendalter wurde 1994 gegründet. Eine spezielle Asthmaschulung für Eltern von Vorschulkindern wurde bis 2005 entwickelt und die entsprechende Evaluation für diese Schulung im Jahr 2010 veröffentlicht [36].

Eine Refinanzierung der Asthmaschulung im Kindes- und Jugendalter erfolgte zunächst im Rahmen von Einzelfallentscheidungen, später im Rahmen von Verträgen mit einzelnen Krankenkassen und zum Teil auch unter Vermittlung der Kassenärztlichen Vereinigung in einzelnen KV-Bezirken.

Im Jahr 2014 wurde das Disease Management Programm (DMP) Asthma bronchiale im Rahmen der 11. Änderung der Risikostruktur-Ausgleichsverordnung auf den Weg gebracht [7]. Das DMP Asthma umfasste auch die Patientenschulungsprogramme. Erste Verträge hierzu gab es in Bayern im Jahr 2006. In das DMP Asthma konnten jedoch nur Kinder ab dem 5. Lebensjahr eingeschrieben werden. Erst im Jahr 2018 wurde der Weg freigemacht für Kinder unterhalb des 5. Lebensjahres (ab dem 2. Lebensjahr), somit auch für die oben genannte Schulung für Eltern von Vorschulkindern. Die vertraglichen Ausführungen hierzu mit den Krankenkassen stehen aktuell (Oktober 2018) noch aus.

Die Asthmaschulung für Erwachsene wurde als sogenannte NASA-Schulung (Nationales Asthmaschulungsprogramm für erwachsene Asthmatiker) bzw. MASA (modulares ambulantes Schulungsprogramm für erwachsene Asthmatiker) veröffentlicht. Die Finanzierung war zunächst im Rahmen von Rehaaufenthalten bzw. bei Einzelfallentscheidungen sichergestellt. Auch hier ist aufgrund des DMP Asthma eine Finanzierung im ambulanten Bereich seit 2006 möglich.

Die Wirksamkeit der Asthmaschulung im Kindes- und Jugendalter konnte für Kinder ab dem 5. Lebensjahr in eigenen Studien nachgewiesen werden [34, 35]. In großen Anwendungsstudien konnten der Rollout dieser Schulung an verschiedenen Standorten und die Art und Weise der Trainerausbildung überprüft werden [18, 24]. Auch die aktuellen Daten aus dem DMP Asthma bestätigen die Wirksamkeit der Asthmaschulung [29]. In internationalen Metaanalysen zeigte sich eine Wirksamkeit der Asthmaschulung bei Kindern und Jugendlichen mit folgenden Vorteilen [1, 4, 12]:

- Verbesserung der Lungenfunktion (PEF +9,5%)
- Reduktion der Schulfehlzeiten
- Verbesserung der körperlichen Aktivität
- reduzierte nächtliche Asthmaanfälle
- reduzierte Krankenhausaufenthalte
- reduzierte Notfallambulanz-Besuche

In der Erwachsenenmedizin wurden die relevanten Arbeiten zur Wirksamkeit zwischen 2001 und 2006 veröffentlicht [5, 21, 39].

Inhalte

Relevante Inhalte der Asthmaschulung sind:

- Physiologie der Atmung
- Pathophysiologie des Asthma bronchiale
- Auslöser und deren Vermeidung
- Medikamentenwirkung
- medikamentöser Stufenplan
- Einsatz der Medikamente, insbesondere Einübung der Inhalationstechnik,
- Notfallbehandlung und Einüben der Notfallbehandlung (ggf. in Rollenspielen)

) Symptomwahrnehmung – mit und ohne Hilfsmittel (Peakflow)

) relevante Verhaltensaspekte und emotionale Aspekte bei Asthma bronchiale

) familiäre und psychosoziale Aspekte.

Für die Schulung von Kindern und Jugendlichen ist neben einer altersgerechten Vermittlung der oben genannten Inhalte eine Individualisierung auf den einzelnen Patienten notwendig, wobei entwicklungs- und altersgerechte Methoden zu bedenken sind. Die Inhalte für die Eltern sind ebenfalls an die individuellen Gegebenheiten anzupassen. Insgesamt ergibt sich nach den Qualitätsvorgaben der AG Asthmaschulung im Kindes- und Jugendalter e.V. [30] ein Zeitumfang in der Asthmaschulung von 30 × 45 Minuten, wobei 12 × 45 Minuten auf die Eltern und 18 × 45 Minuten auf die Kinder und Jugendlichen entfallen. Dabei können einige Einheiten gemeinsam von Eltern und Kindern absolviert werden.

Der zeitliche Umfang in der Erwachsenenschulung beträgt 6 × 60 Minuten.

Die Refinanzierung der Asthmaschulung erfolgt im ambulanten Setting über die Krankenkassen, vorausgesetzt der Patient ist im DMP Asthma eingeschrieben. Die Erfolge im Rahmen des DMP sind zu einem wesentlichen Teil auch Erfolge der durchgeführten Schulungen.

Asthmaschulungen im Kindes- und Jugendaltern werden von über 250 Schulungsteams nahezu flächendeckend innerhalb Deutschlands angeboten. Eine Übersicht der Schulungsteams findet sich für die Schulung von Eltern, Kindern und Jugendlichen unter www.asthmaschulung.de. Allerdings sind in weniger stark besiedelten Regionen, insbesondere im Osten Deutschlands, die Anfahrtswege zu einer ambulanten Patientenschulung teilweise sehr weit (über 50 km). Daher bieten einige Praxen kompakte Schulungen oder sogenannte „Asthmacamps" an. Außerdem kann die Schulung in solchen Fällen im Rahmen der Rehabilitation erfolgen.

Im Bereich der Erwachsenenmedizin ist ebenfalls ein nahezu flächendeckendes Angebot vorhanden. Eine Arztsuche über die Homepage der jeweiligen Kassenärztlichen Vereinigung führt in der Regel zum nächsten Schulungsarzt.

Neurodermitis

Ausgehend von den positiven Erfahrungen in der Asthmaschulung und der häufig gleichzeitig bestehenden Neurodermitis bei Kindern mit Asthma bronchiale wurde die Neurodermitisschulung Anfang der 1990er-Jahre entwickelt. Nach Anregung durch das Bundesministerium für Gesundheit wurde eine einheitliche Durchführung der Neurodermitisschulung 1998 konsentiert und anschließend in einer großen Multicenterstudie evaluiert. Die Studie mit Nachbeobachtung wurde 2000–2004 durchgeführt und 2006 im British Medical Journal veröffentlicht [33]. Ein Qualitätshandbuch legt die relevanten Rahmenbedingungen der Neurodermitisschulung bei Eltern, Kindern und Jugendlichen fest [6].

In der großen Multicenterstudie mit 823 Teilnehmern konnte die Wirksamkeit der Patientenschulung bei Kindern und Jugendlichen mit Neurodermitis sowie die Schulung deren Eltern eindeutig nachgewiesen werden. Die Evaluation dieser Schulung wurde in vielen Metaanalysen immer wieder als die beste Evaluation im Bereich der Patientenschulung hervorgehoben [11].

Aus den Gruppen der Studienteilnehmer wurde 1999 die Arbeitsgemeinschaft Neurodermitisschulung e. V. (AGNES) gegründet. Im Gegensatz zur AG Asthmaschulung waren in der Arbeitsgemeinschaft Neurodermitisschulung von Anfang an auch Erwachsenen-Dermatologen vertreten, die sowohl Kinder und Jugendliche schulten als auch ein entsprechendes Schulungsprogramm für Erwachsene mit Neurodermitis entwickelt haben.

Dabei gab es in den 1980er-Jahren Schulungsprogramme für erwachsene Patienten mit Neurodermitis und einzelne Evaluationen zu diesen Programmen. 2001 resultierte daraus – iniitiert durch die Arbeitsgemeinschaft Dermatologische Prävention – ein nationaler Konsensus zur Durchführung dieser Schulung [26]. Aus dieser Initiative entwickelte sich die Arbeitsgemeinschaft Neurodermitisschulung für Erwachsene (ARNE), die nach Weiterentwicklung des Konsensus die Neurodermitisschulung ab 2010 in einer großen Multicenterstudie mit über 300 erwachsenen Patienten evaluierte. In der Veröffentlichung aus dem Jahr 2017 wurde ein deutlicher positiver Effekt mit Verbesserung des Hautbildes (SCORAD-Index) beschrieben [13, 14]. AGNES und ARNE arbeiten eng zusammen.

Der zeitliche Umfang für die Neurodermitisschulung nach den Vorgaben von AGNES und ARNE beträgt 12 Stunden für Erwachsene und Jugendliche sowie für die Eltern von Kindern unter 8 Jahren. Im Alter zwischen 8 und 13 Jahren erfolgt die Schulung sowohl für Eltern als auch für Kinder jeweils in einem Umfang von 12×60 Minuten.

Inhalte

Relevante Inhalte der Neurodermitisschulung sind:

>> Anatomie und Physiologie der Haut
>> Pathophysiologie der Neurodermitis
>> Auslöser und deren Vermeidung
>> Juckreiz und Juckreizvermeidung
>> medikamentöser Stufenplan,
>> Symptomwahrnehmung, z. B. „Hautdedektiv und Wochenbogen"
>> Entspannungsübungen
>> emotionale und kognitive sowie familiäre und psychosoziale Aspekte.

Refinanzierung und Flächendeckung

Trotz der hervorragenden Evaluationsergebnisse der Multicenterstudie ist eine einfache Refinanzierung der Neurodermitisschulung für Eltern, Kinder und Jugendliche im Rahmen der GKV über die Kassenärztlichen Vereinigungen nicht möglich. In der Regel ist für jeden Einzelfall eine Antragstellung zu ergänzenden Leistungen zur Rehabilitation nach § 43 SGB V erforderlich, um eine Refinanzierung im ambulanten Bereich zu erreichen. Von den meisten Krankenkassen werden diese Anträge auf Grundlage eines anerkannten Schulungsteams komplikationslos genehmigt. Dabei prüfen einige Krankenkassen die erforderlichen Strukturen nach den Qualitätsvorgaben der AGNES selbst, anderen wiederum reicht der Hinweis auf eine bereits erfolgte Prüfung durch eine andere Krankenkasse. Dabei orientieren sich die Krankenkassen eng an den Vorgaben der AGNES [6] in ihren Bestimmungen zur Finanzierung der Neurodermitisschulung bei Eltern, Kindern und Jugendlichen [31, 32].

387

Insgesamt gibt es etwa 120 AGNES-Schulungsteams in Deutschland (siehe www.neurodermitsschulung.de), jedoch ist die Versorgung insbesondere in strukturschwachen Regionen nicht flächendeckend.

In der Neurodermitisschulung bei Erwachsenen nach dem ARNE-Konzept sind bislang lediglich die 17 Studienzentren aktiv. Auf eine Refinanzierung durch die Krankenkassen muss noch hingearbeitet werden [15].

Anaphylaxie

Die Anaphylaxieschulung ist die jüngste Schulung bei Patienten mit allergologischen Erkrankungen. Die Arbeitsgemeinschaft Anaphylaxie Training und Edukation (AGATE) wurde 2007 gegründet. Die AGATE-Schulung wurde von vornherein für Eltern/Bezugspersonen sowie erwachsene Patienten mit Anaphylaxie entwickelt und 2012 veröffentlicht [27]. Diese Schulung wurde im Rahmen einer randomisierten Studie mit fast 200 Patienten bzw. Bezugspersonen evaluiert [3]. Dabei zeigten sich eine deutliche Verbesserung des handlungsrelevanten Wissens bei den Schulungsteilnehmern und eine zunehmende Kompetenz in der Durchführung von Notfallmaßnahmen [2, 3].

Der Umfang der Anaphylaxieschulung beträgt 3×2 Stunden, also insgesamt 6 Zeitstunden, verteilt auf 2 Termine. Ein Qualitätshandbuch legt die relevanten Rahmenbedingungen der Anaphylaxieschulung fest [37].

Inhalte

Inhalte der Anaphylaxie-Schulung sind:
» Pathophysiologie der Anaphylaxie
» Symptome und Co-Faktoren erkennen
» Akuttherapie
» Wirkung der Medikamente
» Notfallbehandlung
» Erproben der Notfallbehandlung
» Auslöser- und deren Vermeidung, insbesondere Nahrungsmittel
» Hilfsmittel und Alltagsstrategien, z. B. Anaphylaxiepass und Anaphylaxieplan, Notfallplakette etc.
» Familie und psychosoziale Aspekte.

Trotz des positiven Evaluationsergebnisses bestehen noch erhebliche Probleme in der Flächendeckung und Refinanzierung der Anaphylaxieschulung. Besonders im ambulanten Bereich ist bislang die Anwendung des § 43 SGB V (ergänzende Leistungen zur Rehabilitation) schwierig, da die Kriterien einer chronischen Krankheit im sozialmedizinischen Sinne nicht erfüllt sein sollen, sodass eine Refinanzierung der Schulung von den Krankenkassen häufig abgelehnt wird. Insgesamt gibt es in Deutschland 27 AGATE-Schulungszentren [2]. Eine Übersicht findet sich unter www.anaphylaxieschulung.de.

Transition und Schulung

Kinder und Jugendliche mit einer chronischen Erkrankung haben heute dank einer verbesserten medizinischen Versorgung einschließlich Patientenschulungen in den meisten Fällen eine deutlich verbesserte Lebenserwartung. Sie erreichen meist das Erwachsenenalter, haben eine normale Teilhabe und führen ein selbständiges Leben. Diese positiven Ergebnisse erfordern aber auch einen Wandel in der bestehenden Versorgungslandschaft, sowohl in der Kinder- und Jugend- als auch in der Erwachsenenmedizin, insbesondere an deren Schnittstelle.

Für chronisch kranke Jugendliche ist der Übergang in das Erwachsenenalter mit besonderen Herausforderungen verbunden. Neben den normalen Entwicklungsaufgaben dieser Altersgruppe wie Identitätsfindung, Ablösung vom Elternhaus und Zukunftsorientierung müssen sie lernen, ihre krankheitsbedingten Besonderheiten und Einschränkungen zu akzeptieren. Außerdem müssen sie die Verantwortung für ihre Erkrankung übernehmen und eigenständig die medizinische Versorgung organisieren. Dieser Übergang gelingt oft nicht reibungslos, ebenso wie der Wechsel von der pädiatrischen Behandlung zu einer entsprechend qualifizierten Versorgung in der Erwachsenenmedizin [22, 25, 28].

Transition ist der Prozess des absichtsvollen, geplanten Übergangs von Adoleszenten/jungen Erwachsenen mit einer chronischen Erkrankung von einer jugend- zu einer erwachsenenzentrierten Gesundheitsbetreuung. Transfer ist davon nur ein Teil und betrifft den strukturierten Wechsel des behandelnden Arztes. Die Transition wird erschwert durch den Wechsel der medizinischen Bezugspersonen sowie andere Therapiekonzepte bei gleichzeitigem Wegfall einer Kontrolle durch Eltern, Lehrer, Schule usw. (die auch Stützen waren). Dabei steht die Altersgruppe der „jungen Erwachsenen" (also der 18- bis 25-Jährigen) bislang weder im Fokus der Kinder- noch der Erwachsenenmedizin. Transition und Transfer erfolgen häufig nicht koordiniert zu einem geplanten Zeitpunkt, sondern plötzlich und ungeplant, zum Beispiel bei Schwierigkeiten in der pädiatrischen Betreuung. Die Folgen sind unzureichende Übergabe, sinkende Adhärenz, unregelmäßige Arztbesuche, unzureichende Therapiekontrolle, fehlende Verlaufskontrollen und Vertrauensverlust des Patienten [25, 28].

ModuS-T

Um Jugendliche und ihre Eltern auf die Transition vorzubereiten, bedarf es daher einer gezielten Unterstützung. Ein Ansatz dazu ist die Patientenschulung ModuS-T: *„Erwachsen werden mit ModuS: Fit für den Wechsel"*, gefördert vom Bundesgesundheitsministerium im Rahmen des Transitionsmoduls von ModuS [10]) (Abb. 1). Anders als das am Case-Management orientierte Berliner Transitionsprogramm (BTP) [23] handelt es sich dabei um ein Gruppen-Schulungsangebot unter Einschluss der Eltern [8, 38] (www.kompetenznetz-patientenschulung.de/modustransitionsschulung/). Der Einbezug der Eltern ist essenziell, wie 2 Metaanalysen gezeigt haben [16, 20]. ModuS-T ist in einer Lernzielform mit Inhalten und Vorschlägen zur Didaktik aufbereitet und umfasst zusätzlich ein Trainermanual sowie Teilnehmerunterlagen für Jugendliche [8]. ModuS-T ist für alle chronischen Erkrankungen des Kindes- und Jugendalters geeignet, die auch im Erwachsenenalter besondere Anforderungen an die Versorgung stellen.

Die Transitionsschulung kann in Kombination mit einer Jugendlichenschulung eingesetzt werden (4 Unterrichtseinheiten [UE]) oder aber als eigenständiger Workshop über 1,5 Tage (12 UE für Jugendliche und 6 UE für die Eltern) [9] (Abb. 2).

389

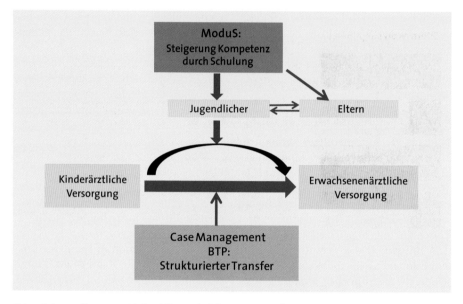

Abb. 1: Interventionen zur Unterstützung bei der Transition (BTP: Berliner Transitionsprogramm).

Bestandteil von ModuS-T ist außerdem die von KomPaS (www.kompetenznetz-patientenschulung.de) betriebene Internetseite www.between-kompas.de, die Informationen zur Transition für Jugendliche/junge Erwachsene und deren Eltern bereithält.

Ergebnisse

ModuS-T wurde bundesweit an 33 Zentren für 14 unterschiedliche chronische Erkrankungen in einer kontrollierten, prospektiven Studie evaluiert (ADHS, Asthma bronchiale, zystische Fibrose, chronisch entzündliche Darmerkrankungen, chronische Nierenerkrankungen, Diabetes mellitus Typ 1, Ehlers-Danlos-Syndrom, Epilepsie, Neurodermitis, Ösophagus-/Analatresie, Phenylketonurie, Rheuma, Undine-Syndrom, Zustand nach Nieren- bzw.

Lebertransplantation). Insgesamt wurden 45 Schulungen im ambulanten Setting (Jugendliche und Eltern) und in Rehabilitationseinrichtungen (Jugendliche) durchgeführt [19].

Eltern und Jugendlichen bewerteten die Schulungen als sehr gut. In 20 Fokusgruppeninterviews am Ende der Workshops wurden v.a. sozialrechtliche Aspekte, wie z.B. Versicherungen oder Berufswahl, von den Jugendlichen als wichtig eingeschätzt. Die Eltern machten große Ängste und Sorgen deutlich. Insgesamt wurde ModuS-T von den Jugendlichen und ihren Eltern gut angenommen und als hilfreich eingeschätzt. Als besonders wertvoll wurden der Austausch mit anderen Betroffenen sowie das Gespräch mit einem jungen Erwachsenen mit der gleichen Erkrankung angegeben.

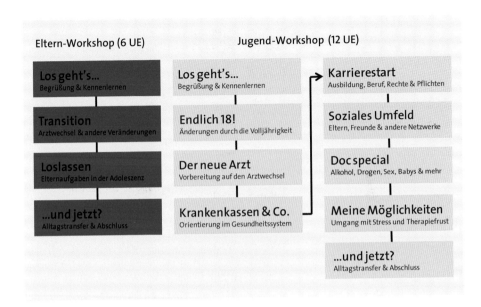

Abb. 2: Ablauf Modus T (UE: Unterrichtseinheiten).

4 Wochen nach der Intervention zeigte sich eine signifikante Verbesserung des transitionsrelevanten Wissens und der Transitionskompetenzen der Jugendlichen und der Eltern in der Interventionsgruppe (IG) [19]. Die Nachbefragung nach 2 Jahren ergab, dass die kurzfristigen Effekte von ModuS-T auch im Langzeitverlauf stabil blieben. In der IG hatten zudem mehr Teilnehmer die Verantwortung für ihre Krankheit übernommen.

Fazit und Forderungen

❱❱ Patientenschulungen in der Allergologie sind für Asthma bronchiale, Neurodermitis und Anaphylaxie in Deutschland bei Kindern, Jugendlichen und Erwachsenen standardisiert und evaluiert. Eine

Vergütung durch die gesetzlichen Krankenkassen erfolgt bei Patienten mit Asthma bronchiale im Rahmen des DMP. Hier ist eine flächendeckende Versorgung weitgehend sichergestellt. Dies gilt auch für die Neurodermitisschulung im Kindes- und Jugendalter, bei der jedoch die Finanzierung (noch) nicht einheitlich geregelt ist.

❱❱ Um die positiven Effekte der Patientenschulungen allen Betroffenen zugänglich zu machen, ist eine einfache Refinanzierung durch die GKVen notwendig. Nur so ist eine wirtschaftliche Absicherung von Schulungsteams möglich, die zu einem flächendeckenden Angebot führt.

❱❱ Der generische Schulungsansatz von ModuS-T hat sich hinsichtlich Akzeptanz, Machbarkeit und Effektivität be-

391

währt und ist somit auch für die Indikationen Asthma bronchiale, Neurodermitis und Anaphylaxie geeignet. ModuS-T ersetzt dabei keine intensive Beratung durch den betreuenden Kinder- und Jugendarzt und ein ggf. notwendiges Case-Management (z.b. BTP, Müther et al. 2016). Vor diesem Hintergrund sind die aktuellen Rahmenempfehlungen der GKVen (2017) sinnvoll, die vorgeben, dass bei jeder Jugendlichenschulung das Thema Transition integriert werden muss. Wünschenswert ist zudem eine Aufnahme in das DMP-Programm für Asthma bronchiale.

Literatur

1. Boyd M, Lasserson TJ, McKean MC, Gibson PG, Ducharme FM, Haby M. Interventions for educating children who are at risk of asthma-related emergency department attendance. Cochrane Database Syst Rev 2009; 2: CD001290.
2. Brockow K, Kugler C, Gießler-Fichtner O, Ring J, Biedermann T für die Arbeitsgemeinschaft Anaphylaxie Training und Edukation. Konzept und aktueller Stand der Anaphylaxieschulung. Allergologie 2018: 41: 66–73.
3. Brockow K, Schallmayer S, Beyer K, et al; working group on anaphylaxis training and education (AGATE). Effects of a structured educational intervention on knowledge and emergency management in patients at risk for anaphylaxis. Allergy 2015; 2: 227–235.
4. Coffmann JM, Cabana MD, Halpin A, Yelin EH. Effects of Asthma Education on Children´s Use of Acute Care Service: A Meta-analysis. Pediatrics 2008: 121: 575–586.
5. Dhein Y, Barczok M, Breyer GO, et al. Evaluation eines modularen, ambulanten Schulungsprogramms für erwachsene Asthmatiker bei niedergelassenen Fachärzten - Ergebnisse einer kontrollierten, randomisierten, multi-zentrischen Studie. Z ärztl Fortbild Qual Gesundh.wesen 2006; 100: 431-439.
6. Diepgen T, et al für die AG Qualitätsmanagement. Qualitätsmanagement in der Neurodermitisschulung von Kindern und Jugendlichen sowie deren Eltern. http://www.neurodermitisschu-

lung.de/uploads/media/Qualitaetshandbuch.pdf [Zugriff am 11.3.18].
7. Elfte Verordnung zur Änderung der Risikostrukturausgleichsverordnung vom 22. Dezember 2004. Bundesgesetzblatt Jahrgang 2004 Teil I Nr. 73, ausgegeben am 28. Dezember 2004. http://www.bgbl.de
8. Ernst G, Bomba F. Fit für den Wechsel: Erwachsenwerden mit chronischer Krankheit. Transitionsmodul im Modularen Schulungsprogramm für chronisch kranke Jugendliche sowie deren Familien „ModuS". Lengerich: Pabst Science Publishers, 2016.
9. Ernst G, Szczepanski R. Transitionsmodul im Modularen Schulungsprogramm ModuS. In: Oldhafer M: Transitionsmedizin. Multiprofessionelle Begleitung junger Erwachsener mit chronischer Krankheit. Stuttgart: Schattauer, 2015: 198–206.
10. Ernst G, Menrath I, Lange K, et al. Development and evaluation of a generic education program for chronic diseases in childhood. Pat. Educ. & Counseling 2017; 100: 1153–1160.
11. Ersser SJ, Cowdell F, Latter S, et al: Psychological and educational interventions for atopic eczema in children. Cochrane Database Syst Rev 2014; 1: CD004054.
12. Guevara JP, Wolf FM, Grum CM, Clark NM. Effects of educational interventions for self management of asthma in children and adolescents: systematic review and meta-analysis. BMJ 2003; 326: 1308–1309.
13. Heratizadeh A, Werfel T, Wollenberg A, et al; Arbeitsgemeinschaft Neurodermitisschulung für Erwachsene (ARNE) Study Group. Effects of structured patient education in adults with atopic dermatitis: Multicenter randomized controlled trial. J Allergy Clin Immunol 2017; 140: 845–853. e3.
14. Heratizadeh A, Werfel T, Gieler U, Kupfer J. Neurodermitis-Erwachsenenschulung nach dem Konzept der „Arbeitsgemeinschaft Neurodermitisschulung für Erwachsene" (ARNE). Allergologie 2018: 41: 89–96.
15. Heratizadeh A. Was ist wichtig für die Erwachsenen? https://www.mein-allergie-portal.com/neurodermitis/470-ag-neurodermitisschulung-arne-was-ist-wichtig-fuer-die-erwachsenen.html [Zugriff am 4.4.18].
16. Huang J, Gottschalk M, Pian M, Dillon L, Barajas D, Bartholomew L. Transition to adult care: systematic assessment of adolescents with chronic illnesses and their medical teams. J Ped 2011; 159: 994–998.

17. Lob-Corzilius T (Vorsitzender der AG Qualitätsmanagement). Arbeitsgemeinschaft Asthmaschulung im Kindes- und Jugendalter e.v. Qualitätsmanagement in der Asthmaschulung von Kindern
und Jugendlichen. 1. Aufl. New York: Zuck-
schwerdt, 2001.
18. Lob-Corzilius T, Petermann F. Asthmaschulung
– Wirksamkeit bei Kindern und Jugendlichen.
Weinheim: Beltz-Verlag, 1997.
19. Menrath I, Ernst G, Szczepanski R, et al. Effectiveness of a generic transition-oriented patient
education program in a multicenter, prospective
and controlled study. Journal of Transition Medicine 2018 (accepted).
20. Morsa M, Gagnayr R, Deccache C, Lombrail P.
Factors influencing the transition from pediatric
to adult care: A scoping review of the literatur to
conceptualize a relevant education. Patient Educ
Couns 2017; 100: 1796–1806.
21. Münks-Lederer C, Dhein Y, Richter B, Worth
H. Evaluation eines ambulanten strukturierten
Asthma-Schulungsprogramms für Erwachsene.
Eine Pilotstudie. Pneumologie 2001; 55: 84–
90.
22. Müther S, Rodeck B, Wurst C Nolting HD.
Transition von Jugendlichen mit chronischen
Erkrankungen in die Erwachsenenmedizin. Monatsschr Kinderhlkd 2014; 162: 711–718.
23. Müther S, Findorff J. Casemanagement: Ein Instrument für erfolgreiche Transition im Berliner
Transitions Programm (BTP). Atemwegs- und
Lungenkrankheiten 2016; 42: 397–402.
24. Petermann F, Keins P, Freidel K. Gesundheitliche
Aufklärung und ambulante Schulung zur Sekundärprävention asthmakranker Kinder und Jugendlicher, Band 112, Schriftenreihe des Bundesministeriums für Gesundheit. Baden-Baden: Nomos,
1999.
25. Reincke M, Zepp F (Hrsg). Medizinische Versorgung in der Transition. Report Versorgungsforschung, Band 5. Köln: Deutscher Ärzteverlag,
2012.
26. Ring J, Wahn U, Gieler U. Neurodermitisschulung: Ein neues Behandlungsprogramm zur sekundären Krankheitsprävention, Dtsch Arztebl
2001; 98: A-3202 / B-2710 / C-2517.
27. Ring J, Beyer K, Dorsch A, et al. Arbeitsgemeinschaft Anaphylaxie Training und Edukation e. V.,
AGATE. Anaphylaxieschulung – ein neues Behandlungsprogramm zur tertiären Krankheitsprävention nach Anaphylaxie. Allergo J 2012; 21:
96–102.
28. Sachverständigengutachten 2009: Koordination
und Integration – Gesundheitsversorgung in einer
Gesellschaft des längeren Lebens (http://www.
svr-gesundheit.de/index.php?id=14).
29. Schauerte G, Weber A, Umpfenbach U. DMP
Asthma bronchiale – erfolgreich bei Kindern und
Jugendlichen. Atemwegs- und Lungenkrankheiten 2017; 43: 40–47.
30. Spindler, T29 (Vorsitzender der AG Qualitätsmanagement). Arbeitsgemeinschaft Asthmaschulung im Kindes- und Jugendalter e.v. Qualitätsmanagement in der Asthmaschulung von Kindern
und Jugendlichen. 4. Aufl. Wangen: iKuh,
2013.
31. Spitzenverbände der Krankenkassen. Gemeinsame
Empfehlungen zur Förderung und Durchführung
von Patientenschulungen auf der Grundlage von
§ 43 Abs. 1 Nr. 2 SGB V vom 2. Dezember 2013
in der Fassung vom 8.2.2017. https://www.gkv-
spitzenverband.de/media/dokumente/kranken-
versicherung_1/rehabilitation/patienten
schulung/2017_02_16_Reha_GEP_
Allgemeiner_Teil_Final_08_02_2017.pdf
[Zugriff am 5.3.18].
32. Spitzenverbände der Krankenkassen. Gemeinsame
Empfehlungen zur Förderung und Durchführung
von Patientenschulungen für Kinder und Jugendliche mit atopischem Ekzem (Neurodermitis) auf
der Grundlage von § 43 Abs. 1 Nr. 2 SGB V vom
2. Dezember 2013 in der Fassung vom 21.4.2015.
https://www.gkv-spitzenverband.de/media/do-
kumente/krankenversicherung_1/rehabilitation/
patientenschulung/2015_05_07_GEP_
atopisches_Syndrom__Fassung__21_04_2015.pdf
[Zugriff am 5.3.18].
33. Staab D, Diepgen TL, Fartasch M, et al. Age
related, structured educational programmes for
the management of atopic dermatitis in children
and adolescents: multicentre, randomised controlled trial. BMJ 2006; 332: 933–938.
34. Szczepanski R, Gebert N, Hümmelink R, et al.
Ergebnis einer strukturierten Asthmaschulung im
Kindes-und Jugendalter. Pneumologie 1996; 50:
544–548.
35. Szczepanski R, Petermann F, Kreidel K, Becker
PN, Gebert N, Lob-Corzilius T. Die Wirksamkeit der Asthmaschulung bei Kindern und Jugendlichen. Kinderarzt 1998; 29: 1201–1208
36. Szczepanski R, Jaeschke R, Spindler T, Ihorst G,
Forster J for The ASEV Study Group. Preschoo-
lers' and parents' asthma children education trial
(P2AET) – a randomized controlled study. Eur J
Pediatr 2010; 169: 1051–1060.

37. Szczepanski R, et al für die AG Qualitätsmanagement. Qualitätsmanagement in der Anaphylaxie-Schulung von Kindern/Jugendlichen und ihren Eltern sowie Erwachsenen http://www.anaphylaxieschulung.de/Sites/QM%20AGATE%209.5.2017.pdf [Zugriff am 11.3.18].

38. Thyen U, Bomba F, Menrath I, et al. Patientenschulung in der Transition. Paediatr & Paedolog 2016: 51 (Suppl 1): S30. DOI 10.1007/s00608

39. Worth H. Effekte der Patientenschulung bei Asthma und COPD – was ist belegt? Med Klinik 2002; Suppl II: 20–24.

4.20 Allergie-Information im Internet

Die folgende Tabelle bietet eine kommentierte Liste von Informationsquellen zu allergologischen Themen im Internet, sowohl für Fachleute als auch für Patienten und Laien.

Ziel ist es, ärztlichen Kollegen, Personen anderer medizinischer Berufe, Wissenschaftlern, Medienfachleuten, Entscheidungsträgern und interessierten Betroffenen die Suche nach seriösen und zuverlässigen Informationen zum Thema Allergie und verwandten Gebieten zu erleichtern.

Aufgrund der unübersichtlichen Fülle an Informationen konzentriert sich die Liste auf seriös recherchierte Webseiten und Apps, die regelmäßig aktualisiert werden und möglichst unbeeinflusst von kommerziellen Interessen sind.

Die Tabelle ist gegliedert in:
》 nationale allergologische Fachgesellschaften und Vereine
》 internationale Fachgesellschaften
》 Institutionen und Behörden
》 frei verfügbare Informationsquellen
》 Leitlinien und Positionen
》 Zeitschriften
》 Allergene und Datenbanken
》 Pollenvorhersage
》 Allergenhersteller
》 Internetportale für Patienten
》 Patientenverbände
》 mobile Apps.

Es liegt in der Natur des Internets, dass sowohl die Webseiten als auch die dort zu findenden Informationen nicht statisch sind und sich damit auch deren Qualität und Aktualität kurzfristig ändern kann.

Tab. 1: Internetadressen zum Thema Allergie (ohne Anspruch auf Vollständigkeit).

Bereiche, URL-Adressen	Organisation/Urheber	Kommentare
Fachgesellschaften/Vereine		
www.dgaki.de	Deutsche Gesellschaft für Allergologie und klinische Immunologie e.V. (DGAKI)	》 Wissenschaftlich-allergologische (AWMF-) Fachgesellschaft für (angehende) Ärzte, Wissenschaftler und Personen anderer medizinischer Berufe 》 Hauptziele: Organisation von Fortbildungen (u.a. Deutscher Allergie-Kongress, DAK), Erstellung von Leitlinien, Nachwuchspflege, grundsätzliche wissenschaftliche Vertretung des Fachs 》 Ansprechpartner für Medien bei wissenschaftlichen Fragen zu allergiebezogenen Themen

395

Tab. 1: Fortsetzung

Bereiche, URL-Adressen	Organisation/Urheber	Kommentare
www.aeda.de	Ärzteverband Deutscher Allergologen e.V. (AeDA)	**))** Berufsverband der Allergologen für (angehende) Ärzte **))** Organisation von überwiegend regionalen Veranstaltungen, berufspolitische Vertretung und Beratung von allergologisch arbeitenden Ärzten: Allergologen und anderen (Fach)ärzten
www.gpau.de	Gesellschaft für Pädiatrische Allergologie und Umweltmedizin e.V. (GPAU)	**))** Dachverband von vier regionalen pädiatrischen allergologisch-/ pneumologischen Arbeitsgemeinschaften **))** Koordination der vier Regionalverbände (s. dort) und aktiver Arbeitsgruppen zu Themen der pädiatrischen Allergologie
www.nappa-ev.de	Norddeutsche Arbeitsgemeinschaft Pädiatrische Pneumologie und Allergologie e.V. (NAPPA); Regionalverband (Nord) der GPAU	Informationen und Termine des Regionalverbandes (Nord) der GPAU für (Kinder-)Ärzte
www.wappaev.de	Westdeutsche Arbeitsgemeinschaft für Pädiatrische Pneumologie und Allergologie e.V. (WAPPA); Regionalverband (West) der GPAU	Informationen und Termine des Regionalverbandes (West) der GPAU für (Kinder-)Ärzte
www.appa-ev.de	Arbeitsgemeinschaft Pädiatrische Pneumologie und Allergologie e.V. (APPA); Regionalverband (Ost) der GPAU	Informationen und Termine des Regionalverbandes (Ost) der GPAU für (Kinder-)Ärzte
www.agpas.de	Arbeitsgemeinschaft Pädiatrische Allergologie und Pneumologie Süd e. V. (AGPAS); Regionalverband (Süd) der GPAU	Informationen und Termine des Regionalverbandes (Süd) der GPAU für (Kinder-)Ärzte

Tab. 1: Fortsetzung

Bereiche, URL-Adressen	Organisation/Urheber	Kommentare
Internationale Fachgesellschaften		
www.aaaai.org	American Academy of Allergy, Asthma and Immunology; wissenschaftlich-medizinische Organisation der US-Allergologen/Wissenschaftler	englischsprachige Informationen (USA) für Betroffene und Mitglieder (Ärzte, andere medizinische Berufe, Wissenschaftler)
www.eaaci.org	European Academy of Allergy & Clinical Immunology; wissenschaftlich-medizinische Organisation der europäischen Allergologen	breitgefächerte englischsprachige Informationen (Europa) für Interessierte und Mitglieder (Ärzte, medizinische Berufe, Wissenschaftler)
www.worldallergy.org	World Allergy Organization (WAO); wissenschaftlich-medizinische globale Vereinigung der nationalen Allergieverbände	englischsprachige, international gültige Informationen für Interessierte und Mitglieder (Ärzte, medizinische Berufe, Wissenschaftler)
Institutionen u. Behörden		
www.pei.de/DE/institut/organisation/abteilung-5-allergologie/abteilung-5-allergologie-node.html	Abteilung Allergologie des Paul-Ehrlich-Institutes (PEI), Bundesoberbehörde	)) Zulassung und Überwachung von Allergenpräparaten zur Diagnostik und Therapie (Allergen-Immuntherapie).)) international renommiertes Kompetenzzentrum)) wichtige Initiativen für die Europäische Arzneimittelbehörde (EMA) und Harmonisierung innerhalb von Europa zur Regulation von Allergenpräparaten)) alle 3 Jahre internationales Paul-Ehrlich-Seminar, bei dem internationale Behördenvertreter und Allergenhersteller aktuelle Themen bearbeiten (z. Zt. Prozess der Therapie-Allergene-Verordnung, TAV, in Verbindung mit europäischen Studienanforderungen)

Tab. 1: Fortsetzung

Bereiche, URL-Adressen	Organisation/Urheber	Kommentare
www.rki.de/DE/ Content/Gesundheitsmonitoring/Themen/Chronische_Erkrankungen/ Allergien/Allergien_node. html	Gesundheitsmonitoring am Robert Koch-Institut (zum Thema Allergien und Asthma)	)) großangelegte Bevölkerungsstudien bei Kindern, Jugendlichen und Erwachsenen zu allergischen Erkrankungen und aktuellen Sensibilisierungen („Allergierisiko"))) durch validierte, standardisierte Methoden Darstellung von Trends in der Allergieentwicklung gegen Proteinallergene in Deutschland

Informationen frei verfügbar („open access")

Bereiche, URL-Adressen	Organisation/Urheber	Kommentare
www.eaaci.org/ resources/books/ global-atlases.html	EAACI	PDF-Dateien folgender Bücher:)) Global Atlas of Asthma 2013)) Global Atlas of Allergy 2014)) Global Atlas of Allergic Rhinitis and Chronic Rhinosinusitis 2015
www.eaaci.org/ resources/books/ monographs-user-guides. html	EAACI	PDF-Datei des EAACI Molecular Allergology User's Guide (MAUG) 2016 (umfassende kostenlose englischsprachige Buch-Datei zur molekularen Allergiediagnostik)
www.eaaci.org/ resources/books/icons. html	EAACI	Links mit Verweis auf internationale Konsensus-Dokumente (ICONs) zu allergierelevanten Themen
www.eaaci.org/ resources/books/ practall.html	EAACI/AAAAI	Links mit Verweis auf gemeinsame europäisch-US-amerikanische Konsensus-Dokumente (PRACTALL) zu allergierelevanten Themen
www.worldallergy.org/ adrc	WAO	Allergic Diseases Resource Center für Betroffene und Fachleute
www.quackwatch.org	Quackwatch Autorenteam	gut dokumentierte Informationen zu dubiosen Heilmitteln und Methoden

Tab. 1: Fortsetzung

Bereiche, URL-Adressen	Organisation/Urheber	Kommentare
Leitlinien		
www.awmf.org/ leitlinien/aktuelle-leitlinien/ll-liste/ deutsche-gesellschaft-fuer-allergologie-und-klinische-immunologie. html	Arbeitsgemeinschaft der Wissenschaftlichen Medizinischen Fachgesellschaften (AWMF)	Leitlinien zu allergierelevanten Themen; präsentiert durch die AWMF
www.dgaki.de/ leitlinien/s2k-leitlinie-sit	DGAKI	aktuelle Leitlinie zur Allergen-Immuntherapie (spezifische Immuntherapie, Hyposensibilisierung)
www.dgaki.de/ leitlinien/aktuelle-leitlinien	DGAKI	aktuelle deutschsprachige Leitlinien
www.dgaki.de/ leitlinien/altere-leitlinien	DGAKI	ältere Leitlinien
www.eaaci.org/ resources/guidelines/ait-guidelines-part-2. html	EAACI	europäische Leitlinien: Allergen-Immuntherapie (AIT) Part 1 und Part 2; Nahrungsmittelallergie und Anaphylaxie (FAA)
www.eaaci.org/ resources/position-papers.html	EAACI	Verlinkung zu publizierten Positionspapieren/Stellungnahmen mit allergierelevanten Inhalten
Zeitschriften		
www.springermedizin. de/allergo-journal/ 9296644	Allergo Journal (Verbandszeitschrift von DGAKI u. AeDA)	allergologische Fachzeitschrift, deutsch
www.springermedizin. de/allergo-journal-international/9297710	Allergo Journal International (englische Ausgabe, ausgewählte Artikel unter PubMedCentral verfügbar)	allergologische Fachzeitschrift, englisch
www.dustri.com/nc/de/ deutschsprachige-zeitschriften/mag/ allergologie.html	Allergologie	allergologische Fachzeitschrift, deutsch

Tab. 1: Fortsetzung

Bereiche, URL-Adressen	Organisation/Urheber	Kommentare
onlinelibrary.wiley.com/ journal/13989995	Allergy (Verbandszeit- schrift der EAACI)	allergologische Fachzeitschrift, englisch
ctajournal. biomedcentral.com	Clinical and Translational Allergy (Verbandszeit- schrift der EAACI)	allergologische Fachzeitschrift, englisch, Open Access
www.jacionline.org	J Allergy Clin Immunol (Verbandszeitschrift der AAAAI)	allergologische Fachzeitschrift, englisch
www.jaci-inpractice.org	JACI: In Practice (Ver- bandszeitschrift der AAAAI)	allergologische Fachzeitschrift, englisch
onlinelibrary.wiley.com/ journal/13652222	Clin Exp Allergy (Verbandszeitschrift der British Society of Allergy and Clinical Immunology, BSACI)	allergologische Fachzeitschrift, englisch
www.karger.com/ Journal/Home/224161	Int Arch Allergy Immunol	allergologische Fachzeitschrift, englisch
waojournal. biomedcentral.com	World Allergy Organiza- tion (WAO) Journal	allergologische Fachzeitschrift, englisch
Allergen-Datenbanken		
allergen.org	WHO/IUIS Allergen Nomenclature Sub- Committee	offizielle, international gültige Refe- renzdatenbank zur Bezeichnung von Proteinallergenen und den zugehö- rigen Aminosäuresequenzen: Aller- gennamen, biochemische Bezeich- nungen, Allergenquelle, Isoallergene, Literatur (Erstbeschreibung), Links zu externen Datenbanken (Sequenzen, Strukturen)

Tab. 1: Fortsetzung

Bereiche, URL-Adressen	Organisation/Urheber	Kommentare
www.allergome.org	Allergome (Dr. Adriano Mari, Rom, Italien)	)) größte Datensammlung zu Proteinallergenen, zusammengestellt aus anderen Datenbanken und der wissenschaftlichen Literatur)) Allergennamen, biochemische Funktionen, Isoallergene, Allergenquellen, Ort des Allergenkontaktes, diagnostische Reagenzien, Links zu Sequenzen und Strukturen, kreuzreaktive Allergene, Allergeneigenschaften, Epidemiologie)) umfangreiche Literaturverweise, nach Themen geordnet.
allergenonline.org	Universität von Nebraska, USA	)) Allergenliste, begutachtet von Experten)) zuverlässige Datenbank mit relevanten Allergensequenzen)) Allergennamen, Allergentyp (Atemwegs-, Nahrungsmittel- oder anderes Allergen), Allergenquelle, Sequenz, ausgewählte Quellenhinweise)) Zweck der Datenbank: Hinweise u. a. für die Industrie, inwieweit neu entdeckte Proteine potenzielle Allergene darstellen
www.meduniwien.ac.at/ allfam	Abteilung für Pathophysiologie und Allergenforschung, Medizinische Universität Wien	Zuordnung von Allergenen zu Proteinfamilien: Allergennamen mit Links zur offiziellen WHO-/IUIS-Datenbank und zu Allergome, Art der Exposition, Kurzbeschreibungen der Proteinfamilien mit ausgewählter Literatur
dkg.ivdk.org ivdk.org/de	Deutsche Kontaktallergie-Gruppe e.V. (DKV) Informationsverbund Dermatologischer Kliniken zur Erfassung und wissenschaftlichen Auswertung der Kontaktallergien (IVDK)	)) Zusammenschluss von Hautkliniken und Allergieabteilungen)) systematisches Sammeln der Ergebnisse von Epikutantests)) dadurch zeitnahes Monitoring der häufigsten Testresultate gegen Kontaktallergene und Erkennung neuer Trends im Sensibilisierungsrisiko („Allergiebereitschaft") auf Kontaktallergene

Tab. 1: Fortsetzung

Bereiche, URL-Adressen	Organisation/Urheber	Kommentare
www.essca-dc.org	European Surveillance System on Contact Allergies	**))** Überwachungsfunktion (für Kontaktallergene, kleine Moleküle) ähnlich DKG/IVDK auf europäischer Ebene **))** Ziel: bessere interne Qualitätskontrollen, internationale Vergleiche, Zeit/Trend-Analysen und Untersuchungen innerhalb bestimmter Untergruppen (unterstützen die Industrie bei der Überwachung der Produktsicherheit nach Marktreife)
abd.dermis.net/content/ eo3abd/eo9Bewertung- derAllergen/e1047/in- dex_ger.html	Arbeitsgemeinschaft für Berufs- und Umweltdermatologie (ABD)	**))** publizierte Monografien für wichtige berufliche Kontaktallergene (Typ-IV-Allergene) und ihre Bewertung (u.a. im Rahmen von Gutachten für die Berufsgenossenschaften bei Erkrankungen der Haut) **))** kostenloses Herunterladen der PDF-Dateien
www.enzyklopaedie-der-matologie.de/dermatolo- gie/epikutantest-1206	Altmeyers Enzyklopädie (Allergologie A–Z), Springer Medizin	kurzgefasste Informationen zu Kontaktallergenen der sog. Standardreihe (für den Epikutantest/Pflastertest am Rücken), potenzielle Auslöser allergischer Kontaktekzeme
Pollenvorhersage		
www.dwd.de/DE/ leistungen/gefahrenindi- zespollen/gefahrenind- expollen.html	Stiftung Deutscher Polleninformationsdienst (PID) und Deutscher Wetterdienst (DWD)	aktuelle Pollenvorhersage für Deutschland über den gemeinsamen Service der Stiftung Deutscher Polleninformationsdienst (PID) und des Deutschen Wetterdienstes (DWD)
www.pollenstiftung.de/ pollenvorhersage	Stiftung Deutscher Polleninformationsdienst (PID)	

Tab. 1: Fortsetzung

Bereiche, URL-Adressen	Organisation/Urheber	Kommentare
Unternehmen (Allergenhersteller, Allergenbestimmung)		
www.alk.de	ALK-Abelló	
www.allergopharma.de	Allergopharma	
www.bencard.com	Bencard	Entwicklung und Herstellung von Allergenpräparaten zur Diagnostik und Therapie (Allergen-Immuntherapie, Hyposensibilisierung)
www.hal-allergy.de	HAL	
leti.de	Leti	
lofarma.de	Lofarma	
www.roxall.de	Roxall	
stallergenesgreer.de	Stallergenes-Greer	
inbio.com	Indoor Biotechnologies	Spezialhersteller für Methoden zur Allergenbestimmung
Internetportale (für Betroffene)		
www.allergie informationsdienst.de	Helmholtz Zentrum München	)) offizielle, mit öffentlichen Mitteln (Bundesministerium für Gesundheit) geförderte Informationsplattform)) seriöse Informationsquelle für Patienten mit Neuigkeiten und Fakten zu vielen Allergiethemen: Häufigkeit, Krankheitsentstehung, Erkennung (Diagnostik) und Behandlung (Therapie)
www.mein-allergie-portal.com	MeinAllergiePortal GbR (Sabine Jossé und Prof. Dr. Harald Jossé)	privat etablierte Plattform mit umfangreichen Informationen für Betroffene und Fachkreise, z.T. anzeigenfinanziert
www.foodallergy.org	Food Allergy Research and Education (FARE)	)) US-amerikanische Website mit fundierten Informationen für Nahrungsmittelallergiker)) private Initiative zur Förderung von Forschung und Aufklärung zu Nahrungsmittelallergien

Tab. 1: Fortsetzung

Bereiche, URL-Adressen	Organisation/Urheber	Kommentare
www.foodallergens.info/AltHomes/german.html (deutsch) www.foodallergens.info (englische Original-URL)	Institute of Food Research, Colney, UK	überwiegend englischsprachige Informationsseite für Nahrungsmittelallergiker

Patientenverbände

www.daab.de	Deutscher Allergie- und Asthmabund e.V. (DAAB), Mönchengladbach	)) größter Patientenverband Deutschlands)) jahrelange Erfahrung und gute Zusammenarbeit mit anderen wissenschaftlichen Allergieorganisationen)) gesicherte und verständliche Informationen für Allergiebetroffene)) Erläuterungen und Tipps zu häufigen Allergiethemen, allergischen Atemwegs- und Hauterkrankungen)) im Bereich Ernährung, Nahrungsmittelallergie und -unverträglichkeit für Mitglieder individuelle Beratung durch Experten per Telefon/Email)) verbandseigene Initiativen zu wichtigen Projekten
www.pina-infoline.de	Präventions- und Informationsnetzwerk Allergie/Asthma e.V., Lübeck	)) Netzwerk aus Ärzten und anderen Gesundheitsberufen zur Information, zum Austausch, zur Vorbeugung und dem Umgang mit Allergien und Atemwegserkrankungen im Kindes- und Jugendalter)) Ziele: vor allem Vorbeugung und Vermeidung)) „Allergiebuch" für betroffene Eltern mit verständlichen Einführungen in das Thema Allergien und Asthma bei Kindern und Jugendlichen

Tab. 1: Fortsetzung

Bereiche, URL-Adressen	Organisation/Urheber	Kommentare
www.anaphylaxie schulung.de	Arbeitsgemeinschaft Anaphylaxie – Training und Edukation e. V.	‣ Kurzinformation zu Schulungskursen von Betroffenen mit schwersten allergischen Reaktionen
www.neurodermitis-bund.de	Deutscher Neurodermitis Bund e.V., Hamburg	‣ Informationen für Betroffene oder/und Interessierte zu der chronischen Hauterkrankung, die häufig bei Atopikern (erbliche erhöhte Allergiebereitschaft) auftritt ‣ weitergehende Beratung und zusätzliche Materialien für Mitglieder ‣ englischsprachige Internetseite mit breitgestreuten Informationen zu allergischen Atemwegs- und Hauterkrankungen ‣ politische Initiativen, um die Betreuungs- und Behandlungssituation für Betroffene zu verbessern
www.efanet.org	European Federation of Allergy and Airways Diseases Patients' Associations (EFA)	‣ Europäisches Netzwerk aus 42 Patientenorganisationen. ‣ sehr aktiv auf EU-Ebene bei der Vertretung der Patienteninteressen und Kooperation mit Politik und Fachgesellschaften
Mobile Apps für Allergiker		
MACVIA ARIA Allergietagebuch iOS: itunes.apple.com/de/app/macvia-aria-allergie-tagebuch/id983596216?mt=8 Android: play.google.com/store/apps/details?id=nl.peer-code.allergydiary&hl=de	MACVIA-ARIA Sentinel Network	‣ Allergiesymptomerfassung (visuelle Analogskalen, VAS), Medikation und Bewertung des Schweregrades der Erkrankung ‣ sehr gut evaluierte und wissenschaftlich fundierte App, die kontinuierlich für die internationale Anwendung weiterentwickelt wird

405

Tab. 1: Fortsetzung

Bereiche, URL-Adressen	Organisation/Urheber	Kommentare
Pollen App iOS: itunes.apple.com/at/ app/pollen/id515301928?l =de&ls=1&mt=8 Android: play.google.com/store/ apps/details? id=screencode. pollenwarndienst& feature	Stiftung Deutscher Pol- leninformationsdienst und Med. Universität Wien Entwickler: eigen)art (Österreich)	Symptomtagebuch für Allergiker, Pollenflugvorhersage und weitere Funktionen

5 Weißbuch Allergie 2018: Zentrale Forderungen

Das Weißbuch Allergie in Deutschland beleuchtet die Stärken, aber auch die aktuellen Problemfelder in dem interdisziplinären Fachgebiet der Allergologie unter verschiedenen Gesichtspunkten. Dabei wird klar, dass es trotz deutlicher und erfreulicher Fortschritte in der Allergieforschung und in einzelnen klinischen Disziplinen nach wie vor erhebliche Defizite in der Versorgung allergiekranker Menschen, der Information der Öffentlichkeit und der Patienten über Allergien, der Erhebung und Auswertung von Daten über allergische Erkrankungen sowie leider auch in der Aus- und Weiterbildung von Spezialisten in diesem Fachgebiet gibt. Dieses hängt damit zusammen, dass das Fach Allergologie an Universitäten, Kliniken und in versorgungsrelevanten Institutionen nicht ausreichend repräsentiert wird.

Die folgenden thematisch sortierten Kernforderungen des Weißbuchs fassen in Kürze zusammen, was dringend getan werden muss, um diese Defizite zu beheben und die Situation der allergiekranken Menschen in Deutschland endlich zu verbessern.

Die Auflistung unserer Kernforderungen ersetzt natürlich nicht das Lesen der hierzu korrespondierenden Kapitel im Weißbuch Allergie!

Die deutschen allergologischen Fachgesellschaften ÄDA, DGAKI und GPA werden sich zusammen mit der versorgungsnahen DAL dafür einsetzen, dass die drängenden Aufgaben von den verantwortlichen Institutionen bearbeitet werden. Das Weißbuch Allergie soll einen Beitrag hierzu leisten.

Themenfeld 1: Verbesserung der Aus-, Fort- und Weiterbildung allergologischer Spezialisten

Grundsätzliche Forderungen

)) Verankerung der **interdisziplinären und interprofessionellen Zusammenarbeit** unter Einbeziehung der medizinischen Allergiefachgesellschaften im Rahmen der Aus-, Fort- und Weiterbildung

)) Etablierung eines **Stufenkonzepts** auf der Grundlage eines differenzierten Weiterbildungscurriculums zur Definition von Handlungskomponenten

)) Kontinuierliche Fortbildung der Ärzte **aller Fachrichtungen** zur Verbesserung der Versorgung der Patienten mit Allergien, insbesondere auch von Patienten mit schwierig zu diagnostizierenden allergischen Erkrankungen wie Nahrungsmittelallergien und -intoleranzen, Arzneimittelallergien etc.

Forderungen zu speziellen Aspekten

)) Aufnahme der „Allergologie" als **Pflichtfach im Medizinstudium** und im Prüfungskatalog; Schaffung entsprechender Lehrstühle an Universitäten

)) **Rücknahme des Konzepts der berufsbegleitenden Weiterbildung** zum Allergologen (ohne Pflichtweiterbildungszeiten!) zur Sicherung der Ausbildungsqualität

407

Themenfeld 2: Ausbau von Präventions- und Versorgungskonzepten

Grundsätzliche Forderungen

)) Entwicklung und präklinische **Validierung von Präventionsansätzen** auf dem Boden aktueller wissenschaftlicher Erkenntnisse

)) Stringente **Umsetzung evidenzgesicherter Maßnahmen der Allergieprävention**

)) **Frühzeitige und qualifizierte Abklärung** von Personen mit allergieverdächtigen Symptomen

)) Stringenter **Einsatz leitlinienbasierter symptomatischer und kausalen Therapien** der allergischen Erkrankungen

)) Ausbau und Verbesserung bestehender Versorgungsstrukturen auf Basis der epidemiologischen Daten zur Verbreitung allergischer Erkrankungen

)) Entwicklung langfristig ausgerichteter **Versorgungskonzepte für chronisch erkrankte Allergiker**

)) Stärkung der interdisziplinären Zusammenarbeit durch **horizontale Vernetzung der Versorgungsstrukturen** (zwischen niedergelassenen Ärzten, Schwerpunktzentren und Universitäten)

)) Etablierung von Mechanismen zur Anerkennung und Einhaltung von Leitlinien zur Diagnostik und Therapie als Standard zur **Qualitätssicherung in der medizinischen Versorgung** durch alle Partner im Gesundheitssystem

)) Entwicklung und Evaluierung von standardisierten ambulanten und stationären **Rehabilitationskonzepten für allergologische Erkrankungen**

)) Entwicklung von **Nachsorgeprogrammen für Patienten nach stationärer oder ambulanter Rehabilitation,** insbesondere für Kinder und Jugendliche

Forderungen zu speziellen Aspekten

)) Intensivierung der Information über vermeidbare Risikofaktoren sowie den Umgang mit allergischen **Kindern in Kindergarten und Schule**

)) Gesetzliche Vorschrift von Vorsorgeuntersuchungen bzw. **Berufseingangsberatungen** in den besonders die Haut- und Atemwege gefährdenden Berufen sowie Umsetzung der in den letzten Jahren erarbeiteten berufsallergologisch relevanten Vorschriften (TRGSen)

)) Sicherstellung der **Verfügbarkeit von Diagnostikallergenen** für die Versorgung allergologischer Patienten

)) Verbesserung der öffentlichen **Notfallversorgung von Anaphylaxien** (Adrenalin-Autoinjektoren in zentralen Einrichtungen und Plätzen ähnlich wie Defibrillatoren) für Kinder und Erwachsene

)) Bessere Betreuung von **Anaphylaxiepatienten** durch Kostenübernahme des Schulungsprogramms zum Management der Anaphylaxie (AGATE e. V.) sowie durch Entwicklung neuer Wirkstoffe zur Akutbehandlung bzw. neuer Applikationsformen bei Anaphylaxie

)) Flächendeckendes Angebot von **Neurodermitisschulungen** mit Kostenübernahme für Kinder und Erwachsene sowie Ausbau einer Infrastruktur zur psychosomatischen Beratung und ggf. Therapie im interdisziplinären Ansatz

》 Zugang zur **Allergen-Immuntherapie (AIT)** für alle betroffene Patienten

》 Vollständige **Deklaration** möglicher Allergene in Berufsstoffen, auch in Sicherheitsdatenblättern

》 **Verbesserung der Deklaration** von Inhaltsstoffen, hier auch potenziell fotosensibler Inhaltsstoffe in Arzneimitteln, Nahrungsmitteln und Kosmetika sowie präventive Aufklärung von Patienten über adäquaten Sonnenschutz bei Verordnung fotosensibler Medikamente

》 Anerkennung von seltenen Allergien als besonders förderungswürdigen seltenen Erkrankungen im Sinne der Gesetzgebung

Themenfeld 3: Ökonomische Aspekte: Kostenerstattung und Vergütung von Leistungen

Grundsätzliche Forderungen

》 Erstattung von antiallergischen Medikamenten (auch OTC-Präparate) für GKV-Patienten mit chronisch allergischen Erkrankungen

》 Setzen hinreichender **Anreize in der Vergütung für eine qualifizierte Diagnostik und Therapie** allergischer Erkrankungen

》 Etablierung von Vergütungssystemen für Therapeuten, die den erhöhten Zeitbedarf für das Patientenmanagement bei Allergien berücksichtigen

》 **Aufhebung versorgungshemmender Faktoren** in Bezug auf die AIT, wie unzureichende ärztliche Vergütung, Androhung von Regressen u.a.m.

》 Anpassungen des Abrechnungssystems („DRG System") in Kliniken für derzeit unterfinanzierte aufwendige Prozeduren und Komplexbehandlungen allergiekranker Menschen

》 Erhalt der Verordnungs- und Erstattungsfähigkeit für Therapieallergene bei seltenen Allergien

Forderungen zu speziellen Aspekten

》 Förderung und Finanzierung flächendeckender Schulungsangebote zu allen relevanten allergischen Erkrankungen, die möglichst vielen Patienten zur Verfügung stehen

》 Erstattung der **Basistherapie** bei Patienten mit Neurodermitis durch die Krankenkassen

》 Übernahme der Kosten für die **allergologische Ernährungstherapie** für Patienten über die Regelversorgung

》 Verfügbarkeit und Erstattung von **Allergiefrühdiagnostik** für alle Risikokinder

》 Versorgung der Patienten mit Diagnostikallergenen über Kostenerstattung oder Praxisbedarfsregelung; Entkopplung von **Arzthonorar und Kosten für Diagnostikallergene**

Themenfeld 4: Verbesserung der Zusammenarbeit der Fächer und Berufsgruppen

Grundsätzliche Forderungen

》 Stärkung des interdisziplinär tätigen Allergologen gemäß dem Prinzip einer **ganzheitlichen Versorgung** allergiekranker Patienten

❱❱ Schaffung von interdisziplinären **klinischen Forschungsgruppen** und -einrichtungen, die den Anschluss an die internationale Forschung und damit internationale Kooperationen erlauben

Forderungen zu speziellen Aspekten

❱❱ Enge Zusammenarbeit von **behandelnden Ärzten und Betriebsärzten** zur Ursachenfindung und Befundsicherung einer arbeitsplatzassoziierten allergischen Atemwegserkrankung

❱❱ Intensivierung der Zusammenarbeit von Haus-, Fachärzten und Ernährungstherapeuten und deren Schulung über **Nahrungsmittelallergie**

❱❱ Enge interdisziplinäre **Kooperation zwischen Allergologen/Gastroenterologen** und allergologisch erfahrenen Ernährungsfachkräften bei der Betreuung von Patienten mit Nahrungsmittelallergien

Themenfeld 5: Register und Datenbanken

❱❱ Etablierung und Förderung von **industrieunabhängigen Registerstudien** (Langzeitbeobachtungen) mit öffentlichen Mitteln zum Krankheitsverlauf von Patienten mit allergischen Erkrankungen (Anaphylaxie, Asthma, Neurodermitis, Allergische Rhinitis, Nahrungsmittelallergien, AIT-Patienten)

❱❱ Einrichtung, Pflege und industrieunabhängige Finanzierung von **Datenbanken und Meldesystemen** zu Allergenen inkl. Kontaktallergenen, Arzneimittelallergenen und Fotoallergenen in Deutschland

❱❱ Förderung eines Registers für seltene Allergien

Themenfeld 6: Kommunikation und Aufklärung über Allergien

Grundsätzliche Forderungen

❱❱ Weiterentwicklung und Verstetigung von **Plattformen seriöser Patientenempfehlungen** zur Allergie durch Spezialisten in Zusammenarbeit mit Patientenverbänden mit öffentlicher, industrieunabhängiger Finanzierung

❱❱ Aufklärungskampagnen über Risikofaktoren für **Anaphylaxien** in der Bevölkerung

❱❱ Aufklärungskampagnen zur Therapie der allergischen Rhinokonjunktivitis und der Rhinosinusitis, auch im Hinblick auf den drohenden „Etagenwechsel"

❱❱ Verbesserte Kommunikation zu Allergenen in den Medien sowie seriöse und verständliche Informationen zu den wichtigsten Allergenen an verschiedene Zielgruppen

Forderungen zu speziellen Aspekten

❱❱ Aufklärung der Bevölkerung zur **Bedeutung des Impfens – auch von Allergikern**

❱❱ Aufklärung von Ärzten und Bevölkerung über die Notwendigkeit einer **exakten Arzneimittelallergie-Testung** bei Hinweisen auf eine Arzneimittelallergie für künftige Therapien

❱❱ Information und Sensibilisierung von **Nahrungsmittel-Herstellern und Nahrungsmittel-Handel** über die Problematik versteckter Allergene

)) Vermehrte Information der Öffentlichkeit über das **Krankheitsbild Exogen-allergische Alveolitis (EAA)** und häufige Allergenquellen sowie

)) gezielte Information der Betreiber von **EAA-gefährdenden Arbeitsplätzen**, einschließlich Anleitung zu prophylaktischen Maßnahmen sowie regelmäßigen spezifischen Gesundheitsuntersuchungen der Arbeitnehmer

Themenfeld 7: Forschungsförderung/Studien

Grundsätzliche Forderungen

)) Ausbau der **klinischen und translationalen Allergieforschung** in Deutschland: Förderung insbesondere auch von Studien mit translationalen Ansätzen zu Mechanismen der Entstehung und Chronifizierung der allergischen Entzündung

)) Forschungsförderung auf dem Gebiet der **nichtimmunologisch vermittelten Überempfindlichkeitsreaktionen**

)) Vertiefende Studien zum besseren Verständnis der Pathomechanismen allergischer Krankheiten als Grundlage der Entwicklung innovativer therapeutischer Optionen

)) Förderung von Studien zu Risiken von **Umwelteinflüssen** im Hinblick auf allergische Erkrankungen und bessere Verbreitung dieser Informationen

Forderungen zu speziellen Aspekten

)) Langzeitstudien zum natürlichen **Krankheitsverlauf von Patienten mit Anaphylaxie**

)) Intensivierung der Forschung zur Prävention, Diagnostik und Verbesserung der Therapie der **allergischen Rhinokonjunktivitis** und ihrer Folgeerkrankungen („Etagenwechsel")

)) Erforschung der Mechanismen von **Arzneimittelüberempfindlichkeiten** und deren Risikofaktoren und Entwicklung von Forschungsmodellen und präventiven Tests zum systematischen Screenen **des allergenen Potenzials neuer Medikamente,** auch des fotoallergischen Potenzials

)) Förderung von Forschungsschwerpunkten zu den Themen **Nahrungsmittelallergien/Nahrungsmittelintoleranzen** und allergischer Magen-Darm-Erkrankungen

)) Ausbau der Forschung zur **primären Prävention** auf Basis vorliegender Erkenntnisse über die Bedeutung psychosozialer Faktoren auf Entstehung und Manifestation allergischer Erkrankungen

)) Durchführung von Studien mit großer Fallzahl und gutem Studiendesign, die den Einfluss spezifischer **Hydrolysatnahrungen** auf die Entstehung allergischer Erkrankungen untersuchen

Anschriften der Autoren

Ankermann, Tobias, PD Dr., Klinik für Kinder- und Jugendmedizin I, Universitätsklinikum Schleswig-Holstein, Campus Kiel, Arnold-Heller-Straße 3, 24105 Kiel

Augustin, Matthias, Prof. Dr., Institut für Versorgungsforschung in der Dermatologie und bei Pflegeberufen (IVDP), Universitätsklinikum Hamburg-Eppendorf (UKE), Martinistr. 52, 20246 Hamburg

Bachert, Claus, Prof. Dr. Dr. h.c. mult., Upper Airways Research Laboratory (URL), ENT-Department, University Hospital Ghent, C. Heymanslaan 10, 9000 Ghent, Belgien

Bauer, Andrea, Prof. Dr. med. habil., MPH, Klinik und Poliklinik für Dermatologie, Universitäts AllergieCentrum (UAC), Universitätsklinikum Carl Gustav Carus an der Technischen Universität Dresden, Fetscherstraße 74, 01307 Dresden

Behrendt, Heidrun, Prof. em. Dr., Zentrum Allergie und Umwelt (ZAUM), Technische Universität München, Biedersteiner Straße 29, 80802 München

Beyer, Kirsten, Prof. Dr., Klinik für Pädiatrie m. S. Pneumologie und Immunologie mit Intensivmedizin, Charité Universitätsmedizin Berlin, Augustenburger Platz 1, 13353 Berlin

Biedermann, Tilo, Prof. Dr., Klinik und Poliklinik für Dermatologie und Allergologie am Biederstein, Technische Universität München, Biedersteiner Straße 29, 80802 München

Bischoff, Stephan C., Prof. Dr., Institut für Ernährungsmedizin, Universität Hohenheim, 70593 Stuttgart

Bonertz, Andreas, Dr., Paul-Ehrlich-Institut, Bundesinstitut für Impfstoffe und biomedizinische Arzneimittel, Paul-Ehrlich-Straße 51–59, 63225 Langen

Brans, Richard, PD Dr., Abt. für Dermatologie, Umweltmedizin und Gesundheitstheorie, Universität Osnabrück, Neuer Graben 29 / Schloss, 49074 Osnabrück

Brockow, Knut, Prof. Dr., Klinik und Poliklinik für Dermatologie und Allergologie am Biederstein, Technische Universität München, Biedersteiner Straße 29, 80802 München

Buhles, Norbert, Dr., Klinik für Dermatologie und Allergologie, Asklepios Nordseeklinik, Norderstraße 81, 25980 Sylt/Westerland

Buters, Jeroen, Prof. Dr., Zentrum Allergie und Umwelt (ZAUM), Technische Universität München, Biedersteiner Straße 29, 80802 München

Diepgen, Thomas L., Prof. Dr., Klinische Sozialmedizin, Berufs- und Umweltdermatologie, Universitätsklinikum Heidelberg, Voßstraße 2, 69115 Heidelberg

Dölle, Sabine, Dr., Klinik für Dermatologie, Venerologie und Allergologie, Charité – Universitätsmedizin Berlin, Charitéplatz 1, Mitte, 10117 Berlin

Ehlers, Anke, Dr., Abteilung Lebensmittelsicherheit, Bundesinstitut für Risikobewertung, Max-Dohrn-Straße 8–10, 10589 Berlin

Fuchs, Thomas, Prof. Dr., Klinik für Dermatologie, Venerologie und Allergologie, Universitätsmedizin Göttingen, Georg-August-Universität, Robert-Koch-Straße 40, 37075 Göttingen

Gerstlauer, Michael, Dr., Klinik für Kinder und Jugendliche, Klinikum Augsburg, Stenglinstraße 2, 86156 Augsburg

Gieler, Uwe, Prof. Dr., Psychosomatische Dermatologie, Justus-Liebig-Universität Gießen, Ludwigstraße 76, 35392 Gießen

Hamelmann, Eckard, Prof. Dr., Kinderzentrum Bethel, Evangelisches Klinikum Bethel, Grenzweg 10, 33617 Bielefeld

Hey, Isabell, Abt. Epidemiologie und Gesundheitsmonitoring, Robert Koch-Institut, General-Pape-Straße 62–66, 12101 Berlin

Hirsch-Ernst, Karen-Ildico, PD Dr., Abteilung Lebensmittelsicherheit, Bundesinstitut für Risikobewertung, Max-Dohrn-Straße 8–10, 10589 Berlin

Jakob, Thilo, Prof. Dr., Klinik für Dermatologie und Allergologie, UKGM, Universitätsklinikum Gießen, Gaffkystr. 14, 35385 Gießen

Jappe, Uta, Prof. Dr., Forschungsgruppe Klinische und Molekulare Allergologie, Forschungszentrum Borstel, Interdisziplinäre Allergie-Ambulanz, Universität zu Lübeck, Parkallee 35, 23845 Borstel

John, Swen Malte, Prof. Dr. med. habil., Dermatologie, Umweltmedizin, Gesundheitstheorie, Institut für interdisziplinäre Dermatologische Prävention und Rehabilitation (iDerm) an der Universität Osnabrück, Niedersächsisches Institut für Berufsdermatologie (NIB), Am Finkenhügel 7a, 49076 Osnabrück

Kleine-Tebbe, Jörg, Prof. Dr., Allergie- und Asthma-Zentrum Westend, Praxis Hanf, Ackermann & Kleine-Tebbe, Spandauer Damm 130, Haus 9, 14050 Berlin

Klimek, Ludger, Prof. Dr., Zentrum für Rhinologie und Allergologie, An den Quellen 10, 65183 Wiesbaden

Kopp, Matthias, Prof. Dr., Sektion Pädiatrische Pneumologie & Allergologie, UKSH, Universität zu Lübeck, Ratzeburger Allee 160, 23538 Lübeck

Koschel, Dirk, PD Dr., Zentrum für Pneumologie, Allergologie, Beatmungsmedizin, Thoraxchirurgie, Fachkrankenhaus Coswig GmbH, Neucoswiger Straße 21, 01640 Coswig

Kugler, Claudia, Klinik und Poliklinik für Dermatologie und Allergologie am Biederstein, Technische Universität München, Biedersteiner Straße 29, 80802 München

Lampen, Alfonso, Prof. Dr. Dr., Abteilung Lebensmittelsicherheit, Bundesinstitut für Risikobewertung, Max-Dohrn-Straße 8–10, 10589 Berlin

Lange, Lars, Dr., Kinder- und Jugendmedizin, St. Marien-Hospital, Robert-Koch-Straße 1, 53115 Bonn

Lau, Susanne, Prof. Dr., Klinik für Pädiatrie m. S. Pneumologie und Immunologie mit Intensivmedizin, Charité Universitätsmedizin Berlin, Augustenburger Platz 1, 13353 Berlin

Lommatzsch, Marek, Prof. Dr., Zentrum für Innere Medizin, Universitätsklinikum Rostock, Ernst-Heydemann-Straße 6, 18057 Rostock

Mahler, Vera, Prof. Dr., Paul-Ehrlich-Institut, Bundesinstitut für Impfstoffe und biomedizinische Arzneimittel, Paul-Ehrlich-Straße 51–59, 63225 Langen

Meister, Jochen, Dr., Klinik für Kinder- und Jugendmedizin, Helios Klinikum Aue, Gartenstraße 6, 08280 Aue

Merk, Hans J., Prof. Dr., Hautklinik, Klinikum der RWTH Aachen, Pauwelsstraße 30, 52057 Aachen

Nemat, Katja, Dr., Kinderpneumologie und Allergologie am Kid, Kinderzentrum Dresden-Friedrichstadt (Kid), Friedrichstraße 38–40, 01067 Dresden

Nowak, Dennis, Prof. Dr., Institut und Poliklinik für Arbeits-, Sozial- und Umweltmedizin, Klinikum der Universität München, LMU München, Ziemssenstraße 1, 80336 München

Ochmann, Uta, Dr., Institut und Poliklinik für Arbeits-, Sozial- und Umweltmedizin, Klinikum der Universität München, LMU München, Ziemssenstraße 1, 80336 München

Ott, Hagen, PD Dr., Fachbereich Pädiatrische Dermatologie und Allergologie, Kinder- und Jugendkrankenhaus, Janusz-Korczak-Allee 12, 30173 Hannover

Pfaar, Oliver, Prof. Dr., HNO-Universitätsklinik, Medizinische Fakultät Mannheim, Universität Heidelberg, Zentrum für Rhinologie und Allergologie – Studienzentrum, An den Quellen 10, 65183 Wiesbaden

Przybilla, Bernhard, Prof. em. Dr. Dr. med. habil., Klinikum der Universität München, Klinik und Poliklinik für Dermatologie und Allergologie, Frauenlobstraße 9–11, 80337 München

Rabe, Uta, Dr., Zentrum für Allergologie und Asthma, Johanniter-Krankenhaus im Fläming Treuenbrietzen, Johanniterstraße 1, 14929 Treuenbrietzen

Raithel, Martin, Prof. Dr., Medizinische Klinik II, Malteser Waldkrankenhaus Erlangen, Rathsberger Straße 57, 91054 Erlangen

Raulf, Monika, Prof. Dr., Institut für Prävention und Arbeitsmedizin der Deutschen Gesetzlichen Unfallversicherung, Institut der Ruhr-Universität Bochum (IPA), Allergologie/Immunologie, Bürkle-de-la-Camp-Platz 1, 44789 Bochum

Reese, Imke, Dr., Ernährungsberatung und -therapie, Schwerpunkt Allergologie, Ansprengerstr. 19, 80803 München

Renz, Harald, Prof. Dr., Institut für Laboratoriumsmedizin und Pathobiochemie, Molekulare Diagnostik, Universitätsklinikum Gießen und Marburg, Baldingerstraße, 35043 Marburg

Richter, Klaus, Dr., Abteilung Lebensmittelsicherheit, Bundesinstitut für Risikobewertung, Max-Dohrn-Straße 8–10, 10589 Berlin

Ring, Johannes, Prof. Dr. Dr., Haut- und Laserzentrum an der Oper, Perusastraße 5, 80333 München und Technische Universität München, Biedersteiner Straße 29, 80802 München

Saloga, Joachim, Prof. Dr., Hautklinik, Universitätsmedizin Mainz, Langenbeckstraße 1, 55101 Mainz

Schäfer, Christiane, Dipl. oec. troph., Allergologische Schwerpunktpraxis, Colonnaden 72, 20354 Hamburg

Schauerte, Gerd, Dr., AG Asthmaschulung im Kindes- und Jugendalter e.V., CJD Berchtesgaden – Asthmazentrum, Buchenhöhe 46, 83471 Berchtesgaden

Schmidt, Sebastian M., PD Dr., Klinik und Poliklinik für Kinder- und Jugendmedizin, Universitätsmedizin Greifswald, Sauerbruchstraße 1, 17475 Greifswald

Schnadt, Sabine, Deutscher Allergie- und Asthmabund e.V. – DAAB, An der Eickesmühle 15–19, 41238 Mönchengladbach

Seidenberg, Jürgen, Prof. Dr., Klinikum Oldenburg AöR, Zentrum für Kinder- und Jugendmedizin, Rahel-Straus-Straße 10, 26133 Oldenburg

Simon, Jan-Christoph, Prof. Dr., Klinik für Dermatologie, Venerologie und Dermatologie, Medizinische Fakultät der Universität Leipzig, Philipp-Rosenthal-Straße 23, 04103 Leipzig

Spindler, Thomas, Dr., Klinik für Kinder und Jugendliche, Hochgebirgsklinik Davos, Allergiecampus, Herman-Burchard-Strasse 1, 7265 Davos Wolfgang, Schweiz

Szczepanski, Rüdiger, Dr., Kompetenznetz Patientenschulung im Kindes- und Jugendalter e. V. (KomPaS), Kinderhospital Osnabrück, Iburger Straße 187, 49082 Osnabrück

Taube, Christian, Prof. Dr., Klinik für Pneumologie, Universitätsklinikum Essen, Hufelandstraße 55, 45147 Essen,

Thamm, Michael, Abt. Epidemiologie und Gesundheitsmonitoring, Robert Koch-Institut, General-Pape-Straße 62–66, 12101 Berlin

Thamm, Roma, Dr., Abt. Epidemiologie und Gesundheitsmonitoring, Robert Koch-Institut, General-Pape-Straße 62–66, 12101 Berlin

Trendelenburg, Valérie, Dr., Klinik für Pädiatrie m. S. Pneumologie und Immunologie mit Intensivmedizin, Charité, Universitätsmedizin Berlin, Augustenburger Platz 1, 13353 Berlin

Treudler, Regina, Prof. Dr., Klinik für Dermatologie, Venerologie und Allergologie, Universitätsmedizin Leipzig, Philipp-Rosenthal-Straße 23, 04103 Leipzig

Vieths, Stefan, Prof. Dr., Paul-Ehrlich-Institut, Bundesinstitut für Impfstoffe und biomedizinische Arzneimittel, Paul-Ehrlich-Straße 51–59, 63225 Langen

Vogelberg, Christian, Prof. Dr., Klinik und Poliklinik für Kinder- und Jugendmedizin, Universitätsklinikum Carl Gustav Carus, Fetscherstraße 74, 01307 Dresden

Wagenmann, Martin, Prof. Dr., Klinik für Hals-, Nasen-, Ohrenheilkunde, Universitätsklinik Düsseldorf, Moorenstraße 5, 40225 Düsseldorf

Wallrafen, Andrea, Deutscher Allergie- und Asthmabund e.V. – DAAB, An der Eickesmühle 15–19, 41238 Mönchengladbach

Weber, Gabriele, Paul-Ehrlich-Institut, Bundesinstitut für Impfstoffe und biomedizinische Arzneimittel, Paul-Ehrlich-Straße 51–59, 63225 Langen

Wedi, Bettina, Prof. Dr., Klinik für Dermatologie, Allergologie und Venerologie, Medizinische Hochschule Hannover, Carl-Neuberg-Str. 1, 30625 Hannover

Wehrmann, Wolfgang, Prof. Dr., Dermatologische Gemeinschaftspraxis, Warendorfer Straße 183, 48145 Münster

Werfel, Thomas, Prof. Dr., Klinik für Dermatologie, Allergologie und Venerologie, Medizinische Hochschule Hannover, Carl-Neuberg-Straße 1, 30625 Hannover

Worm, Margitta, Prof. Dr., Klinik für Dermatologie, Allergologie und Venerologie, Charité – Universitätsmedizin Berlin, Campus Charité Mitte, Charitéplatz 1, 10117 Berlin

Ziegert, Mandy, DRK Kliniken Berlin | Westend, Spandauer Damm 130, 14050 Berlin

Zuberbier, Torsten, Prof. Dr. Dr. h. c., Klinik für Dermatologie, Venerologie und Allergologie, Charité – Universitätsmedizin Berlin, Campus Charité Mitte, Charitéplatz 1, 10117 Berlin